为天地立心

为生民立命

为往圣继绝学

为万世开太平

陆谱

杨继洲《针灸大成》传承系列

针灸大成研究

张　缙◎编著

中国健康传媒集团
中国医药科技出版社

内容提要

本书在张缙教授及其团队近 60 年有关《针灸大成》文献研究和整理工作的基础上，汇集了国内有关研究论文，涵盖研究专论、现代整理和论文选辑三部分，考证和分析了《针灸大成》的作者、目录、版本、学术思想和临床价值等。书中对张缙教授潜心几十年辑录的《卫生针灸玄机秘要》进行了全文收录，在还原历史的同时，亦为深入研究《针灸大成》提供参考。本书较为完整地展现了《针灸大成》现代研究成果，可供中医院校师生、科研人员、临床工作者和中医、针灸爱好者阅读参考。

图书在版编目（CIP）数据

针灸大成研究 / 张缙编著 .— 北京：中国医药科技出版社，2021.8

（杨继洲《针灸大成》传承系列）

ISBN 978-7-5214-2651-9

Ⅰ . ①针…　Ⅱ . ①张…　Ⅲ . ①针灸疗法—中国—明代　②《针灸大成》—研究　Ⅳ . ① R245

中国版本图书馆 CIP 数据核字（2021）第 142266 号

丛书策划　　裴　颢
责任编辑　　裴　颢
美术编辑　　陈君杞
版式设计　　友全图文

出版　**中国健康传媒集团** | 中国医药科技出版社
地址　北京市海淀区文慧园北路甲 22 号
邮编　100082
电话　发行：010-62227427　邮购：010-62236938
网址　www.cmstp.com
规格　710×1000 mm $^1/_{16}$
印张　41
字数　627 千字
版次　2021 年 8 月第 1 版
印次　2024 年 4 月第 2 次印刷
印刷　北京盛通印刷股份有限公司
经销　全国各地新华书店
书号　ISBN 978-7-5214-2651-9
定价　198.00 元

获取新书信息、投稿、为图书纠错，请扫码联系我们。

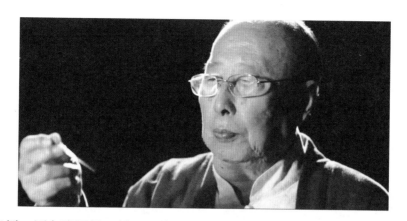

张缙，原名张国梁，男，汉族，辽宁省黑山县人，1930年九月初四生，卒于2021年4月9日。中医针灸界泰斗，联合国教科文组织人类非物质文化遗产代表作名录"中医针灸"代表性传承人，中国国家级非物质文化遗产针灸项目代表性传承人，国务院政府特殊津贴专家，全国名老中医药专家学术经验继承工作指导老师，黑龙江省第五届政协委员、第七届人大常委会委员，黑龙江省中医药科学院首席科学家、研究员、主任医师，张缙针刺手法学派创始人，衢州市衢江区中医院（杨继洲针灸医院）名誉院长。生前兼任黑龙江中医药大学和河南中医药大学教授及博导，世界针灸学会联合国"中医针灸"传承导师，世界针灸学会联合会传承工作委员会顾问，加拿大安大略中医学院名誉院长，匈牙利中医药学会高级顾问。曾任黑龙江中医研究院院长、中国针灸学会常务理事、中国针灸学会针法灸法分会会长、东北针灸经络研究会会长、黑龙江省针灸学会会长，是享誉海内外著名的针灸学家、临床家、教育家。从事中医药针灸教学、科研、临床工作七十余载，毕生致力于针刺手法、经络研究和针灸古典文献研究及中医软科学研究，成就卓越。取得循经感传八个规律性研究成果，撰写的《针灸技术操作规范》成为针刺手法的国家标准，留下可传世的百万字《针灸大成校释》和《针灸大成研究》等著作，被誉为"当代杨继洲"，首创"北药开发"已成为黑龙江支柱产业，提出针灸学术分科成为针灸学术发展的历史里程碑，传承弟子和学生400多位遍布海内外各地，为全球的中医药和针灸事业发展作出了突出的贡献。尤其是在针刺手法方面，是当代针刺手法学派的领军者，精湛的针刺手法被同道们奉为针刺手法一代宗师！耄耋之年，受当地政府邀请，2018年举家迁至针圣杨继洲故里——衢江，为衢江中医针灸事业坐镇，传承与弘扬针刺手法和《针灸大成》理论，引进中医针灸人才队伍，打造古典与现代特色结合的衢州市衢江区中医院（杨继洲针灸医院），提升杨继洲针灸文化影响力，助力针圣故里在世界针坛上大放光彩。

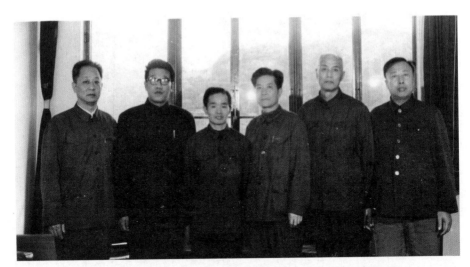

七本中医古书校释工作协作组会议合影（南京），右一为张缙教授

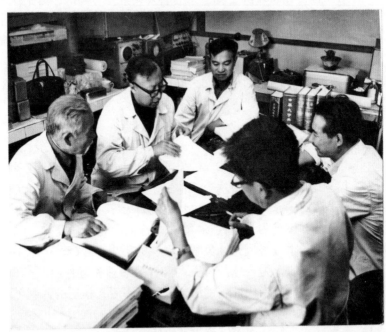

编写讨论《针灸大成校释（第一版）》（哈尔滨），左起依次为高式国、张缙、
张英超、张一民、裴廷辅教授

刘 序

  联合国教科文组织人类非物质文化遗产代表作名录"中医针灸"的代表性传承人张缙教授，在20世纪80年代任黑龙江省中医研究院院长时，在中国中医研究院副院长王雪苔教授的推动下，联手中国中医研究院研究生院，面向全国开设针灸专业硕士研究班，第一年的基础课在黑龙江省中医研究院上，其后回北京中国中医研究院跟随各自导师做课题。自1984年连续招收三届约六十多名研究生，为80年代后期及90年代的中医院校针灸教研室改系而后晋升为院，以及针灸在全国乃至世界范围内的大发展，提前做好高级人才培养的准备工作，业内人士戏称这几批学生为针灸界的"黄埔"。我是1985年入学的，张缙教授是我们《针灸大成》课程的主讲老师，其讲授的这门课程也是学生们最喜欢上的课程。

  张缙教授一生致力于《针灸大成》的研究。老先生本着"传承宜尊古，发展要循宗，创新不走样，用洋是为中"这一思维模式来研究和整理《针灸大成》。

  张缙老师认为，如何"传承"是一个至关重要的问题，传承首先要有个尊师重道的心态，故称谓"传承宜尊古"。对前人的知识应该是先学习它、掌握它、消化它，在"消化"的过程中自然有个"择善而从"的问题，也就是辩证地去"消化吸收"。"不泥古"是对的，但怎样去落实是有讲究的。如果将"不泥古"作为学习的前提，那就可能会影响你全面去掌握知识，知识的精华就有可能在"不泥古"中丢掉了；如果将"不泥古"放到"消化吸收"过程中去体现，就可能更恰当一些。"发展要循宗"，"循"是遵循之意，也有"敬"的成分在内。创新是各项事业发展的源泉和必由之路，没有创新就谈不上发展，创新不能走样也不能离谱。以"经络"为例，"经络"的研究创新后也必须还是"经络"，这个主题不能变，要是"创新"后变成神经或其他什么东西，这个"创新"就失败了，所以要"创新不走样"。从"西风东渐"以来，有关"国学""国粹"方面的问题就日渐突出，为此我国提出"洋为中用"的方针，这是非常重要的。学习别人是为了更好地发展自己，这是不能变的前提。要想"用好"就必须先"学好",不仅要学好"洋"更要学好"中",学好"中"才能用好"洋",才能知道"洋"往什么地方用,我们在研究中医药学术中可万万不能走"中为洋用"的路子。近几十年来,在中医研究工作中运用了"洋为中用"这一方针,这是非常重要的。"洋为中用"就是要借鉴一切先进的知识为中医药事业发展所用。

《针灸大成研究》一书,应用传统的文献研究方法,考证和分析了《针灸大成》的作者、目录、版本、学术思想和临床价值等,全面总结了《针灸大成》的学术成就和学术精华,以期促进针灸学术的传承、发展与创新,为现代针灸理论、临床提供指导和借鉴。全方位论述《针灸大成》研究的著作很罕见,有幸先睹老师大作《针灸大成研究》,受益匪浅。此书既是中医院校师生、科研人员、临床医生和中医、针灸爱好者很好的阅读参考书籍,亦颇值得收藏。故欣然为序,特此推荐!

世界针灸学会联合会　主席

中国针灸学会　会长

刘保延

2021 年 6 月

吴 序

——张缙先生的衢江缘

结缘张缙先生，源于一根针、一个共同的目标。说到针灸，不得不提明代衢州人杨继洲，他的《针灸大成》是四百年来流传最广、影响最大的针灸学著作。2014年12月"杨继洲针灸"被列入第四批国家级非物质文化遗产项目名录，为传承非遗文化、打响"杨继洲针灸"品牌，衢江区提出打造"针灸引领的康养之城"的目标，积极推进针灸事业发展，并把目光投向了正在北方传道授业的张缙先生。作为联合国教科文组织人类非物质文化遗产代表作名录"中医针灸"四位代表性传承人之一的张缙先生，是国内研究《针灸大成》的执牛耳者，被同行和同道尊为"针灸国宝""当代针圣""一代宗师"，自然成为我们争取合作的第一人选。

对接张先生，始于一个会、一次愉快的交流。机缘情缘，不期而至。2016年11月，世界针灸学会联合会（简称世针联）在日本筑波召开国际针灸研讨会，形成两项决议，一是2017首届世界针灸康养大会在衢江召开，二是大会永久性会址常设衢江。在这次会上，非遗形象片《针圣故里》，引起了张缙先生嫡传弟子、世针联副主席吴滨江教授的关注。会议期间，他和时任衢江区委宣传部长汪群同志深入交谈、十分投缘。通过他的穿"针"引线，我们终于对接上了张缙先生团队，希望能够得到先生的指导帮助；时任衢江区区委书记的我率领党政领导班子北上哈尔滨诚邀先生南下，希望先生能够来到杨继洲故里继续开展研究和传承工作。

难忘张先生，最难忘的是他的拳拳赤子心、款款宏道情和他"为往圣继绝学"的使命初心。从祖国的最北端南迁到浙西小城，要离开长期工作、倾注大量心血的黑龙江省中医药科学院，要适应气候水土的变化，要适应全新的工作环境。更何况是米寿之年、举家南迁。这不是常人能下的决定，而先生也非常人所能揣度。正是怀着对针灸事业的满腔热忱、对针圣杨继洲的无限敬仰、对培养针灸人才的拳拳之忱，张先生循着先圣的足迹来到了针圣故里。一到衢江，他就投入到了紧张有序的工作中，成立传承工作室，开设"杨继洲大讲堂"，编撰学术论文集，完成《针灸大成研究》的终稿审定，举办世针联第四届、第五届国际传承班，不遗余力地培养中医针灸领军人才。有人不理解、不明白先生的良苦用心，先生却从不解释。直到2018 年 11 月，衢江承办第二届世界针灸康养大会，先生发表了题为《为往圣继绝学的信仰与使命担当》的讲话，大家这才懂了。

先生情注衢江、倾力付出，把所有光和热都奉献给了衢江的针灸事业，而又虚怀若谷、令人叹服。他对弟子说："圣则吾不能，吾学不厌而教不倦也。我带领传承团队来到南孔衢州，来到针灸圣地，也就是要学习孔圣人、针圣人。人们尊称我为'当代儒医''针圣杨继洲''一代宗师''针灸国宝'，我不能算圣人，但我学圣人不感到厌倦，育针人不觉得疲劳。"

今年 4 月 9 日，张先生乘鹤仙去，令人悲恸不已。适逢遗稿《针灸大成研究》出版在即，先生爱女忆翎女士、忆虹女士嘱我写序。回顾和先生交往的点点滴滴，音容笑貌宛若在前，还能感受到他对我们的真心关爱、真情温暖。

呜呼！云山苍苍，瀫水泱泱，先生之风，山高水长！景行行止，永志不忘！谨以此文纪念张缙先生，并代序。

衢州市政协副主席　吴江平

2021 年 6 月

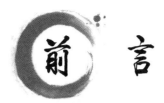

前言

　　本书是在编著《针灸大成校释》一版和修订二版时写的有关研究《针灸大成》的文章。这些资料很多没有正式发表，有的只作过内部交流。鉴于《针灸大成》是"读经典，做临床"的一部重要推荐专著；考虑到应当把《针灸大成校释》打造成为一部传世之作；因此把研究《针灸大成》的有关资料蒐集到一起，还是很有意义的。

　　针灸方面的传世经典之作是屈指可数的。《内经》是中国医学的学术源头，是中医的鼻祖；在《内经》时代针灸是主流医学，《内经》中针灸的比重当然要大，内容自然也多。但这两千年来，中医学有了很大发展而又都是在《内经》的基础上发展起来的。因此，在今天看来就不能把《内经》看成是以针灸为主的经典著作，而应该把它看成是中医学术的源头，是经典中的经典。当然也可以把《内经》看成是一部以针灸为主的医学著述。皇甫谧的《针灸甲乙经》被推为第一部针灸专著，而实际上《针灸甲乙经》是《灵枢》《素问》加《明堂孔穴针灸治要》的针灸内容汇而为一，因此我们可以把《针灸甲乙经》看成第一部"类成"的针灸专著，加上"类成"二字就名副其实了。《针灸甲乙经》对针灸的分类开启了针灸学术分科的先河。《针灸大成》"分为十卷"，是杨继洲分门别类地总结了《内经》以后至明末针灸的学术成就。笔者提出的"当代针灸学术分科"就是受《针灸大成》"分为十卷"的启发，又结合当代针灸学术发展现状而提出的。

　　《针灸大成》的作者是谁？现在针灸界有些争议。《针灸大成》刊行400多年来，绝大多数人认为是杨继洲的书。1957年范行准先生在《秘传常山杨敬斋针灸全书》的跋中提出疑问，他疑心《针灸大成》不是杨继洲的书。有些人据此怀疑或者否定《针灸大成》是杨继洲的著述。在本书中收集了不同的观点的几篇文章，其中我在 1963 年作为国家课题研究《针灸大成》的伊始，发表的第一篇文章就是近万字的 "《针灸大成》的编著者究竟是谁？" 这篇文章发表在内部刊物——1963 年《黑龙江中医药研究》上。文章发表后，总觉得意犹未尽。随着工作的进展，材料的积累也多了，有些认识也就进一步深入了。因此又写了一篇 "再论"，在修订《针灸大成校释》（二版）时又以 "跋" 的形式附于二版之后，并在文字上稍有改动。之所以把它作为 "跋"，是对范行准老先生在《秘传常山杨敬斋针灸全书》上写的那个 "跋" 的一个回应。我在 2007 年动笔修订《针灸大成校释》，这和范老先生 1957 年发表的 "跋" 正好相距 50 年。经过半个世纪，范老先生所疑心的几个问题，我觉得总算是初步搞清楚了，是否真正搞清楚，还需要由广大读者和学者们去评铨。"《针灸大成》作者究竟是谁？" 和 "《针灸大成校释》（二版）跋" 这两篇文章说的是同一个问题，重复之处在所难免。但读者可以从中看到，作者在认识上的一些变化，这个变化的过程，也正是我们认识深化的一个过程。

目录的研究是我们在进行《针灸大成》校释工作开始就遇到的一个问题。我们当时所见到的版本中，目录不统一，杂乱无章。我们以人民卫生出版社影印本为祖本，主要参考本为嘉庆辛酉经纶堂重刊康熙庚申李月桂本和人民卫生出版社 1963 年本。《针灸大成》的目录，最大可能是靳贤编制的，从目录的编排中可以窥视出靳贤在编制目录时的一些目的；我们还可以从目录中找到《玄机秘要》的一些蛛丝马迹。另外，我们更可以从目录角度审视一下赵文炳序中 "更考《素问》《难经》以为宗主" 这句话的意思。这对进一步研究《针灸大成》打下了基础。从《针灸大成》的目录到《素问》《难经》的经文再到《针灸大成》书中的变动情况，我们可以看出 "更考" 肯定是出自杨继洲之手。

经过对《针灸大成》目录较为深入的研究，我们体会到《针灸大成》有五大板块，一是 "宗主" 之《素问》《难经》；二是歌与赋；三是经络与腧穴；四是针法与灸法；五是针灸临床。《玄机秘要》原分天、地、人三卷，这三卷可能是：①经络与腧穴（即《针灸大成》6~7 卷）；②刺法与灸法（即《针灸大成》4 卷和 9 卷的一部分）；③针灸临床（即《针灸大成》5、8、9 卷各一部分）。针灸歌赋在《玄机秘要》中定会有一个适当的位置，也极有可能是杨氏自撰和注解过的歌赋被选入《玄机秘要》。我们准备就这一课题做进一步研究，我们很希望能从《针灸大成》中辑出《玄机秘要》的路上再迈出一步。

研究《针灸大成》禁刺穴时，曾经想拿"睛中"为例，后来想到《针灸大成》经外奇穴项下有"睛中二穴"；又联系到杨继洲的"针内障秘歌"和"针内障要歌"，这才清楚杨氏用针治疗白内障是他的一手绝活。杨氏治疗本病的程序与今天眼科手术治疗白内障是非常近似的。在《针灸大成》中杨氏提出："凡学针人眼者，先试针内障羊眼，能针羊眼复明，方针人眼，不可造次。"针羊内障眼，可以看作是"动物实验"，这是针灸古典文献中唯一的一次"动物实验"，在《实验针灸学》中应当被浓墨重彩地写上一笔。

《七本中医古书校释工作执行计划》是 1977 年 7 月在南京召开的协作组第二次会议上通过的。"文革"前在南京召开的第一次工作会议，与会专家意见不一，有的主张用集注、竖排、繁体字，为古书科研提供可靠资料。我们黑龙江则主张用横排、简体字、新式标点，要为广大医、教、研工作者提供一套实用的较好的古典医籍方面的参考书籍。为此，我们试写了《针灸大成》校释科研设计书，开创了中医文献整理研究采用科研设计方式的先河，这种方法得到了与会专家的一致肯定。根据当时人民卫生出版社负责此项工作的赵琦同志的建议，以《针灸大成》校释科研设计书为主要参考，由张缙、宗全和执笔撰写七本古医书校释工作执行计划。人民卫生出版社在七本古医书之后又组织了十一本古医书的整理出版工作；也采用了"七本古医书校释"的体例。应当强调的是这个校释工作执行计划中的"按语"一项是个非常好的创意，通过按语一项可以增加针灸现代研究进展的内容，使本书与时代接轨。

这七本古书的研究有个显著的特点，一是"校"，二是"释"。"校"是校正之意，首先要校出一个正确的本子；"释"是解释，要对字、词、句和章节解释清楚。用"校释"一词是有双重意义的。在写《针灸大成》校释科研设计书时，我们最初考虑把这两个字放到书名号之外，成为"《针灸大成》校释"，随着研究的进展，最后把"校释"二字放到书名号之内成为《针灸大成校释》，这就成了特定的书名。其他六本古医书（《灵枢》《素问》《难经》《脉经》《甲乙经》《诸病源候论》）也统一把"校释"放在书名号之内，这就成为一套很有特色的校释古医书。

序言对一本书来说是十分重要的。有的序是自序，也有他人写的序，序言中所讲的不外是作者的事和成书过程中的事，是了解该书始末缘由最好的基础材料，《针灸大成》也不例外。如果没有王国光的《卫生针灸玄机秘要》叙，赵文炳的刻《针灸大成》序，我们就无法了解《针灸大成》的成书始末。如果没有李月桂顺治丁酉序和康熙庚申序，章廷珪乾隆丁巳序，我们就无法了解《针灸大成》在清朝乾隆、嘉庆以前流传的情况。由于有了这些序言《针灸大成》才有了书史。由于《针灸大成》成书和流传过程中有些特殊情况，所以这些序言对了解当时的情况显得尤为重要。因此，本书将前期的序言一一收录，以飨读者。

在《针灸大成校释》二版修订时，正值笔者撰写针刺手法规范（国家标准，以下简称"规范"）。"规范"有它独特的体例，独特的写作要求，只能写技术操作方法，不能写形成这些方法的缘由，也无法更深入的写为什么要这样操作。众所周知《针灸大成》中记载的针刺手法最多，而在卷二收录的泉石心之《金针赋》又是古代针刺手法的专著。考虑到《针灸大成校释》的体例是允许用现代中医研究成果来阐述针刺手法的；于是我们就把不能写入"规范"的针刺手法的理论部分和其他连属部分都纳入《针灸大成校释》（二版）卷二、卷四的各相关按语之中。这部分按语中对有关针刺手法的阐述，内容是丰富的，也是比较完整的。通过这些是可以了解到制定"规范"的立论依据，针刺手法的理论体系可以说是尽在其中了。如果将这些按语与"规范"对读，就会清楚各种针刺手法的来龙去脉。

研究《针灸大成》的论文有很多，根据我们查到的资料，最早的是王雪苔老师于1962年发表在《中医杂志》上的《略论〈针灸大成〉》，其后为黑龙江张缙、张一民等关于《针灸大成》作者、版本、目录研究的几篇论文，以及台湾针灸学者黄维三先生在《中国医药》杂志，庄兆祥先生在香港《现代中医药》杂志上发表的有关研究杨继洲和《针灸大成》的文章。王雪苔老师的文章对《针灸大成》研究起了很大推动作用。1983年9月在杨继洲故里——浙江衢州召开了一次杨继洲学术思想研讨会，1989年这次研讨会的论文集印出，共收录了36篇文章。2005年6月在浙江衢州再次召开杨继洲《针灸大成》出书404年暨杨继洲学术思想研讨会，印出的论文集收录了研究《针灸大成》相关的论文50篇。据我们不完全统计，1960~1979年有关《针灸大成》的文章有9篇，1980~1989年有33篇，1990~1999年有23篇，2001年以后有57篇。从以上材料可以看出，《针灸大成》的研究正逐步走向深化，这是前期研究积淀的结果。本书还收录了王雪苔老师、李鼎教授、黄龙祥教授和梁繁荣教授研究《针灸大成》的文章以飨读者，且整理有《针灸大成》论文目录，为读者提供查找《针灸大成》相关论文的线索。

现在国家强调要"读经典，做临床"，国家中医药管理局设立了培训名医的研修科目，精选20种古典医籍予以出版，除《内经》之外针灸类的主要有三种，分别是《针灸甲乙经》《针灸聚英》《针灸大成》。《针灸甲乙经》主要收录晋代以前的针灸学术成就，唐、宋、元、明一千多年中针灸学术有了很大的发展，这个历史阶段的资料《针灸甲乙经》中是没有的。特别是元明时期是针灸学术发展的黄金时期，在这一时期针灸学术内涵最丰富，针灸技术资料也最完备。学术界公认《针灸大成》是我国明以前针灸学术的总结，因此针灸界"读经典"时，《针灸大成》应当是首选，而《针灸聚英》的资料尚不及《针灸大成》之一半。

一项研究工作想要取得成功，其指导思想也就是研究方略是至关重要的。中医药如何发展，如何继承前人的学术精华，又如何创新才能使中医药事业长盛不衰，这是我们必须面对的。有的学者说："继承不泥古，发展不离宗。"有的学者说："继承是基础，发展是归宿。"这些提法都对，但还是觉得有些意犹未尽。在这些提法的启发下，我们考虑关于"传承"问题还是不讲"不泥古"为好，因为"不泥古"是一种"反提"。如何"传承"是一个至关重要的问题，应当从正面提，首先传承要有个尊师重道的心态，因此应叫"传承宜尊古"。对前人的知识应该是先学习它，掌握它，消化它，在"消化"的过程中自然有个"择善而从"的问题，也就是辩证地去"消化吸收"。如果将"不泥古"放到"消化吸收"过程中去体现就可能更恰当一些，如果将"不泥古"作为学习的前提，那就可能会影响你全面去掌握知识，知识的精华就有可能在"不泥古"中丢掉了。"不泥古"是对的，但怎么样去落实，这是应当讲究的。"发展不离宗"的提法和"传承不泥古"是同一思路。我们何不也换一种思路，从正面说："发展要循宗"，"循"是遵循之意，也有"敬"的成分在内。创新是各项事业发展的源泉和必由之路，没有创新就谈不上发展，创新不能走样也不能离谱。以"经络"为例，"经络"的研究创新后也必须还是"经络"，这个主题不能变，要是"创新"后变成神经或其他什么东西，这个"创新"就失败了。因此，叫"创新不变异"为好。从"西风东渐"以来，有关"国学""国粹"方面的问题就日渐突出了，为此我国提出"洋为中用"的方针，这是非常重要的。学习别人是为了更好地发展自己，这是不能变的前提。要想"用好"就必须先"学好"，不仅要学好"洋"更要学好"中"，学好"中"才能用好"洋"，才能知道"洋"在什么地方用，我们在研究中医药学术中可万万不能走"中为洋用"的路子。近几十年来，在中医研究工作中运用了"洋为中用"这一方针，这是非常重要的。"洋为中用"就是要借鉴一切先进的知识为中医药事业发展所用。我们就是本着"传承宜尊古，发展要循宗，创新不变异，用洋是为中"这一思维模式来研究和整理《针灸大成》的。五十年后再回过头来看看这条路，我们感到还是对的。

张　缙

2010 年 5 月 8 日初稿

2016 年 3 月 1 日二稿

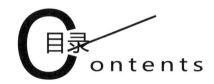

目录
Contents

第一部分　研究专论

第二部分　现代整理

第三部分　论文选辑

本书第三部分所收录的个别文章因无法联系到作者本人，故未能获取授权并向作者支付稿酬。若相关作者或其他了解作者信息的读者关注到本信息后，请与出版社取得联系。出版社将按照相关规定联系处理授权与稿酬支付事宜。

第一部分 研究专论

作者研究

《针灸大成》的作者是谁？现在针灸界有些争议。《针灸大成》刊行 400 多年来，绝大多数人认为这是杨继洲的书。1957 年范行准先生在《秘传常山杨敬斋针灸全书》的跋中提出疑问，他疑心《针灸大成》不是杨继洲的书。有些人据此怀疑或者否定《针灸大成》是杨继洲的著述。我在 1963 年作为国家课题研究《针灸大成》的伊始，发表的第一篇文章就是近万字的"《针灸大成》究竟是谁的书？"这篇文章发表在内部刊物——1963 年《黑龙江中医药研究》上。文章发表后，总觉得意犹未尽。随着工作的进展，材料的积累也多了，有些认识也就进一步深入了。因此又写了一篇"再论"，在修订出版《针灸大成校释》（第二版）时又以"跋"的形成附于二版之后，并在文字上稍有改动。之所以把它作为"跋"，是对范行准老先生在《秘传常山杨敬斋针灸全书》上所写"跋"的一个回应。我在 2007 年动笔修订《针灸大成校释》，这和范老先生 1957 年发表"跋"的时间正好相距 50 年。经过半个世纪，范老先生所疑心的几个问题，我觉得总算是初步搞清楚了，但是否真正搞清楚，还需要由广大读者和学者们去评铨。"对靳贤的思想"是对参与《针灸大成》出书工作的靳贤进行了较为深入的考查之后得出来的认识，我的认识是否公告，也敬待指正。

《针灸大成》究竟是谁的书？

近年来在国内一些书刊杂志上屡见关于探讨《针灸大成》一书的文章。

这些文章从不同角度对《针灸大成》进行了研究。这对帮助读者领悟本书是有很大好处的。在这些文章中也有人对《针灸大成》编著者究竟是谁的问题，提出了新的看法。1957年范行准在他为《秘传常山杨敬斋针灸全书》所写的"跋"里，对本书著者一事就曾经提出异议。范氏疑心《针灸大成》"不是杨继洲的书"，而是"靳贤的书"。

究竟是杨氏的书还是靳贤的书，这是应当加以深入研究的。是杨氏的书，不应当说成是靳贤的。真是靳贤的书也不应当说成杨继洲著。为了引起同道们对这一问题的注意，故提出自己的一些见解，就正于范氏。

一、几种提法

（一）主张本书为杨氏所著

一般都认为杨继洲是《针灸大成》的著者。在各种版本的封面上和所有有关序言中都提出杨氏是此书的著者。在一些工具书，如《古今人名大辞典》《四库全书总目提要》《中国医学大辞典》上，也都认为杨氏是《针灸大成》的著者。举例如下表。

朝代	姓氏	提法	所见版本及书籍	备考	备注
明	杨继洲	著	影印明版	人民卫生出版社影印	
清初	杨继洲	著	李府藏版	摘自《中国医学书目》	
清末	杨继洲	著	光绪辛丑版		见《针灸大成》各种版本
民国	都门杨氏	秘藏原本	春明书局版		
民国	都门杨氏	秘藏原本	中原书局版		
民国	杨继洲	著	锦章书局版		
1949年以后	杨继洲	编	《四库全书总目提要》		见工具书
	杨继洲	著	《辞海》		
	杨继洲	著	《中国人名大辞典》		
	杨继洲	撰	《中国医学大辞典》		

（二）主张本书为靳贤之书

范行准在1957年出版的《秘传常山杨敬斋针灸全书》"跋"中写道："且《针灸大成》卷一'针道源流'，也引用《玄机秘要》之书，且标明'三衢继洲杨济时家传著集'之文。因此我很疑心《针灸大成》一书并不是杨继洲的书，而应当是晋阳靳贤的书。证据也是根据《针灸大成》卷一'针道源流'之后的结语：'《针灸大成》总辑以上诸书，类成一部，分为十二卷，委晋阳靳贤选集校正。'再王宏翰《古今医史》也不言继洲曾著《针灸大成》。"

持这种见解的人不仅有范氏，还有日本著名学者丹波元胤在其编著《中国医籍考》时曾伏下一笔。该书有一定的格式，在该书之每条书目上均先提著者姓氏，如：李氏时珍《奇经八脉考》、王氏执中《针灸资生经》。而《针灸大成》一项却未提著者姓氏，只写成：《针灸大成》十卷存。但在《中国医籍考》中，还记有"靳贤曰《玄机秘要》三衢继洲杨济时家传著集"一条。

这也说明丹波是注意到有关靳贤的问题了。从这些具体事例上我们推定丹波可能对《针灸大成》的著者是有疑问的。

虽然上述二氏都没有十分肯定地认为《针灸大成》就是"靳贤的书"，但问题总是摆出来了。有了疑问就要通过研究讨论使它得到解决，这是非常必要的。对这部《针灸大成》来说，就尤为必要。因为这本书流传很广，影响很深，人们往往把著者与书名并提。我们认为经过大家一番探讨之后，是能够把《针灸大成》编著者究竟是谁这一问题，弄出个眉目来的。下边就几个问题提一提不成熟的看法。

二、初步意见

（一）从两篇序言看

1. 赵文炳序 在各种版本上所刊载的序言是很多的，其中最主要的要算赵序了。这篇序言，是明代万历二十九年巡按山西监察御史赵文炳为刊刻此书而写的。在这篇序言 229 言之中，写出了刊刻此书的始末。以后历代谈论《针灸大成》的成书过程，均以这篇序言为主要资料。

下边我们看一下序言中的几个具体问题。序言写道："乃于都门延名针杨继洲者，至则三针而愈，随出家传秘要以观，乃知术之有所本也。"从这段序言中可以看出，杨氏此次去山西，是应赵文炳之请。可见杨氏当时在国内的威望是相当高了，称之为名满都门的针灸专家，不算过誉。杨氏远去山西是有很多困难的。如年纪大（王雪苔教授推断杨氏此时近七八十岁了，我们同意这个看法），交通不便，又在太医院供职。此次出京也显然不是圣命。如果是圣命，赵文炳在序言中是不能写"延"的。也许正是以私人名义请杨至山西，赵文炳才以刻书这么大的举动来答谢。杨氏为什么克服了重重困难，以七八十之高龄远涉山西呢？杨氏又为什么随身带去了《卫生针灸玄机秘要》（以下简称《玄机秘要》）呢？像杨氏这样高年名医当不会按图索骥来行针，在山西又不能久住，也似乎没有必要携此书以为参考之用。杨氏不但把书拿到了山西，而且在"三针"治愈赵病之后，又立刻拿出此书给赵文炳看，这些事实说明杨氏山西之行是有深意的。当时隶属山西之平阳府（即刊刻《针灸大成》之处），是全国出版业最发达之地。这一点杨氏不会不知道。基于上述原因，我们认为杨氏此次去山西与寻机刊书可能有关。如果这个推断合乎情理的话，那么《针灸大成》得以刊刻，不是什么偶然的事件。杨氏是早就有所打算的。据《针灸大成》"医案"中记载，1580年（万历庚辰）"时工匠刊书"扬州大尹黄缜菴为答谢杨氏为其三子治"数载不愈"之疾，曾资助过这次刊书，这次所刊之书，当然是《玄机秘要》了。此书是否刊成就不得而知了。但就所查到的明末清初一些书目，学者们的读书札记，以及各书收录中均无此书记载一事看来，中辍的可能性是极大的。丹波收其在《中国医籍考》中，大约也只是根据《针灸大成》上王国光之《玄机秘要》序。所以推断杨氏带到山西之《家传秘要》一书可能是抄本。

赵序中又提到："将付之梓人，犹以诸家未备。复广求群书，若《神应经》……《小儿按摩》，凡有关于针灸者，悉采集之。更考《素问》《难经》以为宗主。针法纲目，备载之矣。且令能匠于太医院肖刻铜人像，详著其穴……"如前文所提，杨氏曾在当时接受资助等困难条件下，自己还刊刻过《玄机秘要》，这次到山西也提出来这样的问题，再参考王国光《玄机秘要》序中所提到的一些有关事例来看，杨氏想出版一部集诸家大成的针灸全书的愿望是很强烈的。是谁"犹以诸家未备"呢？是赵文炳自家口气，还是杨氏以为诸家未备呢？清代内阁学士江苏王鸣盛（乾隆进士），曾提出过"侍御犹以为未备"。这个"侍御"应是指赵文炳而言（监察御史亦称监察侍御史）。从王鸣盛在同段文章中称继洲为"燕人"，名《针灸大成》为《针灸集成》来看，他在撰写这部分文章时可能没做详细考究，因而其"侍御"提法的正确性，不能不使人怀疑。如果仅从本句看，解释成赵文炳"犹以诸家未备"是可以的。但从全局来看，这种提法就有商榷的必要了。赵文炳在他的序言中有过明确的表白，说他自己"早年不攻是业"，赵文炳既然没学习过这方面的专业知识，那他怎么能知道何家已备、何家未备呢？更进一步说，他不懂医怎么能知道缺哪家书上的哪一部分呢？说成杨继洲以为诸家未备不但合乎情理，而且也有根据。早在《针灸大成》刊前20年，在王国光为《玄机秘要》所写的序中，就曾经指出，杨氏在读过很多医药书籍之后，有虑于诸家之书未汇而为一，故把"汇同考异，手自编摩"这件事告诉给20年前为之写序言的王国光，当然也会更清楚地告诉给此次刻书的赵文炳。由此可见汇集诸书的学术见解是杨氏的宿志，不是赵文炳的也不是靳贤的，因为赵文炳与靳贤都不是针灸医生而是"不攻是（针灸）业"的文吏。先提将"付之梓人"，后提"诸家未备"，这说明本书已经写成，在书已写成的情况下，又考虑到诸家材料蒐集得尚不全。为什么书已写成，在出版之前又考虑到诸家未备呢？这是完全可以理解的。当初杨氏为了使自己的书能早日得以刊行，他在撰《玄机秘要》时，可能是有不少割爱的部分。因为多录一篇就要多刻不少版，在雕版印刷年代，刊书者力求简洁，这是人之常情。正因为如此，所以当赵文炳应允为其刊书，他考虑有扩大篇幅的可能时，便提出了"诸家未备"。因为"诸家未备"，才"广求群书"。求书之因即自"未备"而起，提出"未备"者在求书这个问题上，是应当起主导作用的。从原文中也能够体会出上述的意思。除了赵文炳和杨继洲以外，序中没提到任何旁人，因此从序言角度探讨"广求群书"者是谁时，是很难直接把靳贤拉进来的。

"更考《素问》《难经》以为宗主"，这也不是一般人所能胜任的，"更考"这个词的分量是很重的。就上面的这几段序言来看，"广求群书"者，和"更考《素问》《难经》以为宗主"者，应当是指杨继洲而言，因为只有杨继洲才具备这种条件，才有这种资格。

序言是在《针灸大成》成书之后、付刻之前所写的，这是一种传统常习。

从序言所披露的内容也看出这样的问题，不然序言谈到所引之书怎么能和实际情况完全一致呢？不论从哪一点来看，赵文炳都是最清楚《针灸大成》成书始末的。如果说是"靳贤的书"，赵文炳为什么在写序时对靳贤只字未提呢？如果说是靳贤编著的书，却叫一个仅仅是倡议者和原始材料供应者的杨继洲夺去了这个编著者的位置，那这个过失主要是赵文炳的。因为后人谈《针灸大成》的编著者几乎全据赵文炳的序言，想知道赵文炳在序言中说的话是不是真实可靠，直接的材料没有查到，只能通过赵氏的为人和他一些生平事迹来透视一下这个问题。

"赵文炳字含章，北直任县人"（《济南志》）。"隆庆庚午（1570年）举人"（《任县志》）。"万历十四年（1586年）知新城县，立常平仓，积谷一万四千石。清保甲，重学校"（《济南志》）。"课农桑，问疾苦，力崇节俭，以化豪族之奢侈"（《任县志》）。"日惟食蔬菜，非文会不设鱼肉。宪司皆重其廉，尝分惠珍馔，文炳竟却之"（《山东通志》）。"以忧归，起曲垣县"（《任县志》）。"由知县擢御史，出按湖广及山西"（《中国人名大辞典》）。"拜命之日，即疏劾相臣，按晋，劾中使八事。有大奸倚藩为虐，赇夺皇场，有司莫敢问，文炳下檄丈量，积弊一清。又集古阉宦误国者为一编，名曰《金监》，未上而卒"（《任县志》）。

从上述资料中可以看出，赵文炳是个廉洁奉公的官吏，为人正直公平，不趋炎附势，不畏惧权阉。像这样两袖清风、一身傲骨的人，是能够从中看出人物的精神面貌的。可以说赵文炳在《针灸大成》序言中所写出的内容，是可靠的。在这个具体人物的身上是不大可能把别人的书、别人的劳动成果当成一桩礼品作为私人的酬谢送给杨继洲，而把靳贤应得之功轻率地加以泯灭。赵氏没有把靳贤写入序言中这个事实，就在某种程度上说明，靳贤在《针灸大成》中的贡献只限于编辑和校正上，他对《针灸大成》的贡献毕竟是不如杨继洲的，也毕竟是不足以入序的。

如果杨继洲仅仅是个材料提供者，非但赵氏不能这样写，就是杨继洲本人也不会接受这种不体面的礼物，因为杨氏是"幼业举子，博学绩文，一再厄于有司，遂弃其业，业医"的一位正直的老专家。

2. 王国光序 最早一些版本上都有王国光为《玄机秘要》撰写的序言。

从落款"赐进士第太子太保吏部尚书获泽疏菴王国光书"来看，这篇序言是写于1578（万历戊寅年）～1582（万历壬午年）五年之间，因为这正是王国光任吏部尚书的期间。更进一步推论这个序是写于1577～1580三年之间，因为这篇序应当写于工匠刊书（1580）之前。王国光为什么为《玄机秘要》写序呢？可能导源于1572（隆庆六年）年杨继洲为其治"痰火炽盛"之证（见《针灸大成》"病案"中第十七例）。

首先值得我们注意的是，为什么在《针灸大成》中要放入《玄机秘要》序呢？一般来说，传统的习惯是在刻书时保存原书原序并列之于前。这一论据支持《针灸大成》是在《玄机秘要》基础上补辑刊刻而成书的论点的。从章廷珪、李月桂等人数次刊刻《针灸大成》时序言顺序的安排上，也能看出这个问题来。

再谈一谈关于汇集诸书的问题。杨氏汇集于《玄机秘要》中的资料究竟有哪些？由于见不到《玄机秘要》原本，是无法得知了。仅从《针灸大成》目录的下角小注所看到的，唯恐代表不了《玄机秘要》原书。很可能《针灸大成》所注明外引之文献，有很多早在编著《玄机秘要》时就已引用。这种引书后注明出处的方式是一种传统的办法，几乎历代汇编之主要医书均用这样或其他形式注明原书出处。杨氏撰《玄机秘要》时，当不至例外。很可能在编纂《针灸大成》目录时是沿用了《玄机秘要》原法，除了保存原注外又加上了新注。这样一来就很难分清哪些是原引哪些是后引。但我们通过下面的分析还是可以看出一些端倪来的。例如下角小注中有写成"《针灸大全》"者，亦有记为"徐氏"者，经核对原文证实所说"徐氏"即徐凤。《针灸大全》也正是徐凤所编著。同是引自一人之书，为何记法不同？这很可能一是《玄机秘要》所注，一为《针灸大成》后引时所注。提到这一点我们又想起了"犹以诸家未备，复广求群书"这句话，可不可以这样解释一下呢？就是，杨氏曾经蒐集汇编过徐氏、高氏和李氏等"诸家"的材料于《玄机秘要》之中，但汇集得仍不够齐备，于是当刊《针灸大成》时，又在上述"群书"中更多地抄摘了它们的材料。故前称"诸家"，后提"群书"。

杨氏汇集诸书之愿望已明见于王序之中。在20年后刊刻《针灸大成》

时，赵氏又几乎用同样分量的语言来说明这桩事。间隔了20年杨氏仍念念不忘于此，杨氏在汇集诸书这一问题上之心情如何，是可想而知了。杨氏虽然年迈，但仍然能远涉山西为赵文炳治病，其体力精力应当是充沛的。一旦得偿夙愿，在精力所及的情况下，他怎么能够撒手不管，悉从"靳"便呢？

（二）从《针灸大成》中的几个问题看

1. "针道源流"中的几个问题　"针道源流"在《针灸大成》卷一最前边，计有23条，引书（除《玄机秘要》和《针灸大成》本条外）25部，其中1～2条抄自高武之《针灸素难要旨》，3～16条抄自高武之《针灸聚英》，而且全是原文照抄，只字未动，只有后7条是自撰。前16条既列出了书名又写出书评提要。后7条除"神应经"一条仿前例外，余皆仅列书名和著者姓氏。以条数计算后7条占30.4%，以字数计算则仅占全文之11.9%（十分之一强）。《针灸大成》实际上只采用了《神应经》《针灸节要》（即《针灸素难要旨》）、《针灸聚英》《针灸捷要》（即《针灸大全》）、《小儿按摩经》《古今医统》《乾坤生意》《医学入门》《医经小学》等9部书以及杨氏《玄机秘要》。另16部《针灸大成》均未直接辑用。高武原提为"集用书目"，大成后改成"针道源流"。我们认为这段文字不像"博学绩文"的老针灸专家杨继洲的手笔。尤其是从最后一条看，这段文字很像出自靳贤之手。"针道源流"最后一条记："《针灸大成》总辑以上诸书，类成一部，分为十卷，委晋阳靳贤选集校正。"

如前段所提，《针灸大成》并未总辑以上25部医书，而只是集用了几种，其讹误是显然的。看起来撰抄本段文章者，对《针灸大成》通篇内容是没有深究的。如果对针灸这门学术了如指掌，也是不会这样写的。本条中有"委晋阳靳贤"的记载。"委"字表明了靳贤这段工作是受人之托的。杨氏在山西为赵文炳治病时，已经是七八十岁老人了，又系赵之上宾，赵既想为杨氏出书，当然要有一番具体措施。为杨物色一名有力的助手，协助杨氏负责抄校工作，是可能的，也是应该的。杨氏不可能在山西久住，有个专人负责经理出版编校事宜，也是需要的。在考虑这一问题时必须看本书的基本成因是什么？学术内容到底是谁的？主要反映了谁的学术思想？只从"委晋阳靳贤选集校正"九个字，就说是"靳贤的书"显然是论据不足的。"委晋阳靳贤"这个"委"字是靳贤自己写的，说是赵文炳或杨继洲"委"的找不到依据。

2. 关于靳贤的问题　靳贤为《针灸大成》做了不少工作，付出了一定的辛劳。靳贤究竟做了哪些工作呢？我们根据材料分析初步认为，靳贤的工作不外是校对，以及书首、书尾部分的附件等。可以看出，这是一种职业性编辑工作。我们初步认为"针道源流""神应经"以后，"增益"三条和目录编纂等项也是靳贤所执笔。

关于靳贤究竟做了一种什么性质的工作，《针灸大成》上写得很明白，乃是"选集校正"。选集校正在"针道源流"中明示是靳贤所为。校正即校对，这很明确肯定是靳贤的工作。如果《针灸大成》是"靳贤的书"，"选集"二字就令人费解了，一是因为含义不清，二是因为不知道靳贤是何许人也，如果说《针灸大成》是靳贤的书，就不能在本书最显著的位置写上"杨继洲著"字样。可以理解在《针灸大成》成书过程中，靳贤帮助了杨继洲，而且出过力。但从针灸学术高度上，看不出靳贤既是"总辑以上诸书"又是"类成一部，分为十卷"的人。

在撰书中有别人帮助，在历史上是有先例的。中国第一部纪传体断代史——《汉书》的著者被公认是班固（公元23～96年），但这部书中的基本材料是他父亲班彪的，《汉书》一百篇中的八表和天文志，又系出自班昭和马续之手。可是从来没有人说《汉书》不是班固的书，因为对于《汉书》在学术上贡献最大的是班固而不是班昭和马续。就《针灸大成》来说也同样，在学术上贡献最大的是杨继洲而不是靳贤。在医籍中《伤寒论》是最明显的实例，该书经过王叔和的编次整理才得以成书。王叔和在《伤寒论》上的作用比靳贤之于《针灸大成》是有过之无不及的，但谁能说《伤寒论》是王叔和的书呢？虽然《汉书》和《伤寒论》的情况不全同于《针灸大成》，但从中我们还是可以得到一定启示的。

（三）从杨氏对本书的贡献看

杨氏从"弃举子业，业医"开始，到《针灸大成》出书止，他为撰著一部针灸专书花费了毕生精力。在1580年（万历八年）为刊刻《玄机秘要》，曾受助于故友扬州大尹黄缜菴。1572 年（隆庆六年）曾为当时的户部尚书王国光治过病。在 10 年之后王国光任吏部尚书时，他请王国光为《玄机秘要》写了序言。在 1601 年（万历二十九年）杨氏以古稀之年远涉山西，为当时山西的巡按御史赵文炳治"痿痹之疾"，杨氏以其精湛技术取得了令人信服的效果。赵文炳为了表示对杨氏的感谢和对针灸学术的景仰，他借助属地平阳出版业发达的有利条件，帮助杨继洲出版了《针灸大成》。杨氏的一生夙愿，才得以实现。这部《针灸大成》是继《针灸甲乙经》之后对明代以前针灸学术的又一次总结。杨氏在针灸学术上的一些创见，也才得以流传到今天。这部书更为我们保存下来像《小儿按摩经》这样价值很高的佚书。

从《卫生针灸玄机秘要》到《针灸大成》，其主线一直在杨继洲手中。可以说，没有杨继洲一系列艰苦卓绝的努力，就不可能有《针灸大成》的问世。作为赵文炳的幕宾靳贤，无论如何他对本书的贡献也只是在编辑校正上，其功绩不及杨氏的百分之一。《卫生针灸玄机秘要》才是《针灸大成》的蓝本，所以《针灸大成》将《玄机秘要》的王国光序置于卷首。如果看不清这条主线，只是从全书中找出所谓"疑点"来，如"委晋阳靳贤选集校正"，就扩大渲染，这是治史中的禁忌，这是"只见树木，不见森林"。

卷一是根据"序"中"更考《素问》《难经》以为宗主"，用这个"考"字来立题，只能是按杨氏的意见去"考"，此外别无他路，因为赵、靳二人都不是针灸的专业人员，在这个针灸理论问题上，他们是无从插手的。杨氏对《素问》《难经》非常重视，在他早年亲笔所写的"诸家得失策"里说："溯而言之，则惟《素》《难》为最要。盖《素》《难》者，医家之鼻祖，济生之心法，垂之万世而无弊者也。夫即由《素》《难》以溯其源，又由诸家以穷其流，探脉络，索荣卫，诊表里，虚则补之，实则泻之，热则凉之，寒则温之，或通其气血，或维其真元，以律天时，则春夏刺浅，秋冬刺深也。"杨氏这段话是"更考《素问》《难经》以为宗主"的最好说明。这就不难看出"更考《素问》《难经》以为宗主"，是杨氏一脉相承的学术思想。靳贤作为一位文吏，是无从"考"起的。

为什么没考《灵枢》呢？因为《灵枢》部分多收录于卷四"内经补泻"里。

只有杨氏在这一点上才能如此清楚。没有杨氏的运筹和具体指导，靳贤是无以为功的。

卷二中属于杨氏的有标幽赋注解、金针赋注解、通玄指要赋注解及拦江赋，在《针灸大成校释》中占 65 页之多，而卷二总共才 99 页。所以说此卷近 70% 是杨继洲的。

卷三玉龙歌注解、胜玉歌注解、针内障秘歌、诸家得失策、穴有奇正策、针有浅深策是杨氏的，共 54 页。《针灸大成校释》卷三共 125 页，杨氏占 54 页，为 43.2%。杨氏在卷二和卷三这两卷中不仅占有与各家比率上的优势，更重要的是技术上和质量上的优势。

卷四主要写的是毫针针刺手法。"《内经》补泻""《难经》补泻""《神应经》补泻""南丰李氏补泻""四明高氏补泻""三衢杨氏补泻"及"经络迎随设为问答"是其中心内容。至于腹背穴图、九针、生成数和尻神禁忌等只是附带提及而已。《内经》补泻等这七部分主要内容，很明显是一个整体，都是经过杨氏整理的，靳贤对此是无能为力的。应该说第四卷是《针灸大成》中的精华，是杨氏的神来之笔。本卷也是明代以前针刺手法之大成。

卷五首列之十二经井穴图是杨氏的，十二经治症主客原络图也是杨氏的。八脉图并治症穴，是杨氏和徐氏合著的。此集徐氏与《聚英》较多。杨氏的十二经井穴图论述了腧穴定位、针刺手法、深度、施灸量及主治。十二经治症主客原络图是杨氏的主客原络配穴法，与临床治疗密切结合。它们是《针灸大成》卷五中最实用的两套方法，分量虽少，但临床意义却大。这与杨氏的一贯主张"宁失其时，勿失其气"是完全一致的。可以说这两部分是卷五中的两个亮点。

卷六、卷七包括五脏六腑图、经穴起止歌、十四经考正穴法及经外奇穴，全部为杨氏著集，这部分在《针灸大成》总文字量中约占近四成。

卷八首列穴法，共记录 147 个头面部、肩部、背俞、任脉穴位，以及十二经在四肢上常用的腧穴。而本节经《大成》录用时是有所增删的，如京骨、束骨、通谷、至阴四穴《神应经》原无，是《大成》补上去的，而且在其行文中体例与其他《神应经》中之上文完全一致。"穴法图"中的腧穴由原来的 39 个增至 67 个，在各经图上也增加了一些内容。还有的部分在文字上做了增删。像这些实质上的变动，只能是由杨继洲完成的。又如"肿胀门"后《神应经》原文"附红疸、黄疸"字样，此为《针灸大成》后加。按此两条入本门确有些牵强，用"附"的办法来处理更妥切些，恐怕靳贤是难以了解得这么深入的。

卷九之"治症总要"是杨继洲所辑，当为《玄机秘要》内容。以后则列"东垣针法""名医治法"及"各家灸法"。在本卷里体现了杨氏的"犹以诸家未备，复广求群书"的意图。

卷十为小儿按摩之专著，系《针灸大成》之附卷。

贯穿《针灸大成》之全部学术思想及绝大部分的学术内容均出自杨氏。靳贤只是一位编辑，从整个《针灸大成》的内容来分析，根本无法说这本书是靳贤的。

没有杨继洲的一生辛勤是不会有《针灸大成》的，没有靳贤却可以由别人来做这份责任编辑工作。在人们的心目中《针灸大成》和杨继洲在某种程度上成了同义语，这是有一定道理的，这也是人们对杨继洲的一种怀念。

（张　缙）

再论《针灸大成》究竟是谁的书？

一、问题的提出

《针灸大成》一书，成书于明代万历二十九年（1601 年），距今已四百多年。此书对我国针灸学术影响之大，是无出其上的。中国针灸界公认它是明代以前的针灸学术总结。《针灸大成》流传甚广，在过去针灸医生们几乎是人手一册，案头置有此书者，多把它看成针灸医生专业身份的象征。这部针灸古籍的价值，可想而知。

《针灸大成》出书的当时，在封面上和序言中均已标明其作者是杨继洲，而且对其成书的经过交代得非常清楚。《针灸大成》是杨继洲的书，应当是毫无疑问的。不料著名的中医文献专家范行准先生对此却提出了异议，在 1957

年也就是 50 年前出版的《秘传常山杨敬斋针灸全书》的"跋"里，范先生写道：

> "且《针灸大成》卷一'针道源流'，也引用《玄机秘要》之书，且标明'三衢继洲杨济时家传著集'之文，因此我很疑心，《针灸大成》一书，并不是杨继洲的书，而应当是晋阳靳贤的书。证据也是根据《针灸大成》卷一'针道源流'的结语：'《针灸大成》总辑以上诸书，类成一部，分为十卷，委晋阳靳贤选集校正。'"

自此之后，《针灸大成》作者是谁，就众议纷纭了：绝大多数还是认为《针灸大成》是杨继洲的书，但也有的认为《针灸大成》不是杨继洲的书，还有一种意见说杨继洲是编著者，靳贤是"选集校正"人。更有甚者，庄兆祥博士在《香港现代中医杂志》（第八卷第十期，总号九十四期）上以《＜针灸大成＞考误》为题发表了长篇文章，庄文第二个大标题就是"《针灸大成》不是杨继洲撰著"，说"杨继洲不独没有刻印《针灸大成》，并且没有编著这书"。庄文在援引《秘传常山杨敬斋针灸全书》跋上那段范氏原话之后说："范氏所说极为正确，实获我心，《针灸大成》实在不是杨继洲所著，他不过编撰了一些针灸论文，连同他祖父撰写的《玄机秘要》一并给赵文炳收入《针灸大成》内。"庄氏接着说："杨继洲可能抄袭了别人的一部分文章，攘（窃取之意）为己有。"我们对庄先生的观点不仅难以苟同，更感到作为《针灸大成》的忠实读者和研究者，应该弄清楚事实真相，给《针灸大成》的真正缔造者以应有的公正。

二、两篇序言及其作序者

应当以《针灸大成》出书时所有的直接证据为依据，来厘定此事。即《针灸大成》的赵文炳序言、《玄机秘要》的王国光序言和《针灸大成》的著者题签。这三条证据可以构成"铁证"。特别是赵序把出书的始末缘由写得清清楚楚，有此一序已经足以证明《针灸大成》的著者是杨继洲，《针灸大成》的底本是《玄机秘要》。王序再次证实了《玄机秘要》的作者是杨继洲。《针灸大成》祖本上两序并存也证明了《玄机秘要》是《针灸大成》的底本。可见《玄机秘要》与《针灸大成》是一版与增订再版的关系，是母本与子本的关系。赵文炳的序言可信吗？我们认为是可信的。请看赵文炳的为人：

"赵文炳字含章，北直任县(今河北邢台市)人"(《济南志》)。"隆庆庚午(1570年)举人"(《任县志》)。"万历十四年(1586年)知新城县，立常平仓，积谷一万四千石。清保甲，重学校"(《济南志》)。"课农桑，问疾苦，力崇节俭，以化豪族之奢侈"(《任县志》)。"日惟食蔬菜，非文会不设鱼肉，宪司皆重其廉，尝分惠珍馔，文炳竟却之"(《山东通志》)。"以忧归，起曲垣县"(《任县志》)。"由知县擢御史，出按湖广及山西"(《中国人名大辞典》)。"拜命之日，即疏劾相臣，按晋，劾中使八事。有大奸倚藩为虐，赌夺皇场，有司莫敢问，文炳下檄丈量，积弊一清。又集古阁宦误国者为一编，名曰《金鉴》，未上而卒"(《任县志》)。

从上述资料中可以看出，赵文炳是一位廉洁奉公的官吏，为人正直公平，不趋炎附势，不畏惧权阉，像这样两袖清风、一身傲骨的人，在过去封建社会官吏中是不多见的。庄兆祥先生在"《针灸大成》考误"一文中说："赵文炳感激杨继洲替他治疗顽症之余，在补刻全书后，特地加上杨继洲著的字眼，以酬谢他的功劳。"这种推测是无法令人相信的。在《针灸大成》的序言中，赵文炳的真情跃然于纸上，在这样的心态下，他怎么能编几句谎言，把本属于靳贤的书当作自己的礼物去酬谢杨继洲呢？就是这样一位正气凛然的御史亲笔写了《针灸大成》序，还是他请来靳贤做《针灸大成》的出书工作，也是他筹款和安排了《针灸大成》的出书，因此《针灸大成》是谁的书，他最清楚，他的话才是最具权威性的。

《针灸大成》上的另一篇序言即《玄机秘要》序，是由王国光写的。王国光为《玄机秘要》写序时落款是"赐进士第太子太保吏部尚书"。进士有三个档次：一甲叫"赐进士及第"；二甲叫"赐进士出身"；三甲叫"赐同进士出身"。显然王国光是一甲，也就是同科进士殿试的前三名，是进士中的佼佼者。他有两个职衔：一个是"吏部尚书"(内阁中最重要的部长)；另一个是只有重要大臣中德高望重之人才能荣任的"太子太保"，这是辅导太子的老师。

前者王国光写的是《玄机秘要》的序，后者赵文炳写的是《针灸大成》的序。因为《玄机秘要》是《针灸大成》的底本，所以才将两本书的序，放在同一本书上，并把王序放在前，赵序放在后。从我国古典书籍出书的规矩上看，仅此一项，就可以说明两书是底本和再修本的关系，这是绝对错不了的。清代大儒《四库全书》的总纂官（总编辑）纪晓岚在《四库全书总目提要》里说，《针灸大成》是在《卫生针灸玄机秘要》一书的基础上"补辑刊刻，易以今名"的。这两位序言的作者王国光和赵文炳都是杨继洲的患者，杨继洲用其精湛的针技治好了王国光的痰火炽盛之证和赵文炳的痿痹之疾。王、赵二人又都是亲眼看到了书稿，亲笔写了序言，序言中讲的又都是本书成书的过程，这可以被看作是两份当事人的亲笔证词。我们应当相信他们的人格和权威。《针灸大成》的著者是杨继洲，这是毫无疑问的。通过王、赵两位所写序言的论证，《针灸大成》的作者是杨继洲，《针灸大成》是杨继洲的书，已经被牢牢地刻印在广大读者的心上。想通过靳贤自撰的一条孤证，就使《针灸大成》的作者易人，那是不可能的。

三、此事的关键人物是靳贤

靳贤是这个问题的关键人物，我们也对靳贤进行了考查。在《山西通志》和《潞安府志》上都有关于靳贤的记载：

"靳贤，静宁举人，通判潞安。有治民才，历署州县编审厅，讼人称平，催科得法，民间输纳恐后，政声大著，委署无虚日，皆称任，使升岢岚州，不就"（《山西通志》，光绪十八年刻，王轩总纂）。"靳贤，陕西静宁州人，举人，有治民才，老成练达，历署州县编审厅，讼人称平，催科得法……输纳岁额早完。贤声大著，委无虚日，皆称任，使升岢岚州知州，不就"（《潞安府志》卷四）。

从资料上看，这是位举人出身、干练的官吏，他与针灸无关也不是医界中人。他不就任岢岚州知州，做了赵文炳的幕吏，赵文炳令其操办《针灸大成》出版事宜，是合乎情理的。

四、从起疑心的源头入手，是本题研究的关键

范氏疑心的关键问题是他在《秘传常山杨敬斋针灸全书》"跋"里的一段话。范先生在这段话里点出来一些关键词："总辑以上诸书""类成一部""分为十卷""委靳贤""选集校正"，还有"家传著集"和《玄机秘要》等。我们想，既然这些关键词都是令范先生疑心的源头问题，那么就应该顺藤摸瓜一个个去研究这些问题，论证这些疑心之处，是疑对了，还是疑错了，找

出正确的答案，才能真正地解决《针灸大成》到底是不是杨继洲的书的问题。这些"关键词"全是出自靳贤之手，又集中于靳贤在"针道源流"最后所写的一段话里。

（一）"总辑以上诸书"的问题

靳贤说《针灸大成》是"总辑以上诸书"而成的。这"以上诸书"明确是指"针道源流"项内的：

1.《素问》

2.《难经》

3.《子午经》

4.《铜人针灸图》

5.《明堂针灸图》

6.《存真图》

7.《膏肓灸法》

8.《千金方》

9.《千金翼方》

10.《外台秘要》

11.《金兰循经》

12.《济生拔萃》

13.《针经指南》

14.《针灸杂说》

15.《资生经》

16.《十四经发挥》

17.《神应经》

18.《针灸节要》

19.《针灸聚英》

20.《针灸捷要》燕山廷瑞徐凤著集

21.《玄机秘要》三衢继洲杨济时家传著集

22.《小儿按摩经》四明陈氏著集

23.《古今医统》

24.《乾坤生意》

25.《医学入门》

26.《医经小学》

27.《针灸大成》总辑以上诸书，类成一部，分为十卷，委晋阳靳贤选集校正

（以上录自《针灸大成》"针道源流"，序号为笔者所加）

以上是"针道源流"中所列的书名，共计27部。1～2两项是高武《针灸节要》的"书目"；3～16计十四项是高武《针灸聚英》上的"集用书目"。在这部分里《针灸大成》有两处删减，一是《外台秘要》项下去掉后边的28个字，二是《金兰循经》项下去掉后边的17个字，其余则一字不差，全文照录。从这两项删减45个字和采用《古今医统》上"针道源流"四个字来看，这是杨继洲"手自编摩"的，外行人是无从下笔的。是不是

总辑了以上诸书？可以明显看出，不是。靳贤所说的"诸书"，是抄来的"书目"，怎么能将"书目"当成"书"呢？从抄录来的"书目"中，能"总辑"出来《针灸大成》吗？可以说在《针灸大成》成书过程中，就从未"总辑以上诸书"。

《针灸大成》是在《玄机秘要》的基础上"补辑刊刻，易以今名"（见《四库全书总目》卷 105·子部·医家类存目）。直到《针灸大成》出书 188 年之后，纪晓岚还是这样认定的，这个认定应该说是正确的。

（二）"复广求群书"的问题

上段写的是"总辑以上诸书"的问题，在《针灸大成》中还有个"复广求群书"的问题。我们在讨论"诸书"之后，也在此讨论一下"群书"的问题，因为必须把"诸书"和"群书"区分开来，因两者各有其事，不能混为一谈。赵文炳在《针灸大成》序言中把"群书"的单子列了出来:《神应经》《古今医统》《乾坤生意》《医学入门》《医经小学》《针灸节要》《针灸聚英》《针灸捷要》（即《针灸大全》）和《小儿按摩经》，即本文前边提到的第 17～20、22～26 项。赵文炳在这个书单中没有写出《玄机秘要》，正如以前所说，因为赵文炳把《玄机秘要》看成《针灸大成》的底本，而"复广求群书"又都是往《玄机秘要》里"求"，他当然不会在这个书单中写《玄机秘要》了。这虽然是字里行间流露出的一个细节，但却可以看出赵文炳认为《玄机秘要》是《针灸大成》的底本的态度是十分明确的。"复广求群书"的人既不是赵文炳也不是靳贤，因为靳贤不懂针灸，因此，"复广求群书"的人必然是杨继洲。靳贤只能作为杨继洲的文字助手，无法独立承担"复广求群书"的任务。"复广求群书"这个"复"字是有来头的，因为在《玄机秘要》序里有"复虑诸家书弗会于一"，杨继洲"乃参合指归，汇同考异，手自编摩"。说明杨继洲在写《玄机秘要》时已经汇集过诸家之书了，因此这次在《针灸大成》里才叫"复广求群书"；靳贤不知道第一次《玄机秘要》是怎么求的，当然也无法着手去"复广求"，就是"求"之后也无法去安排，使两次所辑资料成为一个整体。临时插手的靳贤是没办法做到这一点的，因此把《针灸大成》往靳贤身上贴，是有悖于常理的。

杨继洲在这"群书"中曾经为《玄机秘要》摘录过资料，只是摘录得不够多，所以赵文炳把此次摘录叫"复广求群书"。杨继洲在这次"复广求群书"中可以说是轻车熟路。他把高武的两套"集用书目"合到一起，又加上他所辑录的 9 部医书，再用《古今医统》上的"针道源流"四字来领军，真像新打造的一章针灸医学史。这样高超的专业能力和编排技巧，绝不是一个专业外行能够完成的。我们据理推定"复广求群书"是赵文炳根据杨继洲的意愿所做的决策。"复广求群书"的具体内容当然是由杨继洲圈定的，否则靳贤是无能为力的，靳贤只能作为杨继洲的助手，不具备直接去"广求群书"的条件。

在著《玄机秘要》时，杨继洲已经在群书中求过一遍了，这次"复广求群书"对杨继洲来说不过是举手之劳罢了。目录是在成书之后，由本人、助手或由编辑来编写，杨继洲不可能在山西久住，这份工作当然要由靳贤来做。靳贤在编写目录时是"煞费苦心"的，他在"复广求"的"群书"中，都一一注明了出处。作为《针灸大成》的底本《玄机秘要》最低限度也应占《针灸大成》的一大半，可是靳贤在目录中仅让它露过一次面，在正文中根本没有让它出现过。靳贤让"复广求"的"群书"里《聚英》出现过20 次，《医学入门》出现过 6 次，《医经小学》和《古今医统》各出现过 5次。凡属《玄机秘要》的靳贤一律改为"杨氏""杨氏集"和"以下均杨氏"，为了陪衬"杨氏"他还特意两次把《针灸大全》改为"徐氏"，除此之外靳贤还在"按语"和"注文"中凡言及杨继洲之处都用了第三人称。靳贤这样精心处理，其目的很清楚，就是在不了解成书过程的读者心中埋下疑窦。果不其然在杨继洲《针灸大成》出书 356 年之后的 1957 年，这三百多年前播下的种子，在范行准先生的笔下开了花、结了果，因而在针坛上掀起了一阵轩然大波。

《针灸大成》的流传已有四百多年，在漫长的历史过程中，针灸医生已经把《针灸大成》与杨继洲等同看待了，《针灸大成》几成杨继洲的化身。《针灸大成》是针灸学术史上的一部传世之作，今后这部《针灸大成》无论如何改版，无论怎样发展，都应该把"杨继洲"三个字与"《针灸大成》"四个字连在一起。2005 年在浙江召开的纪念杨继洲《针灸大成》404 周年学术思想研讨会上首先把"杨继洲《针灸大成》"七个字连到了一起，这头开得非常好，叫"杨继洲《针灸大成》"既符合历史的真实也是对杨继洲这位杰出的针灸大师的一种怀念。

（三）"类成一部"的问题

"类"在这里应该有两种解释：一是指"类书"，即辑录各门类或某一门类的资料，并依内容或字韵分门别类编排供寻检、征引的工具书，叫类书。《古今图书集成》《永乐大典》《类经》等书，就是这样的"类书"。显然《针灸大成》还不是这样的类书。二是指分类编纂。靳贤所说的"类成一部"即指此而言，《针灸大成》就是分类编纂而成的一部书。这里不仅有编纂的问题，而且有"分门析类"的问题，靳贤肯定是完不成这样的分类编纂任务的，这一点庄兆祥先生是"歪打正着"了。他在《＜针灸大成＞考误》一文中说："想来，（靳贤）不失为一位对针灸很有研究的专家，否则他也不能够负起校正增补这部名著的艰巨责任。"前文已经说明靳贤是位举人出身的潞安通判，他不仅不是针灸专家，与医药也是隔行的，他当然无法去分类编纂一部几十万字的针灸专著。所以靳贤与"类成一部"也是无关的。

（四）"分为十卷"的问题

《针灸大成》分为十卷的问题，揣情度理，必须由杨继洲自己去分卷，外行人是无法着手的。《针灸大成》的分卷，也有针灸学术分科的含义。针灸学术分科，这是针灸学术史上的一个大问题，它反映了当代针灸学术的发展水平和发展趋势，也是对针灸学术现状的反映。我们曾经在 20 世纪 80 年代初期，因为举办全国第一届针灸研究班开课的需要，进行过关于针灸学术分科的尝试，当时就是主要借鉴于《针灸大成》"分为十卷"的学术思想。在《针灸大成》分为十卷的启示下，结合当代针灸学术的发展现状而分成十个学科。

让我们把两者对照一下。

《大成》卷数	分卷内容	现代针灸学术分科
卷一	针道源流	中国针灸医学史
	经论部分	针灸古典医籍选讲
卷二	赋	针灸古典医籍选讲
卷三	歌及杨氏策问	针灸古典医籍选讲
卷四	针刺手法	刺灸学
卷五	子午流注（时间配穴法）	针灸腧穴配方学
卷六	经络腧穴（上）	经络学、腧穴学
卷七	经络腧穴（下）	经络学、腧穴学、实验针灸学
卷八	针灸治疗	针灸治疗学
卷九	杨氏治症总要、东垣针法、名医治法	针灸各家学说
卷十	小儿按摩	

从上表的对应中可以看出，我们所提出的现代针灸学术分科里有八个在《针灸大成》中是有原型的，也就是说《针灸大成》的分卷给予我们分科的启示。另外一个分科是针刺麻醉学，这是根据当代针灸学术发展的趋势和当代针灸学术的现状而确定的。

在《针灸大成》分卷上，是大有学问的。杨继洲来处理它就如同"庖丁解牛"，只是几刀的事儿；要让靳贤去办，由于他不是针灸里手，他是办不了的。照此说来，"类成一部"也好，"分为十卷"也好，这只能是杨继洲的学术思想，靳贤是无能为力的。

应当重点提出的是，杨继洲在卷七经外奇穴睛中穴治内障眼项下用 174 个字写清楚金针拨内障的完整术式，并强调"凡学针人眼者，先试针内障羊眼，能针羊眼复明，方针人眼，不可造次"。这清清楚楚告诉我们，杨继洲早在四百多年前就做过金针拨内障。他在《针灸大成》上告诫读者，真想拨内障，必先做羊眼，这不就是"动物实验"吗？我在针灸学术分科上提出实验针灸学就是在《大成》里得到的启示，和西医学广泛应用的动物实验手段。再结合杨氏在卷三里亲笔写下的针内障秘歌和内障要歌看，这三段一共五百字，秘歌写的是术前，要歌写的是术后，而睛中写的是术中，为什么把一个完整的金针拨内障分成三部分，以致四百年来几乎无人提起。这真是一件咄咄怪事。

（五）《玄机秘要》的问题

《玄机秘要》这个书名，在《针灸大成》中仅仅出现过四次，第一次在王序中，第二次在赵序中，第三次在针道源流中，第四次在总目中，而在《针灸大成》正文里从未出现过。但是，我们对照古本（康熙庚申李本）的目录，再详读《针灸大成》时，还是可以品味出来《玄机秘要》的大致轮廓。如果靳贤按常情处理，《玄机秘要》在《针灸大成》中的位置绝不至于这样式微。作为底本的《秘要》竟少于《聚英》《入门》《大全》《医统》，这究竟是为什么？尽管如此，还是有些针灸学家统计过《针灸大成》中用《玄机秘要》到底有多少。1962年我国针灸学泰斗王雪苔教授统计过，吴月琴1989年在"《玄机秘要》与《针灸大成》"一文中引用了王雪苔教授的13项统计数字之后说："我们可以清楚地看到《玄机秘要》占全书的比例最高，约43%有余，是全书的核心，所以我们可以这样说：如果没有《玄机秘要》，就没有《针灸大成》"（见《杨继洲学术思想研讨会论文汇编》）。1966年2月台湾著名针灸学家黄维三先生在"《针灸大成》作者杨继洲先生事略"一文中说："《针灸大成》中载录杨氏之著作（指《玄机秘要》），其分量约占全书之大半，故赵氏尊杨继洲为《针灸大成》之作者，杨氏亦当之而无愧"（见1966年2月香港《中国医药杂志》第五卷第一期）。黄先生是逐卷计算之后，说了上述一席话。

在《玄机秘要》的问题上还有一点是应该注意的。赵文炳重视《玄机秘要》，是把它作为《针灸大成》的底本看待的，所以在其序言中所开列的书目里没有《玄机秘要》，他是一心往《玄机秘要》里再加资料，以使之更充实；靳贤也是重视《玄机秘要》的，但是心态和赵文炳相反，他的重点是削弱《玄机秘要》的重要性，他削弱《玄机秘要》有以下四个步骤：

①在"诸书"的排列中，先把《玄机秘要》从底本的地位上拉下来，拉到和"诸书"等同的地位上，摆成诸家之一。

②把杨继洲"著"的《玄机秘要》改成"家传著集"，靳贤这样写的目的是要把杨继洲《玄机秘要》著作者的身份删掉，改成从祖上继承来的，以削弱或消除杨继洲在《玄机秘要》中的地位。

③靳贤为了不让他"杜撰"的"家传著集"四个字让别人看了太乍眼，把《玄机秘要》前一项《针灸捷要》写成"燕山廷瑞徐凤著集"；把《玄机秘要》后一项《小儿按摩经》上写了"四明陈氏著集"。这样一连三个"著集"，也就不太惹人注目了，但让细心人看来，倒是欲盖弥彰了。

④靳贤为了进一步将《玄机秘要》的影响冲淡，他在目录标题下注明出处时，也做了文章，只在《针灸大成》总目录项下，注明了"三衢杨氏补泻"出于《玄机秘要》。我们在分卷目录和正文标题下都找不到《玄机秘要》的踪影，也就是说在《针灸大成》中"玄机秘要"四字仅此一见而已。冷眼看上去，真有这种效果，但要仔细一琢磨，反而露出了马脚。作为《针灸大成》的底本《玄机秘要》是一部分为天、地、人三卷的大部头著作，为什么"总辑"到《针灸大成》里仅剩下这么一点点东西，其他的都到哪里去了？怎么靳贤经手后这《玄机秘要》就蒸发了？这能不让人起疑心吗？

（六）委靳贤的问题

"《针灸大成》总辑以上诸书，类成一部，分为十卷，委晋阳靳贤选集校正"。这27个字是靳贤自己写的。前18个字讲的是《针灸大成》的成书基础，后9个字讲的是靳贤本人在《针灸大成》成书中所做的工作。这27个字可以读成一句，也可以分成两句来读。对《针灸大成》成书过程熟悉的人（如赵文炳、杨继洲等）就会把这句话断成两句来读；不了解《针灸大成》成书过程的人，会连到一起当成一句话来读。这句话是靳贤精心设计的。把这句话读成两句那就是，《针灸大成》成书是一回事儿，靳贤选集校正又是一回事儿。读成一句就容易给不知情的人一个错觉，《针灸大成》是靳贤总辑以上诸书，而后靳贤又进行了选集校正。

在"委晋阳靳贤选集校正"的"委"字上，靳贤也是用够了心机的。本来这个"委"只能由赵文炳发出或由杨继洲发出，这才是正理，而赵文炳在序言上对靳贤只字未提，这只字未提也从一个侧面说明，赵文炳没有对靳贤参与《针灸大成》的工作特别予以重视，认为是不足以上序言的。在靳贤参与《针灸大成》工作之初，赵、杨二人都会对这位卸任通判的举人说上几句客套话，这里有"委"的意思是很正常的，但经过靳贤之笔，把他落实到书面上，意义就不一般了。一是授了权，二是正了名，三是定了位，可谓一箭三雕。有了这三点，靳贤在《针灸大成》工作中的地位就被抬高了，社会地位可以往高里抬，可针灸学术地位是无法抬的，一个不懂针灸的人，无论抬多高他也还是不懂针灸。就是委他十次也"委"不出一部《针灸大成》，不懂针灸的人又怎么能去总辑一部针灸专著呢？

（七）"选集校正"的问题兼析王序

这个"选集校正"是靳贤给自己在《针灸大成》中的工作定的性。"选集"和"校正"本来不是一回事，可是靳贤把选集校正四个字连到一起了。"选集一个人或者若干人的著作而成一个集子"叫选集（《汉语大词典》）。"精选名家诗文而编辑之为之选集"（《中文大辞典》）。从这两部权威性的辞书看，想去完成"选集"的工作，必须具备精选、编辑的才能，必须有较佳的专业水平、较好的专业编辑能力才能胜任。从资料上分析，靳贤是不具备这些条件的。正是如此靳贤才在"选集"后边加上"校正"，校正就是校对，把错字照原稿改正过来就可以了。作为举人出身的文化水平，这是完全可以胜任的。而医学的选集就必须有较高的本专业水平，才可以操刀。因此针灸的"选集"靳贤是伸不上手的。

王国光为杨继洲《卫生针灸玄机秘要》写的序言正文共 449 字，分为三段。第一段是王国光论医，为 195 个字；第二段是杨继洲学医的历程与著《玄机秘要》，为 135 个字；第三段是讲杨继洲考中御医后，执业中多应手奏效，因而功绩懋著，深受嘉许，故为杨继洲《卫生针灸玄机秘要》写序，为119 字。在第三段中对著书一节有清楚的交代，序中说，杨氏在治学中是"积有岁年，寒暑不辍"才"卓然有悟"。杨氏所悟的是"诸家书弗会于一"。我国针灸学术自汉成书之《内经》起，历经晋之《甲乙经》到元明两朝，有了很大发展，诸家均著书立说，但诸家各有主张。这时客观上急需对针灸学术进行总结，作为一代针灸宗师，此时杨继洲经过深思熟虑已对针灸学术"卓然有悟"，也就是大彻大悟。

正是杨继洲真正感觉到不把诸家书进行汇集，进行总结，广大临床工作者无法知道针灸学术的进展。他才"参合指归，汇同考异，手自编摩"。我们应当仔细分析王国光序言中的这 12 个字。"参合"乃指"验证相合",也有"符合"之意(《汉语大词典》);"指归"谓意指所归向也(《中文大辞典》)。"指归"二字含义渊深,郭璞《尔雅》序:"使人知其意指归向也,若言初哉首基者,其指归在始也,若言番番矫矫者其指归在勇也。"刘知机《上肖志忠论史书》:"古者史氏各有指归,故《尚书》以疏通知远为主,《春秋》以惩恶劝善为先。"结合杨继洲著《玄机秘要》汇集诸家之书来说,这是指杨氏把诸家的学术见解要验之于临床实际,而且要"验证相合",并且要清楚各家的意指所归,也就是说要搞明白各家的真实意图是什么,不但要知其然,还要知其所以然。这就是杨继洲的"参合指归"。"汇同考异"讲的是把各书相同部分要汇集一起,各书论述不同的部分要进行深入研究。"手自编摩"即亲自编写。我们通过王国光序言中这三句话可以看出杨继洲在《玄机秘要》里第一次是如何汇集群书的。这三句话恰好是把汇集群书分三个层次来讲的:第一个层次是"参合指归",这是验证其临床是否有效,是否属实,然后再考究明白其意义所在。第二个层次是"汇同考异",把一致的汇集在一起,对其有异议的要进一步研究"异"的原因何在。第三个层次是"手自编摩",所有汇集来的资料杨氏都要亲手去整合,执笔编集。所以我们在(可能是)《玄机秘要》的资料中看不出汇集的斧凿痕迹。这汇集群书不是一般的针灸医生能够做到的,更不用说是门外汉的靳贤了。

靳贤在《针灸大成》成书过程中确实做了一些工作,但这种工作从实而论是"编辑"和"校对","校对"的成分更大些。从当时的具体情况来分析,赵文炳叫他作为杨继洲的助手,靳贤可能按杨继洲的意见选了一些材料辑入《针灸大成》之中。靳贤往上攀,把它说成"选集校正",一个举人出身的老吏感觉这样说好一些,这种心情是可以被理解的。但从远期的结果来看,对《玄机秘要》下手之狠来看,他可能是想把杨继洲取而代之。靳贤的真实意图是说《针灸大成》是由他从 26 本书中选辑的,这就让人不能接受了。靳贤在《针灸大成》"总辑以上诸书……委晋阳靳贤选集校正"这 27 个字上大做其文章,杨继洲为此受害匪浅。庄兆祥可能就是根据这些才说杨继洲抄袭了别人一部分文章,攘为己有。《针灸大成》在四百多年中对针灸学术的推广、传播作用，针灸界尽人皆知，没想到其作者竟遭到如此的毁名谤誉。平心而论，以杨继洲的针灸业绩，让我们后人感其恩戴其德尚恐不够，在没有真凭实据的情况下，庄氏是不应该如此唐突古人的。庄氏没有深察也可能是力所不及，但究其根源，还是出在靳贤这 27 个字上，也是出在范氏的"跋"上。

五、必须有杨继洲的策划与安排

杨继洲去山西时年事已高，不可能在山西久留。但他已经去了山西，这说明其身体情况尚好，不然也不会有这次长途跋涉。赵文炳允诺为其出书，并且要在《玄机秘要》基础上再行汇集资料，使之成为名副其实的大成，在这样的情况下，杨氏在山西小留些时日，不仅是可能的，而且是必须的。没有杨继洲的具体策划，不向具体的编辑人员做明白的交代，靳贤将无法插手。杨继洲很有可能是回北京之后编写了卷一，因为"更考《素问》《难经》以为宗主"这部分，必须杨继洲亲自动手，其他人是无法代劳的。只要你对照《素》《难》再译读《大成》，就完全可以知道这等剪裁，只有针灸大家杨继洲本人能做，靳贤是无能为力的。《神应经》这一条的内容不见于高武《针灸聚英》的集用书目，但是它紧承上文，统观文意，这条很可能是杨继洲写给靳贤的样稿，写样稿的目的可能是让靳贤继续写《针灸聚英》以下的这几部书，这几部书都有很多可写之处，这可写之内容又都在书中。但为什么没有写，这可能是靳贤不懂针灸，没法下笔的缘故。我想这种推论也是合乎情理的。

六、要从知识产权层面来认定《针灸大成》是杨继洲的书

赵文炳用靳贤是为了帮助杨继洲刊出《针灸大成》。在著书中有旁人帮助成书是史有先例的。中国第一部纪传体断代史——《汉书》的作者公认是班固（公元 23 ～ 96 年），但这部书的基本素材是他父亲班彪的。《汉书》一百篇中的"八表"和"天文志"，又出自班昭和马续之手。可是从来没有人说《汉书》不是班固的书，因为对《汉书》在学术上贡献最大的人是班固而不是班昭和马续。就《针灸大成》来说，在学术上贡献最大的是杨继洲，而不是靳贤。《伤寒论》是经过王叔和的编次整理才得以成书，王叔和在《伤寒论》

上的作用绝对大于靳贤在《针灸大成》上的作用，但谁能说《伤寒论》是王叔和的书呢？

《针灸大成》一书，公认是对明代以前针灸学术的总结，自针灸学术形成以来，所有针灸学术的精华都集中在这部书里。这样高水平的学术总结，绝不是数载伏案、几易寒暑就能办到的；这是杨继洲心血的结晶、经验的汇总。杨继洲更为之奋斗了一生，直到垂暮之年，才完成了这个夙愿。仔细想来，比靳贤的编辑校对，要多付出何啻千万倍的努力。这是地地道道的一桩"知识产权"的大事，设若五十年前，我们就从知识产权层面来审视此事，也许很多的歧义就不会发生了。知识产权向来都是属于真正的知识持有者，更何况这位针灸学术和针灸技术的持有者杨继洲是中国针灸史上一位罕见的大学者，是一位针灸学术上杰出的泰斗，又是针刺手法方面一位顶尖的大师。说他是《针灸大成》的主人，说《针灸大成》是他的书，才合情合理，也更合乎逻辑。

七、十项证据说明《针灸大成》是杨继洲的书

杨继洲是《针灸大成》当之无愧的作者，《针灸大成》确确实实是杨继洲的书。其论据有以下 10 条：

1. 赵文炳序言。

2. 王国光序言。

3. 祖本及后世翻刻的重要版本书名题签都是"杨继洲著针灸大成"。

4. 赵文炳及王国光的两篇序言在重要版本上均是并存。

5. 清代纪晓岚《四库全书总目提要》中的著录。

6. 《玄机秘要》确为《针灸大成》之底本。

7. 《针灸大成》之主要资料出自《玄机秘要》。

8. 《玄机秘要》是杨继洲亲笔撰著，而不是"家传著集"。

9. 当代针灸名家王雪苔和黄维三都认为《玄机秘要》是《针灸大成》的主要内容。

10. 本文所提供的资料。

（张　缙）

对靳贤的思忖

我在 1957 年通读《针灸大成》时，在"针道源流"的最后看到"委晋阳靳贤选集校正"几个字，当时并未十分注意。1960 年我买到《秘传常山杨敬斋针灸全书》时读范行准先生的"跋"，那上边写道，他疑心《针灸大成》不是杨继洲的书而是靳贤的书。我吃了一惊，因为 1955 年我在北京高级针灸师资训练班听高凤桐和孙振寰二位老先生讲《针灸大成》时都屡屡提到《针灸大成》的作者是杨继洲并讲了杨继洲的生平，给我很深的印象。那几年我屡屡接触多位有名的中医针灸老先生，他们无不谈到杨继洲的《针灸大成》。当我仔细读过范老先生的"跋"之后，觉得说的合理。后来我在 1963 年接手国家医学科学研究十年规划 36 项〔三〕题中《针灸大成》研究课题时，首先想到的是必须要把作者到底是谁这个问题搞清楚。经过研究之后我们把《针灸大成》的作者、版本等有关问题的研究作为切入点，立专题进行探讨，以期对本书有个更深入的认识，并在此基础上写出样稿，然后一步一步进入课题。在作为专题研究《大成》的作者时，因有范老先生的前导，我们开始是抱着与范老先生趋同的观点，因为范老先生是我国最著名的中医文献学专家，跟着他走当不至于有大的思路上的差错，不成想随着研究的深入越来越感觉到否杨崇靳的观点站不住脚。《针灸大成》中有几个大的板块，如针灸直指、针法灸法、经络腧穴、设为问答、四篇策论都非常整齐划一，这是专家兼大家的文笔，实在是无可挑剔。看来不找到靳贤，只凭猜想，是无法揭开这一疑团的。先是在医林人物中找不到靳贤，继而我们又转求地方志书，终于在《山西通志》和《潞安府志》上查到了此人。靳贤是静宁州（甘肃省东部六盘山西麓，北与宁夏回族自治区为界）举人，出任潞安州通判（为州的重要官员之一，掌管户籍、钱粮）。志书上称他有治民才，在其他州县主管编审厅（掌管户籍人口），称他"皆称任"，后升他任岢岚州知州之职，他未接受这个任命（岢岚州在山西西北元置岢岚州，民国改为县）。

这时他家已搬至太原（古称晋阳）。后在平阳府巡按御史衙中为幕僚时，巡按御史赵文炳令其操办《针灸大成》事。故在"针道源流"之后有"晋阳靳贤选集校正"之语。

范行准老先生在 1957 年出版的《秘传常山杨敬斋针灸全书》的跋上写道："且《针灸大成》卷一'针道源流'中也引用《玄机秘要》之书，更明标'三衢继洲杨济时家传著集'之文，因此我很疑心《针灸大成》一书，并不是杨继洲的书，而应当是晋阳靳贤的书。证据也是根据《针灸大成》卷一'针道源流'之后的结语：'《针灸大成》总辑以上诸书，类成一部，分为十卷，委晋阳靳贤选集校正。'"

范老先生在这篇跋里，总的说明三个问题：①《针灸大成》底本若是《玄机秘要》，为什么"针道源流"里还引用了《玄机秘要》，而且标明是杨继洲家传著集。②范老疑心《针灸大成》不是杨继洲的书，而是靳贤的书。③他认为证据就是"针道源流"结语的 27 个字。请注意范老先生仅仅是"疑心"，他并没有下最后定论。在历史上对此有疑心的何止范老一人。《中国医籍考》的作者是日本的丹波元胤，本书的统一体例是凡有著者一律写上著者姓名。在《玄机秘要》项下写成：杨氏济时《卫生针灸玄机秘要》三卷未见。接着是王国光序，序后写靳贤曰《玄机秘要》三衢继洲杨济时家传著集。在《针灸大成》上他仅写《针灸大成》十卷存。下接是赵文炳序。细思量丹波对《针灸大成》作者也可能是有疑问，所以没写作者姓名。范氏是写出有"疑心"，丹波是用体例表示出有疑心。但他们对此都很慎重，都是没敢断言，而是提出疑问。

我在写《针灸大成》究竟是谁的书？"一文时所持的观点，虽然自觉不差，但在论据方面，只是就王国光和赵文炳的序言来论述，没有把理由摆足，没有把事说透。对于靳贤在《针灸大成》中到底做了什么工作，心里没底。

对于靳贤不但我们不清楚，就连《＜针灸大成＞考误》的作者庄兆祥先生也不清楚。他在文章中说："靳贤是什么人呢？因为其名不见于史籍书志，不得而知，但想来不失为一位对针灸很有研究的专家，否则他也不能够负起校正增补这名著的艰巨责任？"随着研究的深入，我们终于在《山西通志》和《潞安府志》上找到了靳贤。

"靳贤，静宁举人，通判潞安。有治民才，历署州县编审厅（调查户口，编订册籍。州县官造册上之府，府别造一总册上之布政司），讼人称平，催科得法，民间输纳恐后，政声大著，委署无虚日，皆称任，使升岢岚州，不就"（《山西通志》，光绪十八年刻，王轩总纂）。"靳贤，陕西静宁州人，举人，有治民才，老成练达，历署州县编审厅，讼人称平，催科得法……输纳岁额早完。贤声大著，委无虚日，皆称任，使升岢岚州知州，不就"（《潞安府志》卷四）。

靳贤是举人出身的干练老吏，他与针灸无关，更非医界中人。按照庄兆祥先生的意见，他是无法"负起校正增补这名著的艰巨责任"的。范行准老先生可能因为对靳贤是何许人也没有掌握，还有可能因为对疑心的诸点都没有深究，所以才产生了疑心，但没下结论。他把疑点摆出来让大家去考虑。我们就是按范老先生提出的靳贤自撰的二十七字疑点，分项进行了研究，审慎地做了分析，在《针灸大成》王序、赵序和一些原文的字里行间中，体会出必须由以下四件事着手：

第一，"更考《素问》《难经》以为宗主"一项，这是杨继洲在学术上的主导思想，这只能由杨氏自己完成，靳贤非针道中人，自然无法插手。我们在校释《针灸大成》卷一时，体会到不是一等一的针灸专家是无能为力的。这部分工作可能是杨继洲带回北京完成的，和于太医院肖刻的铜人像一同由靳贤去北京取回的。靳贤与医官刘逸林见面就是他去北京的证明。

第二，复广求群书一事，这说明杨继洲在撰写《玄机秘要》时，已经"复虑诸家书弗会于一，乃参合指归，汇同考异，手自编摩"，这些"诸书"在杨继洲撰写《玄机秘要》时已经用过一次了，所以这次编写《针灸大成》才叫复广求群书。只有杨继洲才清楚在《玄机秘要》里是怎么求的，在哪部分书上都求的什么，复求时还应补上什么，在什么地方补，任何别人都很难插上手。靳贤非医界中人更是无法着手了。赵文炳是当时的巡按御史，在当地是官高爵显，此时的平阳主产白麻纸而且是全国出版业中心，这次刊刻实际上是官刻，不像当年刻《玄机秘要》是私刻。私刻篇幅必然受限，此次是官刻所以"凡有关针灸者悉采集之"。

第三,"针道源流"那是杨继洲的神来之笔,他把高武《节要》和《聚英》上的"书目"与"集用书目"全文照用。在《外台》条中删去 28 个字,在《金兰循经》条中删去 19 个字,删的均为赘文。然后借徐春甫《古今医统》上的"针道源流"四字为题。读之俨然为一章针灸医学史,真是令人叹为观止。

《聚英》的集用书目只写到《十四经发挥》,余下按赵序上计算有《神应经》《古今医统》《乾坤生意》《医学入门》《医经小学》《针灸节要》《针灸聚英》《针灸捷要》《小儿按摩经》等九部书。照体例也应该各有一段说明,我们揣测可能是杨继洲写了《神应经》作为样稿,余下的让靳贤写。由于靳贤不懂针灸,他只能像一些书目书那样,只列出书名与作者。靳贤写到最后对于《古今医统》《乾坤生意》《医学入门》《医经小学》四部书只写"中取关于针灸者,其姓氏各见原书",这是随文敷衍几句了事。在"针道源流"里与《针灸大成》赵序中有一个明显不同之处,赵序复广求群书的书目中没有列《玄机秘要》,而是把《玄机秘要》当作《针灸大成》的底本。而靳贤却把《玄机秘要》打入群书之中,把《玄机秘要》底本的地位给抹杀了。靳贤还在"针道源流"的最后加上一段:《针灸大成》总辑以上诸书,类成一部,分为十卷,委晋阳靳贤选集校正。"这 27 个字正是本文的要害之处。本文最后将专题讨论此事,在此不赘。

第四,关于《针灸大成》"目录"和"请益"。《针灸大成》的目录是靳贤所编。靳贤在《针灸大成》中的工作,按今天来说应当是编辑,目录当然应由他来编。目录中的突出问题,一是他把《玄机秘要》给蒸发了,按王雪苔教授和黄维三教授的统计,《玄机秘要》应占《针灸大成》之半数左右。《针灸大成》目录中标明高武的有 5 处,《聚英》的有 20 处,《节要》的有 4 处,而标明《玄机秘要》的仅 1 处,原因是《玄机秘要》被靳贤给蒸发了,把杨继洲的名字也仅留一处,来照应封面("杨继洲著")和王序(上有"杨子继洲")、赵序("杨继洲者")。靳贤为此是费尽了心机。

"请益"有三条。一、二两条靳贤向医官刘逸林请益,医官应在北京,这里暗示靳贤可能是去过北京,去北京的目的可能是去太医院取铜人图像和《大成》卷一有关《内》《难》的资料。另一条是医官杨继洲谈针腹部穴位问题，为什么《针灸大成》是杨继洲的书，还要有此无关紧要的赘文呢？这也是靳贤精心设计的，用此彰显《针灸大成》非杨氏之书。

按范老先生的说法，他疑心《针灸大成》不是杨继洲的书而是靳贤的，证据就是根据"《针灸大成》总辑以上诸书，类成一部，分为十卷，委晋阳靳贤选集校正"这 27 个字。我们把这段话分成"《针灸大成》总辑以上诸书""类成一部""分为十卷""委晋阳靳贤""选集校正"五段来逐段剖析。

1. **"《针灸大成》总辑以上诸书"（证据一）** 这里的诸书主要是指"针道源流"里所列之书目，这个书目是抄录自高武《针灸节要》和《针灸聚英》里的"书目"和"集用书目"。这部分与《针灸大成》毫无关系，而且明示出书目，在书目上能辑出来"书"吗？虽然《神应经》以下是《针灸大成》要辑的重点，但这些书靳贤有吗？靳贤能读懂吗？总的来说靳贤不懂针灸，他是不可能选集成像《针灸大成》这样一部古典名著的。

靳贤用偷天换日的手法，不说靳贤自己总辑诸书而说成是《针灸大成》总辑以上诸书，又说类成一部，分为十卷，然后话锋一转，说这是他靳贤受委来选集的。绕来绕去，还是把《针灸大成》绕到他靳贤名下。这一证据是不能成立的。

2. **类成一部（证据二）** 此处的类成一部是指分门别类。这分门别类是属于针灸学术分科的大事，一般针灸医生都做不到，靳贤不懂针灸，他更是无从着手的。这第二条证据也是靳贤办不到的。因此也不能成立。

3. **分为十卷（证据三）**《针灸大成》的分卷和针灸学术的分科一样是一件天大的事。《甲乙经》就是把《内经》中的针灸分了门归了类，为后世针灸的发展和传播铺就了一条康庄大道。《针灸大成》分为十卷，是发展了《甲乙经》分类的思路。现在的针灸学术分科就是借鉴了《甲乙经》的分类和《针灸大成》的分卷而成的，这是大手笔大专家才能胜任的事，是靳贤无法企及的工作，因此这条证据也不能成立。

4. **委晋阳靳贤（证据四）** 这个"委"字来路不明，"委"是受他人之委，在《针灸大成》这件事上只有赵文炳和杨继洲二人能委事与靳贤，可是都没有文字来证明。我们只能把这个"委"字看成是靳贤自委，因为这一条27

个字就是出自靳贤之手。靳贤用这一"委"字有三个作用：一是授了权，二是正了名，三是定了位。可是我们找不到根据，这也说明靳贤的工作在杨继洲特别是赵文炳的心目中不是那么重要。因此赵序中对靳贤只字未提。

靳贤是静宁县的一位举人，静宁县是甘肃省东部六盘山西麓的一个县。考中举人后他在潞安当上了通判，把家搬到了太原。晋阳是古县名，隋初改晋阳为太原，所以靳贤称自己为晋阳靳贤。晋阳靳贤是真的，"委"字是找不到根据的。

5. 选集校正（证据五）"选集"二字靳贤是无份的，因他不攻是业，校正是他本职工作，作为举人他是胜任的。

本条证据乃《针灸大成》"针道源流"结语，是靳贤亲笔所书，这既是条"孤证"，又是条"自证"，还多是假话，怎么能相信这种证据？这很可能是研究者对《针灸大成》这些相关问题没有深入考量所致。这就告诫我们，研究问题一是必须抓准，二是必须悟透，三是必须慎重。

范氏所提证据里关键词的剖析

（证据里的）关键词	剖 析
总辑以上诸书（证据一）	根本没有的事，是靳贤的一句假话。
类成一部（证据二）	靳贤不懂针灸，如何去类成一部针灸专著？
分为十卷（证据三）	针灸学术分卷和针灸学术分科同等重要，非针灸大家无从着手，靳贤不懂针灸从何分起？
委晋阳靳贤（证据四）	委需受他人之委，赵委、杨委均无文字证明，这里成了靳贤为自己正名、定位而自己委自己。
选集校正（证据五）	靳贤不懂针灸，选集针灸文献，他是无此可能，但他可以胜任校正。

范氏是一位中医文献学的大家，按他的智慧和水平，只要稍稍深入一下，当不会被靳贤设的圈套绊住脚。我国针灸泰斗王雪苔教授就给《针灸大成》中的《玄机秘要》算过一笔账，他计算应为 43.9%（《略论＜针灸大成＞》），他还和我当面讲过，这是他的保守估算，实际上更多。台湾针灸大师黄维三教授说："《针灸大成》书中载录杨氏之著作……其分量约占全书之大半，故赵氏尊杨继洲为《针灸大成》之作者，杨氏亦当之而无愧"（《针灸大成作者——杨继洲先生事略》）。而按靳贤提示的比重计算，在《针灸大成》中《玄机秘要》仅占 41.5 万字中的 7263 个字，比例为 1.75%。通过这个对比也

可以看出，靳贤是对《玄机秘要》下了重手。

靳贤在《针灸大成》"针道源流"最后塞进去他所杜撰的"《针灸大成》总辑以上诸书，类成一部，分为十卷，委晋阳靳贤选集校正"一共 27 个字，那么不妨再给他算一笔账。"《针灸大成》总辑以上诸书"（10 个字）这是假话，因为《针灸大成》并不是总辑以上诸书而成，以上诸书是高武的"书目"和"集用书目"，这句话不能成立。"类成一部，分为十卷"（8 个字），也不可能是靳贤亲自所为，因为他不懂针灸，怎能去为针灸一书分卷？"委"（1 个字），在《针灸大成》中找不到依据，是谁人"委"的，可以说无凭无据。在"选集"（2 个字）方面，靳贤这位针灸的外行人，是无能为力的。这么一计算就更清楚了，这 27 个字中 21 个字是没有依据的，是靳贤自己给自己编造的"桂冠"，是必须拿掉的。算来只剩下"晋阳靳贤校正"（6 个字），这倒是靳贤的真正定位。像《针灸大成》这部针灸界的传世之书，在说明其成书过程的正文中，放上这么一句"假话"，真是大煞风景。

（张　缙）

目录研究

目录的研究是我们在开始进行《针灸大成》校释工作时就遇到的一个问题。我们当时所见到的版本中，目录不统一，杂乱无章。我们以人民卫生出版社影印本为祖本，主要参考本为嘉庆辛酉经纶堂重刊康熙庚申李月桂本和人民卫生出版社 1963 年本。关于《针灸大成》目录的研究，我前后写过三篇文章。对于《针灸大成》目录的研究之初，与其说是研究，还不如说是学习的一点心得体会，是为《针灸大成校释》书成时编制目录做些准备。"文化大革命"中校释工作停止了，1977 年才恢复工作。在研究过程中遇到了很多与目录关联的事，我们还想从目录与各卷内容的对照中找出一些线索，看看能否把《玄机秘要》辑出来，也还想看看到底杨继洲做了哪些工作，靳贤又做了哪些工作。在目录与内容的对比研究中，在上述问题上，还是大有收获的。

《针灸大成》目录的研究（一）

目录与凡例、序言、题跋、索引等结合在一起，构成一部书的主要附件。其中目录是最主要的。从创作过程看，目录实际上又是一部书的提纲。写书人总是先把提纲酝酿成熟，在头脑里划出个轮廓，书成后再做进一步加工，一部书的目录多是这样写成的。

目录也叫目次，在这里我们是指每部书的目录而言，它和"目录学"是不同的。目录学是研究图书目录编制的理论和方法的一门学科，是从总的图书这个概念着眼，如著者目录、分类目录、书名目录等。我们所提的，是一部书的目录。尽管古往今来不同类别的书都离不开目录，目录也随着书的发展而变化着，但它却没有被目录学者所重视。在目录学专著中，没有人把编制一部书的目录的理论或经验写入书中。看起来给人这样一种感觉，虽然都叫目录，但却是不同的两回事儿。虽然这两个概念应当有联系，然而却是同名异事，各不相扰。

一、目录的演变

随着时代不同、书的发展阶段不同，目录的作用以及对目录的要求也不一样。书的部头愈大，内容愈细、愈深，对目录的要求也就愈高。在古代书的篇幅有限，要不要目录关系是不大的。古书中目录是很粗的，既不分总目与分目，也不著录页数，有的把目录置之于篇首，也有的置之于书尾。有的在每条目录的上边或下边写出顺序号如×××第×，一直到民国年间还有采用这种形式的。书页较少或线装分册时，这种办法倒还可以。多页数的精、平装书籍出现后，这种标目方法就不符合要求了。于是总目分目分清了，统一的页数号码标出来了，文字使用方面也愈来愈讲究了，一般书籍是这样，医书也是这样。

二、《针灸大成》几个版本上目录的概况

《针灸大成》一书，成书于明代万历二十九年（1601 年），初版雕于平阳。成一函，共十册（卷）。前有目录，各卷又有分目。目录下均不著页数。

在重刊本书时，多数人忽略了这一点。李本、章本在内容上做了不少增删，但在目录上却只字未动。这种情况一直延续了三百多年，到锦章等坊刻本时，才在目录上动了笔。

现用祖本与道光癸巳崇德书院本及锦章书局本的第一卷目录做一对照，列成下表。

祖本（万历二十九年平阳府刊）	道光癸巳崇德书院刊章廷珪重修本	锦章书局章廷珪重修本
仰人周身总穴图	同左	同左
伏人周身总穴图	同左	同左
针道源流	同左	同左
针灸方宜始论	同左	同左
刺热刺疟论	同左	刺疟论 刺热论

续表

祖本（万历二十九年平阳府刊）	道光癸巳崇德书院刊章廷珪重修本	锦章书局章廷珪重修本
刺咳刺腰疼论	同左	刺咳论 刺腰疼论
奇病论	同左	奇病论
刺要刺齐论	同左	刺要论 刺齐论
刺志长刺节论	同左	刺志论 长刺节论
皮部经络骨空论	同左	皮部论 经络论 骨空论
刺水热穴论	同左	同左
调经缪刺论	同左	调经论 缪刺论
经刺巨刺论	同左	经刺论 巨刺论
手足阴阳流注论	同左	同左
卫气行论	同左	卫气行论……针要经终论
针要经终论	同左	
刺禁论	同左	刺禁论，五夺不可泻，四季不可泻，死期不可泻
刺法论	同左	五刺应五脏论，九刺应九变论，十二刺应十二经论，手足阴阳经标本论，刺王公布衣，刺常人黑白肥瘦
难经	同左	五邪举心为例图

由上表可见锦章本虽为章本，其实又经过了重修。尽管这些目录上的变动仍然不理想，但毕竟是向前走了一步，使目录更接近内容，而且加上了页数号码。

1963 年人民卫生出版社校勘本，是贾维成先生执笔校勘的。这个版本在目录上也进行了加工，在出版说明 11 条之中，第七、八两条是专谈目录的，总体来说，这个本子的目录是这样的：

（1）基本仿祖本；

（2）删去分目只有总目；

（3）据正文改了总目；

（4）加上了统一的页数号码；

（5）在排列上分了从属关系；

（6）书名加上了统一的专用书名号；

（7）卷十的页序做了适当调整。

经过这些改动后，比以往任何版本的目录都好。可以说这是《针灸大成》中最佳的目录。本书说尽力保持祖本原貌，也许正因如此，所以目录上一些不合理之处，未能更进一步加工处理。

三、我们的几点意见

1. 本书目录的原貌问题 目录是书的提纲，变动目录还牵涉内容问题。不能单求目录的形式，要从书的内容出发，使目录能确切反映内容，这是最重要的。另外也要注意原目录的体例和编排上的特点，尽量保存原目录，避免改后面目皆非。因为校勘古书，毕竟不同于新著，尽量保存原貌，这是最重要的。

2. 学术分类的完整性和科学性 一门学科形成有一定的历史过程，在一定的历史过程中所积累的整套学术内容它们是互有关联的，又各自有一定独立性。腧穴就是腧穴，腧穴不是经络，也不是针术，这是它独立的一方面；我们也要看到，腧穴分布在经上，针术要通过腧穴起作用，这是它与其他内容互有联系的一方面。我们在编写目录时必须考虑到这一点。哪个在先，哪个在后，哪个多立分目，哪个少立，它们互相之间如何照应，只有充分考虑到这些问题才能编制出一套能反映全貌的完整的目录。《针灸大成》是一部总结性古典针灸文献，它在完整性、系统性方面的要求应当更高。

这种完整性又必须建立在高度科学性的基础上。比如逻辑是否严密？反映的内容是否符合实际？目录的内容是否代表出本书的水平？改编目录在取舍上是否持有对待历史遗产的唯物主义态度？从这些问题中，可以反映出目录的科学性是怎样的。

3. 内容要与目录统一 这是本书目录中存在的最大问题。目录是反映书籍内容的，和内容不统一是不行的。解决这样的问题也并不困难。我们在动笔时必须以内容为中心同时照顾到目录的特点，回过头来也要从目录角度去考虑内容的顺序编排是否妥切。

4. 排列顺序的系统性要强　一门学科都有它自己的完整体系。这个体系通过具有代表性著作的目录，是可以反映出来的。它的各个部分之间的前后关系，也要有严密的逻辑性。《针灸大成》原来的目录总的说来还是很好的，但有些具体内容也是应该斟酌的。有些地方次序零乱，系统性不强，从排列顺序上看不出这套学术的完整内容以及其各个环节之间的相互关系，像"灸法""经络迎随设为问答"两部分内容就突出地表现出这个问题。

5. 目录应符合现代版的特点　《针灸大成校释》装订形式已由线装发展到平装、精装，再照搬原来目录就不合适了，目录也要跟着有个适当的改动。这里面有两个主要问题：①统一页号；②删去分目。这两项工作早在几十年前已经解决了，只要求我们在进行这部分工作时，要注意近几十年的经验，不可泥于祖本。

6. 总目与分目的问题　《针灸大成》目录在这一点上存在的问题是很多的，在民国年间有些人在改版时进行了加工，但不彻底。改对了一些，还有的改错了，如锦章本把卷九的疮毒、喉痹、淋闭、眼目损伤等四项与"名医治法"并列了起来，其实这四项正是"名医治法"的所属分目。1963年人民卫生出版社贾维成校勘本，在这项工作上搞得更细了一些，这个本子在目录上的一些尝试是颇为成功的，尤其是在保婴神术部分更为出色，但仍然遗留下一些问题，如卷一的"经论部分"有"刺法论"一篇，这个版本把"五刺应五脏论""九刺应九变论""标本论""刺壮士"等统统归属为"刺法论"的从属部分。虽然总目未标出，但从书内的安排看，这一点是很明显的。"刺法论"是《内经》的原篇名，不是《针灸大成》所后加，"刺法论"的内容也是摘自《内经》的同一篇中，但《内经》"刺法论"一篇并没有"五刺应五脏论"等十项中的任何一项内容。这些名目虽为《针灸大成》新立，但各有其出处。请阅下表。

《针灸大成》新用篇名	集摘自《内经》之篇名
五刺应五脏论	《灵枢》官针第七
九刺应九变论	《灵枢》官针第七
十二刺应十二经论	《灵枢》官针第七
手足阴阳经脉刺论	《灵枢》经水第十二
标本论	《素问》标本病传论第六十五
刺王公布衣	《灵枢》根结第五、《灵枢》寿夭刚柔第六
刺常人黑白肥瘦	《灵枢》终始第九、《灵枢》逆顺肥瘦第三十八
刺壮士	《灵枢》逆顺肥瘦第三十八
刺婴儿	《灵枢》逆顺肥瘦第三十八
人身左右上下虚实不同刺	《素问》阴阳应象大论第五

上表可以看出，《针灸大成》所用的十个篇名与《内经》上的"刺法论"不应是从属关系，因而不应该把这十项均当成"刺之法"而归属于刺法论中。

四、结语

一般书籍的目录要文字简练，层次清楚，主从分明。详细而不繁琐，概括而不抽象。体系要完整，分类要正确。行文风格要统一，要少用修饰语，要写得质朴。好的目录必然能反映出书的中心内容，它既是目录又是提纲，概括书的全貌，成为书的缩影。这应该是编制《针灸大成》目录时所要求的目标。我国在编制目录方面有悠久的历史、丰富的经验，又有不少典范的作品，可以作为《针灸大成校释》的借鉴。

（张　缙）

《针灸大成》目录的研究（二）

一、从目录研究中探讨《针灸大成》的一些深层次问题

目录是一部书的标志性部分，通过目录可以看到本书的梗概。目录多是书成之后，才能编排。按常理《针灸大成》目录，当是出自编辑人靳贤之手。我们再三地揣摩目录之后，觉得在编制目录时靳贤是"煞费苦心"的。我们

仅就《针灸大成》总目录做一剖析。

《针灸大成》目录从总的安排上反映出了《针灸大成》作者杨继洲对当时针灸学术分科的思路。比如他在引用《神应经》治疗内容时，把"部"改为"门"，如"诸风部""伤寒部"……"耳目部"改为"诸风门""伤寒门"……"耳目门"，明代永乐刻本的《普济方》在分科上采用的就是"门"。像改"部"为"门"的敲定，只能是出自针灸专家之手，而不可能出自官吏出身的编辑之手。目录下面的小注是靳贤制订的。照这个思路，我们按卷别，再联系各卷内容，将内容再进行比较，来讨论一下本书目录中的一些深层次问题。

（一）卷一目录

卷一的内容按《针灸大成》赵文炳序言的提示看，应当不是《玄机秘要》上的内容，"更考《素问》《难经》以为宗主"，提示我们这是属于《针灸大成》后辑的部分。这个"更考"的源头和思路肯定是来自杨继洲，因为他年轻时在考卷上就明确说过："溯而言之，则惟《素》《难》为最要，盖《素》《难》者医家之鼻祖，济生之心法，垂之万世而无弊者也。"虽然此时的杨继洲已经七十多岁高龄，但他能长途跋涉，远去山西，除给赵文炳治病之外，另一个目的应该是争取出版《玄机秘要》。在赵文炳应允为其出书，而且为其出一部比杨继洲原本想出之《玄机秘要》部头更大、内容更多的专著时，按常理去想，他必然要在山西停留一些时间，对于经办《针灸大成》的靳贤有个比较详细的交代，在一些重要问题上，也必须亲手料理一下，否则一个不懂针灸的靳贤是无从下手的。

我们从卷一读起，卷一有两个主要内容，一是针道源流，二是经论部分。前者是引用高武在《针灸节要》（亦即《针灸素难要旨》）上的"书目"和在《针灸聚英》上的"集用书目"。杨继洲巧妙地使用了这两部分材料，摆出来一个针灸学术发展史的阵式，使读者看了本书"针道源流"之后，能了解到从汉代到明代针灸学术发展的概况。在《针灸节要》和《针灸聚英》上是起不了这样作用的，这是因为改"集用书目"而用了《古今医统》上的"针道源流"这四个字。用"针道源流"为题，用《素问》《难经》来领军，

"纲"举了,"目"自然就张了。不是一等一的针灸专家,是不会有这样神来之笔的。

针灸界一致认为《针灸大成》是对明代以前针灸学术的总结,在总结中也给针灸学术进行了分门别类。《针灸大成》的分门别类,也等于给针灸进行了学术分科。

在《内经》成书时代,中国的主流医学是针灸,所以一部《内经》的内容主要是针灸医学。《内经》有两个部分,一是《灵枢》,一是《素问》。《灵枢》本身就叫《针经》,《素问》的主要内容也是针灸,正因如此晋代皇甫谧才把《灵枢》《素问》又加上一部腧穴专著《明堂孔穴针灸治要》类成一部针灸专著《甲乙经》。这是不争的事实。反过来说,在《甲乙经》中去掉《明堂孔穴针灸治要》,就只剩下《灵枢》和《素问》了。那《灵》《素》不仍然是针灸专书吗?《内经》的基础部分是为当时的针灸临床服务的。这《内经》中的基础部分,也是从针灸临床中获取的。

《甲乙经》的重要贡献之一是其在传播针灸学术和推广针灸教育方面的作用。《甲乙经》虽然也是由《灵枢》《素问》构成的,但他对针灸进行了分类。卷之一为针灸基础理论,卷之二为经络,卷之三为腧穴,卷之四为脉诊,卷之五为针道补泻及针灸禁忌,卷之六为治疗总论,卷之七为六经受病发寒热,卷之八为五脏传病发寒热,卷之九为头痛、胸痹、咳逆及肝脾肾病、大小便病、疝及脱肛,卷之十为痹、风、拘挛、痿,卷之十一为吐泻、消渴、黄疸、瘀血、呕血、咯血、痈疽,卷之十二为失瘖、失眠、眼病、口齿病、鼻衄、咽喉、瘿瘤、妇人、小儿。这个分类极大地方便了针灸传播,为针灸教育提供了条件。两晋以后的隋、唐、宋时期向海外传播针灸,主要是靠《甲乙经》。到了元、明两代,针灸达到了鼎盛时期,针灸学派之多,针灸名家之多,针灸名著之多,历史上均无过于此。《针灸大成》的问世,是对明代以前针灸学术的总结。有《甲乙经》的借鉴,《大成》又完成了十卷分类。在十卷分类的基础上,我们在 20 世纪 80 年代,根据当时针灸学术发展的情况提出了现代针灸学术的分科。从《甲乙经》的分类到《针灸大成》的分卷,到现代的针灸学术分科,整整迈出了三大步。现代针灸学术分科被提出之后，在国际上引起了很大反响，日本学者说这是针灸学发展历史上的里程碑。请参阅下表。

《大成》卷数	分卷内容	现代针灸学术分科
卷一	针道源流	中国针灸医学史
	经论部分	针灸古典医籍选讲
卷二	赋	针灸古典医籍选讲
卷三	歌及杨氏策问	针灸古典医籍选讲
卷四	针刺手法	刺灸学
卷五	子午流注（时间配穴法）	针灸腧穴配方学
卷六	经络腧穴（上）	经络学、腧穴学
卷七	经络腧穴（下）	经络学、腧穴学、实验针灸学
卷八	针灸治疗	针灸治疗学
卷九	杨氏治症总要、东垣针法、名医治法	针灸各家学说
卷十	小儿按摩	

《针灸大成》的分卷是针灸学术发展的关键一环，在针灸学术分科上起到了承上（《甲乙经》）启下（当代的针灸学术分科）的作用。从针灸学术发展的宏观战略上看，《针灸大成》的分卷是一个大手笔，纵观隋、唐、宋、元的针灸专著，均无此完整之系统，横看明代诸家之著述亦无此完整之专著。1988年我因倡议举办针灸学院，曾提出当代针灸学术分科，上表中的现代针灸学术分科系统，就是在校释《针灸大成》过程中研究《针灸大成》目录时受到的启发。

《针灸大成》对"针道源流"部分的处理，真是高明之至，借用《古今医统》的标题，录用高武《针灸节要》"书目"和《针灸聚英》"集用书目"的内容，就这样凑成了一章"针灸医学史"，这真是"由《素》《难》以溯其源"，又"由诸家以穷其流"。不是杨继洲这样的针灸大家，是不会有这样惊人之笔的。一个不懂针灸的外行人，例如靳贤，是不可能有这样高明见解的。

靳贤在编排《针灸大成》目录时，倒是有许多失笔之处，例如在总目"针灸方宜始论"下注"以下至刺法论俱《素问》"，这就不对了，因为其中有许多条是出自《灵枢》卫气行篇。能在《灵枢》多篇中选出与刺法有关的内容，说明经论这部分也必然出于杨继洲这位针灸专家之手。这里提示我们，杨继洲在赵文炳确定为其出书之后，必然在山西平阳有个短暂的逗留，为《针灸大成》出书定出规划，做出具体安排，否则以后靳贤就无门可入了。从《素问》部分选篇，到《灵枢》部分一些刺法的编排，都是丝丝入扣的。把"更考《素问》《难经》以为宗主"真正地落到了实处，这只可能是杨继洲亲自"落笔"的，而靳贤是办不到的。

再从"巨刺论"和"手足阴阳流注论"这两篇来看一下杨继洲是如何组合的。"巨刺论"在《内经》中无专论。此段系高武《针灸节要》卷二第三十一的全文。高氏原题为"巨刺"，"巨刺论"是《针灸大成》后定之名，其中第一句出自高氏标题下说明，第二句引自《素问》调经论，下几句均出自《素问》缪刺论。本篇一共用了 73 个字，比"陋室铭"多了一个字，但它们是引自三处。"手足阴阳流注论"为高武引自《十四经发挥》卷上"手足阴阳流注篇"，杨继洲在《针灸大成》中转引时，将正文与注文放到一起，对注文进行了删节，列于正文之后。像这样复杂的组合，不是具有高深的理论水平和丰富的针灸临床经验的专家，是绝对"考"不了《素问》《难经》的。从有明一代医学专著中普遍存在的汇集资料的特点看，把《针灸大成》卷一认定为杨继洲著，是合情合理的。

（二）卷二、卷三目录

《针灸大成》卷二、卷三目录，全部是针灸歌赋的目录。歌赋这样的体裁在中医学教育中占有特殊地位。中医学有许多内容是要牢记的。歌赋这种文体，读起来朗朗上口，其内容又多有规律可循，因此历代针灸学家写了许多针灸歌赋。明代是针灸学术发展的鼎盛时期。徐凤的《针灸大全》共 6 卷，其卷一有 22 篇歌赋，卷二为标幽赋，卷三为金针赋及 6 个子午流注歌，卷四有 8 个歌。《针灸聚英》计 4 卷，其卷四全部为针灸歌赋，共收集 65 个。《秘传常山杨敬斋针灸全书》其上卷共收录 7 个针灸赋，其下卷共收录 12 个针灸歌。

《针灸大成》则以卷二、卷三计 2 卷的篇幅收集歌赋，共有 10 篇赋、20 篇歌，此外卷四还有 4 个歌，卷五有 15 个歌，卷六、卷七有 17 个歌，卷九有 1 个歌，三衢杨氏补泻里有歌诀 43 个。《针灸大成》共有歌赋 80 个。《针灸大成》也可以说是"针灸歌赋之大成"。这些歌赋在经络理论、针刺手法、针灸临床以及特殊腧穴的应用和特殊疾病的治疗方面均有论述。一篇《金针赋》实际上也是我国第一部针刺手法的专著，而一篇《标幽赋》则是我国针灸学术的大纲。卷二、三中重要的针灸歌赋，均经过杨继洲的注解，卷三末还有杨继洲的四份考卷，这四份考卷是在中国针灸史上难得一见的四份高水平的针灸学术"论文"，诸篇专论气势磅礴，议论宏丰，充分展现出杨继洲的大家风范，充分反映出杨继洲针灸学术思想的深度和广度。和这四篇专论相映成辉的是卷四"经络迎随设为问答"和卷九的 31 个病案，这都是杨继洲亲笔留下的宝贵的针灸财富。

（三）卷四目录

从卷四目录上看，可知本卷中心是"九针""六家补泻"和"经络迎随设为问答"。从《古今医统》上摘录的四则针灸禁忌，在今天看来是一些无关宏旨的赘文，却折射出古代针灸医生们也确实碰到过麻烦，出现过医疗事故。今天行针、行灸的条件变了，照搬这些禁忌是没有必要的，但它提示我们在临床上多几分注意，还是有益而无害的。这六家补泻是以《内经》补泻"《难经》补泻"为宗主，以"三衢杨氏补泻"为中心，与《神应经》补泻"南丰李氏补泻""四明高氏补泻"共同组成这套针刺手法之"大成"。这充分反映出杨继洲"由《素》《难》以溯其源"，又"由诸家以穷其流"的学术思想。

"经络迎随设为问答"是杨继洲在经络理论和针刺手法方面极其宝贵的实践心得。36 条问答、31 个病案和 4 篇"策论"共计近两万五千言，这在中国针灸史上是有其特殊价值的。自从有了《内经》，在以后长达两千年的针灸医学史中，一位针灸大师能够如此敞开心扉，畅谈学术，议论得失，指点迷津，在明代以前可以说是难得一见。

"《内经》补泻"这个概念始自《针灸大成》，其内容系录自高武《针灸节要》卷二（上），全文为 29 段，高武是从《内经》16 篇之中（《素问》6篇，《灵枢》10 篇）摘要而成，高武给此段命名为"补泻"，《针灸大成》在引此段文字时改为《内经》补泻。值得注意的是，高武的《针灸节要》

中引用了《灵枢》九针十二原篇上的"凡用针者虚则实之"至"视之独满，切之独坚"，共 197 字之原文，而杨继洲在《针灸大成》"《内经》补泻"中却删去了一大半，只用了 62 个字。从全段文意上看，删去更显得文字简洁。像这种在《内经》上动笔的删繁就简、提炼精华的功力，在杨、靳二人中，只有杨继洲才具有这种水平，靳贤是无能为力的。由此可以推论在卷四上靳贤只能"校正"而无能于"选集"。进一步推论，在其他各集上，又何尝不是如此呢？

在"《难经》补泻"中《大成》将《难经》有关针法部分（第 69 ～ 81 难），除第 74 难（论四时五脏的井穴刺法，在他卷已有论述）之外全文引用。《大成》在卷一经论部分和卷四针刺手法部分都比较集中地引用了《难经》中的资料。两部分衔接得很好，没有重复之处。这也说明可能是经一人之手，体现了杨继洲以《素》《难》为针灸理论指导的一贯思路。

在《针灸大成》的目录中，《玄机秘要》四字仅在卷四目录中一见，从全书看来《玄机秘要》是《针灸大成》的基础，是《针灸大成》的底本，这是毋庸置疑的，证据是王国光的《卫生针灸玄机秘要》序和赵文炳的《针灸大成》序。由编辑最后敲定目录是肯定的，这编辑是靳贤也是确定的，那么疑问就出来了：①为什么《玄机秘要》仅此一见，而后辑的群书如《针灸聚英》《针灸大全》等却比比皆是？②为什么仅在"三衢杨氏补泻"下边写上《玄机秘要》，而其他各处都改成"杨"字的标记？③为什么在"杨"字上做了那么多的文章？有的是"杨氏"，有的是"杨氏注解"，有的是"以下俱杨氏"，等等。在《针灸大成》目录中，等于把《玄机秘要》给"蒸发"了，但也不能一点不留，留下一条与王国光序言和赵文炳序言来照应。④与"针道源流"对照来看，为什么《玄机秘要》本来是"杨继洲亲手所著"，却改成"家传著集"？"家传著集"这个词很新鲜，也许是因为"著集"二字太"乍眼"，才把左邻右舍"徐凤"与"陈氏"也写成"著集"。《玄机秘要》序言里写得清清楚楚，杨氏"家传"的是杨继洲祖父纂修的《集验医方》，而不是《玄机秘要》。《玄机秘要》是杨继洲"手自编摩"的亲笔自著。举人出身的老吏，在文字上应当有很深的功底，这一点不会看不出来，由此可见靳贤在目录编制上是煞费苦心的。说到此，不能不让我们想到靳贤"蒸发了"《玄机秘要》可能是给"针道源流"最后一条"《针灸大成》总辑以上诸书，类成一部，分为十卷，委晋阳靳贤选集校正"这 27 个字做帮衬的。果然在四百年前当杨继洲、王国光、赵文炳人气正旺时，靳贤自撰的这一条起不到作用，各方面也还顺得下去。等到年深日久，这些人的人气消减，年湮代远之后，有些版本目录也被改动得面目全非，这时靳贤的伏笔就显出他的作用了。甚至有的人只顾猎奇，连如山的铁证——王序与赵序也不顾了，居然信起来靳贤自撰的矛盾百出的孤证来了。

（四）卷五目录

一般都认为《针灸大成》卷五是"子午流注"，多引自《针灸大全》，实际并非如此。《针灸大成》卷五开篇就是"十二经井穴图（杨氏）"，其实应当是"十二经井穴并图"。每井穴的正文都有一百二十多字，而且内容也很充实，系统地论述了杨继洲用十二经井穴治病的经验，有症候、经络、腧穴、行针方法、留针时间、施灸壮数，是很有特色的，且一穴一图部位也比较准确。

根据目录的提示，让人不能不考虑杨继洲第一次已经将卷五"脏腑井荥输经合主治""手自编摩"于《玄机秘要》的治疗篇之中，此篇《大成》题为《聚英》，其实这是高武据王好古《此事难知》、杜敬思《洁古云岐针法》改编的（见黄龙祥《针灸名著集成》）。在《大成》目录中紧接着就是"十二经是动所生病补泻迎随"，在此目录下有"以下俱《聚英》"五字，这"以下"还有"十二经之原歌""十二经病井荥输经合补虚泻实""十二经气血多少歌"，靳贤在编制《大成》目录时，为什么不把"以下俱《聚英》"五个字往上错一位（参阅黄龙祥整理、人民卫生出版社 2006 年版《针灸大成》第 6 页），这提示我们可能是杨继洲写《玄机秘要》时，已经用了《聚英》里的"脏腑井荥输经合主治"。

在《针灸大成》卷五里另两个属于治疗方面的是"十二经治症主客原络（并）图（杨氏）"和"八脉图并治症穴（徐氏、杨氏）"，这里也反映出来杨继洲在临床上治疗的特色。再加上卷五开篇的杨氏"十二经井穴（并）图"，这些有关治疗内容的篇幅加到一起，能占卷五将近一半的内容。

（五）卷六、卷七目录

从目录看卷六、卷七是有关脏腑、经络、腧穴的内容，以十四经穴主治为中心，并有十五络脉、奇经八脉、十二经筋、经外奇穴等项。这是经络与腧穴的专卷，是《针灸大成》中颇有特色的两卷。这两卷是以十四经腧穴为中心展开的，特别是每经都有脏图或腑图、经穴歌、本经的药物证治，阴经还有导引本经。考正穴法是每经的重点，各阴经或阳经都有整齐划一的内容，这在历代的针灸著述中是少见的。从以上的内容分析，这卷六、卷七应当是《玄机秘要》的重点内容之一，而其他内容想再插入其中是很难的，所以"督任要穴图"以下，从《医经小学》《针灸节要》《古今医统》《医学入门》《针灸聚英》中所辑的共18页，论字数计算仅十分之一左右，其中还有标明杨氏的资料占4页，可以说卷六、卷七全是来自《玄机秘要》，这两卷也是杨继洲最有特色的针灸佳作。

（六）卷八目录

从卷八目录上看，与其他诸卷数量相差无几，但多数是辑自《神应经》，少数辑自《聚英》和《乾坤生意》，总共不到4000字。给人的感觉是临床治疗部分太单薄，目录显得多而实际内容少。虽然如此，卷八的内容仍然被《大成》改动了，如：①《神应经》上原称"部"，《大成》统一改称"门"。②太白穴定位在《神应经》原作"在足大趾内侧大都后一寸下一寸"，《大成》改作"在足大趾内侧内踝前核骨下陷中"，《大成》的考正穴法中"太白"与此相同。③《神应经》"手足腰部中治腰为八穴"，而《大成》的手足腰腋门中又增加了"腰俞"和"肾俞"。由上文可见，《大成》引《神应经》之文，也是经过加工的，当然这个加工也必然是经过杨继洲之手，外行人是伸不上手的。

把卷五、卷八、卷九的目录联系起来，再细读一下这几卷的内容，就不难看出《玄机秘要》的临床治疗部分应当是很充实的，不但充实而且颇具特色。卷五的杨氏井穴治疗、十二经治症主客原络、八脉图并治症穴，这都应当是临床治疗部分。卷九的开篇就是"治症总要"，如果把"治症总要"151

条也放到一起，再把这些都放在卷八里一起考量，可以设想像以下这样的重新编排。

1	治症总要（151）条	杨氏（卷九）
2	十二经井穴（并）图	杨氏（卷五）
3	脏腑井荥输经合主治	《聚英》（杨氏改动过）（卷五）
4	十二经治症主客原络（并）图	杨氏（卷五）
5	八脉图并治症穴	徐氏、杨氏（卷五）
6	穴法图（以下至疮毒门俱《神应经》）	徐氏（杨氏改动过）（卷八）

从上述 6 条目录再联系《大成》"卷五""卷八""卷九" 3 卷的内容看，有个怪异的现象，那就是这 6 条是《大成》中真正关于针刺临床治疗的内容，也都是属于杨氏的或经杨氏改动过的，也可以说可能是属于《玄机秘要》的，而且很有临床特色，篇幅也很整齐。靳贤在编辑过程中，却把他们拆开，而且拆得非常彻底，把最重要的针刺治疗部分 "治症总要" 放到卷九，剩下的全部放到卷五，硬把与子午流注无关的治疗部分凑到子午流注里，反而让《神应经》去独挑治疗的大梁，这就给人一个印象，从《针灸大成》表面上看，杨继洲没有什么临床上的东西，这种编辑的倾向是很明显的。如果把这 6 项临床内容拿到一起，再说明《聚英》一项和《神应经》一项都是杨氏动过笔的，再把 31 个杨氏的病案附在本卷之尾，那会是一个什么样的效果呢？像现在《大成》这样，把杨继洲的临床部分拆开，再藏起来，只用《神应经》去独立成卷，去担纲，去挑临床的大梁，那杨继洲这位针灸临床高手的形象会大打折扣。表面上《神应经》分了 23 门，在目录上看很充实，各科也齐全，其实内容并不多，只是症候、取穴两者而已。

（七）卷九目录

除上边提到的 "治症总要" 151 条以外，还有 "东垣针法" 和 "名医治法"。"东垣针法" 是高武撰写《聚英》时，从其 "脾胃论" 中摘录出来的，高武还特别指出："东垣针法悉本《素》《难》，近世医者只读《玉龙》《金针》《标幽》等歌赋，而于先生之所以垂教者，废而不讲，宜其针之不古若，而病之不易瘳也，兹故表而出之，引申触类，应用不穷矣。" 李东垣为脾胃病专家，其针法并理论来自《素》《难》，宗《素》《难》是李杲、高武、杨继洲之共识，东垣针法确是研究消化病针灸治疗的医生不可不精读的。

"名医治法"一项乃《聚英》引《玉机微义》之文。"名医治法"非《聚英》所题，乃《针灸大成》所加。第一项"疮毒"《大成》仅取其大部，并未全引。"喉痹"一项，《大成》照《聚英》多加"喉痹急用吹药，刺宜少商、合谷、丰隆、涌泉、关冲"一句。"淋闭"则《大成》多加"以上五淋，皆用盐炒热，填满病人脐中，却用箸头大艾，灸七壮，或灸三阴交即愈"一句。"眼目"及"损伤"则与《聚英》同。"名医治法"项下五则有三则是在《聚英》基础上进行了改动。

二、从《针灸大成》中能否辑出《玄机秘要》来？

从对《大成》目录的研究和从《大成》目录联系到《大成》内容的思考中，情不自禁地想到从《针灸大成》里试辑《玄机秘要》一事。

《玄机秘要》分为天、地、人三卷，而从《针灸大成》的字里行间，从阅读目录的体会中，也感觉到《玄机秘要》有三个重点部分：一是针刺手法（即《大成》的卷四），二是经络腧穴（即《大成》的卷六、卷七），三是临床治疗（即《大成》的卷五、卷八、卷九）。在通读《大成》时，有个突出的感觉，即杨继洲的临床部分太弱，这和我们所知的杨继洲的特点不符。因为一直把《大成》的卷八当作临床的全部，从目录的"23门（科）"看，分科很齐全，但内容却很单薄，不像一位以针刺手法见长、临床五十多年以上，且"幼业举子，博学绩文"的儒医杨继洲的全部临床内容，而且从目录上还标明是《神应经》上的。杨继洲的口碑已由京师传至山西，说他临床是强项，这是毫无疑问的，可为什么他的《玄机秘要》里缺少临床这一块内容？通过对目录的探讨和对《大成》的细读深思，才悟到原来这临床部分也和《玄机秘要》的"蒸发"一样，被拆散了。我们把临床治疗这部分，从"目录"上集中起来之后，清楚地看到"针刺手法""经络腧穴"和"临床治疗"三个完整有序的针灸板块，也就使我们从《针灸大成》中辑出《玄机秘要》的念头油然而起，也就不由地不往"为天地人卷，题曰《玄机秘要》"这句王国光的序言去联想。至此也不能不想到从《针灸大成》中试辑《玄机秘要》的问题。《针灸大成》是《玄机秘要》加"复广求群书"加"更考之《素》《难》"相加而成。反过来说《玄机秘要》也就是《针灸大成》减"复广求群书"减"更考《素》《难》"。当然还要区别开哪些是杨继洲"参合指归，汇同考异"早已辑入《玄机秘要》之资料，哪些是《针灸大成》第二次"复广求群书"中之资料。

按情理而论，杨继洲在赵文炳决定为其出书之后，他一定要在山西平阳逗留一些时日，杨继洲不把"复广求群书"的事一一落实，靳贤这位前潞安通判、现在的《针灸大成》专职编辑怎么插手？杨氏既能长途跋涉远去山西为人治病，此时他虽然年事已高，但必然是体魄尚健。他能为他人看病远去山西，他为自己出书，也是能够在山西小住些时日的。

三、更考《素问》《难经》以为宗主

"更考《素问》《难经》以为宗主"，这是赵文炳在《针灸大成》的序言中点的题，但这个学术思想却是杨继洲的。在"诸家得失策"中杨继洲说："溯而言之，则惟《素》《难》为最要，盖《素》《难》者医家之鼻祖，济生之心法，垂之万世而无弊者也。"可见杨氏这个学术思想是由来已久，这次赵文炳又要为他出书，他才坚持把《素问》和《难经》中的针灸精华收集到新书之中。我们可以从《针灸大成》卷一的目录中来分析一下，杨继洲如何坚持以《素问》《难经》为针灸的"宗主"的主导思想。

"更考《素问》《难经》以为宗主"这个学术见地是杨继洲的，《针灸大成》卷一中的经论部分应当是杨继洲在山西平阳或回到北京时编写的。根据杨继洲在针灸学术上的功力，这部分资料的辑入对他来说也不会太费力气，而靳贤则是写不出来的。让我们从《针灸大成》卷一目录上试做一分析。

卷一目录据康熙庚申李本为 19 条，除去 2 条穴图和 1 条"针道源流"为 16 条。

1. 针灸方宜始论（以下至刺法论俱《素问》） 本篇为《素问》"异法方宜论第十二"之全文，置于卷首非常适宜。但其下边小注（这应该是靳贤加的注）与实际不符，因以下各篇并不全是《素问》的，有相当一部分出自《灵枢》。

2. 刺热刺疟论 在题目上是一个，在正文上是两篇。《素问》原篇名为"刺热篇第三十二"与"刺疟篇第三十六"，《大成》改"篇"为"论"，都是全文引用。

3. 刺咳刺腰痛论 在《素问》里为"咳论篇第三十八""刺腰痛论篇第四十"。

4. 奇病论 本篇出于《素问》"奇病论篇第四十七"的部分内容和《素问》"病能论"中"有病怒狂者"一段。

从 1 ～ 4 的编排取舍中，可以看出几个特点：

（1）把《素问》卷四"异法方宜论第十二"置于卷首有开宗明义的效果。

（2）将"刺热"与"刺疟"在目录里合名，因两者均是热性病，这是有共性的。

（3）"第三十二"与"第三十六"合，"第三十八"又与"第四十"合，咳与腰痛都是常见病，这也说明杨继洲对这些经文是非常熟悉的。

（4）选用"热""咳""腰痛"等常见病之后，接着选用"奇病论"中的"妊娠""喑哑""息积""伏梁""疹筋"以及"病能论"中的"有病怒狂者"，这种排列顺序是非常合理的。

5. 刺要刺齐论 "刺要刺齐论"也是两篇合一的篇名，但内容各自分立。"刺要论"为《素问》"刺要论篇第五十"之全文。"刺齐论"为《素问》"刺齐论篇第五十一"之大部原文，《大成》删去 59 个字，但对《素问》原意无损。这种在经文上的删繁就简，只能是出自杨继洲之手，靳贤是无能为力的。

6. 刺志长刺节论 《素问》"刺志论篇第五十三"，《针灸大成》去掉其后边 39 个字，余者全用。《素问》"长刺节论篇第五十五"，《针灸大成》引用其全篇。在目录上用"刺志长刺节论"，在书内则分成"刺志论"与"长刺节论"两篇。

7. 皮部经络骨空论 这个题目包含了《素问》的三篇文章："皮部论篇第五十六""经络论篇第五十七""骨空论篇第六十"。《大成》皮部论部分只摘录《素问》皮部论最后一小段。《大成》引经络论篇为全文，只删去了无关内容的五个字。骨空论只用《素问》原文之第一部分，约为原篇的四分之一。这样对《素问》原文的删节选用，也不是等闲人能办到的。

8. 刺水热穴论 《大成》引用了《素问》"水热穴论篇第六十一"的全文，主要是论述风水的病因、病理、症状以及治疗本病的五十七穴与治热病的五十九穴，故名刺水热穴论。

9. 调经缪刺论 "调经论篇"为《素问》第六十二，"缪刺论篇"为《素问》第六十三，《针灸大成》定名为"调经缪刺论"。在正文内分为"调经论"与"缪刺论"两个部分。《大成》虽以调经为名，但并未用"调经论篇"之全部内容而仅用其后一半，在后半的内容中又未用"帝曰血气以并，病形以成"至"近气不失，运气乃来，是谓追之"一段。

"缪刺论篇"虽用的是《内经》本篇的全文，但内容有很大的改动。在第一段中删去了原文中的 58 个字，在本篇倒数第二段中也有较大的改动。将经文中治疗尸厥的取穴部位均注以穴名如下表所示。

原　文	后注穴名
刺足大指内侧爪甲上去端如韭叶	隐　白
后刺足心	涌　泉
后刺足中指爪甲上各一痏	厉　兑

并将"后刺手大指内侧去端如韭叶，后刺手心主少阴锐骨之端各一痏"等 26 字经文，改为"后刺少商、少冲、神门" 8 字。

杨继洲在临床治疗中善用井穴，卷五之首即杨氏十二经井穴，而其内容亦较翔实。这两者是一致的。像这样大的改动，只能是出自杨继洲之手。

10. 经刺巨刺论 "经刺论"是高武《素难要旨》卷二之"经刺"，"经刺论"系《大成》的取名，其主要内容是由《素问》"缪刺论篇"的第一段上节选的，也正是在《大成》"缪刺论"上第一段所删节的内容。

"巨刺论"是高武《素难要旨》卷二之"巨刺"的全文。

11. 手足阴阳流注论 本篇引自滑伯仁《十四经发挥》卷上"手足阴阳流注篇"之原文（正文）及部分注文。此原文即正文，乃是《金兰循经》原文，滑伯仁说："本篇正文与《金兰循经》同。"正文 168 字与注文 388 字共同组成了《大成》的"手足阴阳流注论"。经与《聚英》核对，《大成》

不是由《聚英》转引的，而是直接引自《十四经发挥》。

12．**卫气行论**　本篇出于《灵枢》"卫气行第七十六"，《大成》所引为其后半部分。此篇介绍不同时辰正气在人体之部位及其与针刺之关系。此篇与"手足阴阳流注"是"子午流注"的基础。

13．**诊要经终论**　本篇从引文内容上看是引自《素问》"诊要经终论第十六"，是该篇的前半部分。引文的第一段为原文，引文后一段则为节录，而且在文字上节录得很有道理。非杨继洲这样的专家，不会有如此犀利的文笔。

14．**刺禁论**　本篇乃《素问》"刺禁论篇第五十二"之全文和《灵枢》"终始第九"之禁刺一段，并将《素问》"刺禁篇"之"无刺大醉，令人气乱"段移于本篇之后合于《灵枢》"终始"刺禁段中。

15．**五夺不可泻**　本篇乃《灵枢》"五禁第六十一"中部分内容。除五夺之外，还有五禁、五过、五逆等禁忌。"五禁""五逆"写得很具体，"五过"写得不具体，只有一句"补泻无过其度"，疑可能有脱落之处。

五夺不可泻，在临床上是比较重要的，因此《大成》把它重点提出来。

16．**四季不可刺**　本篇出自《灵枢》"阴阳系日月第四十一"，为其中的一段。

17．**死期不可刺**　本篇为《素问》"标本病传论篇第六十五"后部分内容，不是引用原文，而是摘录成文。按心、肺、肝、脾、肾、胃、膀胱，说明诸病以次相传及死亡的时辰规律。

18．**刺法论**　刺法论是《素问》"刺法论篇第七十二"的一小部分资料。刺法论是《素问》的一个遗篇，不是《素问》旧文，据说是王冰后人所作，成于 1001 ~ 1035 年（宋显平四年至景祐二年），但其学术价值很高。特点是操作方法具体，补泻讲究分层。《大成》仅录用其文字的十分之一弱（294 字），但杨氏却在这些"令人暴死"病症上都注明穴位、刺法、留针、出针的具体事项，在六症中注文用 195 个字，使之对这六种危急症的救治方法变得具体。这是杨继洲在猝死急救中的宝贵经验。

19~28. 的题目及内容　是从《针灸节要》上录用的。但这些题目的顺序名称是有所改动的，有的合并在一起，所有的内容均不是一字不易的抄录，而是篇篇有所改动。见下表。

序号	《针灸大成》题目	摘录自（立题）	原出处	内容
19	五刺应五脏论	《针灸节要》	《灵枢》官针	文字有改动
20	九刺应九变论	《灵枢》官针	《灵枢》官针	文字有改动
21	十二刺应十二经论	《针灸节要》	《灵枢》官针	文字有改动
22	手足阴阳经脉刺论	《针灸节要》	《灵枢》经水	文字有改动
23	标本论	《针灸节要》	《素问》标本病传篇	文字有改动
24	刺王公布衣	《针灸节要》	《灵枢》根结	未用前36字
25	刺常人黑白肥瘦	《针灸节要》	《灵枢》逆顺肥瘦	未用前16字
26	刺壮士	《针灸节要》	《灵枢》逆顺肥瘦	文字有改动
27	刺婴儿	《针灸节要》	《灵枢》逆顺肥瘦	文字有改动
28	人身左右上下虚实不同刺	《针灸节要》	《素问》	文字有改动

"九刺应九变"在《针灸节要》（即《素难要旨》）目录（黄龙祥主编《针灸名著集成》，华夏出版社，602页）上有，而篇内（同前，620页）缺佚。《大成》当是由《素难要旨》上录用其题，而由《灵枢》"官针"篇中，补录其文。《灵枢》"官针"篇中本段原文为142个字，《大成》在无损原意前提下，改成117个字。

29.《难经》《针灸大成》引用了《难经》中1、7、12、22、35、40、43、46、47、49、50、51、52、55、56、59、60、61十八难的条文，绝大多数是引用全文，仅有个别内容是摘录其部分。这十八难中属于脉诊方面的有4条，属于脏腑方面的有5条，属于疾病方面的有9条。《针灸大成》引用《难经》时，选的是元·滑伯仁《难经本义》，同时滑氏的注文也有相当一部分被引入《针灸大成》之中。

四百年过去了，针灸学术已经成为中华民族文化瑰宝中一颗耀眼的明珠，在其传承中《针灸大成》所起的作用是不言而喻的。《针灸大成》的声誉是扶摇直上的，其真正的学术肇始人是杨继洲却被人质疑。究其真正原因是靳贤写在《大成》"针道源流"中的27个字的不实之词所引起的后效应。

（张　缙）

《针灸大成》目录的研究（三）

按康熙庚申李月桂版《针灸大成》目录所载的各家占全书比例制成下表。卷一正文里是24篇，靳贤在编目录时仅为15篇，有两篇或三篇合而为一的。这里的《素》《难》是何人所考，编目录时回避了，在这里我们用"杨氏考"补上了，因为是杨继洲"更考"的《素问》《难经》，并置《素》《难》二书于宗主的位置，以下源于其他书的我们一仍其旧。凡杨氏注解的，我们一律用"杨氏注"标明，四篇策论及杨氏著笔为文的则用"杨氏文"或"杨氏集"，以下依此类推。用同类归项的办法处理后有很多问题就一目了然，这样也就便于计算《针灸大成》各部分在全书的比例了。

卷名	原目录篇名及书名、作者	本文改写	字数	占本卷比例	占全书比例
卷一	针道源流	《节要》《聚英》《医统》	1816	7.8%	0.799%
	针灸方宜始论 以下至刺法论俱《素问》	杨氏考	435	1.9%	0.191%
	刺热刺疟论	杨氏考	2305	9.9%	1.014%
	奇病论	杨氏考	1710	7.3%	0.752%
	刺咳刺腰痛论	杨氏考	485	2.1%	0.213%
	刺要刺齐论	杨氏考	420	1.8%	0.185%
	刺志长刺节论	杨氏考	841	3.6%	0.370%
	皮部经络骨空论	杨氏考	529	2.3%	0.233%
	刺水热穴论	杨氏考	881	3.8%	0.388%
	调经缪刺论	杨氏考	3164	13.6%	1.392%
	经刺巨刺论	杨氏考	233	1.0%	0.102%
	手足阴阳流注论	杨氏考	674	2.9%	0.296%

卷名	原目录篇名及书名、作者	本文改写	字数	占本卷比例	占全书比例
卷一	卫气行论	杨氏考	617	2.6%	0.271%
	诊要经终论	杨氏考	407	1.7%	0.179%
	刺禁论	杨氏考	1307	5.6%	0.575%
	刺法论	杨氏考	2591	11.1%	1.140%
	难经 《难经本义》	杨氏考	4895	21.0%	2.153%
卷二	周身经穴赋《医经小学》	《医经小学》	1749	8.0%	0.769%
	百症赋 《聚英》	《聚英》	1251	5.7%	0.550%
	标幽赋 杨氏注解	杨氏注	9603	43.7%	4.224%
	席弘赋 《针灸大全》	《针灸大全》	985	4.5%	0.433%
	金针赋 杨氏注解	杨氏注	2420	11.0%	1.064%
	玉龙赋 《聚英》	《聚英》	993	4.5%	0.437%
	通玄指要赋 杨氏注解	杨氏注	3384	15.4%	1.489%
	灵光赋 《针灸大全》	《针灸大全》	456	2.1%	0.201%
	拦江赋 杨氏集	杨氏集	472	2.1%	0.208%
	流注指微赋 窦氏	窦氏	651	3.0%	0.286%
卷三	五运六气歌《医经小学》	《医经小学》	420	2.1%	0.185%
	百穴法歌《神应经》	《神应经》	1049	5.4%	0.461%
	十二经脉歌《聚英》	《聚英》	2126	10.9%	0.935%
	玉龙歌 杨氏注解	杨氏注	3372	17.2%	1.483%
	胜玉歌 杨氏	杨氏文	705	3.6%	0.310%
	杂病十一穴歌 《聚英》	《聚英》	2665	13.6%	1.172%
	长桑君天星秘诀歌 以下《乾坤生意》	《乾坤生意》	302	1.5%	0.133%
	马丹阳天星十二穴歌	《乾坤生意》	872	4.5%	0.384%
	肘后歌 《聚英》	《聚英》	887	4.5%	0.390%
	针内障秘要歌 杨氏	杨氏文	364	1.9%	0.160%
	补泻雪心歌 以下俱 《聚英》	《聚英》	302	1.5%	0.133%
	行针总要歌	《聚英》	701	3.6%	0.308%
	刺法启玄歌	《聚英》	356	1.8%	0.157%
	头不多灸策	杨氏文	1401	7.2%	0.616%
	穴有奇正策	杨氏文	1712	8.7%	0.753%
	针有深浅策	杨氏文	1002	5.1%	0.441%

续表

卷名	原目录篇名及书名、作者	本文改写	字数	占本卷比例	占全书比例
卷四	仰人腹穴尺寸图	《古今医统》	126	0.4%	0.055%
	伏人背穴尺寸图	《古今医统》	570	1.8%	0.251%
	中指取寸图	高武	83	0.3%	0.037%
	九针论	高武	775	2.5%	0.341%
	九针式	高武	542	1.7%	0.238%
	制针法	高武	1295	4.1%	0.570%
	《内经》补泻《素问》	杨氏集	4520	14.4%	1.988%
	《难经》补泻《难经本义》	杨氏集	1630	5.2%	0.717%
	《神应经》补泻《本经》	杨氏集	799	2.5%	0.351%
	南丰李氏补泻《医学入门》	杨氏集	5058	16.1%	2.225%
	四明高氏补泻《聚英》	杨氏集	1163	3.7%	0.512%
	三衢杨氏补泻《玄机秘要》	杨氏文	5210	16.6%	2.292%
	生成数《聚英》	《聚英》	204	0.7%	0.090%
	经络迎随设为问答 杨氏	杨氏文	7876	25.1%	3.464%
	禁针禁灸歌 以下俱《医统》	《古今医统》	365	1.2%	0.161%
	太乙禁忌图	《古今医统》	213	0.7%	0.094%
	尻神禁忌图	《古今医统》	124	0.4%	0.055%
	人神禁忌图	《古今医统》	812	2.6%	0.357%
卷五	十二经井穴图 杨氏	杨氏文	1772	5.6%	0.779%
	井荥输原经合歌图《聚英》	《聚英》	770	2.5%	0.339%
	子午流注日时定穴歌 徐氏	徐凤	637	2.0%	0.280%
	十二经纳干支歌 以下俱徐氏	徐凤	167	0.5%	0.073%
	流注图	徐凤	954	3.0%	0.420%
	论子午流注法	徐凤	1360	4.3%	0.598%
	脏腑井荥输经合主治《聚英》	杨氏改	1014	3.2%	0.446%
	十二经病补泻迎随 以下俱《聚英》	《聚英》	2844	9.1%	1.251%
	十二经气血多少歌	《聚英》	56	0.2%	0.025%
	十二经治症主客图 杨氏	杨氏文	1631	5.2%	0.717%
	灵龟飞腾图 以下俱徐氏	徐凤	118	0.4%	0.052%
	八法交会八穴图	徐凤	484	1.5%	0.213%
	八法五虎建元日时歌	徐凤	57	0.2%	0.025%
	八法逐日临时干支歌	徐凤	376	1.2%	0.165%
	六十甲子日时穴开图	徐凤	1433	4.6%	0.630%
	八脉图并治症穴 徐氏 杨氏	杨氏改	6368	20.3%	2.801%

续表

卷名	原目录篇名及书名、作者	本文改写	字数	占本卷比例	占全书比例
卷六	五脏六腑图 以下俱杨氏集	杨氏集	921	2.6%	0.405%
	经穴起止歌	杨氏集	119	0.3%	0.052%
	肺脏图	杨氏集	229	0.6%	0.101%
	手太阴经穴主治	杨氏集	2694	7.6%	1.185%
	大肠腑图	杨氏集	35	0.1%	0.015%
	手阳明经穴主治	杨氏集	2758	7.8%	1.213%
	胃腑图	杨氏集	74	0.2%	0.033%
	足阳明经穴主治	杨氏集	6410	18.1%	2.820%
	脾脏图	杨氏集	242	0.7%	0.106%
	足太阴经穴主治	杨氏集	3570	10.1%	1.570%
	心脏图	杨氏集	225	0.6%	0.099%
	手少阴经穴主治	杨氏集	2514	7.1%	1.106%
	小肠腑图	杨氏集	92	0.3%	0.040%
	手太阳经穴主治	杨氏集	2099	5.9%	0.923%
	膀胱腑图	杨氏集	147	0.4%	0.065%
	足太阳经穴主治	杨氏集	8469	23.9%	3.725%
	肾脏图	杨氏集	234	0.7%	0.103%
	足少阴经穴主治	杨氏集	4648	13.1%	2.045%
卷七	仰人经穴图 以下俱《医统》	《古今医统》			
	伏人经穴图	《古今医统》			
	心包络图 以下至督脉图俱杨氏集	杨氏集	76	0.2%	0.033%
	手厥阴经穴主治	杨氏集	1267	4.0%	0.557%
	三焦腑图	杨氏集	104	0.3%	0.046%
	手少阳经穴主治	杨氏集	2507	7.8%	1.103%
	胆腑图	杨氏集	85	0.3%	0.037%
	足少阳经穴主治	杨氏集	5221	16.3%	2.297%
	肝脏图	杨氏集	277	0.9%	0.122%
	足厥阴经穴主治	杨氏集	2852	8.9%	1.255%
	任脉图经穴主治	杨氏集	5215	16.3%	2.294%

续表

卷名	原目录篇名及书名、作者	本文改写	字数	占本卷比例	占全书比例
卷七	督脉图经穴主治	杨氏集	3793	11.8%	1.668%
	奇经八脉 以下俱《节要》	《针灸节要》	1808	5.6%	0.795%
	十五络脉	《针灸节要》	1192	3.7%	0.524%
	十二经筋	《针灸节要》	2237	7.0%	0.984%
	五募八会《聚英》	《聚英》	429	1.3%	0.189%
	治病要穴《医学入门》	《医学入门》	1903	5.9%	0.837%
	经外奇穴 杨氏	杨氏文	1826	5.7%	0.803%
	穴同名异 以下俱《聚英》	《聚英》	1211	3.8%	0.533%
	名同穴异	《聚英》	41	0.1%	0.018%
卷八	穴法图 以下至疮毒门俱《神应经》	《神应经》	4432	26.0%	1.950%
	诸风伤寒门	《神应经》	556	3.3%	0.245%
	痰喘咳嗽门	《神应经》	403	2.4%	0.177%
	诸般积聚门	《神应经》	380	2.2%	0.167%
	腹痛胀满门	《神应经》	365	2.1%	0.161%
	心脾胃门	《神应经》	617	3.6%	0.271%
	心邪癫狂门	《神应经》	475	2.8%	0.209%
	霍乱疟疾门	《神应经》	182	1.1%	0.080%
	肿胀汗痹厥门	《神应经》	448	2.6%	0.197%
	肠痔大便门	《神应经》	310	1.8%	0.136%
	阴疝小便门	《神应经》	597	3.5%	0.263%
	头面咽喉门	《神应经》	612	3.6%	0.269%
	耳目鼻口胸背门	《神应经》	1256	7.4%	0.552%
	手足腰腋门	《神应经》	1114	6.5%	0.490%
	妇人小儿门	《神应经》	1002	5.9%	0.441%
	疮毒门	《神应经》	374	2.2%	0.165%
	续增治法 徐氏《聚英》《乾坤生意》	徐氏《聚英》《乾坤生意》	3904	22.9%	1.717%

续表

卷名	原目录篇名及书名、作者	本文改写	字数	占本卷比例	占全书比例
卷九	治症总要 杨氏	杨氏文	9267	34.9%	4.076%
	东垣针法 以下俱《聚英》	《聚英》	1774	6.7%	0.780%
	名医治法	《聚英》	1962	7.4%	0.863%
	针邪秘要 杨氏	杨氏文	1153	4.3%	0.507%
	捷要灸法《医学入门》	《医学入门》	660	2.5%	0.290%
	取四花穴法 崔氏	《聚英》	617	2.3%	0.271%
	骑竹马灸法 杨氏	杨氏文	246	0.9%	0.108%
	灸劳穴心气法 以下俱杨氏集	杨氏集	437	1.6%	0.192%
	灸痔漏疝气法	杨氏集	251	0.9%	0.110%
	灸肠风下血法	杨氏集	104	0.4%	0.046%
	灸结胸伤寒法	杨氏集	351	1.3%	0.154%
	蒸脐治病法	杨氏集	430	1.6%	0.189%
	《千金》灸法	杨氏集	75	0.3%	0.033%
	《宝鉴》发灸法	杨氏集	78	0.3%	0.034%
	艾灸补泻	杨氏集	1604	6.0%	0.706%
	贴洗灸疮法	杨氏集	333	1.3%	0.146%
	灸后调摄法	杨氏集	201	0.8%	0.088%
	附杨氏医案	杨氏文	6995	26.4%	3.077%
卷十	要穴图 下至诸症治法俱《按摩经》	四明陈氏	428	2.2%	0.173%
	手法歌	四明陈氏	595	3.0%	0.241%
	观形察色法	四明陈氏	550	2.8%	0.223%
	认筋法歌	四明陈氏	431	2.2%	0.174%
	面部五位图	四明陈氏	134	0.7%	0.054%
	阳掌阴掌图	四明陈氏	1584	8.0%	0.641%
	三关六筋图	四明陈氏	689	3.5%	0.279%
	掌纹斗肘图	四明陈氏	11	0.1%	0.004%
	出生调护	四明陈氏	1004	5.1%	0.406%
	面色图歌	四明陈氏	466	2.4%	0.189%
	察色验病诀	四明陈氏	391	2.0%	0.158%

续表

卷名	原目录篇名及书名、作者	本文改写	字数	占本卷比例	占全书比例
卷十	内外八段锦	四明陈氏	530	2.7%	0.214%
	三关要诀手诀	四明陈氏	3028	15.3%	1.225%
	六筋手面掐足诀	四明陈氏	833	4.2%	0.337%
	诸惊推揉等法	四明陈氏	3997	20.2%	1.617%
	诸穴治法	四明陈氏	804	4.1%	0.325%
	婴童杂症	四明陈氏	1719	8.7%	0.696%
	诸症治法	四明陈氏	1556	7.9%	0.630%
	附辩《医统》	《古今医统》	935	4.7%	0.378%
	请益 新增		135	0.7%	0.055%

著者情况	篇数	总字数	占全书比例
杨　氏	82	165875	67.11%
高　武	5	2695	1.09%
《聚英》	20	20490	8.29%
《针灸节要》	4	5237	2.12%
四明陈氏	18	18885	7.64%
《神应经》	17	14172	5.73%
徐　凤	10	6887	2.79%
《针灸大全》	2	1913	0.77%
《古今医统》	7	3145	1.27%
《医学入门》	2	2563	1.04%
《乾坤生意》	3	2169	0.88%
《医经小学》	2	2475	1.00%
窦　氏	1	651	0.26%
总　计	173	247158	100.00%

著者情况	篇 数	总字数	占全书比例
杨 氏	82	165875	67.11%
高武《聚英》《针灸节要》	29	28422	11.50%
四明陈氏	18	18885	7.64%
《神应经》	17	14172	5.73%
徐凤《针灸大全》	12	8800	3.56%
《古今医统》	7	3145	1.27%
《医学入门》	2	2563	1.04%
《乾坤生意》	3	2169	0.88%
《医经小学》	2	2475	1.00%
窦 氏	1	651	0.26%
总 计	173	247158	100.00%

《针灸大成》目录下边有"杨氏""徐氏""以下俱××"等字样，经过研究考查，我们认为是靳贤写的。靳贤在这些文字上有他自己的意图，给人留下了一种印象。我们想根据以下几条原则来改写，看看会给人们一个什么印象。

（1）能够说明是《玄机秘要》原有的，都写成《玄机秘要》。

（2）凡"杨氏""杨氏集""以下俱杨氏""杨氏注解"等都写成"杨继洲"。

（3）凡有"以上俱"或"以下俱"在每个目录下都填满补齐。

（4）卷一中的《素问》《难经》内容，都改作"杨氏考"。

（5）有杨继洲参笔改动的均记入"杨氏"名下，因明代此类著作极多，如《针灸大全》《针灸节要》均非徐凤、高武个人的，而是自其他书上和《内经》《难经》经文上选用的。

（张　缙）

版本研究

研究《针灸大成》禁刺穴时，曾经想拿"晴中"为例，后来想到《针灸大成》经外奇穴项下有"晴中二穴"，又联系到杨继洲的"针内障秘歌"和"针内障要歌"，这才清楚杨氏用针治疗白内障是他的一手绝活。杨氏治疗本病的程序与今天眼科手术治疗白内障是非常近似的。在《针灸大成》中杨氏提出："凡学针人眼者，先试针内障羊眼，能针羊眼复明，方针人眼，不可造次。"针羊内障眼，可以看作是"动物实验"，这是针灸古典文献中唯一的一次"动物实验"，在《实验针灸学》中应当被浓墨重彩地写上一笔。

对《针灸大成》的研究

古典医籍《针灸大成》为我国明代针灸学家杨继洲所著，凡 10 卷 207 篇，由于该书内容丰富，资料全面，流传广泛，所以是一本影响极大的针灸专著。成书四百年来从未有人进行过全面系统的整理研究，因此对该书进行整理研究是一项急需而艰巨的工作。

实际上我们的工作是分三个阶段进行的：第一个阶段即 1958 ~ 1962 年，这是准备阶段。此阶段是以学习《针灸大成》为主，但不是泛泛学习，而是从学习中发现问题，通过解决发现的问题，逐步向真正意义上的研究过渡。第二个阶段是系统地解决方法学上的问题。这次是对古代医学文献的整理研究，属于"国学"的范畴，因此主要研究者对"文字学""校勘学""版本学""辩伪学""训诂学"以及"目录学"等必须有一定的了解，否则研究将无从下手。我们于 1963 年定题之后在黑龙江省图书馆开了一间研究室，主要研究人员先对上述学科进行了系统学习，并在此基础上提出了国家十年（1963 ~ 1972）医学科学研究规划题目 36 项之［三］《针灸大成》校释的科研设计书，同时开始了对本书编著者、版本、目录的研究。第三个阶段从

1965 年才开始写样稿，与本题的其他几个执行单位在工作上统一口径，其他六本书是《灵枢》《素问》《难经》《甲乙经》《脉经》《诸病源候论》。由于"文化大革命"的影响，中间停了 10 年之久，所以直至 1977 年才正式提出样稿，又重新启动了以南京中医学院（现南京中医药大学）为负责单位的七本古医书的合作研究机制。《针灸大成校释》于 1984 年由人民卫生出版社出版，本课题也同时结束。

一、对《针灸大成》的校勘、注释、语译

《针灸大成》一书从明代万历二十九年（公元 1601 年）出版以来，一直受到广大针灸工作者的喜爱，成为他们必读之书。该书集我国明代以前针灸学术发展之大成，是我国传统针灸学术的一部代表著作。

我们从 1958 年开始，经过 20 多年的工作，对该书进行了系统的校勘、注释、语译。共校勘 610 处，注释 2999 条，语译 345 段，并在大部分章、节和段落上加了提要 132 段、按语 337 段。在校释过程中，曾引用古今医学及史学书目 293 种，最后编写成 917 千字的《针灸大成校释》（以下简称《校释》），于 1984 年 4 月由人民卫生出版社出版发行。《校释》一书在内容上有如下特点。

（一）能为读者提供方便

《针灸大成》一书是明代针灸学家杨继洲在其"手自编摩"的《卫生针灸玄机秘要》的基础上，"复广求群书"，"更考《素问》《难经》以为宗主"编撰而成，是对我国明代以前针灸学术的总结。由于内容涉猎广泛，典故偏僻，医理难明之处颇多，因此，如何使其容易理解，利于学以致用，显然是一个必须重视的问题。《校释》力图在这方面为读者提供一些方便。本书按《针灸大成》原书，从卷一"针道源流"始，至卷十"小儿按摩"止共 10 卷 207 篇，每篇篇首均扼要地介绍全篇大意，有的还附有比较归纳表，以便于读者理解和掌握。对文字古奥、医理费解的原文，进行了校勘、注释和语译，并对原文的出处、对原文的弗解之处、对有争议的问题、近代研究有进展之处等加上了按语。注释时，引证力求精确。如卷三"行针指要歌"中

"或针吐，中脘、气海、膻中补"，《校释》谓："吐是胃失和降，气逆于上所致。本文取中脘、气海、膻中来治疗，乃三焦并治之法，上取膻中为心包络之募穴，又为气会，可总上焦之气机；中取中脘，可治中焦脾胃之积滞，以和胃消积；下取气海，可促使气机旺盛，益火以生土，温补脾胃之虚寒，三穴相配，可相辅相成。"《校释》抓住胃气以和降为顺、气机以畅达为宜的理论，说明了治吐的原理和选穴配方的意义，这样写可能会对初学者有所启悟。又如卷五"徐氏"所指为谁，历代多所争论，有人说是南北朝时期的徐文伯，有人说是明代《针灸大全》的编者徐凤。《校释》据近人孔最的论点指出："关于本篇作者'徐氏'说是徐凤的依据比较充分：（1）《针灸大成》中引文称有'徐氏'者均是出自《针灸大全》。本篇标题前加有'徐氏'二字，而且其内容的全文也是录自《针灸大全》。（2）本篇用七言叶韵的歌诀体例写成，是明代通用的文体，这与南北朝时期的文体也不符合。（3）《针灸大全》卷五在本歌后有'余今将流注按时定穴，编成歌括十一首，使后之学者，易为记诵，临用之时，不待思忖'一段文字，文中的'余'当然也应当是指徐凤本人。"表明《校释》在注释时力求说理透彻，言之有据，尽量为读者交代清楚。

（二）能广集各家的学说

《针灸大成》本身就是一本以杨氏的《卫生针灸玄机秘要》为底本的集成性著作，因此，书中资料上迄先秦，下至明末，十分广博，加之内容庞杂，涉猎面宽，这无疑给校勘、注释增加了困难。《校释》时为了集各家之说以广视听，故参考引用的文献达293种之多。例如，卷四《内经》补泻："男内女外，坚拒勿出，谨守勿内，是谓得气。"《黄帝内经注释》认为："指男子忌入内室，女子忌出外房，勿失其真气，就易于得气了。"张志聪曰："男为阳，女为阴，阳在外故使之内，阴在内故引之外，谓调和内外阴阳之气也，坚拒其正气，而勿使之出，谨守其邪气，而勿使之入，是谓得气。"《校释》谓："将其解释为男女隔房有许多牵强之处。因为针刺得气就是调和阴阳之气，但要十分谨慎，勿使正气出于外，也勿使邪气入于内，张注立意较新，于题贴切，故本书从此。"这表明《校释》在注解和按语中，不仅是广集诸家，而且要择善而从。又如，卷五九宫图有"戴九履一，左三右七，二四为肩，八六为足，五居于中，寄于坤局"，其中"五居于中"一句，《针灸大成》赵本及李本均作"五木居中"，章本及人民卫生出版社1963年贾维成本作"五十居中"，《针灸大全》卷四亦作"五十居中"。《校释》认为："'五木居中'费解，'五十居中'则是指'河图'而言，《类经图翼》卷一医易所载的河图数是'一六居下，二七居上，三八居左，四九居右，五十居中'。为了避免与河图相混，故不宜作'五十居中'，今据《类经图翼》卷一气象通论改为'五居于中'。"表明《校释》在校勘注释时，力求把握文意，探得真谛，以有益于后学。

（三）能表明校释者的学术见解

《针灸大成》自1601年刊行以来，刻印不下数十次，现在尚存的版本我们找到47种，由于年湮代远，遗夺残缺，故而精意难传。因此，《校释》在考据诸家学说的同时，还尽量结合作者自己的学术见解和临床经验，予以拾遗补阙，以使本书更臻完善。例如：卷九名医治法："东垣曰：五脏上注于目而为之精。"后世医家少有校正补缀。《校释》依据《兰室秘藏》《玉机微义》等书，认为"五脏"下当有"六腑之精气，皆"六字，这样"五脏六腑之精气，皆上注于目而为精"，与《灵枢·大惑论》《针灸甲乙经》及《黄帝内经太素》吻合，才能使词义更加明顺。又如卷五八法交会八脉篇："临泣二穴，男，通带脉；外关二穴，女，通阳维脉。"历代医家多顺文随释。《校释》则指出："外关穴的八卦属性为震，临泣穴为巽，《周易》称震为三男，巽为幼女，故外关的属性为男，临泣穴的属性为女。"因此，原文当为"外关二穴，男，通阳维脉；临泣二穴，女，通带脉"。如此震与巽配，男与女对，才能性质相符，才能丝丝入扣。类似例子不再列举，全书据以勘定、改补1100余条，凡所勘定校雠，除有文字、音韵和训诂上的依据外，还有版本上的依据，一事一字必求其是，力求做到校释上的客观性和科学性。

（四）能密切结合针灸临床应用

《校释》尽量结合作者本人和其他针灸医生的临床经验，说明原文的临

床具体应用，阐述其蕴义，并提出作者的学术见解。例如：卷四《内经》补
泻篇在注解"徐疾"时，《校释》指出："小针解对'徐疾'的解释是准确的，
它说：'徐而疾则实者，言徐内而疾出也；疾而徐则虚者，言疾内而徐出也。'
这种解释是说徐缓进针、快速出针为补，重点在徐入。快速进针、徐缓出针
为泻，重点在徐出。小针解的这段解释，从现代对烧山火（热补法）和透天
凉（凉泻法）的研究中得到证实，徐内而疾出的重点在'徐内'（慢内）上，
慢进针是求热的有效方法，当可属于热补；疾内而徐出的要点在'徐出'（慢
出）上，慢出针则是求凉的有效方法，当可属于凉泻。"将作者在针刺手法
上的临床经验写入《校释》。又如卷三的四总穴歌："肚腹三里留，腰背委中
求，头项寻列缺，面口合谷收。"《校释》认为："用此四穴分治头项、面口、
肚腹、腰背等疾患，是符合经络理论的。足三里为足阳明胃经的合穴，其循
行经全腹，故可主治肚腹诸疾；委中为足太阳膀胱经的合穴，膀胱经直贯脊
背及腰，故可主治腰背各病，以刺络泻血更为有效；列缺属于手太阴肺经，
是八脉交会穴之一，又是手太阴肺经的经穴，太阴经通过列缺与大肠相联，
大肠经为手之阳经，可直上头面部，列缺治头项病，其理当在于此；合谷为
手阳明大肠经原穴，大肠经上行于面，故本穴可主治面口疾患。四总穴中临
床上以三里与合谷为多用，习惯用法是足三里治膈以下疾病，合谷则用于膈
以上疾病。"扼要地说明了四穴的临床应用，提示了四穴的临症要领。

二、对《针灸大成》编著者的考证

目前对《针灸大成》的编著者还有争论，一般认为在各种版本的封面上
和所有有关序言中都提出杨氏是此书的著者，在一些工具书如《古今人名
大辞典》《四库全书总目提要》《中国医学大辞典》上，也都认为杨氏是《针
灸大成》的著者。但范行准在1957年出版的《秘传常山杨敬斋针灸全书》
"跋"里对本书编著者是谁一事曾经提出过异议，范氏疑心《针灸大成》不
是杨继洲的书而是靳贤的书。范氏的论据是《针灸大成》卷一"针道源流"
之后的结语："《针灸大成》总辑以上诸书，类成一部，分为十卷，委晋阳靳
贤选集校正。"再王宏翰《古今医史》也不言杨继洲曾著《针灸大成》。持有
这种见解的人不仅有范氏，日本著名学者丹波元胤在他编著《中国医籍考》

时，也曾伏下一笔。该书有一定的格式，在该书之多条书目上均先提著者姓氏，而在《针灸大成》一项却未提著者姓氏，只写成："《针灸大成》十卷存"。

我们通过对大量文献资料的考证，认为《针灸大成》一书是在杨继洲"手自编摩"《玄机秘要》的基础上，复广求群书而成。复广求群书的书目是杨继洲所提，作为赵文炳的幕宾靳贤是无法广求的，更考《素问》《难经》以为宗主，靳贤更是无能为力的。因为靳贤是举人出身的一位通判，辞官后到赵文炳御史衙门当幕僚，他不是针灸医生，如何去考《素问》与《难经》。我们又进一步考证，"《针灸大成》总辑以上诸书……"的 27 个字中除"晋阳靳贤校正"这 6 个字是真的，其他 21 个字全是"赝品"。

（一）杨继洲的贡献

杨继洲从"弃举子业，业医"开始，到《针灸大成》出书止，他为撰著这部书奋斗了多年。在 1580 年（万历八年）刊刻《玄机秘要》时，扬州大尹黄缜菴曾资助过他。1572 年（隆庆六年）他曾为当时的户部尚书王国光治过病，在 10 年之后王国光任吏部尚书时，为《玄机秘要》写了序言。杨氏以古稀之年远涉山西，为当时山西的巡按御史赵文炳治"痿痹之疾"。杨氏以其精湛的技术，治疗此病取得了令人信服的效果。赵文炳为了表示对杨氏的感谢和对针灸学术的敬仰，借助属地平阳出版业发达的有利条件，帮助杨继洲出版了《针灸大成》，杨氏的一生夙志才得以实现，杨氏在针灸学术上的一些创建才得以流传至今。这部书更为我们保存下来像《小儿按摩经》这样价值很高的佚书。《针灸大成》中大多数内容都是出自杨氏，将《素问》《难经》作为针灸学术的宗主，从杨氏早年的四个策论中就可以反映出来。没有杨继洲的一生辛勤，是不会有《针灸大成》问世的。在人们的心目中，《针灸大成》和杨继洲在某种程度上成了同义语，这是有一定根据的。说《针灸大成》是杨继洲的书是绝对正确的。

（二）赵文炳的贡献

"赵文炳字含章，北直任县人"（《济南志》）。"隆庆庚午（1570 年）举人"（《任县志》）。"万历十四年（1586 年）知新城县。立常平仓，积谷一万四千石，清保甲，重学校"(《济南志》)。"课农桑，问疾苦，力崇节俭，以化豪族之奢侈"(《任县志》)。"日惟食蔬菜，非文会不设鱼肉。宪司皆重其廉，尝分惠珍馔，文炳竟却之"(《山东通志》)。"以忧归，起曲垣县"(《任县志》)。"由知县擢御史，出按湖广及山西"(《中国人名大辞典》)。"拜命之日，即疏劾相臣。按晋，劾中使八事，有大奸倚藩为虐，贿夺皇场，有司莫敢问，文炳下檄丈量，积弊一清。又集古阉宦误国者为一编，名曰《金鉴》，未上而卒"(《任县志》)。

从上述资料中可以看出，赵文炳是个廉洁奉公的官吏，为人正直公平，不趋炎附势，不畏惧权阉。像这样两袖清风、一身傲骨的赵文炳在《针灸大成》序言中所透露出的内容，应该是可靠的。在《针灸大成》各种版本上所刊载的序言是很多的，其中最主要的要算赵序了。这篇序言，是明代万历二十九年赵文炳为巡按山西监察御史时，为刊刻此书而写的。在这篇序言229个字之中，写出了刊刻此书的始末。以后历代谈及《针灸大成》的成书过程，均以这篇序言为依据。

序言写道："乃于都门延名针杨继洲者，至则三针而愈。"从这段序言中可以看出，杨氏去山西是应赵文炳之请，可见杨氏当时在国内的威望相当高，称之为名满都门的针灸专家，是不算过誉的。杨氏远去山西是很不容易的，如年纪大（王雪苔老师推断杨氏此时近七八十岁了），交通不便，又在太医院供职。此次出京也显然不是圣命，如果是圣命，赵文炳在序言中是不能写"延"的。杨氏为什么以近七秩之高龄远涉山西呢？杨氏又为什么随身带去了《卫生针灸玄机秘要》（以下简称《玄机秘要》）呢？杨氏不但把书拿到了山西，而且在"三针"治愈赵病之后，又立刻拿出此书给赵文炳看。当时隶属山西之平阳府（即刊刻《针灸大成》之处），是全国出版业最发达之地，我们认为杨氏此次去山西可能也与寻机刊书有关。再参考王国光《玄机秘要》序中所提到的一些有关事例来看，杨氏想出版一部针灸专书的愿望是很强烈的。但有虑于诸家之书未合而为一，故"汇同考异，手自编摩"成三卷秘要。这说明杨氏不但从几十年以前就有汇集诸书的愿望，而且有相应的行动。他能把这件事告诉给20年前为之写序言的王国光，当然也会更清楚地告诉赵文炳。由此可见，汇集诸书的学术见解是杨氏的夙愿。赵文炳是最清楚《针灸大成》成书始末的。如果说是"靳贤的书"，赵文炳为什么在序言中对靳贤只字未提呢？

综上所述，我们认为《针灸大成》的编著者应该只能是杨继洲，赵文炳则是出版者。

三、对《针灸大成》版本的研究

《针灸大成》从1601年刊行以来，翻刻不下数十次，就目下尚存的版本看，就有47种以上。如果不把人民卫生出版社的新勘本计算在内，在317年之间共刊印了46次，平均每6.8年就有一个版本问世，这种刊印密度在针灸著作中是独一无二的。版本翻刻快，这对传播针灸学术是好的，但从版本角度看，也产生了不少问题。这些版本中多数未经精校，因而书中讹错之处很多，给学习本书者带来了不少困难。我们通过对该书47种版本进行研究，基本弄清了该书版本的情况。

（一）47种版本的概况

本书明代万历辛丑（1601）年赵文炳首刊于平阳府（以下简称赵本）。56年之后清代顺治丁酉（1657）年李月桂据祖本再刊于平阳（以下简称顺治李本），这是本书的第一次翻刻。又经过23年到了清代康熙庚申（1681）年，李月桂根据自己的校勘本再刊于江西（以下简称康熙李本）。清代乾隆丁巳（1737）年章廷珪据顺治李本修订后又行重刊（以下简称章本）。其他本子多是依据上述这些版本翻刻影印的。1963年贾维成据明版（即赵本）重新校勘了本书，由人民卫生出版社出版，这是目下较好的版本（以下简称人卫本）。

本书在明代刊刻1次，清代刊刻28次，民国初年到1949年以前刊行了14次，1949~1989年又有四种本子。在这些版本中，以木刻本为数最多，其次是石印本，铅字本少，影印本最少。就所查到的资料中，有34个书局和出版社刊印了《针灸大成》。

（二）较佳版本

在47种版本中，根据我们的初步研究，认为以下5个版本为较佳版本。

1. 赵文炳在明代万历二十九年（1601）刊刻的首刊本 刊于山西平阳府，是本书的祖本。没有赵文炳的倡议与操持，本书恐难问世。赵文炳还为本书撰写了序言。

这个版本已现存无几。从资料上可以查出的有：北京各图书馆藏7部，江、浙地区藏4部，沈阳、重庆、广州、福州等各藏1部，计15部。

2. 李月桂的顺治丁酉本（顺治李本） 顺治丁酉年（1657），当时的平阳知府李月桂重刊了《针灸大成》，是本书第一个重刊本，这次刊刻是在赵本问世的57年之后。

李月桂，字含馨，关东人。以贡生授忻州知州。累擢平阳府知府，江西督粮道，卒于官。李月桂于清代顺治年间出任平阳府时，他祖父从北京去山西平阳，因长途跋涉致患"痰火"之症，历经百日的多方治疗，病才告愈。由于这个原因，使李月桂接近了医学，他知道了"医道之难"。耳闻郡中有《针灸大成》一书，惜未"遍传海内"，因其旧版残缺，故"捐俸刻书"。李月桂除捐俸刻书外，并做了校勘工作。这部书于1657年刻成，也就是顺治李本。

3. 李月桂的康熙庚申本（康熙李本） 顺治李本出书23年后的康熙十九年庚申年（1680），李月桂在任江西督粮道时，因感"旧版漫患，残缺不全"，"乃复取原本，细加校雠"。李月桂在校书时还是很慎重的，"虽一字一画"，他也"不敢少自假易"。校勘完了之后，重新刻版印行了此书，这就是康熙李本。

从我们查到的材料中，看到李月桂在本书刊刻中开了捐俸刻书的先例。在120年之后章廷珪又效仿李月桂也捐俸刻书，这不能不说是受了李月桂的影响。非医界中人，亦非职业出版家，能在宦事之余，两次刊此书，这在医书出版史上是罕见的。李月桂在两次刊刻时都写了序言。由于李月桂进行了精心校雠，这个版本比明版确实是好了不少。李月桂不仅校了本书的讹误之处，而且加了几十处注解，还加了图。李月桂在校勘中做了很多工作，这时正处于"考据学"全盛的乾（隆）嘉（庆）时代之前，就尤其显得可贵，显得出色。

4. 章廷珪的乾隆丁巳本 章廷珪，会稽人，清代乾隆初年曾任平阳知府，颇精于医理。章氏到任后知"府库中有铜人四图，针灸一书"，当时旧版已"多漫漶腐朽，不可收拾"，乃自己"捐俸"创议刊书。以顺治李本为蓝本，亲与"有志者"郑维钢、归天镕等人"共相校雠，字讹者正之，义疑者阙之"。为了保存本书原貌，并刊刻了"前守"李月桂原序，"以志存是书，以待真传，无废前人之旧"。章氏这次刊书，是在乾隆二年（1737），距赵本136 年，距顺治李本 80 年，距康熙李本 57 年。章氏这次刊印《针灸大成》还得到了当时很多人如襄陵县知县黄纳、浮山县知县陈政以及士绅刘勱、刘衷等四十余人的捐助，后人仿印者多据此本。

章本是在顺治李本的基础上，进一步校勘而成。这个版本除吸取了李本的长处外，并改正了李本中的一些错误。

5. 人民卫生出版社校勘本 这是新中国成立后的一个版本，贾维成同志运用校勘学的方法，据明版进行了校对。他有根据地改正了一些显系讹误之处。对有疑而莫解者，也实事求是地提出了问题，说明了原委，然后予以存疑。本书用脚注序码方法，一一标出了所更动的依据，这样做对想核对原书之读者，是十分便利的。本书删去了《针邪秘要》内容，仅予存目。

这个版本在排版方面也是别开生面地改了三百六十多年以来的传统纵排方法，而变为横排，并采用了新式标点，目录统一排号。不但查找方便，而且眉目清楚。还据正文改正了总目，删去了没有意义的分目。

四、结语

本文是对古典医籍《针灸大成》版本研究的一篇总结。《针灸大成》为我国明代针灸学家杨继洲所编著，是我国古典针灸医籍中内容丰富、资料全面、流传广泛、影响最大的一部针灸专著。从明代万历廿九年（公元 1601年）出版以来，一直受到广大针灸工作者的喜爱，成为他们的必备之书。《针灸大成》在明代首刊于山西平阳府，其后在清代刊印 28 次，民国年间刊印14 次，新中国成立以后又经数次印刷。该书的版本虽多，但佳本太少，特别是坊间的刻本，讹误之处尤多。加之书中资料上迄先秦，下至明末，内容涉猎广泛，语词古奥，医理难明之处也颇多，给读者学习带来了很大困难。

该书自出版以来，从未有人进行过系统的整理研究。因此，对该书进行系统的整理研究就显得十分必要了。

笔者自 1958 年从事对该书的整理研究工作以来，对有关该书的几项关键性课题进行了重点研究。由于这些整理研究工作，几乎都是该书成书以来首次进行的，因此研究的结果具有一定的意义。我们做的主要工作是：①对该书校勘 610 处，注释 2939 条，语译 345 段，并在重要的章、节和段落上加了提要 132 条、按语 337 条，在校释过程中，引用书目 293 种，最后编写成 917 千字的《针灸大成校释》，已于 1984 年 4 月由人民卫生出版社出版发行。②对该书编著者的考证。通过对医史、地方志及针灸文献的考证，初步澄清了这一有争议的问题。我们的研究结果认为，《针灸大成》一书的编著者应该也只能是杨继洲，编辑者为靳贤，出版者则为赵文炳。

（张 缙 张一民）

略论《针灸大成》的版本

一、前言

明代是针灸学术的全盛时期，尤以其末叶为最。这个时期针灸家辈出，著书立说者大有人在。如：1523 年汪机的《针灸问对》，1529 年高武的《针灸聚英》，1601 年杨继洲的《针灸大成》，1618 年吴崑的《针方六集》等都是针灸文献宝库中的珍品，这些著作对发扬针灸学术是有决定性意义的。这个时期的著作有一个共同的特点，就是都趋向于汇集针灸文献，在这方面《针灸大成》是最突出的。正是由于《针灸大成》搜集了许多珍贵的针灸资料，因而得到医学界的好评，受到人们的重视。其流传之广，影响之深，声誉之高，作用之大，在针灸专著中是无出其上的。本书于 1601 年刊行以来，翻刻不下数十次。就目下尚存的版本看，就有 47 种以上。不把 1963 年人民卫生出版社的新勘本计算在内，这 317 年之间共刊印了 46 次，平均每 6.8 年就有一个版本问世，这种刊印密度在针灸著作中堪称独一无二。在整个中医药书籍 7661 种之中占第十二位，《本草纲目》占第十一位，《医宗金鉴》

占第八位。从以上的情况中，不难看出《针灸大成》是被人何等重视了。

版本多，翻刻快，这对传播针灸学术是好的。但从版本角度看，却产生了不少问题。这些版本中不少未经校雠，有些校本也够不上精校，因而书中讹错之处甚多，这给学习本书者带来了不少困难。张之洞说过："读书不知要领，劳而无功；知某书宜读，而不知其精注本，事倍功半。"朱震亨的高足，明初名医戴思恭，曾在南京遇一医生嘱病人煎药时加"锡"。问其来由，说是古方。思恭求得其书，始知"锡"乃"饧"之误字，"饧"即"糖"。将"食"旁误作"金"旁"又少了一笔"变为"锡"字。只因这位医生读书未注意版本，致有此误。看起来，读医书讲求版本是必要的。

二、《针灸大成》的版本概况

《针灸大成》一书，由于不断的翻刻，在本子上就有了各种差异。如内容的增修，字体的大小，版面的广狭，印刷的精粗，装订的形式等等各有不同，就形成了不同的版本。

本书 1601 年赵文炳首刊于平阳府（以下简称赵本）。56 年之后（顺治丁酉，1657 年）李月桂据祖本再刊于平阳（以下简称顺治李本），这是本书的第一次翻刻。又经过二十三年到了康熙庚申（1681）年，李月桂据自己的校勘本再刊于江西（以下简称康熙李本）。乾隆丁巳（1737）年章廷珪据顺治李本修订后又行重刊（以下简称章本）。这是《针灸大成》的几个主要版本，其他本子多是依据上述这些版本翻刻影印的。1963 年人民卫生出版社贾维成据明版（即赵本）重新校勘了本书，这是目下相较最好的版本（以下简称人卫本）。

本书在明代刊刻了一次，在清代刊刻了 28 次，民国初年到 1949 年以前刊行了 14 次，1949 年迄今又有四种本子。请参阅下表。

明	清										民国间	新中国成立后	总计
万历	顺治	康熙	乾隆	嘉庆	道光	咸丰	同治	光绪	宣统	其他			
1601	1643~1661	1661~1762	1735~1796	1796~1820	1820~1850	1850~1861	1861~1874	1875~1908	1908~1911		1911~1949	1949以来	
1	2	3	1	1	3	1	1	5	2	9	14	4	47

从上表中还可以看出，《针灸大成》一书从清朝以后愈往后出版的密度愈大，这说明《针灸大成》是深入人心的，不是风行一时而已，其影响是与年俱增的。请阅下表。

年　代	1644～1820 （清中叶）	1820～1911 （清末叶）	1911～1963 （民国迄今）
年 本 数	0.044	0.131	0.346
所历年数	156年	91年	52年
版　数	7	12	18

由此可见，《针灸大成》确是一部极为重要的针灸专著，研究本书的版本和校勘本书的意义也确是很大的。

这些版本中，以木刻本为数最多，其次是石印本，铅字本少，影印本最少。请参阅下表。

本　别	版数	最早使用本法年代	最先使用本法之出版社
木刻本	28	1601	平阳府刊
石印本	14	1896	上海文瑞楼
铅字本	4	1936	上海大文书局
影印本	1	1955	人民卫生出版社

就所查到的资料中，有34个书局和出版社刊印了《针灸大成》。请参阅如下二表。

有出书年代者14家：

1666～1680	1801	1833	1834	1843	1860	1875	1880	1886	1896	1903	1909	1920～1931	1937	1937	1937	1951～1954	1954～1955	1953～1963
致和堂	经伦堂	崇德书院	文道堂	经余堂	宏道堂	宝华顺	扫叶山房	江左书林	文瑞楼	振茂义	荣禄堂	中原书局	大文书局	宏文书局	马启新书局	建文书局	锦章书局	人民卫生出版社

无出书年代者 15 家：

书业堂	聚合堂	聚秀堂	绿阴山房	善成堂	大文堂	紫文阁	致礼堂	幸福记书局	大成书局	进步书局	春明书局	晋新书局	共和书局	近代书局

三、介绍几个较佳版本，谈谈几位有关人物

1. 明代万历廿九年（1601）首刊本和它的出版人——赵文炳 赵本首刊于山西平阳府，是本书的祖本。没有赵文炳的倡议与操持，本书恐难问世。

赵文炳字含章，北直任县人。在明万历年间，曾任山西监察御史。在任期间患了"痿痹之疾，医药罔效"，由北京请去本书的编著者杨继洲，杨氏三针治愈了赵文炳的病。赵文炳为了答谢杨氏故为其出书，并撰写了序言。其细节可参阅"针灸大成的编著者究竟是谁"一文。

这个版本已现存无几，从资料上可以查出的有：北京各图书馆藏七部；江、浙地区藏四部；沈阳、重庆、广州、福州等各藏一部，计 15 部。

2. 李月桂和他的两次刊印 顺治丁酉（1657）年，当时的平阳知府李月桂首次重刊了《针灸大成》，是本书第一个重校本，这次刊刻是在赵本问世的 57 年之后。

李月桂，字含馨，关东人（自称古沈）。以贡生授忻州知州。累擢平阳府知府，江西督粮道，卒于官。李月桂于清顺治年间出任平阳府时，他祖父从北京去山西平阳，因长途跋涉，致罹"痰火"之症。历经百日的多方治疗，病才告愈。由于这个原因使李月桂接近了医学，他知道了"医道之难"。他耳闻郡中有《针灸大成》一书，惜未"遍传海内"，因其旧版残缺，故"捐俸刻书"。李月桂除捐俸刻书外，并做了校勘工作。这部书于 1657 年刻成，这就是顺治李本。23 年后的康熙十九年庚申（1680）年，李月桂在任江西督粮道时，因感"旧版漫漶"残缺不全，"乃复取原本，细加雠校"。李月桂在校书时是十分慎重的，"虽一字一画"，他也不能"少自假易"。校勘完了之后重新刻版印行了此书，这就是康熙李版。

从我们查到的材料中，看到李月桂开了捐俸刻书的先例。在 120 年之后章廷珪又效仿李月桂也"捐俸"刻书，这不能不说是受了李月桂的影响。非医界中人，亦非职业出版家，能在宦事之余，两次刊刻此书，这在医书出版史上是罕见的。李月桂在两次刊刻时都写了序言。

由于李月桂进行了精心的校雠，这个版本比明版确实是好了不少。李月桂不仅校了本书的讹误之处，而且加了几十处的注释，还加了图。我们据祖本校对了康熙李本，初步查出了如下表所示之问题：

改						加					
改杨继洲为杨氏	改字体	改内容	改图	字错位改对	字错改对	加注		加字	补字	加图	计
						注字	注图				
10	46	7	1	1	89	56	10	1	1	4	226

李月桂在校勘中做了很多工作，这项工作是在"考据学"全盛的乾（隆）嘉（庆）时代之前，就尤其显得可贵，显得出色。当然在校勘中也有些问题，照祖本脱字有 9 处，错字有 61 处，字错位有 1 处，计 70 处。

3. 章廷珪和乾隆丁巳（1737）版 章廷珪，会稽人，清乾隆初年曾任平阳知府，颇精于医理。章氏到任后知"府库中有铜人四图，针灸一书"，当时旧版已"多漫漶腐朽，不可收拾"，乃自己"捐俸"创议刊书。以顺治本为蓝本，亲与"有志者"郑维钢、归天镕等人"共相校雠，字讹者正之，义疑者阙之"。为了保存本书原貌，并刊刻了"前守"李月桂原序，"以志存是书，以待真传，无废前人之旧"。章氏这次刊书，是在乾隆二年（1737），距赵本 136 年，距顺治李本是 80 年，距康熙李本是 57 年。章氏这次刊印《针灸大成》还得到了当时很多人如襄陵县知县黄纳，浮山县知县陈政以及士绅刘勷、刘衷等四十余人的捐助。后人仿印者多据此本。

章本是在顺治李本的基础上，进一步校勘而成。这个版本吸取了李本的长处，并改正了李本中的一些错误。章本比李本脱字少了 8 处，字错少了 30 处。以赵本校章本时，"改""加"情况可见下表。

改						加				
改杨继洲为杨氏	改字体	改内容	改图	字错位改对	字错改对	加注	加字	补字	加图	计
10	33	5	1	1	74	52	10	1	4	289

从以上情况可以看出，章本确实比李本更完善了一些。后人翻刻大多以章本为据。

4. 1963 年人民卫生出版社校勘本 这个本子是较新的一个版本，贾维成先生运用校勘学的方法，据明版进行了校对。他有根据地改正了一些显系讹误之处，对有疑而莫解者，也实事求是地提出了问题，说明了原尾然后予以存疑。本书用校注序码方法——标出了所更动的依据，这样做对想核对原书之读者，是十分便利的。本书删去了《针邪秘要》内容，仅予存目，我们认为这样处理是合适的。

这个版本在排版方面也是别开生面地改了三百六十多年以来的传统纵排方法，而变为横排，并采用了新式标点。篇前目录统一排号，不但方便查找，而且眉目清楚。还据正文改正了总目，删去了没有作用的分目。

从上述的一些具体情况来看，校勘者贾维成先生是下了一定功夫的。这个版本算得上是一个较好的本子。关于本书的校勘情况我们将它归纳如下表。

校法	他 校 法														理校法			本校法	其他	合计
	据 一 书										据二书									
据何书	素问	灵枢	难经	甲乙经	千金方	铜人	资生经	针灸聚英	类经	其他	灵枢甲乙	灵枢类经	千金聚英	千金类经	补	改	疑	据前段	删段	
所改条数	30	43	7	9	3	1	3	34	1	2	4	1	1	1	1	5	5	15	1	167

这些数字中可分为补缺、改错、加注等五项。计补缺 40 处，改动 100 处，加注 18 处，删 2 处，其他 2 处，总计 167 处。

四、几个值得探讨的问题

1. 版本源流，以及刊刻者与流传的关系 这几十个版本中，何书依何版所刻，何书据何版翻印，现在是很难一一查清。虽然在某些版本中所刊载的序言里透露出一些蛛丝马迹，但这只涉及为数极少的几种版本，大多数版本无此项。这就无法使人了解到底是怎样一一校勘的本书，因而就无法利用前人校本书的经验和教训，也就无法从最有力的材料中，找出校勘的依据。

《针灸大成》流传如此之广，与刊书者的社会地位是有关系的。从赵、李、章这三位刊书者来说，他们一个是监察御史，两个是平阳知府。刻本书的平阳又是当时全国出版业著名的中心之一，并曾盛产著名的白麻纸。这些人借助于这样有利的条件，刊刻了本书。虽然以私人出名，实际上是以一种半官方的形式出版的，因此《针灸大成》流传得当然就更广了。

2. 关于分卷问题 祖本《针灸大成》分为十卷，李月桂的两次重刊均保持十卷的原貌。章廷珪在重修本书时除十卷之外，在同函中还附刻了两卷《铜人腧穴》，上卷扉页题为《新刊铜人针灸经》，下卷则题作《新编西方子名堂灸经》。在这两册书上并记有"山西平阳府刊"及"山西平阳府重刊"字样。这个版本开了十二卷这个数字的先例。这种十二卷刻本，没有被广泛地流传下来。现在通行的十二卷本多为民国年间一些书局如锦章书局、建文书局、春明书局、进步书局等坊刻本。这些版本有的装成平装两册，也有的装成一函线装十二册或六册。虽然这些版本题为章氏重修本，但讹错之处远过于章本。还有一点与章本不同，就是这种十二卷不是附刻《铜人腧穴》，而是将原本第二卷第四卷均一分为二，成为四卷，凑成了十二卷之数。

3. 关于改图加图问题 由于屡屡缩制改版，因而图上的讹错颇多，尤以腧穴位置为甚。名虽有图，其实是起不到图应起的作用。这一方面是历史条件所限，另一方面与校勘不精也有关系。

用李本、章本与赵本相比较时可以看出，李本、章本确实多了些内容。这些内容概括起来有以下几部分，即多了脏腑正面图、脏腑背面图、三焦腑图、心包络腑图等。并改了心脏图，将脾脏图中之"脾系"移到对侧，并在上面加上了"肺系"，此外还普遍地加上了图注。对许多难读的生字还注上了音。这些变动主要始自李本，章本基本是依据李本的。

因历史条件所限，在明清两代美术以及印刷工业还没有发展到足以满足这些方面要求的程度，在这种情况下，印出来标位不准的穴位图，也是可以理解的。今天条件不同了，我们应当利用这些条件，要有李月桂那样的精神，对一些图尤其是腧穴图应当彻底加工，以使其能更好地为内容服务。只有追上时代的要求，及时地给《针灸大成》输入新鲜的血液，这部书才能永久地流传，才能进一步发挥它更大的作用。

"改"必须是慎重地改，哪怕挪动一字一句，改变图上的一根线条，也要下到功夫，也要有根有据。信笔而挥地改岂不和过去最坏的坊刻本一样了吗？

4. 关于注音问题 在《针灸大成》所加的注文中，绝大多数是注难字的读音，所采用的方法为汉字直接标音方法，这样标音是有很多缺欠的，音有时标不准。我们在注《针灸大成校释》的难读字时，用汉语拼音标音，并用直音注音，以便于读者。

5. 脱文错字问题 赵本就有不少错误，虽经李月桂、章廷珪等人之手进行了校勘，使之质量有所提高，但后来坊间翻刻得太多，脱、错、衍、伪等情况就日甚一日。以本书一、二两卷为例，脱、错、改、衍者，章本为十三处，李本为六十九处，两个坊间刻本光绪庚辰本为 68 处，民国廿一年老二酉堂本为 58 处。请参阅下表：

脱错分类／脱本	脱	错		改				加	计
	脱字	字错	字错位	改字体	字错改对	改内容	改杨继洲为杨氏	加注	
康熙李本		10	1	5	1			2	16
章本		8			2			3	13
光绪庚辰校经山房刊本		62	1	2	1		1	1	68
民国二十一年老二酉堂本	5	42	1	3	3	1	1	2	58

从上表中最能说明问题的脱、错两项看，康熙李本为 10 处，章本为 8 处，光绪庚辰本为 62 处，民国二十一年本为 48 处。这些脱文错字中有很多是错到极关紧要的地方。如：将"搓"误作"按"，这是两种不同手技；将"热"误作"寒"，这是两种不同病因；将"寒"误作"痛"，这是病因与症状混淆，如此等等。像这样一字之差，竟使原意全非。

6. 王辅刊本问题 清代周中孚在他的《郑堂读书记》中（卷四十一，子部五之一，医家类三）写道："有顺治丁酉李月桂、康熙戊寅王辅重刻本，是本即辅所刊本也。"《郑堂读书记》是一部《四库全书总目提要》以后，比较完善的古籍书录。从"是本即辅所刊本也"这句话看，说明周氏亲自看到了王辅刊本（以下简称王本）。从时间上看王本刊于康熙三十七（1698）年，晚于赵本 99 年，晚于顺治李本 44 年，晚于康熙李本 18 年。关于王辅的生平我们没有查到，但从序中的安排上看，王本可能是据顺治李本刊刻的，国内现有的一些图书目录中都未收此书，也从未看见在文献上提到此书，这个版本有可能失传了。究竟王辅重刊时是否有过内容上的变动，那就不得而知了。

五、如何提高《针灸大成》的质量

1. 想提高一部医书的质量，最重要的方法是从校勘入手 从版本的角度来说，一部医书的好坏，主要看是不是经过了"精校"。一般说精校本是难得的，《针灸大成》在这方面的问题尤其突出。赵、李、章几个本子也都存在着许多错处，其他本子就更差了。之所以如此，原因是很多的，其中最主要的原因之一，是没有由一定专业水平的人来校勘本书。专家校专书，这是汉·刘向传下来的好方法。刘向校书时，自校经传、诸子、诗赋，步兵校尉任宏校兵书，太史令尹咸校数术，侍医李柱国校方技，皆各集所长。这种校书方法是我国学者在公元前 26 年（汉成帝河平三年）首创，并在以后的校书中应用了下来。《针灸大成》在新中国成立前没有理想的精校，多是由一些官吏或其幕宾以及一些商人来校书，因而书中衍文、倒置、脱落、误改、误注、误增、误删等多处可见。论理说后来者居上，一个版本应当比一个版本强，但本书在新中国成立前与此恰恰相反，是一个版本比一个版本差，这主要是校书不当所致。因此对《针灸大成》一书必须进一步校勘整理。

我们认为校勘《针灸大成》时，不但要把翻刻中产生的讹错订正过来，还要把祖本所存在的问题也搞清楚，并应当进一步对《针灸大成》进行加工整理。

2. 校书者要练好基本功 为了把校书工作做得更好，校书者必须下功夫掌握与研究中医文献有关的各种科学工作方法，按国家医学科学十年规划中的要求，要用训诂学、校勘学等方法去整理古典医籍，只有这样才能判断何者是正，何者是伪，何者为衍，何者为脱。还要用历史唯物主义观点去联系看问题，才能看得深，看得透，才能真正达到"辨章学术，考镜源流"的目的。

3. 校本书的几种基本方法 应当不怕麻烦勤于动笔，要从校对文字的异同开始，这当然是繁琐一些，不过必须从此下手，只有在真正熟悉情况、掌握资料之后，才能明辨是非，择善而从。陈垣所提出的校勘方法，是可以借鉴的。

兹将陈垣的校书四法简介如下：

（1）对校法 以同书之祖本或别本对校。

（2）本校法 用本书前后互证。

（3）他校法 以他书校本书，举凡本书所引用之书，后人曾引本书内容之书，以及同时刊载本书资料之其他诸书。

（4）理校法 无书可据或数本互异时以理推之。

这四种校书方法，在校勘《针灸大成》时都是可以应用的。

4. 用陈氏四校法校《针灸大成》 就《针灸大成》来说，赵本当为祖本，李本、章本是主要参考的版本。因为校书尽信祖本是不对的，李、章二氏增注的内容有很多是可以吸取的。也应参照其他一些版本，按陈氏四法来说这当属对校法。

前后互证之本校法，在校《针灸大成》时也是一种必要方法。因为《针灸大成》的材料是搜自许多文献之中，所以这种本校法就《针灸大成》来说，又起他校法的作用。《针灸大成》引用了《神应经》《针灸节要》《针灸聚英》《针灸大全》《古今医统》《乾坤生意》《医学入门》《医经小学》等几部医书，这些书的本身是集用的文献。王雪苔查对之后认为："《针灸大成》实际上转引了《千金方》等二十余部书籍的资料。"它所涉及的资料是相当得广，这些资料本身又有善本与劣本之分，给《针灸大成》的校勘工作带来了不少困难。由上述事实也可以看出，在使用他校法时也是有很多内容的。

《针灸大成》各本之间有很多差异，也有些是无书可据，这就只能靠用理校办法了。

5. 几点体会

（1）校书贵在谨严，不应以臆测，轻自改动。要依据旧本，又不能拘泥于旧本。要引用旁证材料，但又先要辨别这些材料的真伪。既要逐字逐句去推敲，又要融会贯通地去理解。只有这样去做，在工作中才能左右逢源，得心应手。

（2）从事中医古典文献研究，必须用训诂学、校勘学等方法。我们通过这个阶段的工作深切地体会到，这是完全正确的。没有最完善的方法，不利用科学领域中已经取得的成就包括校勘学、版本学、辨伪学、训诂学、年代学、书史学等，研究质量就无法提高，就无法深入新的境界中去探索。站得高才能看得远，站在古典医学文献的圈子里是无法提高文献研究质量的。

（3）《针灸大成》一书存在着几十个不同版本，这是客观事实。我们读《针灸大成》时选用哪个版本呢？人们对此往往无所适从。一些版本错处很多，而刊行者往往还写上什么"第一善本""增补""新校"等标签，这些书的流传无疑会影响针灸学术的发展，这种版本也无法为科研、教学和医疗工作提供可靠、正确的材料。怎么办呢？人们总不能把几十个版本，本本读到，这就要求从事针灸文献研究的人员，提供这方面资料，鉴定版本的良莠，对版本进行恰如其分的评价，以便于读者的选择，并从中吸取校勘的经验和教训，为今后再校此书做好准备。《针灸大成》对针灸工作者来说等于

《本草纲目》之于中药人员，它是非常重要的，因此对《针灸大成》的校释，是有重大意义的。

（4）在治学方法上必须运用适当，尤其运用社会科学方法更应当注意，要考据也必须考据，不然立论就无据，再不就论据不确。在文献研究方面的一切科学结论，都必然是建立在经过科学考据以后的材料的基础上，切忌繁琐的考证和无味的推敲以及与主题无关从兴趣出发的探索。

（注：坊间本亦称坊刻本，是指市上书坊刻书而言，包括近代的"书肆"，北宋时的"书林"，南宋时的"书棚""书铺"，以及民国以后一些印书质量低劣的"书店"，由上述书坊等所刻之书统称坊刻本，因其校勘不佳，故不为世人所重视。）

（张　缙）

对《针灸大成》禁刺穴的研究

一、前言

在历代的针灸书籍上，几乎都有关于"禁刺穴"的记载。这种提法，最早见于《内经》，《素问·气穴论》里就有"大禁二十五在天府下五寸"，王注"所以谓之大禁者，谓其禁不可刺也"的记载。

随着时代的推移，禁刺穴位愈来愈多。在《甲乙经》上提出神庭、乳中、神阙、承筋、三阳络、鸠尾、伏兔、手五里等禁刺穴位。以后《千金》《外台》《铜人腧穴针灸图经》《类经图翼》《针灸大成》等历代有关针灸名著中，也都把"禁刺穴"列为一项内容。

近些年来，人们屡屡提出不同看法，认为有些穴位在古书中虽提到禁针，但今天仍可使用，并提出一些理论上和临床上的依据。也有些人在这个问题上因袭旧说，或存在着可此可彼的看法。笔者不揣简陋，就手头可以查到的资料，进行了初步探讨，结合现代的临床经验，认为"禁刺穴"已经失去时代的意义，只能当成一个历史的名词。这就是撰写本文的目的。

二、应当怎样看待这个问题

（一）从历史发展的观点看

我们的先人早就提出了某些腧穴不可行针的看法，历代在这方面又有了补充和发展。它告诉人们在这些腧穴上行针可致人死命。当然这些不可能是臆造出来的。我们认为，这些都是经验之谈，记录了先辈医家的临床失败教训。为了解释这些错综复杂的现象，前辈医学家们还曾提出"人神"假说。这个假说虽在历史上有所记载，但已为今天的事实所否定，但我们从这些事例里可以看出，人们在这方面是曾经煞费苦心的。因此关于腧穴的禁刺提法，不可否认它在历史上具有一定的进步意义。它提示人们在行针时，要小心谨慎，不可大意。也一一告诉人们，古人在哪些穴位上曾出现过"刺之令人恶疡，遗矢者死不治"等事故。这些提示在防止发生事故、保证患者安全方面做出了一定的贡献。直到今天，有些还是有一定价值的。如刺肩井易于引起晕针，刺合谷、三阴交可能造成孕妇流产等，当代人们还在此基础上摸索出用针刺人工流产的方法。

过去的一些提法是在当时的历史条件下提出的，而现在的条件变了，一些具体内容，也必须随之相应改变。例如同是毫针，古人用的针比今天用的不知要粗多少倍。用粗针不消毒，就可能出现事故；用细针消好毒，就可能是安全的。明明扎的是今天的细毫针，若仍原封照搬粗毫针的经验，显然是不对的。今天的针有愈来愈细的趋势，这也不是一个好苗头，细到不足以激发起经气时，针刺就无效了，这应该引起人们的注意。

（二）从几部针灸专著所载之禁刺穴多寡不同看

我们初步核对了一些书籍，其中《针灸大成》一书"禁穴歌"提出的绝对禁针穴位较多，有二十二个（承泣、脑户、囟会、神庭、络却、玉枕、角孙、承灵、神道、膻中、灵台、箕门、水分、神阙、气冲、横骨、手五里、承筋、三阳络、鸠尾、颅息、青灵）。我们以这二十二个绝对禁刺穴为中心，又核对了《甲乙经》《千金要方》《铜人腧穴针灸图经》《类经图翼》等书，其结果请阅下表。

	承泣	脑户	囟会	神庭	络却	玉枕	角孙	承灵	神道	膻中	灵台	箕门	水分	神阙	气冲	横骨	手五里	承筋	三阳络	鸠尾	颅息	青灵
《内经》																	+					
《甲乙经》				+										+			+	+	+	+		
《千金》				+										+			+	+				
《铜人》	+	+		+						+			+	+			+	+	+		+	
《类经图翼》	+	+	+	+	+	+	+	+	+	+	+	+	+	+	+	+	+	+	+	+	+	+

从上表可以看出，各书所提出之禁针穴是不一致的，有多有少。有可能我们在查阅中漏掉了一些，但总的趋势是极为明显的，即：从《内经》起愈往后愈多，至明代达到了一个高峰。我们又查找了近代有相关性的几部针灸专著，所提出的禁针穴，有了明显的减少。从《内经》到《针灸大成》愈往后愈多，这是可以理解的。近代针灸专著提到禁针穴日趋减少，也是可以理解的。前者是历史上直观经验的积累阶段，后者是现代经过一定的科学分析而总结出来的经验，后者否定了前者，这在科学发展史上是普遍的现象。这种否定是科学发展所必需的，在有关禁刺穴的发展过程中也正是体现了这一点。

（三）就材料记载的互相矛盾看

现就《甲乙经》《备急千金要方》所记载禁针穴为例，在这两书的"刺禁"篇中，都说鸠尾穴禁针（又禁灸），但又在两书的治疗篇中都说该穴不禁刺，在《千金要方》上就有 7 处之多。如下表：

	穴	主治例
《甲乙经》	鸠尾	喉痹食不下鸠尾主之
《千金要方》	鸠尾	鸠尾主热病，偏头痛引目外眦

从上表看，鸠尾不但不绝对禁用，而且各有所主之适应证，总论中"禁"，各论中"用"，这是显然的自相矛盾。但也说明古代并没有把这个穴和禁刺绝对化。举一可以反三，其他穴又何尝不是如此呢？

（四）从现代针灸书籍中的记载看

我们又查了一些近十几年来有代表性的针灸专著，这些书对禁针穴位的看法尽管还不一致，尽管有的避而不谈，但倾向于否定的趋势是很明显的。如下表：

现代名书	编（著）者	出书时间	书中所载禁针穴位
《新编针灸学》	鲁之俊	1950年7月	神阙
《针灸学讲义》	江苏省中医学校	1959年3月	三阳络、乳中、神阙
《简明针灸学》	北京中医学院	1959年8月	神阙、三阳络
《简易针灸学》	上海市华东医院	1958年10月	膻中、神庭
《简易针灸学》	山东省中医学校	1959年	手五里、乳中、三阳络、颅息、神阙
《针灸学中级讲义》	南京等中医学校	1961年7月	乳中
《针灸学简编》	卫生部中医研究院	1959年12月	神阙、乳中
《新针灸学》	朱琏	1954年10月	神阙、会阴、承筋、青灵、手五里

（五）从几个特殊腧穴看

从《内经》开始，手五里就绝对禁刺，由于人们一般不敢逆"经旨"行事，因而历代大多数的书籍上均记本穴绝对禁刺。我们曾在这个穴上行过针，并未发现任何不良反应。从解剖关系上看，把五里列为禁刺穴也是没有根据的。

"乳中"是不是绝对禁刺呢？几乎是众口一词，必须禁刺。先请看张子和《儒门事亲》中的一段记载："载人在西肆中，见一夫有病，一瘤正当目之上纲内眦，色如灰李，下垂复目之睛不能视物，载人仍引入一小室中，令俛卧一床，以绳束其胕，刺乳中大出血，先令人以手揉其目瘤上，亦刺出雀粪，立平出户。"在《铜人腧穴针灸图经》中，也记载此穴可"微刺三分"。可见乳中也并非绝对禁刺。

神阙正当脐中，《内经》《甲乙经》明确指出此穴禁刺（在《甲乙经》《肘后备急方》《千金要方》《外台秘要》《铜人腧穴针灸图经》《扁鹊心书》《本事方》《备急灸法》《万病回春》《素问玄机原病式》《医学必读》《医学纲目》《类经图翼》等书中，对"神阙"施灸一事均做了较为详尽的记载），但在《现代针灸资料选集》第四集298页，陕西省第三康复医院神经科的

"针灸治疗遗尿症9例临床经验介绍"一文中，就报告了对"自小遗尿至现在（11岁），经用……神阙……针治五次即痊愈"的病例。可见历代诸家齐谈禁刺的"神阙"穴，今天不仅并非绝对不能针，反而成了针之有效的治疗穴了。

三、几点看法

1. 某穴"禁不可刺"不是绝对的。虽然历代针灸书籍曾提出若干禁刺穴位，然一方面是"禁"，而另一方面却是"用"，关于这个问题，从它提出起，人们的看法就没统一。

2. 无数例证证明《针灸大成》中提到的禁刺二十二穴不但可以不禁，且对某些病是具有一定疗效的。因此不可拘泥于古说，要跳出旧的窠臼，重新来审视这个问题。

3. 禁刺穴有其一定的历史意义，在一定的历史条件下，它有一定作用，但这些条件变了，就必须相适应地提出新的看法，否则这个理论就要阻碍临床实践。我们认为，在今天的条件下不存在绝对禁刺的腧穴。绝对禁刺实际上是一种历史上的医学术语。它在今天的针灸学术领域内已经失去存在的必要性了。

4. 在否定绝对禁刺腧穴这一概念的同时，不要忘记吸取其有益成分。古人不知走了多少弯路，经过多少沉痛教训之后才提出这个概念。我们今天条件虽然不同了，但在上述穴位行针时，也应小心谨慎，注意对不同部位腧穴的进针深度，尤其对乳中、神阙等穴位，在一般情况下还是应该少刺或不刺。

5. 我们认为，澄清绝对禁针穴这一概念，可以在行针时解放术者思想，可以扩大治疗腧穴的数目，可以在更多的部位上积累治疗经验。

注：本文目的是以《针灸大成》为中心探讨禁针腧穴，故古典资料搜集只到明末。清代廖润鸿的《针灸集成》收43个禁针穴。其数目虽多，但意义不大。像天枢、三阴交、脾俞、胆俞均被列为禁针穴。基于上述理由，故未涉及《针灸集成》的禁针穴。

（张　缙　张英超）

更考《素问》《难经》以为宗主（一）

"更考《素问》《难经》以为宗主"是赵文炳在《针灸大成》的序言中点的题，但这个学术思想确是杨继洲的。在"诸家得失策"中杨继洲说："溯而言之，则惟《素》《难》为最要，盖《素》《难》者医家之鼻祖，济生之心法，垂之万世而无弊者也。"可见杨氏这个学术思想由来已久，这次赵文炳又要为他出书，他才坚持把《素问》和《难经》中的针灸精华收集到新书之中。我们从《针灸大成》卷一的目录中来分析一下，杨继洲是如何坚持以《素问》《难经》为针灸的"宗主"的主导思想。

"更考《素问》《难经》以为宗主"这个学术见地是杨继洲的，《针灸大成》卷一中的经论部分应当是杨继洲在山西平阳或回到北京时编写的。根据杨继洲在针灸学术上的功力，这部分资料的辑入，对他来说也不会太费力气。让我们从康熙庚申李本（嘉庆·辛酉重刊经纶堂藏版）《针灸大成》一卷目录中的几个问题试做一分析。

卷一目录据康熙庚申李本为 19 条，其中有 2 条穴图和 1 条针道源流。

针灸方宜始论

原为《素问》第十二篇"异法方宜论"的全文。杨继洲将其置于"针灸直旨"之卷首，起到了引领全文、开宗明义的作用。在康熙庚申李本方宜始论目录下有小注"以下至刺法论俱《素问》"九个字。显然这是靳贤在编制目录时所加。这与事实不符，因为以下之各篇并不全是出自《素问》的，有相当一部分出自《灵枢》，这也说明靳贤是不了解《内经》的。《针灸大成》卷一主要是《素问》和《难经》的摘录。"更考"只能是杨继洲去"考"，靳贤是没有这种可能的。

刺热刺疟论

在《大成》目录上是一个名，在《素问》正文上是两篇，原篇名是"刺热篇第三十二"和"刺疟篇第三十六"，《大成》改篇为论，都是全文引用。

刺热论的《素问》原文是 700 字，杨继洲的注文是 381 个字。原文与注文之比是 2:1。刺疟论的《素问》原文是 759 个字，杨继洲的注文是 250 个字，原文与注文之比是 3:1。这些注文多不是释疑，《素问》原文写的是"经"，杨注加的是"穴"和针几分灸几壮。这绝非一般针灸医人敢着笔的。

刺要刺齐论

刺要刺齐论也是两篇合一的篇名，其内容又各自分立。"刺要论"为《素问》"刺要论篇第五十"之全文。"刺齐论"为《素问》"刺齐论篇第五十一"之大部原文，《大成》删去 59 个字，但对《素问》原意无损。这种在经文上的删繁就简，只能是出自杨继洲之手。

皮部经络骨空论

这个题目包含了《素问》的三篇文章：皮部论篇第五十六，经络论篇第五十七，骨空论篇第六十。《大成》作为皮部论只摘录《素问》皮部论最后一小段。《大成》引经络论篇为全文，只删了无关内容的五个字。骨空论只用《素问》原文之第一部分，约为原篇的四分之一。这样对《素问》原文的删节选用，也不是等闲人能办到的。

调经缪刺论

"调经论篇"为《素问》第六十二，"缪刺论篇"为《素问》第六十三，《针灸大成》定名为"调经缪刺论"。在正文内分为"调经论"与"缪刺论"两个部分。《大成》虽以调经为名，但并未用"调经论篇"之全部内容而仅用其后一半。在后半的内容中又把"帝曰血气以并，病形以成"至"近气不失，远气乃来，是谓追之"一段未用。"缪刺论篇"虽用的是《内经》本篇的全文，但内容有很大的改动。在第一段删去了原文中的 58 个字，在本篇倒数第二段中，也有较大的改动。将经文中治疗尸厥的取穴部位均注以穴名如下表所示：

原　　文	后注穴名
刺其足大指内侧爪甲上去端如韭叶	隐　白
后刺足心	涌　泉
后刺足中指爪甲上各一痏	厉　兑

并将"后刺手大指内侧去端如韭叶,后刺手心主少阴锐骨之端各一痏"等 26 字经文,改为"后刺少商、少冲、神门" 8 字。杨继洲在临床治疗中善用井穴,卷五之首即"杨氏十二经井穴",而其内容亦较翔实。这两者是一致的。像这样大的改动,只能是出自杨继洲之手。

经刺巨刺论

"经刺论"是高武《素难要旨》卷二之"经刺","经刺论"系《大成》的取名,其主要内容是由《素问》"缪刺论篇"的第一篇上节选的,也正是在《大成》"缪刺论"上第一篇所删节的内容。

"巨刺论"也是高武《素难要旨》卷二之"巨刺"的全文。

手足阴阳流注论

本篇引自滑伯仁《十四经发挥》卷上"手足阴阳流注篇"之原文(正文)及部分注文。此原文即正文,乃是《金兰循经》原文,滑伯仁说:"本篇正文与《金兰循经》同。"正文 168 字与注文 388 字共同组成了《大成》的"手足阴阳流注论"。经与《聚英》核对,《大成》不是由《聚英》转引的,而是直接引自《十四经发挥》。这里涉及《十四经发挥》《金兰循经》及《针灸聚英》等多部医书,这样综合的文献研究,岂是一般人能做的。

卫气行论

本篇出于《灵枢》"卫气行第七十六",《大成》所引为其后半部分。此篇介绍不同时辰正气在人体之部位及其与针刺之关系。

诊要经终论

本篇从引文内容上看是引自《素问》"诊要经终论第十六",是该篇的前半部分。引文的第一段为原文,引文后一段则为节录,而且在文字上节录得很有道理。非杨继洲这样的专家,不会有如此犀利的文笔。

刺禁论

本篇乃《素问》"刺禁论篇第五十二"之全文和《灵枢》"终始第九"之禁刺一段,并将《素问》"刺禁篇"之"无刺大醉,令人气乱"段移于本篇之后合于《灵枢》"终始"刺禁段中。

五夺不可泻

本篇乃《灵枢》"五禁第六十一"中部分内容。除五夺之外，还有五禁、五过、五逆等禁忌。"五禁""五逆"写得很具体，"五过"写得不具体，只有一句："补泻无过其度"。

五夺不可泻，在临床上是比较重要的，因此《大成》把他重点提出来。

（张　缙）

更考《素问》《难经》以为宗主（二）

《针灸大成》卷一有两部分材料，一是针道源流，二是经论部分，也就是更考《素问》《难经》以为宗主的部分。这宗主就是全书的理论基础和立论依据。《甲乙经》之后《针灸大成》之前的所有针灸名著中除《素难要旨》外，都没有把《内》《难》作为宗主。这个"以为宗主"的提出，是在《针灸大成》的赵文炳序言中。赵文炳是本书的出版人，但他不是针灸家，他"早年未攻是业"，因此他只能是替作者杨继洲提出，作者是借以他署名的序言讲出了这个观点，这就为《针灸大成》这部书奠定了理论基础。这使《针灸大成》和明代以及明代以前的一些针灸书籍有了根本的区别。《针灸聚英》《针灸问对》《针灸大全》只能算是针灸专著，而《针灸大成》则是经典的针灸传世之书。远在《内经》时期中国的主流医学是针灸。一部《内经》代表了当时的全部医学，也代表针灸医学。东汉大方脉的仲景医学（以《伤寒论》《金匮要略》为标志）发展起来之后，医学形势有了重大的变化。唐以后针灸只成为十三科之一，把针灸和医经几乎脱了钩。杨继洲这位杰出的针灸大师，从他一起步学医就树立起不同于一般的远见卓识，他在御医应试的考卷"诸家得失策"中就提出："溯而言之，则惟《素》《难》为最要。盖《素》《难》者，医家之鼻祖，济生之心法，垂之万世而无弊者也。夫即由《素》《难》以溯其源，又由诸家以穷其流，探脉络，索荣卫，诊表里，虚则补之，实则泻之，热则凉之，寒则温之，或通其气血，或维其真元，以律天时，则春夏刺浅，秋冬刺深也。以袭水土则湿致高原，热处风凉也。以取诸人，肥则刺深，瘠则刺浅也。又由是而施之以动摇进退、搓弹摄按之法，示之以喜怒忧惧、思劳醉饱之忌，穷之以井荣输经合之源，究之以主客标本之道，迎随开阖之机。夫然后阴阳和，五气顺，荣卫固，脉络绥，而凡腠理血脉，四体百骸，一气流行，而无壅滞痿痹之患矣。不犹圣人之裁成辅相，而一元之气，周流于天地之间乎。"医理说得透透彻彻，针法讲得明明白白。这洋洋洒洒的文风，凸显出这位年轻针灸学者的风范。纵观历朝历代的针灸家们，从医学源头上，从天人合一上，从易理溯源上，有这样大家风范的年轻针灸学者，这还是头一位。正是他用毕生的精力在那样出版困难的年代为我们留下了一部不朽的针灸经典传世佳篇。

国家号召我们"做临床，必读古籍"，做针灸临床读《针灸大成》这部经典古籍应当是首选。按杨继洲的路去走，必能走上中医针灸平坦的通途。杨氏的理论植根于《素》《难》，杨氏的针法继承并发展了"往圣的绝学"，把在元、明两代振兴了的针刺手法，由他推向了更佳境界。

"更考《素问》《难经》以为宗主"的学术思想源于杨继洲，不仅在杨继洲的御医考卷上早有论述，而且《针灸大成》卷一的经论部分，也是出自杨继洲之手。如"奇病论"，《大成》本篇虽用《素问》奇病论的篇名，但内容并非奇病的全文，仅用奇病论全文之半，有关病因和解释未录，所录者皆为论述奇病的部分，最后有病狂怒者一段，出自《素问》病能论。只有像杨继洲这样高水平的专家才能去挪动《内经》的原文。再如"骨空论"，《素问》上有骨空论，《针灸大成》也是用骨空论的篇名，但《大成》所摘录的内容仅是骨空论的第一部分，即由风邪所致之几种疾病的针灸治疗，仅为原篇幅的四分之一。《针灸大成》在卷一经论部分，立了"经刺论"与"巨刺论"两个篇名，而《素问》上并没有这两篇。《针灸大成》作者将《素问》缪刺论和《灵枢》经脉篇之部分原文，组成了"经刺论"的内容，又将《素问》调经论和《素问》缪刺论的部分原文组成了"巨刺论"的内容。《针灸大成》里的"手足阴阳流注论"引自《针灸聚英》卷一。《针灸聚英》本篇名为"手足阴阳流注"，此段文字亦非高武手笔，乃高武引自《十四经发挥》

卷上"手足阴阳流注篇"。《针灸大成》作者将注文做了删节后列于正文之后。"诊要经终论"篇，用的是《素问》原篇名，但内容只选录了前半篇的"诊要"部分。"刺禁论"篇，《针灸大成》不仅用了《素问》本篇的全文，而且加上了《灵枢》终始篇的刺禁部分。在对照《素问》《灵枢》，读《针灸大成》本篇时，你会感觉到这不是从《灵枢》终始篇移过来的一段文字，而像《素问》刺禁论丢失的一段文字。《大成》还将《灵枢》中的"大惊大恐，为定其气，乃刺之"一句经文，从"乘车来者"一句之前，移位至本段之后，这很像是解决了《灵枢》中古时的简片错位。将《灵枢》终始篇的经文移位至《素问》刺禁中，只有像杨继洲这样大师级的国手才能做得到，一般的针灸医生是没有这样的胆识的。"五夺不可泻"引自高武的《针灸节要》，而高武则是摘录自《灵枢》五禁篇的一小部分。虽然"刺常人黑白肥瘦""刺壮士""刺婴儿"，题目出自高武《针灸节要》，但内容均有所删减。

《针灸大成》引用了《难经》中的1、7、12、22、35、40、43、46、47、49、50、51、52、55、56、59、60、61共18条《难经》原文，其中属于诊脉方面有4条，属于脏腑方面有5条，属于疾病方面有9条。《针灸大成》引用元代滑伯仁的《难经本义》，因此滑氏的注文，也有相当一部分被录用到《针灸大成》之中。

卷一在祖本上共立题17个，因为杨继洲在《针灸大成》里称这部分为"更考《素问》《难经》以为宗主"，是针法之"纲"，所以我们又新立了"杨氏考"的概念。从以上所说的情况看，杨继洲对所摘录的《内》《难》的章节，确实下了一番功夫。他所考录的《内》《难》诸章节，都是针灸医生必须掌握的基本理论、必须具备的基本功夫和必须通晓的基本知识。读《针灸大成》这部经典，再做针灸临床是最适合的。研究《内经》者代不乏人，晋代皇甫谧从文献的角度，把《内经》加上一部《明堂孔穴针灸治要》类成了一部《针灸甲乙经》。《针灸甲乙经》的特点是把《内经》中的针灸学术条理化、系统化了，含有明显的针灸学术分科的意思。一、二、三摆开，使人们对针灸学术有了更规范的感觉。明代张景岳也采用类书的方法，把《内经》分类，又进行了注释，但他所彰显的效果与《甲乙经》不同，皇甫谧突出的是针灸专科的特色，而张景岳把针灸归类到了《类经》的一隅。杨继洲是从针灸的角度来看《内》《难》，把《内》《难》目为针灸学术之"宗主"，置于《针灸大成》之卷首，把《素问》"异法方宜论第十二篇"改置于《大成》所考《素》《难》之篇首，并改名为"针灸方宜始论"。杨氏在选定篇首之后，接着按当时"疾病谱"的特点，依次列出"刺热""刺疟""刺咳""刺腰痛"这些常见病，然后是疑难病"奇病"，再接着是针刺深浅的"刺要"与"刺齐"，依次是皮部（病邪入内的途径）、经络（经络颜色的变化）、骨空（风邪治疗的针法）。杨氏在"缪刺论"之后又提出"经刺论"与"巨刺论"，两个篇名在《素问》里"缪刺论"成为一章。"经刺"与"巨刺"原是"缪刺论"与"经脉篇"和"调经论"之部分内容。杨氏独具匠心地把三章并列，以兹醒目。以下则是经络流注和不同刺法，借鉴高武的一些观点依次提出。这是杨继洲把《内》《难》中的针灸精华从临床实用出发，摘其要略重编成"针灸直指"。杨继洲这篇"针灸直指"，是把针灸学术植根于《灵》《素》之中，坐实于《内》《难》之上。根深才能叶茂，本固始得枝荣，杨继洲在《针灸大成》卷首所考之《素问》《难经》，不仅是《针灸大成》一书的"宗主"，也是整个针灸医学的"宗主"。正如他在"诸家得失策"中所说："溯而言之，则惟《素》《难》为最要。盖《素》《难》者，医家之鼻祖，济生之心法，垂之万世而无弊者也。"

　　上边我们用了较长的篇幅夹叙夹议地对《针灸大成》卷一的"经论部分"进行了讨论。从中我们不难肯定这卷一的"考"《素问》《难经》，一定还是杨继洲"手自编摩"的。因为另外与《大成》有关联的赵文炳和靳贤既不能也不懂，即使杨继洲对此也不会是举手之劳，一定要用些时日。而"考《素》《难》"一事又是《玄机秘要》里没有的内容。这就有两种可能，一是杨氏留下在平阳小住些时日，一是带回北京，连同"令能匠于太医院肖刻的铜人像"一同送回平阳或使人来京拿取。回京"肖刻铜人像"并

"详著其穴"，"并刻画图"都不是短时期可以完成的，从《针灸大成》卷十所附之请益三条看，靳贤可能去过北京，不然他怎么会见到医官刘逸林。靳贤在请益第三条上把杨继洲也称为医官，可见靳贤去过北京，正好借取"肖刻铜人像"和"更考《素》《难》部分"，见到了刘、杨两位医官。这就使我们想到成书后、出书前刻序是"万历辛丑"，而杨继洲去平阳给赵文炳治病也许是在万历辛丑以前的一段时间。通过这些讨论，又明确了一些问题：

1. 杨继洲给赵文炳治病时，不大可能是一位八十多岁的老人。

2.《针灸大成》的序言有可能是由杨继洲起草的。

3. 更考《素问》《难经》以为宗主，这在《针灸大成》里是件极其重要的事，这是《玄机秘要》里没有的，但也是杨继洲"手自编摩"的，靳贤因非针灸中人是绝对插不上手的。

4. 更考《素》《难》，可能是杨继洲由平阳返回北京做的，可能和能匠肖刻的铜人像，一同由靳贤取回平阳付印。

5. 通过对《针灸大成》目录的研究，我们明显感觉到《玄机秘要》在《大成》中的蒸发，极有可能是靳贤一手造成的。这是与他在"针道源流"最后书缝边上撰写的 27 个字"《针灸大成》总辑以上诸书，类成一部，分为十卷，委晋阳靳贤选集校正"配合出台的。

6. 如果再进一步考量，把《针灸大成》中的临床部分（分散在《大成》的卷五、卷八、卷九）都集中起来，就能与卷六、卷七之经络、腧穴，卷四之刺灸法配合成套，就成了三分鼎足之势，这三分天下，不就和原来《玄机秘要》天地人三卷之数相符了吗？想到这一点，就好像三卷本的《玄机秘要》摆到了我们的眼前。

（张　缙）

从王序、赵序与杨氏医案所披露的线索来推测杨继洲的年龄

杨继洲的年龄，现无明文记载，只能按事理推算。虽然大致不差，但

出入也不小。一般推定到 1601 年，也就是《针灸大成》出书时，杨继洲在七八十岁。如果到了八十多岁，杨继洲应该不会也不能再去山西为赵文炳治病，当然也就没有《针灸大成》这部书问世了。在历史上人们对于年龄的问题，有两个共识。一是"人生七十古来稀"，二是人在虚岁达五十，因病亡故时，叫作"寿终正寝"，因此你就很难想象杨继洲以八十高龄，还能由"都门"（今天的北京）去山西平阳府（今天的临汾）为人治病。因为平阳在太原榆次、介休以南，靠近河南省境。这样一算，都门、平阳之间不可谓不远。如果此时杨继洲是耄耋之高龄，也不敢应请。这是人之常情，赵文炳在序中说得很清楚"乃于都门延名针杨继洲者"，在这 11 个字里没有"老"的意思，也没有"翁"的味道，丝毫没有杨继洲是个八十岁老大夫的意思。就算杨继洲身体好，毕竟年事已高，以赵文炳举人的水平行文写序，用"名针杨继洲者"，对于不远千里而来的有御医身份的老专家来说，显然失礼。在这里我们有三点想法：（1）杨继洲此时应该在七十岁上下；（2）身体尚好；（3）序言可能是杨继洲本人起草的。序言中若《神应经》《古今医统》《乾坤生意》《医学入门》《医经小学》《针灸节要》《针灸聚英》《针灸捷要》……这些篇目只能由杨继洲开列出来，赵文炳、靳贤均非针灸界人是写不出来的。

　　我们再从王国光《玄机秘要》序中，能看出更多关于杨继洲年龄的信息。"三衢杨子继洲，幼业举子，博学绩文，一再厄于有司，遂弃其业，业医"。"杨子"是对杨继洲的尊称。从行文中品味杨氏参加科考时，应是弱冠之年，也就是 18~20 岁之间，这和"幼业"才能一致起来。此时，杨氏年龄虽"幼"，水平确"高"，王氏用"博学绩文"来说明之，而这"博学绩文"又为下文"一再厄于有司"做了解释，如果不是"博学绩文"，考不上那是正常的。这"一再"应当是指杨氏考了两次都落了榜，是因为有司之厄，杨氏于第二个三年，也就是在杨氏 23 岁左右又不中，才弃儒（遂弃其业）就医。杨氏学医有两个方便条件，一是祖传，其祖父就是当时的太医，二是家里藏书多（蓄贮古医家抄籍），所以杨氏学医的起点就高。一般投师三年出徒，我们为杨继洲再多算两年，五年总算可以学成出徒，这时杨继洲应该是 26 岁左右，进京接受"大宗伯试异选"，这个推断是合乎情理的。

再从杨继洲在太医院行医时所写医案的称呼看，写"翁"者 8 次，称"公"者 14 次，也能说明杨继洲在壮年，其称"公"者在平辈之间，其称"翁"者都为"相公""尚书"。值得特别注意的，从杨继洲四篇策论（考御医时的应试论文）看，气势如虹，笔锋刚健，如长江黄河一泻千里，如崇山峻岭气象万千。文章中胆识俱佳，见地遐远。其中有两处写"下询承学"，也足见杨氏谦卑有度。杨氏在隆庆年（己巳）给"蔡都尉长子碧川公"治病一则提到，蔡碧川之女患风痫，经杨氏治愈后，蔡家赠厚礼不受。"后其女患风痫甚危，其乃郎秀山，乃婿张少泉，邀予治之。乃针内关而苏，以礼厚赠，予固辞不受。遂以女聘豚儿杨承祯焉。"杨继洲为蔡碧川治病时称"公"，可见年岁相等，其女后患痫症，这"后"了几年没有提，总之应当是晚几年，蔡杨两家结亲，这两位对头亲家都在四十岁左右，儿女在二十以内，这和杨继洲的年龄排序也是一致的。

在赵文炳序言中，有几处是应当注意的。如果杨继洲此时是誉满都门的高龄针灸名家，且是太医院的御医，赵氏小于杨三十岁左右，万无写成"乃于都门延名针杨继洲者"之理。按规矩最低也要写一"翁"字，更无可能用一"者"字为杨继洲代词。这亦使我另有一种疑心，我疑心这篇赵文炳的《针灸大成》序言，有可能是杨继洲代笔。另序言中"犹以诸家未备"，这个"犹以"两字，没讲清楚是谁"犹以"。清代王鸣盛（内阁学士）说"待御犹以为未备"，这个"待御"是指监察御史赵文炳而言的，这显然不正确。赵氏早年"未攻是业"，怎么能知道谁家已备，谁家未备呢？因此有"复广求群书"想法和"广求群书之目录"的都是杨继洲，这才合情合理。

"更考《素问》《难经》以为宗主"和"令能匠于太医院肖刻铜人像"，更是只有杨继洲这样著名的针灸太医才能办得到的。像杨继洲这样高水平的针灸大师，在整个明代都是首屈一指的。他自然是太医院针灸御医中的学术领头人，不是他谁能在太医院"肖刻铜人像"。也只有杨继洲本人能想出这个点子来，所以赵序从整体来看，很像杨继洲的手笔。

杨继洲年龄推算表

公元	年号	甲子纪年	杨继洲年龄（推算）	纪事	文献依据
1550	嘉靖二十九年	庚戌	18	第一次应举子试落榜	"幼业举子"（王国光序）
1551	嘉靖三十年	辛亥	19		
1552	嘉靖三十一年	壬子	20		
1553	嘉靖三十二年	癸丑	21	第二次应试举子试落榜，改行行医	"一再厄于有司，遂弃其业，业医"（王国光序）
1554	嘉靖三十三年	甲寅	22	学医	
1555	嘉靖三十四年	乙卯	23	学医（去建宁为滕柯山母看病）	第1个医案
1556	嘉靖三十五年	丙辰	24	学医	
1557	嘉靖三十六年	丁巳	25	学医	
1558	嘉靖三十七年	戊午	26	进京应试御医考试考中，同年为鸿胪吕小山看病	"世宗朝命大宗伯试选"（王国光序），第2个医案
1559	嘉靖三十八年	己未	27		
1560	嘉靖三十九年	庚申	28		
1561	嘉靖四十年	辛酉	29	为夏中贵针环跳治瘫	第3个医案
1562	嘉靖四十一年	壬戌	30	为吏部许敬庵用指针治腰痛	第4个医案
1563	嘉靖四十二年	癸亥	31		
1564	嘉靖四十三年	甲子	32		
1565	嘉靖四十四年	乙丑	33		
1566	嘉靖四十五年	丙寅	34		
1567	隆庆元年	丁卯	35		
1568	隆庆二年	戊辰	36	为杨后山、李邃麓、王缙庵、徐阁老治病	第5～8个医案

公元	年号	甲子纪年	杨继洲年龄（推算）	纪事	文献依据
1569	隆庆三年	己巳	37	为蔡碧川、王西翁之女、毛介川、张相公、李渐庵夫人治病	第9～13个医案
1570	隆庆四年	庚午	38		
1571	隆庆五年	辛未	39	为王会泉夫人、王念颐、郭黄厓治病	第14～16个医案
1572	隆庆六年	壬申	40	为夏梅源、虞绍东、王疏庵（即写序之王国光）、陈相公治病	第17～20个医案
1573	万历元年	癸酉	41	为李义河治病	第21个医案
1574	万历二年	甲戌	42	为熊可山、田春野之父治病	第22、23个医案
1575	万历三年	乙亥	43	为李户侯用鬼门十三针治病	第24个医案
1576	万历四年	丙子	44		
1577	万历五年	丁丑	45	为张少泉治病	第25个医案
1578	万历六年	戊寅	46	为张相公治病	第26个医案
1579	万历七年	己卯	47	为张靖寰、宋宪副治病	第27、28个医案
1580	万历八年	庚辰	48	为许鸿宇、黄缜庵、桑南皋治病	第29～31个医案

1.且令能匠于太医院肖刻铜人像详著其穴
2.并刻画图

公元	年号	甲子纪年	杨继洲年龄（推算）	纪事	文献依据
1601	万历二十九年	辛丑	69	《针灸大成》出书前赵文炳序成	

杨继洲在31个医案中对病人的称谓

序号	甲子纪年	朝代年号	公元	病案主名	病人	职位	疾病	治疗方法	取穴及用药	治疗结果	病案中称谓
1	乙卯	明嘉靖三十四年	1555年	滕柯山	之母		感寒手臂不举	针灸	肺俞、曲池、三里	当即举臂	
2	戊午	明嘉靖三十七年	1558年	吕小山	本人	鸿胪	结核在臂	针灸	曲池	数日平妥	
3	辛酉	明嘉靖四十年	1561年	夏中贵	本人		瘫痪	针	环跳	立愈	
4	壬戌	明嘉靖四十一年	1562年	许敬庵	本人	吏部	腰痛	指针	肾俞	有效	（公）
5	戊辰	明隆庆二年	1568年	杨后山	乃郎	给事	疳疾	针灸	针块中灸章门	愈	（公祖）

续表

序号	甲子纪年	朝代年号	公元	病案主名	病人	职位	疾病	治疗方法	取穴及用药	治疗结果	病案中称谓
6	戊辰	明隆庆二年	1568年	李邃麓	本人	观政	痞块	针灸	取块盘针灸中脘	愈	（公）
7	戊辰	明隆庆二年	1568年	王缙庵	乃弟	户部	痫疾	针	针照海、列缺，灸心俞	愈	（公）
8	戊辰	明隆庆二年	1568年	徐阁老	本人	阁老	积热积痰	药	清热健脾化痰汤	愈	
9	己巳	明隆庆三年	1569年	蔡都尉	长子		痰火	针	肺俞等穴	愈	（公）
10	己巳	明隆庆三年	1569年	王西翁	之女	尚书	项颈肝痛	针	原穴	愈	（翁）
11	己巳	明隆庆三年	1569年	毛介川	本人	尚书	脾虚泻痢	药	清热健脾化痰汤	愈	（翁）
12	己巳	明隆庆三年	1569年	张相公	本人	相公	肛门肿痛	药	搜风顺气剂	渐愈	（翁）
13	己巳	明隆庆三年	1569年	李渐庵	夫人	文选	产后血厥	针	足三阴经	立愈	
14	辛未	明隆庆五年	1571年	王会泉	夫人	武选	厥症	针	内关	立愈	
15	辛未	明隆庆五年	1571年	王念颐	本人	刑部	咽嗌	针	膻中、气海、三里	愈	（公）
16	辛未	明隆庆五年	1571年	郭黄厓	本人	巡抚	便血	针灸	长强（针二分灸七分）	愈	（公祖）
17	壬申	明隆庆六年	1572年	夏梅源	本人	大尹	伤寒	针药	针内关，柴胡汤（加减）	愈	（公）
18	壬申	明隆庆六年	1572年	虞绍东	本人	行人	膈气	针灸	针膻中、气海（灸七壮）	愈	（翁）
19	壬申	明隆庆六年	1572年	王疏庵	本人	尚书	臂难伸	针	肩髃、肺俞	愈	（翁）
20	壬申	明隆庆六年	1572年	陈相公	长孙	相公	胸前痰结	针灸	俞府、膻中	愈	（翁）
21	癸酉	明万历元年	1573年	李义河	本人	大理	腿痛	针	风市、阴市	愈	（翁）

续表

序号	甲子纪年	朝代年号	公元	病案主名	病人	职位	疾病	治疗方法	取穴及用药	治疗结果	病案中称谓
22	甲戌	明万历二年	1574年	熊可山	本人	员外	痢、吐血	针灸	针气海（灸50壮）	愈	（公）
23	甲戌	明万历二年	1574年	田春野	之父	观政	脾胃之疾	灸	中脘、食仓	愈	
24	乙亥	明万历三年	1575年	李户侯	夫人		怪症	针	鬼门十三针	愈	（乃翁）
25	丁丑	明万历五年	1577年	张少泉	夫人	锦衣	痫症	针	鸠尾、中脘、肩髃、曲池	愈	（公）
26	戊寅	明万历六年	1578年	张相公	长孙	相公	泻痢	针	中脘、章门	愈	（公）
27	乙卯	明万历七年	1579年	张靖寰	夫人	行人	崩症	药灸	羌活汤，灸膏肓、三里	愈	（公）
28	乙卯	明万历七年	1579年	宋宪副	之子		痞疾	针	章门	愈	（公）
29	庚辰	明万历八年	1580年	许鸿宇	本人	工部	腿痛	针	环跳、绝骨	愈	（公）
30	庚辰	明万历八年	1580年	黄缜庵	三郎	大尹	面疾	针灸	针巨髎、合谷，灸三里	愈	（公）
31	庚辰	明万历八年	1580年	桑南皋	夫人	御史	发热头眩	药	天麻、僵蚕	愈	（公）

【按】杨继洲31个医案中有称谓的有24人，其中称"公祖"的2人，称"公"的14人，称"乃翁"的1人，称"翁"的7人，仅7个医案无称谓。

【注】公：是对平辈的敬称。公祖：明朝是对知府以上地方官的尊称。

（张 缙）

第二部分　现代整理

大成书史

　　序言对一本书来说是十分重要的。有的是自序，也有他人写的序，序言中所讲的不外是作者的事和成书过程中的事，是了解该书始末缘由最好的基础材料，《针灸大成》也不例外。如果没有王国光的"《卫生针灸玄机秘要》叙"、赵文炳的"刻《针灸大成》序"，我们就无法了解《针灸大成》的成书始末；如果没有李月桂顺治丁酉序和康熙庚申序、章廷珪乾隆丁巳序，我们就无法了解《针灸大成》在清朝乾隆、嘉庆以前流传的情况。由于有了这些序言，《针灸大成》才有了书史。由于《针灸大成》在成书和流传过程中有些特殊情况，所以这些序言对于人们了解当时的情况显得尤为重要。因此，本书将前期的序言一一收录，以飨读者。

《卫生针灸玄机秘要》叙

　　尝闻医道通于儒，而其功与相等埒[1]，得非以儒者运心极而剂量之，能使天下和平[2]，与医之起瘵兴疴[3]，跻天下于仁寿[4]，其事与功均也[5]。然儒者未能穷经反约，则施且必悖[6]，终无补于治功，而医家治六气之淫，辨五方之感，察百病之因，其说具在载籍，无虑数十百种。专业是者，未能穷而反之，得其说于会通，吾未见其功之能相也。窃尝譬之执方待病者，刑名[7]之余绪也；导引不药者，黄老[8]之遗谋也。而均之弗足以收和平之功，正惟其戾于儒耳[9]。

　　三衢杨子继洲，幼业举子，博学绩文，一再厄于有司[10]，遂弃其业，业医。医固其世家也。祖父官太医，授有真秘，纂修集验医方进呈，上命镌行天下。且多蓄贮古医家抄籍，杨子取而读之，积有岁年，寒暑不辍，倬然有悟[11]。复虑诸家书弗会于一，乃参合指归[12]，汇同考异[13]，手自编摩[14]，凡针药调摄之法，分图析类，为天、地、人卷，题曰：《玄机秘要》。诚稽此而医道指掌矣。

世宗朝命大宗伯试异选，侍内廷，功绩懋著[15]，而人以疾病疕疡造者，应手奏效，声名籍甚。会在朝善杨子，究其自出是编，诸公嘉之，为寿诸梓，以惠后学，请序于余。余素知杨子去儒业，业医，今果能以医道伴相功，益信儒道之通于医也。是编出，而医道其指南焉。神明在人，寿域咸跻[16]，诸公之仁溥矣，远矣！是为序。

赐进士第太子太保吏部尚书获泽疏庵王国光书

【注释】

[1] 埒（liè 列）：作"相等"解。《史记》平准书："富埒王侯。"

[2] 儒者运心极而剂量之，能使天下和平：博学而又有权威的人，付出最大的努力，妥善地处理时政，就能使"天下和平"。

[3] 医之起疡兴疴：医生治愈疾病。疡，即疮症。《素问》风论："皮肤疡溃。"疴，即疾病。韦应物《闲居赠友诗》："闲居养疴瘵。"

[4] 跻天下于仁寿：使所有人都能长寿。跻（jī 机），为提举之意。仁寿，《论语》雍也："仁者寿"；疏："言仁者少思寡欲，性常安静，故多寿考也"。

[5] 其事与功均也：此指儒相治国与儒医治病两者的作用与意义是相等的。

[6] 未能穷经反约，则施切必悖（bèi 背）：如果不能通晓经史，并把握住它的要领，做任何事情都要事与愿违的。

[7] 刑名：此指先秦法家思想。他们主张"循名责实，慎赏明罚"，后世称其学说为刑名之学。《汉书》元帝纪："宣帝所用文法吏，以刑名绳下。"注引刘向《别录》云："申子学号刑名，刑名者以名责实，尊君卑臣，崇上抑下。"

[8] 黄老：黄帝与老子。此指黄老之学。《史记》：申不害传："学本黄老，而主刑名"。

[9] 正惟其戾于儒耳：他完全违反了儒家思想。戾（lì 力），违背、违反。韩愈《论语笔解》："如子之说，文虽相反，意不相戾。"

　　[10]一再厄于有司：厄有阻塞之意，如言厄运。有司，古时对官吏的统称。本句是说杨继洲因为受到考试官的阻碍，屡次应试，没有中举。《三国志·蜀志·诸葛亮传》："若有作奸犯科及为忠善者，宜付有司，论其刑赏……"

　　[11]倬（zhuō捉）然有悟：倬，显著之意。此谓受益显著，洞悉其理。

　　[12]参合指归：此指杨氏著《玄机秘要》时参考诸家著作，该合则合，该并则并。《晋书·束晰传》："初太康二年汲郡人得竹书数十车，多烬简断札，武帝以其书付秘书，校缀次第，寻考指归，而以今文写之。"

　　[13]考异：考订文字之疑异。宋·朱熹作《韩文考异》，其体例仅摘正文一二字，博考各本之异同，一一详为辨证，夹注于下。清代乾、嘉期间的学者翻刻古书"一字之异，胪列诸本论其得失"，也叫考异。

　　[14]编摩：摩，反复揣摩思考。此指编写《玄机秘要》时，经过认真的思考研究。

　　[15]功绩懋著：功劳巨大。懋，盛大之意。

　　[16]寿域咸跻：全都达到长寿的目的。跻，为升登之意。

刻针灸大成序

　　医关民命，其道尚矣。顾古之名医，率先针砭，而黄岐问难，于此科为独详[1]。精其术者，立起沉疴，见效捷于药饵。迩来针法绝传，殊为可惜！余承乏三晋[2]，值时多事，群小负嵎[3]，万姓倒悬，目击民艰，弗克匡济[4]，由是愤郁于中，遂成痿痹之疾，医人接踵，日试丸剂，莫能奏功。乃于都门延名针杨继洲者，至则三针而愈，随出家传《秘要》以观，乃知术之有所本也。将付之梓人，犹以诸家未备，复广求群书，若《神应经》《古今医统》《乾坤生意》《医学入门》《医经小学》《针灸节要》《针灸聚英》《针灸捷要》《小儿按摩》，凡有关于针灸者，悉采集之。更考《素问》《难经》以为宗主，针法纲目，备载之矣。且令能匠于太医院肖刻铜人像，详著其穴，并刻画图，令学者便览而易知焉。余有忧于时事，愧无寸补，恨早年不攻是业，反能济人利物也。因刻是书，传播宇内，必有仁人君子，诵而习之，精其术以寿斯民者，是为序。

时万历辛丑桂月吉旦。

巡按山西监察御史燕赵含章赵文炳书

【注释】

[1] 黄岐问难，于此科为独详：在《内经》中，黄帝与岐伯以问答形式讨论医理，有关针灸方面的阐述颇为详尽。问难，有析疑辨惑之意。

[2] 承乏三晋：承乏，是古代在任官吏常用的谦辞。意谓本不称职，暂先充代。《左传》成公二年："摄官承乏。"三晋：春秋时韩、赵、魏三家本皆仕晋为卿，至战国时，魏文侯、赵烈侯、韩景侯三家分晋各立为国，史上称为三晋。近代又做山西省的别称。

[3] 群小负嵎：出没无常的小股盗匪，依凭险地，恃以为势。群小，《诗》邶风柏舟："忧心悄悄，愠于群小。"负嵎，《孟子》尽心下："有众逐虎，虎负嵎，莫之敢撄。"

[4] 弗克匡济：不能纠正时弊以济民生。匡，作"正"解。匡济，有匡正而救济之意。《南齐书》高帝纪："匡济艰难，功均造物。"

前重修针灸大成序

慨自青囊[1]秘绝，而医失其传，末学家剽一二浮辞，谓为有得，师心而泥，瑕不掩瑜，补敝起衰，於焉渺矣。余承乏[2]平水[3]大父[4]自都来，顾以迈年，跋涉长途，风湿侵寻，遂积为痰火之症，日复一日，几至不起，延访名医而三晋寥寥乏人，仅得郡城郭子，洪洞王子，多方调剂，百日始痊。万难一拯，真空谷之跫音[5]也，医关功过，厥惟重哉。医道之难乃至此乎！爰念古来方家国手，必有一二微言要旨，足为后人师者，但恨耳目浅近，未及广为蒐讨耳。闻郡中向有《针灸大成》一书，乃先任按台赵公遘[6]疾，诸医莫效，而得都门名针杨继洲三针奏愈。因叩其术所自来，继洲遂出生平秘传，彚采名集而著梓之。览其指归，大有捷效。惜乎！有书无传，不获遍行海内也，夫医之为道，变通虽存乎人，而本原必资于学，使斯世果得其精，不惟余大父沉疴立起，获免百日之苦，即其加惠于斯世斯民者，亦既久且多矣。第斯刻其来已远，旧版残缺浸湮，余善其书，特为捐俸广梓，间采先贤诸论以补集中之所未及，倘有志继洲之业者，精习而妙施焉，未必无补于世云尔。

顺治丁酉秋月吉旦知平阳府事关东李月桂撰

捐修姓氏

襄陵县知县黄　讷

洪洞县知县余世堂

浮山县知县陈　政

太平县知县张　著

【注释】

[1]青囊：①古代医家存放医书的布袋。②借指医术、医生，此当医术讲。

[2]承乏：承继暂时无适当人选的职位，旧时常用作官场的自谦语。

[3]平水：旧平阳府城（今山西临汾）的别称，以城西南有平水支流得名。金元时称平阳所刻书籍为"平水板"。

[4]大父：①祖父。②外祖父。

[5]空谷跫音：跫（qióng　穷），指脚踏地的声音。在寂静的山谷里听到脚步声；比喻极难得到的言论。

[6]遘：遘（gòu　够），遇见。《说文》："遘，遇也。"清·方苞《狱中杂记》："是疾易传染，遘者虽戚属，不敢同卧起。"

重刊针灸大成叙

今夫人受天之气以生者也，天有四时五行九经九纬[1]，以成其三百六十周天之数，而人之一身脉络联贯，部位错陈，无不与之相配。善观天者必为之考其躔次[2]，酌其分野，定其价俏[3]愆伏[4]，而后岁差分至之理，可以察机微而鉴毫末。医之於人也亦然，古之人精求於水土燥湿之宜，熟悉乎时令生克之故，聆音辨色，表里洞然，举止声咳皆有以见其腠理而得其病根之所在，宜针者用针，宜灸者用灸，得心应手，吻合无间，俾数十年沉疴痼疾，如醉得醒，如厌得寤，如羁绊得解脱，蹶然起，划然稣[5]，而不自知其奏效之神一至于此。蓋古人医学确有渊源，内外兼资，药石互用，如是其全且备也。今人专究大方单，心脉诀，砭灸之传概置不讲久矣，间有一二从事焉者，则世又以管窥蠡测[6]，目之不得与内科专门名家者齿，而此一二人亦自相安于术之小艺之卑，捃摭[7]方言目营耳食敝敝焉，苟且以卒业，问以经穴之起止，骨络之向背与夫周身三百六十之躔度[8]，而茫乎不知其畔岸也，浩乎不知其津涯[9]也，慢然以试之，姑且以尝之，颠倒下上以意逆之，取生人百年自有之命，决验于俄顷呼吸之间，幸而效则矜为己功，不幸而不效，则籍口于气数之莫可如何，而不任受过。无怪乎，疫疠日以盛，夭札[10]日以多，而阴阳乖沴之气且寖寻交战，而未有已也。余昔备员山右，每阅杨继洲《针灸大成》一书，观其参合指归，彙考同异，支分节晰，州次部居，抉奥阐微，条贯井井，探之而益深，索之而益远，如大河之源出于昆仑至于积石[11]，又至于龙门，底柱。既乃吞吐百川，以达于海，见者但惊其瞬息万状，而不知其一往旋复，固犹是千古不易之定位也，涖政余暇，业已采辑群芳广蒐秘要付之剞劂[12]，公诸海内，为斯道晴室之一灯矣。二十年来鞅掌[13]仕路，南北奔驰，旧版漫漶[14]，兼多残蠹[15]不全，乃复取原本，手自编摩，细加雠[16]校，按图索解，虽一字一画，不敢少自假易，重命梓人，复光断简，世之有志斯业者。览诸家之玄妙，辨百症之源流，循其指法，运以心裁，寿域偕登，春台并陟，太和元气熙熙然，涵育于生成覆载中，上以佐君相燮理[17]之猷，下以溥专黎庶安全之福，参两大而列三才，余将于岐黄家有厚望焉。宁仅青囊世业云而哉。

康熙庚申春月江西督粮道参政古沈李月桂重订于德麟轩

【注释】

[1]纬：地理学上指在地面上的与赤道平行的线。东西向的道路或土地。

与南北向的"经"相对。地理学上所假想为地球上与赤道平行的南北分度线。在赤道以北的叫北纬，以南的叫南纬。

[2]躔（chán 缠）：运行，此指日月星辰在黄道上运行。《方言十二》："躔，历行也。日运为躔，月运为逡。"躔次：日月星辰在运行轨道上的位次。

[3]俛（miǎn 免）偝（bèi 背）：俛，面向；偝，背向。

[4]愆（qiān 千）伏：愆，气候失常，冷暖不调。《左传·昭公四年》："冬无愆阳，夏无伏阴。"

[5]划然：忽然；突然。形容水声、风声等。稣：同"苏"，转意为死而复生，苏醒，复活。《法苑珠林》："留尸十日，平旦喉中有声如雨，俄而稣活。"

[6]管窥蠡测：从竹管里看天，用瓢来测量海水，比喻对事物了解很片面。

[7]捃摭：收集、采集。

[8]躔度：日月星辰运行的度数。

[9]津涯：范围，边际。

[10]夭札：遭疫病而早死。

[11]积石：山名。即阿尼玛卿山。在青海省东南部，延伸至甘肃省南部边境。为昆仑山脉中支，黄河绕流东南侧。

[12]剞劂（jī jué 奇绝）：①刻镂用的刀具。②雕版印书。此当雕版印书讲。

[13]鞅掌：指职事纷扰繁忙。

[14]漫漶（huàn 患）：模糊不清。

[15]齾（yà 亚）：①缺齿。②器物的缺损。此当缺损讲。

[16]雠（chóu 愁）：校对文字。

[17]燮（xiè 谢）理：①协和治理。②指宰相的政务。此当协和治理讲。

重修针灸大成序

古人等良医与良相，而必臂折以九，肱折以三，始信为有本之学。诚见夫医之为道，大而上补阴阳之偏，下佐燮理之业也。左氏春秋曰：天有六气，降生五味，发为五色，徵为五声，淫生六疾。周礼曰：以五味、五谷、五药养其病，以五气、五声、五色眠其死生；两之以九窍之变，参之以九藏之动。艺文志云：医经者，原人血脉经络骨髓阴阳表里，起百病之本，死生之分，而用度针石汤熨之所施，调百药齐和之所宜。由此以观，天生五行，缺一不可，药石之所不及，而火以济其水，水火之所不及，而针以中其会，针灸之为功，岂浅鲜哉。惜也，青囊秘绝，汉唐而后，分门立异，各自名家，终不获涪翁[1]之亲授也。昔郭玉对汉和帝云：医之为言意也，腠理至微，随气用巧，针石之间，毫芒即乖，神存心手之下，心可得解，口不可得言。则书犹陈迹而得傅为要也，明矣。然人之一身，具三百六十穴，与周天之数合焉。苟非按图以索，披籍而观，又乌知针有浅深，灸有多寡耶，书因传以垂后，还因书以觅传可也。余莅守平阳，下车之始，即知府库中有铜人四图，针灸一书，因政务未遑[2]及也。今搜阅是书，检点旧版，多漫漶腐朽，不可收拾，乃捐俸为之创与有志者共相校雠，字讹者正之，义疑者阙[3]之，并列前守原序，以志存是书，以待真传，无废前人之旧而已。若夫出蛇走獭之奇，徒柳针茅之变，事虽可考，均属非经，有识者不与是书同类并观，而目重刊为梨枣之灾也，幸甚。是为序。

乾隆三年岁次丁巳仲秋知平阳府事会稽章廷珪撰

【注释】

[1] 涪（fú 福）翁：①东汉人，精于医术，姓名不传。②宋·黄庭坚的别号。根据上下文推断当为精于医术姓名不传之人。

[2] 遑（huáng 黄）：空闲，闲暇。

[3] 阙（quē 缺）：①去除，《周礼》以待会而考之，亡者阙之。②把疑难问题留着，不做主观推论，存疑；如多闻阙疑。此当存疑，不做主观推论讲。

校释问世

1963年课题启动后,负责单位南京中医学院(现南京中医药大学)召开了第一次工作会议,会上决定各执行单位要提出各课题的样稿以便于交流经验,互相借鉴,《针灸大成校释》课题组提出《标幽赋》作为样稿。

《七本中医古书校释工作执行计划》是1977年7月在南京召开的七本中医古书(《灵枢》《素问》《难经》《脉经》《甲乙经》《诸病源候论》和《针灸大成》)第二次工作会议上通过的。"文革"前在南京召开了第一次工作会议,与会专家意见不一,有的主张用集注,竖排、繁体字,为古书科研提供可靠资料。我们黑龙江的专家们则主张用横排、简体字、新式标点,要为广大医、教、研工作者提供一套实用的较好的古典医籍方面的参考书籍。为此,我们试写了《针灸大成校释》科研设计书,开创了中医文献整理研究采用科研设计方式的先河,这种方法也得到与会专家的一致肯定。根据当时人民卫生出版社负责此项工作的赵琦同志的建议,以《针灸大成校释》科研设计书为主要参考,由我与宗全和执笔撰写《七本中医古书校释工作执行计划》。人民卫生出版社在七本古医书之后又组织了十一本古书的整理出版工作,也采用了"七本中医古书校释"的体例。应当强调的是,该校释工作执行计划中关于"按语"的设计是个非常好的创意,通过"按语"可以增加针灸现代研究进展的相关内容,使本书与时代接轨。

在修订《针灸大成校释》第一版时,正值我撰写针刺手法规范(国家标准,以下简称"规范")。"规范"有其独特的体例、独特的写作要求,只能写技术操作方法,不能写形成这些方法的缘由,也无法更深入地写为什么要这样操作。众所周知,《针灸大成》中所记载的针刺手法最多,而在卷二中收录的泉石心之《金针赋》又是古代针刺手法的专著。考虑到《针灸大成校释》的体例是允许用现代研究成果来阐述针刺手法的，于是我们就把不能写入"规范"的针刺手法理论部分和其他连属部分都纳入《针灸大成校释》（第二版）卷二、卷四的各相关按语之中。这部分按语中对有关针刺手法的阐述，内容是丰富的也是很完整的，通过这些可以洞悉制定"规范"的立论依据，针刺手法的理论体系可以说是尽在其中了。如果将这些按语与"规范"对读，你就会清楚各种针刺手法的来龙去脉。

《针灸大成校释》科研设计书

一、研究的依据

1963~1972 全国科学技术发展规划（草案）（医学科学）（以下简称十年规划）中第三十六项为"中医文献的整理研究"。本项的第（三）题是"整理、语译中医古典著作"。《针灸大成》即此项内指定之研究题目。南京中医学院（现南京中医药大学）为国家指定之本题负责单位。在其（63）院研字第十一号函件中定黑龙江省祖国医药研究所（现黑龙江省中医药科学院）为《针灸大成》之主要执行单位。

二、《针灸大成》研究中的主导思想

以辩证唯物主义和历史唯物主义为指导思想。本研究所涉及的领域很广，所核对、所引用资料也庞杂。在去粗取精、去伪存真的过程中没有正确的指导思想是无法去鉴别资料、去运用资料的。在一些关键问题上防止导致错误的结论。

研究《针灸大成》之前，要学好《针灸大成》，要对本书进行精读。要对其著者、版本、目录及十卷《大成》中每一卷在精读的基础上进行专题研究并写出专题学术论文。

遇到难题要有啃骨头精神，不能"知难而退"，要"知难而进"，一定防止随文敷衍，遇有重要学术问题，不但要从理论上弄清楚，更要从实践中去找答案，去印证理论。要敢于碰硬，敢于解决大问题。

三、研究的方法及其依据

1. 用校勘学方法校本书讹误之处　为了提高本书质量，必须用校勘学方法，一一校清本书所存在之问题，必须做到文意确鉴，内容无误。一部古典书籍的好坏，关键是看它是否经过精校，为了提高本书质量，拟采取陈垣四校法。

（1）对校法　以同书之祖本或别本对校，叫"对校法"。本书以赵本为祖本，李本及章本为主参本。

（2）本校法　以本书之内容，前后互证，叫"本校法"。《针灸大成》引书不下二十余部，因此本校法的意义就更大。

（3）他校法　《针灸大成》引书不下二十余部，后人在著作中引《针灸大成》者就更多　在进行他校时，工作量是很大的，本书应重点运用本法。

（4）理校法　无书可据之处，可以理推之，叫"理校法"。

（5）校本书时应以以下各书为祖本及主参本

① 赵文炳万历二十九年（1601）刊本（人卫影印本）

以影印赵本为祖本。

② 李月桂顺治丁酉（1657）本

③ 李月桂康熙庚申（1608）本

④ 章廷珪乾隆丁巳（1737）本

以上为主参本。

⑤ 道光癸巳崇德书院本

⑥ 锦章书局 1951 本

⑦ 建文书局 1954 本

⑧ 人卫 1963 年新刊本

以上为参考本。

⑨《神应经》（明·陈会）

⑩《针灸节要》（明·高武）

⑪《针灸聚英》（明·高武）

⑫《针灸大全》（明·徐凤）

⑬《古今医统》（明·徐春甫）

⑭《乾坤生意》（明·朱权）

⑮《医学入门》（明·李梴）

⑯《医经小学》（明·刘纯）

⑰《九灵山房集》（明·戴良）

⑱《难经本义》（元·滑伯仁）

⑲《素问》

⑳《灵枢》

㉑《千金方》（唐·孙思邈）

㉒《甲乙经》（晋·皇甫谧）

㉓《太素》（隋·杨上善）

㉔《证类本草》（宋·唐慎微）

㉕《卫生宝鉴》（元·罗天益）

㉖《铜人腧穴针灸图经》（宋·王惟一）

㉗《针灸资生经》（宋·王执中）

㉘《素问玄机原病式》（金·刘完素）

㉙《明堂上经》《明堂下经》

㉚《济生拔萃》（元·杜思敬）

㉛《针灸玉龙经》（元·王国瑞）

㉜《针经指南》（元·窦汉卿）

㉝《神农本草经》

㉞《脾胃论》（元·李杲）

㉟《子午流注针经》

以上各书为他校时所用。

（6）关于祖本问题　1601年（明·万历二十九年）刊印之本为祖本。国内现有15个存本，北京7部，沪杭4部，沈阳、广东、重庆等各1部。祖本出书并不十分精良，李章二氏就改动了不少。1963年人卫社重排时又校勘 167 处。我们校本书的目的不是恢复祖本原貌，主要是使其内容更臻准确。

（7）主参本的问题 李本、章本及 1963 年人卫重刊本，均进行过校勘。其中有很多很好的见解，这三个本子各有其长处。在校勘中应仔细参阅。必须把上述各版之优点，集于本书之中。

2. 语译本书之古奥部分，以使其通俗易懂 《针灸大成》的内容上起《灵》《素》，下至有明一代针灸专著都收罗在内，内容极广。有些是古奥的，也有些较为浅显，经过注释就可以看懂，这就要分别对待，千篇一律进行语译是不必要的，完全不译也是不行的。我们按以下方法进行：

（1）既语译又注释者

卷一《灵枢》《素问》部分

卷四针术部分

卷六经络循行引《内经》部分等

卷七经络循行引《内经》部分等

（2）详加注释并适当配合图表者

卷二歌赋部分

卷三歌赋部分

卷五时间针法

卷八治疗部分

卷九治疗及灸法部分

（3）予以整理略加注释者

卷十保婴神术

（4）在语言文字上的要求 在语译时，一律用浅显简洁之白话文，行文避免啰嗦，语气力求一致，要把原意完整地表达出来。

（5）在标点上的要求 一律用新式标点，横排，各部分标点要一致，特别注意句号、逗号及引号的运用。为了使标点一致，在全稿脱校后，由专人校一遍标点。在排版时要注意铅字大小的统一、黑字的使用等。

（6）统一笔法风格的措施 由于本书为集体注译，因而行文上难免参差不一，一方面按第①项要求，力求标准一致，另一方面在全部完成之后由主编执笔进行文字上的统一加工。

（7）方法上的几个问题　以意译为主，对简单词句用直译，语译时要注意段落的安排与照应。

3.用训诂学方法注译本书

（1）意义　训诂学是研究汉语词义的一个学科，特别是研究古汉语的词义。《针灸大成》中引用许多汉魏以前的著作，在其间接引用之唐宋元等作品中，也有许多词义深奥难解的部分。古人用词简练而概括性强，在此有一讲，在彼则另有一讲，易于使人望文生训，这些部分必须详加注释。

（2）形式　用脚注序码方法，将注释部分排于本页地脚。这种方法是近代注译古书、翻译外文书籍的一种广泛使用的方法。其优点是检索方便、易查对。因书上问题较多，注释部分必须简练，否则将影响版面的美观，将给排版带来困难。

（3）注释时要有所偏重　以下问题要特别予以注意。

①含义不清，众议纷纭者；

②典故偏僻，资料难查者；

③词义古奥，不易领会者；

④医理难明，意义费解者；

⑤各书互异，无所适从者；

⑥虽不费解但意义重大者；

4.研究本书之版本

（1）确定版本优劣　必须先确定版本的优劣，知何版本较佳好取以为据，知何版本为劣，并查出其具体内容以便在校书时予以加工，优劣不知则校书必将无法确定蓝本。因此校书时必先系统研究本书的各种版本，没有全面的了解，只是逢山开路，遇水搭桥，是不会收到理想效果的。

（2）为本书作史　《针灸大成》一书，历来都是根据赵文炳的序言谈论其成书经过，这篇序言中问题很多，许多内容是含混不清的，而其所涉及的内容也不多。书有书史，就像家有家史、国有国史一样，是很重要的。如果一部书年代久、影响大、意义深者，就应当有史。《针灸大成》一书就应当有自己的书史。弄清楚本书的历史，对进一步校勘本书、发挥本书的作用，以及讲解本书时都有很大用处。关于本书作者近些年来有很大的歧义，像这样重要的针灸专著，弄不清楚作者是谁，是无法向历史交代的。这就要求我们从著者、成书及刊刻经过、流传中问题、版本以及与本书内容有关之史料着手，来研究书史，以为校释本书提供依据。

5. 用上述方法之依据　国家十年规划中指出："继续整理、语译中医古典著作，用语译、集注、校勘及训诂等方法，对《素问》《甲乙经》……《针灸大成》等古典著作进行整理。上述这些方法是我国国学中之精华，是汉尤其是有清一代汉学家辛勤研究的结果，这些学科的形成对中国国学发展起了极大的推动作用。

四、具体步骤及工作内容

1. 准备工作

（1）组成编写组，由张缙担任主编。

（2）提出《针灸大成校释科研设计书》。

撰写《针灸大成校释样稿》拟提：

①《标幽赋》

②《长刺节论》

（3）蒐集资料由张英超负责。

（4）几项重要的研究

①研究针灸大成的编著者究竟是谁，这是一项重要的命题，不确定作者，必将无法出书，无法在封面和扉页上标注作者。

②研究《针灸大成》47 个版本形成的过程及其优劣，不明本书版本源流，必将无法确定蓝本。

③研究《针灸大成》目录。

因本书涉及问题较多，所以有关明史、本书所引有关各书之史料、地方志、有关各家笔记、札记、本书所引之各书，均须逐一考究。资料不全则结论易错。

蒐集资料是问题的一个方面；蒐集到的资料如何利用则是问题的另一个方面，而且是更重要的方面。要在资料上去伪存真，去粗取精，使资料支持下的观点能够升华，不能在史料面前只见树木，不见森林，切忌一叶障目不识泰山。还要仔细推敲近代学者对本书的研究，以借鉴其经验。

研究著者是谁？因为近来有的学者提出杨继洲不是本书著者，本书应当是靳贤的书。像这样一部巨著，仅距今三百六十余年，著者问题是应该可以查清的，否则在扉页和封面上是无法标出著者的。另一方面，封面上各版本之不同提法，"著""原著""撰""编""秘传原本"等也不一致，它们是各有不同含义的，这也需要经过研究，确定一个最合适的提法。本书有 47 个不同的现有版本，选哪一个版本为蓝本？用哪个本校哪个本？过去的版本还有什么问题？本书的版本源流如何？这一系列问题都要通过版本的研究来解决。

2.《针灸大成校释》研究之进度与时间

（1）1962 年 8~12 月为准备工作时间。

（2）1962 年至工作结束为蒐集资料之时间，工作开始以蒐集资料为重点。

（3）著者的研究：1962 年 11 月至 1963 年 3 月。

（4）版本的研究：1962 年 4 月至 1963 年 10 月。

（5）目录的研究：1963 年 3 月至 1963 年 12 月。

（6）针道源流、序言增益的研究：1965 年 5 月至 1965 年 8 月。

（7）医案的研究：1965 年 1 月至 1965 年 3 月。

（8）经论部分的研究：1962 年 8 月至 1963 年 1 月。

（9）歌赋部分的研究：1963 年 4 月至 1964 年 3 月。

（10）针刺手法及子午流注的研究：1964 年 1 月至 1965 年 6 月。

（11）经络腧穴（卷六、七）的研究：1964 年 8 月至 1965 年 8 月。

（12）治疗与医案的研究：1964 年 12 月至 1965 年 3 月。

（13）保婴神术的整理与校勘：1965 年 4 月。

（14）二稿修改、系统校勘：1965 年 5 月至 1966 年 3 月。

（15）编制附件。

（16）打印清样、征求意见。

（17）三稿修订成书。

（18）总结验收。

（19）上报成果。

五、二稿修改，再次校勘

初稿成后，立即进行二稿修订，组内互相商讨，进行文字上必要的修饰，在这次修改中着重解决校勘问题。

六、编制附件

1. **关于序言** 序言是一书不可缺少之内容。经过校勘注释后，除列本书之前言及校释说明外，赵、王二序照录书前。

2. **关于增益** 置于书中，影响体例的完整，故当附件处理。校勘后加按语列于书后。

3. **扉页及装订设计** 书成约80万字以上，成一册似太厚，使用亦不便，故分两册。或平装或精装，一律横排，新式标点。每段先排原文原注，后加校勘及注释，最后加按语。提要放于全篇之首。用32开本，封面及扉页设计于书成后。

4. **目次的最后安排** 在这项工作中重点校标题，并给标题以相对应的页数号码。

七、印成样本，广泛征求意见

印成样本，向国内有关学术单位或学术领导单位征求意见。先室内，再在市内、省内，然后在十年规划36项第（三）条内之主要执行及负责单位中进行讨论。同时将研究本题过程所发表之论文印成单行本。

八、三稿修改

在广泛征求意见之后，进行三稿修改，最后定稿。还要听取有关专家、学术协作单位和出版社意见，根据意见再行修订。

九、最后定稿，安排出版

由本题负责单位连同本单位并邀请国内名专家共同定稿，同时请出版社派人参加。本书由人民卫生出版社出版。

十、全面总结工作，申报成果

按国家科研成果上报办法写成全面材料上报，并进行全面总结，从中吸取经验教训，以为下一步工作之参考。

附：工作进度表

校释《针灸大成》工作进度表

工作内容	1962年 八九十十一十二月	1963年 一二三四五六七八九十十一十二月	1964年 一二三四五六七八九十十一十二月	1965年 一二三四五六七八九十十一十二月	1966年 一二三四五六七八九十十一十二月
蒐集资料					
单项的研究　著者的研究					
版本的研究					
目录的研究					
针道源流、序言，增益的研究					
本书体裁，所引诸书著者的研究					
医案部分的研究					
经络部分的研究					
歌赋部分的研究					
针灸法及子午流注的研究					
经络、腧穴的研究					
治疗与医案					
保婴神术					
二稿修改、系统校勘					
编制附件					
印刷　印征成果					
清意求					
样见					
所内及省市内　执行36（三）题　单位同					
三稿修订成书					
全面总结					
上报成果					

《针灸大成校释》第一版前言

《针灸大成》为我国明代针灸学家杨继洲所著，是我国古典针灸医籍中内容丰富、资料全面、流传广泛、影响最大的一部针灸专著。从明·万历二十九年（公元 1601 年）出版，至今已有三百八十年，一直受到广大针灸工作者的喜爱，成为他们的必备之书。

全书共分十卷。第一卷的第一部分是针道源流，扼要地记载了《针灸大成》援引诸书之概貌，并作简要的评述。第二部分（即经论部分），是全书的理论中心，选《素问》《灵枢》和《难经》中的一些有关针灸内容，作为针灸的理论基础。第二、三两卷是歌赋，在所有的古典针灸医籍中，《针灸大成》辑录的歌赋是最全的。其中卷三收入的四篇"策"乃杨氏之考卷。卷四为针刺手法部分，卷前重点论述了九针，继之以大量篇幅介绍了各家针法，有《内经》补泻、《难经》补泻和《神应经》补泻；有李梴的手法、高武的手法和杨继洲的手法。其中以杨氏的手法较为全面而且实用。后一部分的重点是"经络迎随设为问答"，这是杨继洲在手法方面的经验总结。卷五为子午流注，所论时间配穴法的内容是极为丰富的，近人所阐述之子午流注，几乎没有超出此卷之范围。第六、七两卷为经络和腧穴，其有关各项之论述均较为详尽。卷八为针灸治疗，首列简易取穴法，继之用大量篇幅论述了 23 门疾病的针灸治疗。以上皆取材于《神应经》。其后为"续增治法"，记载了中风、伤寒和杂症的针灸治疗。卷九首列治症总要，继之介绍了东垣针法、名医治法和各家灸法，此后又介绍了灸法的基本内容，卷尾还附有杨氏的 31 个医案。卷十是小儿按摩，内容十分丰富，他是《针灸大成》的附篇。

为了继承和发扬祖国的针灸学术，我们不揣简陋对《针灸大成》进行了校释。因水平所限，错误之处必然很多，望广大读者不吝赐教。

在本书的编写过程中，得到了人民卫生出版社和各协编单位以及本省各有关单位的支持和帮助。本书稿由王雪苔、高式国两位专家进行了审阅，国内和省内有关专家也对书稿提出了很多宝贵意见，我所针灸经络研究室以及省针灸师资班的同志们在本书稿的核对、抄写等方面做了大量的工作，黑龙江省图书馆、北京图书馆和我所图书室为本书的编写提供了大量的资料，对此，我们表示由衷的感谢。

张　缙

1981 年 7 月

《针灸大成》校释说明（第一版）

《针灸大成》是明代针灸学家杨继洲（济时）编著。成书于万历辛丑（1601）年。杨继洲是浙江衢州六都人，"幼业举子，博学绩文"。因"一再厄于有司，遂弃其业业医"。杨继洲的祖父是太医，因此杨氏业医是有其家学渊源的。《针灸大成》就是在其手自编摩的《卫生针灸玄机秘要》的基础上，又汇集了诸家的针灸资料而编成。杨氏早年就曾刊刻过《卫生针灸玄机秘要》，但未能刻成问世。至晚年他去山西为巡按御史赵文炳治愈痿痹之疾后，赵文炳为了答谢杨继洲，才为他刊刻了这本《针灸大成》，并委派晋阳靳贤为选集校正人。

杨继洲想汇集一部针灸专著的愿望是由来已久的。从王国光的《玄机秘要》序言中"复虑诸家书弗会于一，乃参合指归，汇同考异，手自编摩……"的一段记载看，杨氏早在《玄机秘要》中，就已经进行了这方面的工作，只是因为"犹以诸家未备"，这才在《针灸大成》中"复广求群书"。除《玄机秘要》外，又选集了《神应经》《古今医统》《医学入门》《针灸节要》凡明以前的重要针灸论著，《针灸大成》都直接或间接予以引用。因此说《针灸大成》是对我国明代以前针灸学术发展的一次总结。内容极其丰富，它对继承和发展我国针灸学术、推广针灸的应用、开展针灸教育都起到了重要作用。至今它仍然是广大针灸工作者不可缺少的一部重要针灸书籍。

明代是针灸学术的全盛时期，尤以其末叶为最。此时人才辈出，群书涌现，诸如 1523 年汪机的《针灸问对》、1529 年高武的《针灸聚英》、1601 年杨继洲的《针灸大成》、1618 年吴崐的《针方六集》等都是我国针灸文献宝库中的珍品，而《针灸大成》则是其中最突出的一部。其流传之广，影响之深，声誉之高，意义之大，在古典针灸专著中是无出其上的。

《针灸大成》于 1601 年刊行以来，迄今已三百八十年，翻刻不下数十次。现在尚存的版本，除人民卫生出版社 1963 年排印本外，我们就条件所及一共找到了 46 种版本，以此计算平均每 6.8 年就有一个新的版本问世，这在我国古代针灸著作中是独一无二的。

《针灸大成》首刊于山西平阳府，五十六年之后，即清·顺治丁酉（1657）年，李月桂据祖本再刊于平阳。又经过二十三年之后，即康熙庚申（1681）年李月桂复据顺治丁酉本又刊于江西。乾隆丁巳（1737）年，章廷珪捐俸刻书，这是一个较好的版本。《针灸大成》在明代刊印一次，清代刊印 28 次，民国年间 14 次，1949 年以后又数次刊印。目前，国内流传最广的就是人民卫生出版社 1963 年排印本。

《针灸大成》版本虽多，但佳本确少。特别是坊间的刻本，讹误之处尤多。加之书中资料上迄先秦，下至明末，内容涉猎极广，语词古奥、医理难明之处也颇多，给读者学习带来了很大困难，因此，对《针灸大成》进行校释就显得十分必要了。

本次校释，以人民卫生出版社影印明本为蓝本。从"提要""原文""校勘""注释""语译""按语"等六个方面进行了工作。由于原书各卷之间内容差别很大，故难求体例上的完全一致，我们是根据各卷的具体情况进行处理的。

一、提要：将文章大意、内容梗概、原文出处，要略地介绍于篇首。

二、原文：均依蓝本为主，对属于迷信荒诞的内容，依人民卫生出版社1963 年排印本的处理办法，作了删节（如咒语）；将个别零乱的段落作了一些相应的调整；又据正文和目录补充了有关标题。以上均在校勘记或按语中作了说明，以便于读者查对。

三、校勘：用对校、本校、他校、理校四种方法。由于原书所引之资料源于二十几部书中，故在本次校勘中以他校为主，同时注意本校、对校与理校。对原书中明显的错字、别字，直接改动，不加脚注。对其所校出之脱漏、衍文、讹字等均标明序码，写出校勘记，以便查对。

校勘记引用之书名，多用缩写，如《素问》《灵枢》《难经》《甲乙经》《太素》《千金方》《千金翼》《外台》《资生经》《铜人》等。

四、注释：对本书难以理解的字、词、僻典、多义词，以及医理难明的句、段均参考各家意见，根据我们的理解进行了注释。对其中查无出处或隐晦难懂之处，未作强解。

本书之腧穴与治疗部分，重复的名词、术语很多，其他章节也有类似情况，如条条注释，必将大量扩充篇幅，故本书只在同卷中，采用注前不注后的原则。

五、语译：以直译为主，对少数难以用直译表达者，采用了意译。语译的段落和标点均与原文一致。由于《针灸大成》成书较晚，有许多篇章如腧穴及治疗部分，卷二、卷三之歌赋部分，文字均较浅显，故择章选译。

六、按语：本书对以下几个方面加了按语。

1. 除注释、语译校勘外，须作进一步阐述者。

2. 提示与本章节有关的古代或现代文献资料，以资参阅，从而有益于对原文加深理解者。

3. 对诸家见解不一或有争议的问题，难以在注释中阐述者。

4. 用以说明引文出处者。

5. 调整或删节原文，需要加以说明者。

参加本书编写工作的有：

主编：张缙

编写者：张缙、张英超、张一民、裴廷辅、姜淑明、张孟香、刘万成、王泓博

审阅者：王雪苔、高式国

本书初稿完成后，于1980年9月听取了本省有关单位的（按姓氏笔画排列）于致顺、王凤仪、刘凤仪、刘家阴、李复峰、沈霍夫、郑艺钟、徐茂兴、温广等同志对本书稿的意见。于1980年11月10日至25日由南京中医

学院、福州市人民医院与黑龙江省祖国医药研究所等单位主持在福州市召开了审稿定稿会议，广泛听取了与会同志的意见，又进行了最后修订。

参加审稿定稿会议的有（按单位笔画排序）：

山东中医学院：张灿玾、徐国仟、刘承才。

河北医学院：马新云、宗全和、高玉春。

南京中医学院：周景顺、孟景春、丁光迪、杨兆民、孙桐。

黑龙江省祖国医药研究所：张琪及编写组主要成员。

福州市人民医院：刘何峰、刘玉、郑孙谋、吴味雪、吴珠碧、林增祥、陈兴珠、孙坦村、吴泳仁、黄之光、郑维厚、任尔济、郑良琴。

此外并特邀以下同志参加了本书稿的审定工作（按单位笔画排序）：

上海中医学院：李鼎、凌耀星。

上海针灸经络研究所：黄羡明。

山东中医学院：张善忱。

中医研究院针灸研究所：程莘农、魏如恕。

江西中医学院：魏稼。

安徽中医学院：孟昭威。

南京中医学院：邱茂良。

湖北中医学院：李今庸。

福建中医学院：俞慎初。

福建省中医研究所：俞长荣、蔺云桂。

此外，刘衡如老先生还为本书校勘部分提供了许多宝贵意见，特致谢忱。

（张 缙）

《针灸大成校释》修订二版序言

《针灸大成校释》是 1963 年国家医学科学研究十年规划（1963~1972 年）

第三十六项〔三〕题，整理语译七本中医古典著作中的项目。本题主要负责单位是卫生部中医研究院（即今之中国中医科学院），本题负责单位是南京中医学院（即今之南京中医药大学），《针灸大成》执行单位是黑龙江省祖国医药研究所（即今之黑龙江省中医研究院）。这是本单位首次承担的国家级科研项目，为此组成了编写组，提出了《针灸大成》的科研设计书并定下了几项重要的前期科研题目。

我们在研究几个专题的同时，也对"校勘学""版本学""训诂学""目录学"进行了学习。我们采取了边学习、边搞专题研究、边写样稿的方法，经过一年多的努力，《针灸大成》的研究正式起步了。在中医古籍研究中写"科研设计书"，校勘时用陈垣的"四校法"（即"对校""本校""他校"和"理校"），我们是比较早的。在《针灸大成》的研究过程中，一共写了5篇相关论文：（1）对《针灸大成》的研究；（2）《针灸大成》的作者究竟是谁；（3）略论《针灸大成》的版本；（4）《针灸大成》目录的研究；（5）对《针灸大成》禁刺穴的研究。还写了《针灸大成》研究之科研设计书。我们准备在《针灸大成校释》（修订二版）出版的同时把《针灸大成研究》这个论文集也予以出版。

《针灸大成》作者的问题一直困扰着我们，这个问题不彻底解决，作为《针灸大成》的忠实读者和研究者，是有愧于杨继洲的，作为《针灸大成校释》的主编和执笔人也有负于本书的广大读者。自范行准先生在1957年出版的《秘传常山杨敬斋针灸全书》的"跋"上提出这个问题以来，到2007年已经整整五十个年头。我们是因为在执行这项国家课题过程中，碰到了《针灸大成》作者的问题，这是我们必须面对的，我们就是想绕开走也绕不过去。范行准先生原来是说他"很疑心《针灸大成》不是杨继洲的书"。他的意见是靳贤的书。我们起初也是趋同于范先生的意见，但觉得资料还不足，后来又深入地考察了一番，所得到的资料都不支持我们原来的观点，反而把我们引到了相反的方向上去，对此我们一度十分困惑，经过半年的梳理，我们写出来"《针灸大成》的作者究竟是谁"一文。文稿虽然杀青，但总觉得意犹未尽，因为兹事体大，未敢贸然公开，只是发表于 1964 年《黑龙江中医药研究》（内部刊物）上和 2005 年纪念杨继洲《针灸大成》404 年学术研讨会上。二十年前我们找到了有关靳贤的材料，我又重新审视此事，就越发感觉到这些年来由于自己的思路不宽，灵感匮乏，以致造成志其细而忽其大，重其流而轻其源。靳贤在这个问题上圈子绕得太大，绕圈子的水平又太高，所以几十年过去了也没有能把这个问题撕掳清楚。泉石心在《金针赋》序言里说他："今也，予年向暮，髭鬓皆白，恐久失传，拳拳在念。"而我不仅年已向暮而且更达耄耋之龄。靳贤这个问题不抖落清楚，我也是"拳拳在念"，为此我在 2007 年动笔写的一篇论文把它叫做《针灸大成校释》修订二版"跋"，来回应一下五十年前范行准先生提出的"疑心《针灸大成》不是杨继洲的书"的问题。我们这次回应迟来了半个世纪。范老先生地下有灵，尚祈谅我。我之所以而立起笔，耄耋成文，这主要是我对此事考量得较多，深恐笔下有失而唐突了先辈古人。我在二版序言中重提此事，是想请读者注意此"跋"，也顺便说明此"跋"的始末缘由。

《针灸大成》原书为三十六万四千字，经校释后增为九十一万七千字。校勘 610 处，注释 2999 条，语译 345 段，提要 132 条，按语 337 条。在注释中引用书目为 293 种。此次二版修订后又增加了约三万字。

《针灸大成校释》（二版）跋

——论《针灸大成》是谁的书

一、问题的提出

《针灸大成》一书，成书于明万历二十九年（1601），距今已 406 年。此书对我国针灸学术影响之大，是无出其上的。中国针灸界公认他是明以前的针灸学术总结。《针灸大成》流传甚广，在过去针灸医生们几乎是人手一册，案头置有此书者，多把它看成针灸医生专业身份的象征，这部针灸古籍的价值可想而知了。

《针灸大成》出书的当时，在封面上和序言中均已标明其作者是杨继洲，而且对其成书的经过交代得非常清楚。《针灸大成》是杨继洲的书应当是毫无疑问的，不料在 1957 年著名的中医文献专家范行准先生对其提出了异议，在 1957 年也就是 50 年前出版的《秘传常山杨敬斋针灸全书》的"跋"里，范先生写道：

"且《针灸大成》卷一针道源流，也引用《玄机秘要》之书，且标明'三衢继洲杨济时家传著集'之文，因此我很疑心，《针灸大成》一书，并不是杨继洲的书，证据也是根据《针灸大成》卷一针道源流的结语：《针灸大成》总辑以上诸书，类成一部，分为十卷，委晋阳靳贤选集校正。"

自此之后，《针灸大成》作者是谁，就众说纷纭了，有的说《针灸大成》不是杨继洲的书，但多数还是说《针灸大成》是杨继洲的书；也有一种意见说杨继洲是编著者，靳贤是"选集校正"人或"补辑重编"者；也有持相反意见的人，庄兆祥博士在香港《现代中医药》杂志（第八卷第十期总号九十四期）上以《<针灸大成>考误》为题，发表了长篇文章，庄文第二个大标题就是"《针灸大成》不是杨继洲撰著"，说"杨继洲不独没有刻印《针灸大成》，并且没有编著这书"。庄文在援引《秘传常山杨敬斋针灸全书》跋上那段范氏原话之后说："范氏所说极为正确，实获我心，《针灸大成》实在不是杨继洲所著，他不过编撰了一些针灸论文，连同他祖父撰写的《玄机秘要》一并给赵文炳收入《针灸大成》内。"庄氏接着说："杨继洲可能抄袭了别人的一部分文章，攘（窃取之意）为己有。"我们对庄先生的观点不仅难以苟同更感到作为《针灸大成》的忠实读者和研究者应该弄清楚事实真相，给《针灸大成》的真正缔造者以应有的公正。

二、两篇序言及其作序者

应当以《针灸大成》出书时所有的直接证据为依据，来厘定此事。即：①《针灸大成》的赵文炳序言；②《玄机秘要》的王国光序言；③《针灸大成》的著者题签。这三条证据可以叫做"铁证"，特别是赵序把出书的始末缘由写得清清楚楚，有此一序已经足以证明《针灸大成》的著者是杨继洲，《针灸大成》的底本是《玄机秘要》。王序再次证实了《玄机秘要》的作者是杨继洲。可见《玄机秘要》与《针灸大成》是一版与增订再版的关系，是母本与子本的关系。赵文炳的序言可信吗？我们认为是绝对可信的。

"赵文炳字含章，北直任县（今河北邢台市）人"（《济南志》）；"隆庆庚午（1570）举人"（《任县志》）；"万历十四年（1586）知新城县。立常平仓，积谷一万四千石。清保甲，重学校"（《济南志》）；"课农桑，问疾苦，力崇节俭，以化豪族之奢侈"（《任县志》）；"日惟食蔬菜，非文会不设鱼肉，宪司皆重其廉，尝分惠珍馔，文炳竟却之"（《山东通志》）；"以忧归，起曲垣县"（《任县志》）；"由知县擢御史，出按湖广及山西"（《中国人名大辞典》）；"拜命之日，即疏劾相臣。按晋，劾中使八事。有大奸倚藩为虐，贿夺皇场，有司莫敢问，文炳下檄丈量，积弊一清。又集古阉宦误国者为一篇，名曰《金鉴》，未上而卒"（《任县志》）。

从上述资料中可以看出，赵文炳是一位廉洁奉公的官吏，为人正直公平，不趋炎附势，不畏惧权阉，像这样两袖清风、一身傲骨的人，在过去封建社会官吏中，是不多见的。庄兆祥先生在《＜针灸大成＞考误》一文中说："赵文炳感激杨继洲替他治疗顽症之余，在补刻全书后，特地加上杨继洲著的字眼，以酬谢他的功劳。"这种推测是无法令人相信的。在《针灸大成》的序言中，赵文炳的真情跃然于纸上，在这样的心态下，他怎么能编几句谎言，把本属于靳贤的书，当自己的礼物去酬谢杨继洲呢？就是这样一位正气凛然的御史亲笔写的《针灸大成》序，还是他请来的靳贤作《针灸大成》的出书工作，也是他筹款和安排《针灸大成》的出书，因此《针灸大成》是谁的书，他最清楚，他的话才是最具权威的。

在《针灸大成》上的另一篇序言即《玄机秘要》序，是由王国光写的。王国光为《玄机秘要》写序时落款是"赐进士第太子太保吏部尚书"。进士有三个档次：一甲叫"赐进士及第"；二甲叫"赐进士出身"；三甲叫"赐同进士出身"。显然王国光是一甲，也就是同科进士殿试的前三名，是进士中的佼佼者。他有两个职衔：一个是"吏部尚书"；另一个是只有重要大臣中德高望重之人才能荣任的"太子太保"，就是辅导太子的老师。

前者赵文炳写的是《针灸大成》的序，后者王国光写的是《玄机秘要》的序。因为《玄机秘要》是《针灸大成》的底本，所以才将两个书名的序，放在同一书上。从我国古典书籍出书的规矩上看，仅此一项，就可以说明两书是一版和再版的关系，这是绝对错不了的。清代大儒《四库全书》的总纂官（总编辑）纪晓岚在《四库全书总目提要》里说《针灸大成》是在《卫生针灸玄机秘要》一书的基础上"补辑刊刻，易以今名"的。这两位序言的作者王国光和赵文炳都是杨继洲的患者，是杨继洲用他精湛的针技治好了王国光的痰火炽盛之症和赵文炳的痿痹之疾，王、赵二人又都是亲眼看到了书稿，亲笔写了序言，序言中讲的又都是本书成书的过程。这可以看作是两份当事人的亲笔证词。我们应当相信他们的人格和权威。《针灸大成》的著者是杨继洲，这是毫无疑问的。通过王、赵两位的序言的论证，《针灸大成》的作者是杨继洲，《针灸大成》是杨继洲的书，已经牢牢地刻印在广大读者的心上。要想通过靳贤自撰的一条孤证，就使《针灸大成》的作者易人，不足为证。

三、此事的关键人物是靳贤

靳贤在这个问题上是非常重要的，我们也对靳贤进行了考查。在《山西通志》和《潞安府志》上都有关于靳贤的记载：

"靳贤，静宁举人，通判潞安。有治民才，历署州县编审厅，讼人称平。催科得法，民间输纳恐后，政声大著，委署无虚日，皆称任，使升岢岚州，不就"（《山西通志》光绪十八年刻，王轩总纂）；"靳贤，陕西静宁州人，举人，有治民才，老成练达，历署州县编审厅，讼人称平，催科得体……输纳岁额早完。贤声大著，委无虚日，皆称任，使升岢岚州知州，不就"（《潞安府志·卷四》）。

从资料上看，这是位举人出身，干练的老吏，他与针灸无关，也不是医界中人。他不就任岢岚州知州，赵文炳委以《针灸大成》出版事宜，是有可能的。

四、从可疑的源头入手，是本题研究的关键

范氏疑窦的关键问题是他在《秘传常山杨敬斋针灸全书》"跋"里的一段话。范先生这段话里点出来的一些关键词，即："家传著集""《玄机秘要》""总辑诸书""类成一部""分为十卷""委靳贤""选集校正"。我们想，既然这些关键词都是令范先生疑心的源头问题，我们就应该顺藤摸瓜去一个一个研究这些问题，论证这些可疑之处，是疑对了，还是疑错了；找出真正的答案，也就是真正地解决了《针灸大成》到底是不是杨继洲的书的问题。这些"关键词"全是出自靳贤之手，又集中于靳贤在针道源流最后所写的一段话里。

（一）"总辑以上诸书"的问题

靳贤说《针灸大成》是"总辑以上诸书"而成的。这"以上诸书"明确是指"针道源流"项内的：

1.《素问》   5.《明堂针灸图》

2.《难经》   6.《存真图》

3.《子午经》   7.《膏肓灸法》

4.《铜人针灸图》 8.《千金方》

9.《千金翼方》

10.《外台秘要》

11.《金兰循经》

12.《济生拔萃》

13.《针经指南》

14.《针灸杂说》

15.《资生经》

16.《十四经发挥》

17.《神应经》

18.《针灸节要》

19.《针灸聚英》

20.《针灸捷要》燕山廷瑞徐凤著集

21.《玄机秘要》三衢继洲杨济时家传著集

22.《小儿按摩经》四明陈氏著集

23.《古今医统》

24.《乾坤生意》

25.《医学入门》

26.《医经小学》

27.《针灸大成》总辑以上诸书，类成一部，分为十卷，委晋阳靳贤选集校正。

（以上录自《针灸大成》针道源流，序号为笔者所加）

这是针道源流上所列的书名，共计27部。1、2两项是高武《针灸节要》的"集用书目"；3~16计十四项是高武《针灸聚英》上的"集用书目"。在这部分《针灸大成》有两处删减，一是《外台秘要》项下去掉后边的28个字，二是《金兰循经》项下去掉后边的17个字，其余则一字不差，全文照录，就连"针道源流"四个字也是《古今医统》上的。《针灸大成》是不是总辑了以上诸书？可以明显看出，不是。靳贤所说的"诸书"，是抄来的"书目"，怎么能将"书目"当成了"书"呢？从抄录来的"书目"中，能"总辑"出来《针灸大成》吗？可以说在《针灸大成》成书过程中，就从未发生过"总辑以上诸书"的问题。

《针灸大成》是在《玄机秘要》的基础上"补辑刊刻，易以今名"（见《四库全书总目》卷105·子部·医家类存目）。直到《针灸大成》出书188年之后，纪晓岚还是这样认定的，这个认定应该说是正确的。

（二）"复广求群书"的问题

上段写的是"总辑以上诸书"的问题，在《针灸大成》中还有个"复广求群书"的问题。我们在讨论"诸书"之后，也在此讨论一下"群书"的问题，因为必须把"诸书"和"群书"区分开来，两者各有其事，不能混为一谈。赵文炳在《针灸大成》序言中把群书的单子列了出来:《神应经》《古今医统》《乾坤生意》《医学入门》《医经小学》《针灸节要》《针灸聚英》《针灸捷要》(即《针灸大全》)和《小儿按摩》，即本文前边提到的第 17~26 项。赵文炳在这个书单中没有写出《玄机秘要》，正如以前所说因为他把《玄机秘要》看成《针灸大成》的底本，把"复广求群书"都是往《玄机秘要》里"求"，他当然不会在这个书单中写《玄机秘要》了。这虽然是字里行间流露出的一个细节，但却可以看出赵文炳认为《玄机秘要》是《针灸大成》底本的态度是十分明确的。"复广求群书"的人既不是赵文炳也不是靳贤，因为他们不懂针灸，因此，"复广求群书"的人必然是杨继洲。靳贤只能作为杨继洲的文字助手，靳贤无法自己承担"复广求群书"的任务。"复广求群书"这个"复"字是有来头的，因为在《玄机秘要》序里有"复虑诸家书弗汇于一"，杨继洲"乃参合指归，汇同考异，手自编摩"。说明杨继洲在写《玄机秘要》时已经汇集过诸家之书了，因此这次在《针灸大成》里才叫"复广求群书";靳贤他不知道第一次《玄机秘要》是怎么求的，因而也无法着手去"复广求"，就是求之后也无法去安排，使两次所辑资料成为一个整体。临时插手的靳贤是没办法做到这一点的，因此把《针灸大成》往靳贤身上贴，是有悖于常理的。

　　杨继洲在这"群书"中曾经为《玄机秘要》摘录过资料，只是摘录得不够多，所以赵文炳把此次摘录叫"复广求群书"。杨继洲在这次"复广求群书"中可以说是轻车熟路。他把高武的两套"集用书目"合到一起，又加上他所辑录的 9 部医书再用《古今医统》上的"针道源流"四字来领军，真像新打造的一篇针灸医学史。这样高超的专业能力和编排技巧绝不是一个专业外行能够完成的。我们据理推定"复广求群书"是赵文炳根据杨继洲的意愿作的决策。"复广求群书"的具体内容当然是杨继洲圈定，否则靳贤是无能为力的，而靳贤只能作为杨继洲的文字方面的助手，靳贤不具备直接去"广求群书"的条件。

　　在著《玄机秘要》时，杨继洲已经在群书中求过一遍了，这次"复广求群书"对杨继洲不过是举手之劳罢了。目录是在成书之际，由本人、助手或由编辑来编写，杨继洲不可能在山西久住，这份工作当然要由靳贤来做。靳贤在编写目录时是"煞费苦心"的，他对"复广求"的"群书"一一加了出处。作为《针灸大成》的母本《玄机秘要》最低限度也占《针灸大成》的一大半，可是靳贤在目录中仅让他露过一次面，在正文中根本没有让他出现过。靳贤让"复广求"的"群书"里《聚英》出现过 20 次,《医学入门》出现过 6 次,《医经小学》和《古今医统》各出现过 5 次。凡属《玄机秘要》的靳贤一律改为"杨氏""杨氏集"和"以下均杨氏"，为了陪衬"杨氏"他还特意两次把《针灸大全》改为"徐氏"，除此之外靳贤还在"按语"和"注文"中凡言及杨继洲之处都用了第三人称。靳贤这样精心处理其目的很清楚就是在不了解成书过程的读者中种下一棵疑窦（豆）。果然在杨继洲《针灸大成》出书 356 年之后即 1957 年，这三百多年前播下的种子在范行准先生的笔下开了花，结了果，因而在针坛上掀起了一阵轩然大波。我在 1963 年写"《针灸大成》作者究竟是谁？"时，还力主把靳贤写成"选集校正"人，以示公正。经过长期的思考，我还是改变了初衷。

《针灸大成》的流传已经四百多年，在漫长的历史过程中，针灸医生已经把《针灸大成》与杨继洲等同看待了,《针灸大成》几成杨继洲的化身,《针灸大成》是一部针灸学术史上的传世之作。今后这部《针灸大成》无论如何改版，无论怎样发展，都应该把"杨继洲"三个字与《针灸大成》四个字连在一起。2005 年在浙江召开的纪念杨继洲《针灸大成》404 年学术研讨会上首先把"杨继洲《针灸大成》"七个字连到了一起，这头开得非常好，这既符合历史的真实也是对杨继洲这位杰出的针灸大师的一种怀念。

（三）"类成一部"的问题

"类"在这里应该有两种解释：一是"类书"，即将一些同类的书，按类分系于若干标题之下，叫类书，如《古今图书集成》《永乐大典》《类经》等书。显然《针灸大成》还不是这样的类书。二是指分类编纂。靳贤所说的"类成一部"即指此而言，也就是分类纂集而成的一部书。这里不仅有编纂的问题，而且有"分门析类"的问题，唯恐靳贤完不成这样的分类编纂的任务，这一点庄兆祥先生是"歪打正着"了。他在《＜针灸大成＞考误》一文中说："想来，（靳贤）不失为一位对针灸很有研究的专家，否则他也不能够负起校正增补这部名著的艰巨责任。"前文已经说明靳贤是位举人出身的潞安通判，他不仅不是针灸专家，与医药也是隔行的，他当然无法去分类编纂一部几十万字的针灸专著。

（四）"分为十卷"的问题

《针灸大成》分为十卷的问题，揣情度理，必须由杨继洲自己去分卷，外行人是无法动手的。《针灸大成》的分卷，也有针灸学术分科的意思。针灸学术的分科，这是针灸学术史上的一个大问题，反映了当代针灸学术的发展水平和发展趋势，也是对针灸学术现状的反映。我们曾经在 20 世纪 80 年代初期，因为举办全国第一届针灸研究班开课的需要，进行过关于针灸学术分科的初步尝试，当时就是主要借鉴于《针灸大成》的"分为十卷"。在《针灸大成》分为十卷的启示下，结合当代针灸学术的发展现状而分成十个学科。

让我们把两者对照一下：

	《针灸大成》	现代针灸学术分科
卷一	针道源流	中国针灸医学史
	经论部分	针灸古典医籍选讲
卷二	赋	针灸古典医籍选讲
卷三	歌及杨氏策问	针灸古典医籍选讲
卷四	针刺手法	刺灸学
卷五	子午流注（时间配穴法）	针灸腧穴配方学
卷六	经络腧穴（上）	经络学、腧穴学
卷七	经络腧穴（下）	经络学、腧穴学、实验针灸学
卷八	针灸治疗	针灸治疗学
卷九	杨氏治症总要	针灸各家学说
	东垣针法	
	名医治法	
卷十	小儿按摩	

从上表的对应中，可以看出，我们所提出的现代针灸学术分科里有八个在《针灸大成》中是有原型的，也就是说《针灸大成》的分卷给予我们分科

的启示。另两个分科一是《针刺麻醉学》，一是《实验针灸学》，这是根据当代针灸学术发展的趋势和当代针灸学术的现状而确定的。

在《针灸大成》分卷上，是大有学问的。杨继洲来处理它就如同"庖丁解牛"，只是几刀的事儿；要让靳贤去办，由于他不是针灸里手，他是办不了的。照此说来，"类成一部"也好，"分为十卷"也好，这只能是杨继洲的学术思想，靳贤只能在杨继洲所规划的框子里，为杨继洲当个助手而已。

（五）《玄机秘要》的问题

《玄机秘要》这个书名，在《针灸大成》中仅仅出现了四次，第一次在王序中，第二次在赵序中，第三次在针道源流中，第四次在总目中，而在《针灸大成》正文里从未出现过。但是，我们对照古本（康熙庚申李本）的目录，再详读《针灸大成》时，我们还是可以品味出来《玄机秘要》的大至轮廓。如果靳贤按常情处理，《玄机秘要》在《针灸大成》中的位置绝不至于这样式微。作为底本的《秘要》竟少于《聚英》《入门》《大全》《医统》，这究竟是为什么？尽管如此，还是有些针灸学家统计过《针灸大成》中用杨继洲的《玄机秘要》到底有多少？ 1962 年我国针灸界著名专家王雪苔教授统计过。吴月琴在 1989 年在"《玄机秘要》与《针灸大成》"一文中引用了王雪苔教授统的 13 项统计数字之后说："我们可以清楚地看到《玄机秘要》占全书的比例最高，约 43% 有余，是全书的核心，所以我们可以这样说：如果没有《玄机秘要》，就没有《针灸大成》"（见杨继洲学术思想研讨会论文汇编）。1966 年 2 月台湾针灸学家黄维三先生在《＜针灸大成＞作者杨继洲先生事略》一文中说："《针灸大成》中载录杨氏之著作（指《玄机秘要》）其分量约占全书之大半，故黄氏尊杨继洲为《针灸大成》之作者，杨氏亦当之而无愧"（见 1966 年 2 月香港《中国医药》杂志第五卷第一期）。黄先生是逐卷计算之后，说的上述一席话。

在《玄机秘要》的问题上还有一点是应该注意的。赵文炳重视《玄机秘要》，是把它作为《针灸大成》的底本看待的，所以在其序言中所开列的书目里没有《玄机秘要》，他是一心往《玄机秘要》里再加资料，以使之更充实；靳贤也是重视《玄机秘要》的，但是心态和赵文炳相反，他的重点是削弱《玄机秘要》的重要性，他削弱《玄机秘要》是通过以下四个步骤：

①在"诸书"的排列中，先把《玄机秘要》从底本的地位上拉下来，拉到和"诸书"等同的地位上，成为诸家之一。

②把杨继洲"著"的《玄机秘要》改成"家传著集"，靳贤这样写的目的是要把杨继洲《玄机秘要》著作者的身份删掉，改成从祖上继承来的，以削弱或消除杨继洲在《玄机秘要》中的地位。

③靳贤为了不让他"杜撰"的"家传著集"四个字让别人看了太乍眼，他把《玄机秘要》前一项《针灸捷要》写成"燕山廷瑞徐凤著集"；把《玄机秘要》后一项《小儿按摩经》上写了"四明陈氏著集"。这样一连三个"著集"，也就不太惹人注目了，但让细心人看来，倒是欲盖弥彰了。

④靳贤为了进一步将《玄机秘要》的影响冲淡，他在目录标题下注明出处时，也作了文章，只有在《针灸大成》总目录项下，注明了出于《玄机秘要》，在分卷目录和正文标题下再也找不到《玄机秘要》的踪影了，也就是说在《针灸大成》中"玄机秘要"四字仅此一见而已。冷眼看上去，真有这种效果，但要仔细一琢磨，反而露出了马脚。作为《针灸大成》的底本《玄机秘要》是一部分成天、地、人三卷的大部头著作，为什么"总辑"到《针灸大成》里仅剩下这么一点点东西，其他的都到哪里去了？怎么靳贤经手后这《玄机秘要》就蒸发了？这能不让人起疑心吗？

（六）委靳贤的问题

"《针灸大成》总辑以上诸书类成一部分为十卷委晋阳靳贤选集校正。"这 27 个字是靳贤自己写的。前 18 个字讲的是《针灸大成》的成书基础，后 9 个字讲的是靳贤本人在《针灸大成》成书中所做的工作。这 27 个字可以读成一句，也可以分成两句来读。对《针灸大成》成书过程熟悉的人（如赵文炳、杨继洲等）就会把这句话断成两句来读；不了解《针灸大成》成书过程的人，会连到一起当成一句话来读。这句话是靳贤精心设计的，把这句话读成两句那就是，《针灸大成》成书是一回事，靳贤选辑校正又是一回事。

读成一句就容易给不知情的人一个错觉，那就成了《针灸大成》是靳贤总辑以上诸书，而后靳贤又进行了选集校正。

在"委晋阳靳贤选集校正"的"委"字上，靳贤是用到了心机的。本来这个"委"只能由赵文炳发出或由杨继洲发出，这才是正理，偏偏赵、杨二人对靳贤只字未提，对这只字未提也从一个侧面说明赵、杨二人没有把靳贤参与《针灸大成》的工作予以特别重视，是不足以上序言的。在靳贤参与《针灸大成》工作之初，赵、杨二人都会对这位卸任通判的举人说上几句客套话，这里有"委"的意思是很正常的，经过靳贤之笔，把他落实到书面上的"委"字上，意义就不一般了：一是授了权，二是正了名，三是定了位，可谓一箭三雕。有了这三点，靳贤在《针灸大成》工作中的地位就被抬高了，社会地位可以往高里抬，可是针灸学术地位是无法抬的，一个不懂针灸的人再抬他也是不懂针灸，不懂针灸的人又怎么能去总辑一部针灸专著呢？

（七）"选集校正"的问题

"选集校正"这是靳贤自己给自己的工作定的性。靳贤在《针灸大成》成书过程中确实做了很多工作，但这种工作从实而论是"编辑"和"校对"。从当时的具体情况来分析，受赵文炳的委托作为杨继洲的助手，靳贤可能按杨继洲的意见选了一些材料辑入《针灸大成》之中。靳贤往上攀，把它说成"选集校正"，一个举人出身的老吏感觉这样说好一些，这种心情是可以理解的，但从远期的结果来看，对《玄机秘要》下手之狠来看，他是想把杨继洲取而代之。靳贤的真实意图是说《针灸大成》完全是由他从 27 本书中选辑的，这就让人不能接受了。靳贤在《针灸大成》上写的"总辑以上诸书……委晋阳靳贤选集校正"这 27 个字，使杨继洲为此受害匪浅。庄兆祥可能就是根据这些才说杨继洲抄袭了别人一部分文章，攘为己有。《针灸大成》在四百多年中对针灸学术的推广、传播作用，针灸界尽人皆知，没想到其作者竟遭到如此的毁名谤誉。平心而论，以杨继洲的针灸业绩，让我们后人感其恩戴其德尚恐不够，在没有真凭实据的情况下，庄氏是不应该如此唐突古人的。庄氏没有深察也可能是力所不及，但究其根源，还是出在靳贤这 27 个字上。

五、必须有杨继洲的策划与安排

杨继洲去山西时年事已高，不可能在山西久留，但他已经去了山西，这说明其健康情况尚好，不然也不会有这次长途跋涉。赵文炳允诺为其出书，并且要在《玄机秘要》基础上再行汇集资料，使之成为名副其实的大成，在这样的情况下，使杨氏在山西小留些时日不仅是可以的而且是必须的。没有杨继洲的具体策划，不向具体的编辑人员作明白的交代，作为靳贤将无法插手。杨氏需要告诉靳贤所选用书籍的情况、底本的情况，以及选辑上的具体安排。这些问题不交代清楚，《玄机秘要》能成为《针灸大成》吗？以《神应经》为例，这一条的内容不见于高武《针灸聚英》的集用书目但是它紧承上文，统观文义这条应该是杨继洲所写，是给靳贤写的样稿，给他看可能是让他继续写《针灸聚英》以下的这几部书；这几部书都有很多可写之处，为什么不写了，这可能是靳贤不懂针灸、没法下笔的缘故。这种推论是合乎情理的。

六、要从知识产权层面来认定《针灸大成》是杨继洲的书

赵文炳请出来靳贤是为了帮助杨继洲刊出《针灸大成》。中国第一部纪传体断代史——《汉书》的作者公认是班固（23~96年），但这部书的基本素材是他父亲班彪的，《汉书》一百篇中，八表和天文志又出自班昭和马续之手。可是从来没有人说《汉书》不是班固的书，因为对《汉书》在学术上贡献最大的人是班固而不是班昭和马续。就《针灸大成》来说，在学术上贡献最大的是杨继洲，而不是靳贤。

《针灸大成》一书，公认是明以前的一部针灸学术的总结，自针灸学未形成以来，举凡针灸学术的精华都在这里。这样高水平的学术总结，绝不是数载伏案、几易寒暑就能办到的，这是杨氏祖孙三代人心血的结晶、经验的汇总。杨继洲更为之奋斗了一生，直到垂暮之年，才完成了这个夙愿。这是杨氏一个家族在医学上的贡献，是几代人的辛勤结果，仔细想来比靳贤的"选集校正"，要多付出何啻千万倍的努力，这是地地道道的一桩知识产权的

大事。设若五十年前，我们就从知识产权层面来审视此事，也许很多的歧义就不会发生了。知识产权向来都是属于真正的知识持有者。更何况这位针灸学术和针灸技术的持有者杨继洲是中国针灸史上的一位罕见的大学者，是一位针灸学术上杰出的泰斗，又是针刺手法方面的一位顶尖的大师。说他是《针灸大成》的主人，说《针灸大成》是他的书，是合情合理的，也更合乎逻辑的。

七、说《针灸大成》是杨继洲的书有关证据

杨继洲是《针灸大成》当之无愧的作者，《针灸大成》确确实实是杨继洲的书。其论据有以下 10 条为证：

1. 赵文炳序言。

2. 王国光序言。

3. 祖本及后世翻刻的重要版本书名题签都是"杨继洲著针灸大成"。

4. 赵文炳及王国光的两篇序言在重要版本上均是并存。

5. 清·纪晓岚《四库全书总目提要》中的著录。

6.《玄机秘要》确为《针灸大成》之底本。

7.《针灸大成》之主要资料出自《玄机秘要》。

8.《玄机秘要》是杨继洲亲笔撰著，而不是"家传著集"。

9. 当代针灸名家王雪苔和黄维三都认为《玄机秘要》是《针灸大成》的主要内容。

10. 本文所提供的资料。

张　缙

2007 年 8 月 8 日

一九八四年人民卫生出版社出版
《针灸大成校释》(第一版)

主　编：张　缙
编写者：张　缙　张英超　张一民　裴廷辅
　　　　姜淑明　张孟香　刘万成　王泓博
审阅者：王雪苔　高式国

我国的针灸学术，正在有效地向全世界传播，现在已经有 160 多个国家和地区在应用针灸。目前急需扩大针灸应用的范围，提高针灸的临床疗效，强化针灸医生的技术水平，这就必须有高含金量的针灸技术、有传世不衰的针灸名著作为基础来支撑它。为了发展针灸事业，早在 1963 年国家提出的医学发展十年规划就把《针灸大成》纳入研究之中。由于"文革"的干扰，这项研究推迟到 1984 年才完成，由人民卫生出版社出版了《针灸大成校释》。第一版第一次印刷是 1984 年 4 月，仅在 1984～1999 年这 15 年间就印刷了 7 次，共印 4.6 万册，台湾企业书局也曾出版过此书。这部书出版后在国内外都成为畅销书，受到了广大读者的欢迎，1989 年被评为国家中医药管理局科技进步二等奖。1992 年又被评为全国古籍整理研究三等奖，在中医文献整理研究中获此双奖殊荣者只有《针灸大成校释》与《本草纲目》(南京)。

本书第一版出版之后，承蒙读者关怀，收到不少宝贵意见，我们自己也深感第一版成书仍有许多差错之处，因此从 20 世纪 90 年代以后就组织了力量，蒐集资料，以便进行二版修订。值得特别提出的是，台湾针灸学家黄维三先生，写来 31 条意见和 40 处勘误，除了几条见仁见智的意见外我们悉数采纳。黄维三先生还把他于 1966 年 2 月发表在香港《中国医药》杂志第五卷第一期上的《〈针灸大成〉作者杨继洲先生事略》的复印件一同寄来。非常感谢黄先生，他不但寄来自己的文章，还把与他意见相左的庄兆祥先生发表于香港《现代中医药》杂志第八卷第十期(总九十四期)上的《〈针灸大成〉考误》一文，一并寄来，我们准备把这两篇文章一并收入在我们的《针灸大成研究》中，以飨读者。

国家期望在新世纪里再培养一大批中医临床大家。为此国家中医药管理局启动了"优秀中医临床人才研修项目",认为做临床,必读古籍,做名医,更需要熟悉古籍,并能灵活运用。为此列出了必读书目70部,其中针灸科为三部,《针灸大成》即其中之一。杨继洲《针灸大成》成书于明代末叶万历二十九年(1601年),被公认是明代以前的一部针灸学术总结。元、明两代是我国针灸学术的鼎盛时期,此前历代的针灸学术精华,几近全部纳入书中。现在又将《针灸大成校释》进行了二版修订。修订二版的《针灸大成校释》有个明显的特点,即通过"按语",将传统的针灸学术与现代的研究进展接了轨。例如全国对针刺手法研究已经获得了突破性进展,并据此制定了"毫针基本手法技术操作规范",针刺手法的内容主要载于《针灸大成》卷二和卷四上,因体例所限,技术操作规范只能写具体操作技术,不能写每项技术的发展过程,更不能写与其相关的理论细节及其立论依据,而根据《七本中医古书校释工作执行计划》的规定,在其"按语"项里,却可以适当地写上这些有关内容。恰好,"规范"的起草和第二版《大成》校释这两项工作是同期进行的,而这两项工作又都是由黑龙江省中医研究院主笔的。因而修订二版的《针灸大成校释》在其卷二、卷四相关章节的"按语"中,就24式单式手法和复式手法烧山火、透天凉、飞经走气和气至病所等内容,进行了较为详细的论述。这就在客观上使修订二版的《针灸大成校释》相关手法部分成了"针刺手法规范"的细则和补充,成为学习和推广"针刺手法规范"的最佳参考资料之一。

随着我国针灸学术研究的不断进展,针灸临床、经络、腧穴、刺法、灸法,必将日新月异,如果《针灸大成校释》的修订三版、四版……这个势头也保持下去,又使两者相互结合的关系能继续下去,这对弘扬中国传统的针灸学术,向国际传播我国的传统医学,必将发挥出其巨大威力。《针灸大成校释》也应当成为我国针灸学传后世之杰作,载绝技之佳篇。

(张　缙)

七本中医古书校释工作执行计划

一、题目由来

本项科研题目是国家 1963 年医学科学研究十年规划第 36 项（三）题。1964 年开始执行，后因故暂停。根据卫生部（77）卫中字第 340 号"关于《素问》《灵枢》等七本古书校释和出版问题的复函"的精神，要重新启动本题。本题负责单位江苏新医学院于 1977 年 7 月 12 日在南京召集了本题各主要执行单位（河北新医大学、山东中医学院、黑龙江祖国医药研究所）参加的第二次工作会议，人民卫生出版社也派同志参加了会议。鉴于十几年来情况的变化和各执行单位在以往校释工作中初步积累的经验和遇到的问题，会议认为应当在 1964 年各执行单位第一次会议纪要的基础上，重新拟定《七本中医古书校释工作执行计划》，以便更好地指导本题研究工作的开展。

二、指导思想

遵照毛主席提出的"中国医药学是一个伟大的宝库，应当努力发掘，加以提高"的教导，以辩证唯物主义和历史唯物主义为指导思想，坚持继承发扬、整理提高、古为今用、深入浅出的方针和原则，注释出通俗易懂的中医古书，充分发挥七本中医古书在现时教学、医疗、科研工作中的作用。

三、校释工作的重点

按国家十年规划第 36 项（三）题的规定，此项研究工作应以"释"（包括注释、语译、按语等）为重点，而做好校勘工作则是为注释、语译打下良好的基础。

四、校释工作的方法与要求

用校勘学、训诂学、版本学等方法，对七本中医古书进行校释工作，力求达到内容精确、通俗易懂。

（一）校勘

应首先选出公认之善本为底本（蓝本），以人民卫生出版社最新标点本为主参本，并参照其他优良版本，综合运用对校、他校、本校、理校四种方法，详勘细琢，去粗取精，去伪存真，将原书中脱漏、倒置、衍文、讹字等加以改正，为对原书进行准确的注释和语译奠定基础。

在校勘中，发现原文有讹误时，对确有实据而无疑义者，可在原文中加以改正，并在校勘记中说明；凡明显的迷信、荒诞内容，则予以删除；对尚有疑义者，则不改动原文，在校勘记中说明；撰写校勘记时，可精选一家之言，亦可并列数家卓见，但文字均须洗练。校勘后必须注明所据书目、版本、卷次和篇章。

（二）注释

在七本中医古书中，凡遇下列情况：①含义不清，众说不一者；②典故偏僻、资料难寻者；③医理难明、意义费解者；④各书互异、无所适从者；⑤字词古奥、音义难明者，均需予以注释。解词时，必须简明扼要，切忌以经解经，应力求通俗易懂，对有争议之词，尤须审慎从事。遇有难字，一律用汉语拼音注音并以同音汉字兼注。

选用前人有关注解时，要择善而从，对确系精辟之注释，亦可数家之言并存，以利深入理解内容。

（三）语译

原则上全文通译，但编者可根据各书之具体情况灵活掌握。语译中，应将原文合理分段，并逐段将原文译成浅显简洁、通俗易懂、生动朴实的语体文。行文避免冗赘，全书语气要前后照应，力求一致，准确无误地把原著的本意通盘表达出来。语译的段落须与原文段落相一致。意译、直译或不译可酌情处理。

（四）按语

在校释中编写者认为：①确有必要作进一步阐述者；②须引读者对某段某句进行深入思考者；③历来争议颇多，而编写人对此确有见地者；④自古迄今有关此项研究已取得公认之成果，编者认为应当引入阐述者，均可加按。按语力求精辟，要带有指导性和概括性，避免浮乏、空洞、冗繁。需按则按，如无必要，则不必勉强。

（五）提要

提要一项各书可酌情选用，加在篇首，内容仅限于通篇大意，段落梗概。要求言简意赅，扣题精当。

五、体例

篇名之下，首放提要，以下次第为原文、注解、语译和按语。原文中有校勘者，可在右肩上加第一类圆括号（）之序码，注释则用方括号［　］之序码，词解用小号字排于同段原文之后，以便读者查阅。排列顺序是先校勘后注释。

七本中医古书，均采用简体字横排版，遇有简体字难以表达原意，或易与另意相混者，可个别处理。

原文、原注、注释、语译、按语以及校勘记、提要等，均使用国家公布之统一标点符号，并须照应原文与语译在标点上的一致。

六、工作进度

为了保证出版社能按计划收到最后之清稿，以便分批付印，各执行单位应在保证质量的前提下，抓紧时间，按期交稿，力争提前。经协商，初步确定：《难经校释》《甲乙经校释》在 1978 年上半年交稿，《诸病源候论校释》在 1978 年下半年交稿，《素问校释》《灵枢经校释》《针灸大成校释》在 1979 年上半年交稿。

与会代表在向本单位领导汇报后，需立即组织编写班子，研究、制订编写计划，并望于 9 月中旬前函寄负责单位和各执行单位。

七、关于审稿定稿问题

七本中医古书的校释是作为医学科研项目的第一批成果，其意义重大。因此各执行单位必须投放力量，以保证质量，按期完成。各执行单位均须按卫生部要求参加审稿。

审稿的程序是：

1. 各执行单位领导要把好质量关，认为可以交稿时方可提议召开定稿会议。

2. 召开定稿会前，须分期分批将样稿打印成册，提前1~2个月，分寄各有关单位和人民卫生出版社。各执行单位接稿后，要迅速组织人力，协助审阅，并将意见及时告知编写单位。上述工作做完，即可召开定稿会。

3. 各书定稿会的召开，须由各执行单位事先向负责单位江苏新医学院提出，再由负责单位与出版社联系，经三方磋商后确定。

4. 定稿会议由各执行单位具体安排，负责单位江苏新医学院与执行单位共同主持。各执行单位均须派有关人员参加，亦请出版社派同志参加。

5. 定稿后上报卫生部，请予验收，经卫生部验收认可后，交付出版社出版。

6. 新书封面，应一一标明各审稿单位全名，以示负责。

八、其他

1. 为了保证校释工作质量和能按时交稿付印，各单位应组成校释小组。各执行单位还应指派精通专业、熟悉本书内容，且有一定写作水平的同志为主要执笔人。各书要力求文字风格、学术观点的一致，要避免一书内容的前后相互矛盾。

2. 为了及时交流编写工作经验，统一各书口径，避免对同一学术内容在校释中发生矛盾，各单位之间有必要保持经常性联系。联系的方法有：①各主要执行单位如有需要，可随时与题目负责单位联系，而负责单位为了解各主要执行单位工作进展情况，也应主动与各单位联系（每年不得少于1~2次）；②有关课题主要执笔人之间可进行直接联系，以便及时交流情况，解决学术上的具体问题；③各书主要执笔人每年要有1~2次碰头，作为负责单位可根据日常联系的情况，把碰头地点分别安排在各执行单位的所在地。必要时请出版社同志参加。

3. 为了保证各书校释质量，必须加强资料工作。善本、孤本、旁证、直证，根据需要均需查到，以便于在比较中去伪存真，择善而从。

4. 负责单位需指派一名具体工作人员直接与各书主要执笔人联系，负责七本中医古书校释的协调工作，以保证"执行计划"中所提出的各项任务均能落实执行。

5.在各项任务完成后，建议召开一次校释工作经验交流会，总结经验，有利于今后校释中医古书工作的开展。

（张 缙 宗全和）

《针灸大成校释》样稿——标幽赋

《标幽赋》是针灸名家窦汉卿[1]撰写的一篇针灸名著，见于窦氏所著的《针经指南》之卷首，并曾有单刊本[2]流传。《针灸大全》《普济方》《杨敬斋针灸全书》《针灸聚英》及《类经附翼》等明代医学著作中，均转载了本赋。

窦氏本人曾注解过本赋[3]，其徒王镜潭有《重注标幽赋》[4]。明·洪武初年，处洲医学提举祝伯静亦曾为本赋作注[5]。可惜这些注本均已失传，现存之本赋注解，见于《针灸大全》[6]《杨敬斋针灸全书》[7]及《针灸大成》等书之中。依年代论，要以《针灸大全》中所载者为最早。《针灸大成》中本赋之注解，与《针灸大全》中的注解基本一致，杨氏的注解可能导源于《针灸大全》。

本文首谈经络，递次为候气、论针、取穴、标本论治、特定穴位、子午流注、补泻、治疗、禁针禁灸穴等。凡有关针灸学术中的重要问题，均一一论及。

【注释】

（1）窦默字子声，初名杰，广平肥乡人。生于1196年（南宋，庆元二年、丙辰），卒子1280年（元，至元十七年、庚辰）。窦氏幼喜读书，其壮年因避金元兵乱而南走渡河，从名医李浩学铜人针法，返乡后以针灸名盛一时，曾任元代昭文馆大学士及太师等职，死后封魏国公，谥文正。著有《针经指南》《流注指要赋》（又名《通玄指要赋》）和《六十六穴流注秘诀》等书。

（2）（3）见《宋以前医籍考》304页（人民卫生出版社，1958）

（4）（5）见《中国医籍考》333页（人民卫生出版社，1956）

（6）见《中国图书联合目录》461页（北京图书馆，1961）

（7）同（6），462页。

本文将针灸理论与实践中深奥难懂之处，提纲挈领地予以阐述标举，以发针灸学术中之幽微；用赋的体裁撰述，以便于记诵，故名"标幽赋"。

【原文】

拯救之法，妙用者针。

【原注】

劫病之功，莫捷于针灸。故《素问》诸书，为之首载，缓、和、扁、华⁽¹⁾，俱以此称神医。盖一针中穴，病者应手而起，诚医家之所先也。近世此科几于绝传，良为可叹！经云：拘于鬼神者，不可与言至德；恶于砭石者，不可与言至巧⁽²⁾。此之谓也。又语云：一针，二灸，三服药。则针灸为妙用可知。业医者，奈之何不亟讲乎？

【注释】

（1）指医缓、医和、扁鹊、华佗等四名古代名医。

（2）见《素问》五脏别论篇。

【按语】

针灸是我国的一种传统治病方法，它的疗效显著，使用简捷，对某些急症的救治，较之其他传统医学方法，更有独到之处。

【原文】

察岁时⁽¹⁾于天道⁽²⁾，

【原注】

夫人身十二经，三百六十节，以应一岁十二月，三百六十日。岁时者，春暖、夏热、秋凉、冬寒，此四时之正气。苟或春应暖而反寒，夏应热而反凉，秋应凉而反热，冬应寒而反暖，是故冬伤于寒，春必温病；春伤于风，夏必飧泄；夏伤于暑，秋必咳疟；秋伤于湿，上逆而效。岐伯曰：凡刺之法，必候日月星辰，四时八正之气，气定乃刺焉。是故天温日明，则人血淖液而卫气浮，故血易泻，气易行；天寒日阴，则人血凝泣⁽³⁾而卫气沉。月始生，则气血始清，卫气始行；月廓满，则气血实，肌⁽⁴⁾肉坚；月廓空，则肌肉减，经络虚,卫气去,形独居。是以因天时而调血气也。天寒无刺,天温无灸,月生无泻,月满无补,月廓空无治,是谓得天时而调之。若月生而泻,是谓脏虚;月满而补,血气洋溢;络有留血,名曰重实。月廓空而治,是谓乱经。阴阳相错,真邪不别,沉以留止⁽⁵⁾,外虚内乱,淫邪乃起。又曰:天有五运,金水木火土也。地有六气,风寒暑湿燥热也。

【注释】

(1)岁时,即一年之四时。

(2)天道,即自然界事物变化的规律。

(3)沍(hù 互误切),当凝滞闭塞讲。《内经》八正神明论篇作"泣",《内经》四部备要本卷七注音部分"泣"音涩。

(4)祖本《针灸大成》将"肌"误作"机"。

(5)祖本《针灸大成》将"止"误作"上"。

【原文】

定形气于予心。

【原注】

经云:凡用针者,必先度其形之肥瘦,以调其气之虚实,实则泻之,虚则补之,必先定其血脉,而后调之。形盛脉细,少气不足以息者危。形瘦脉大,胸中多气者死。形气相得者生,不调者病,相失者死,是故色脉不顺而莫针。戒之戒之!

【按语】

古人认为,疾病之发生、发展及其转归与自然环境有密切关系,因而,诊断、治疗、判定预后和预防措施,均要因人因地因时制宜。术者必须详察病人的形质肥瘦与气之虚实,并参考脉象,以确定可否行针及施针所用手法,《灵枢》终始篇说:"凡刺之法,必察其形气",意即在此。

【原文】

春夏瘦而刺浅,秋冬肥而刺深。

【原注】

经云:病有沉浮,刺有浅深,各至其理,无过其道,过之则内伤,不及则外壅，壅则贼邪从之，浅深不得，反为大贼。内伤五脏，后生大病。故曰春病在毫毛腠理，夏病在皮肤。故春夏之人，阳气轻浮，肌肉瘦薄，血气未盛宜刺之浅；秋病在肉脉，冬病在筋骨，秋冬则阳气收藏，肌肉肥厚，血气充满，刺之宜深。又云：春刺十二井，夏刺十二荥，季夏刺十二输，秋刺十二经，冬刺十二合，以配木火土金水。理见子午流注。

【按语】

春夏两季，阳气升散，肌肤疏松，肌肉瘦薄，则贼邪易犯表，故宜刺浅；秋冬两季，阳气收藏，肌肉肥厚，阳易闭于内，贼邪易深入至筋骨，故宜刺深。表示如下：

季 节	春 病	夏 病	秋 病	冬 病
部 位	毫毛腠理	皮 肤	肉 脉	筋 骨
阳 气	轻 浮		收 藏	
肉 分	瘦 薄		肥 厚	
血 分	未 盛		充 满	
浅 深	刺之宜浅		刺之宜深	

【原文】

不穷[1]经络阴阳，多逢刺禁；

【原注】

经有十二：手太阴肺，少阴心，厥阴心包络，太阳小肠，少阳三焦，阳明大肠，足太阴脾，少阴肾，厥阴肝，太阳膀胱，少阳胆，阳明胃也。络有十五：肺络列缺，心络通里，心包络内关，小肠络支正，三焦络外关，大[2]肠络偏历，脾络公孙，肾络大钟，肝络蠡沟，膀胱络飞扬，胆络光明，胃络丰隆，阴跷络照海，阳跷络申脉，脾之大络大包，督脉络长强，任脉络尾翳[3]也。

阴阳者，天之阴阳，平旦至日中，天之阳，阳中之阳也。日中至黄昏，天之阳，阳中之阴也。合夜至鸡鸣，天之阴，阴中之阴也。鸡鸣至平旦，天之阴，阴中之阳也。故人亦应之。至于人身，外为阳，内为阴，背为阳，腹为阴，手足皆以赤白肉分之。五脏为阴，六腑为阳，春夏之病在阳，秋冬之病在阴。背固为阳，阳中之阳，心也；阳中之阴，肺也。腹固为阴，阴中之阴，肾也；阴中之阳，肝也；阴中之至阴，脾也。此皆阴阳表里，内外雌雄，相输应也，是以应天之阴阳[4]。学者苟不明此经络，阴阳升降，左右不同之理，如病在阳明，反攻厥阴，病在太阳，反攻太阴，遂致贼邪未除，本气受蔽，则有劳无功，反犯禁刺。

【注释】

（1）"不穷"，在此当"不精通"讲。

（2）"大"，祖本《针灸大成》误作"太"字。

（3）"尾翳"系"会阴"穴的别名（见《针灸大成》考正穴法）。

（4）本段主要系节选自《素问》金匮言论篇。

【按语】

阴阳学说是我国古代哲学理论之一，中医学很早就应用了这一学说，来认识和概括人体发生的各种生理现象及病理变化，并结合五行、脏腑、经络等学说，把临床上许多现象有机地联系起来，借以指导诊断和治疗。经络理论是研究人体生理活动、病理变化及其相互联系的理论，它是在针灸实践中发展起来的，在现阶段又是指导针灸临床实践最有效的理论。因此赋文中强调指出，不把阴阳和经络的理论搞通搞透，并用以指导实践，在临床上就必然易犯针灸的禁忌。原注中论阴阳一段见于《素问》金匮真言论。

【原文】

既论脏腑虚实，须向经寻。

【原注】

欲知脏腑之虚实，必先诊[1]其脉之盛衰，既知脉之盛衰，又必辨其经脉之上下。脏者，心、肝、脾、肺、肾也。腑者，胆、胃、大小肠、三焦、膀胱也。如脉之衰弱者，其气多虚，为痒为麻也。脉之盛大者，其血多实，为肿为痛也。然脏腑居位乎内，而经络横行乎外，虚则补其母也，实则泻其子也。若心病，虚则补肝木也，实则泻脾土也。至于本经之中，而亦有子母焉。假如心之虚者，取本经少冲以补之，少冲者井木也，木能生火也。实取神门以泻之，神门者输土也，火能生土也。诸经莫不皆然，要之不离乎五行相生之理，当细思之。

【注释】

（1）"诊"祖本作"聆"，当为"诊"之误，今据康熙庚申李本改之。

【按语】

本段注文表明，五脏之虚实，表现于脉的盛衰。由于虚实盛衰的不同，其所致之证候亦各异，虚则补其母、实则泻其子的治疗原则，是溯本求源之方法。为了说明五脏间母子补泻关系与各经虚实为病的治则，以及取穴方法，现列表如下：

补虚	取五输穴	曲泉（合水）	少冲（井木）	大都（荥火）	太渊（输土）	复溜（经金）
	母脏及其属性	肾（水）	肝（木）	心（火）	脾（土）	肺（金）
五脏		肝	心	脾	肺	肾
泻实	子脏及其属性	心（火）	脾（土）	肺（金）	肾（水）	肝（木）
	取五输穴	行间（荥火）	神门（输土）	商丘（经金）	尺泽（合水）	涌泉（井木）

【原文】

原夫起自中焦，水初下漏。太阴为始，至厥阴而方终；穴出云门，抵期门而最后。

【原注】

此言人之气脉，行于十二经为一周，除任、督之外，计三百九十三穴。一日一夜有百刻，分于十二时，每一时有八刻二分，每一刻计六十分，一时共计五百分。每日寅时，手太阴肺经生自中焦中府穴，出于云门起，至少商穴止；卯时手阳明大肠经，自商阳起至迎香止；辰时足阳明胃经，自头维至厉兑；巳时足太阴脾经，自隐白至大包；午时手少阴心经，自极泉至少冲；未时手太阳小肠经，自少泽至听宫；申时足太阳膀胱经，自睛明至至阴；酉时足少阴肾经，自涌泉至俞府；戌时手厥阴心包络经，自天池至中冲；亥时手少阳三焦经，自关冲至耳门；子时足少阳胆经，自瞳子髎至窍阴；丑时足厥阴肝经，自大敦至期门而终。周而复始，与滴漏无差也。

【按语】

十二经脉之气，由中焦发起，自手太阴肺经开始循行，在二十四小时之内行人体一周，各按其时至其所止之经，如寅时初，由肺经（云门穴）起开始循行，至丑时末至肝经（期门穴）而止，十二经循行的全部过程如下表：

寅	卯	辰	巳	午	未
手太阴	手阳明	足阳明	足太阴	手少阴	手太阳
（肺）	（大肠）	（胃）	（脾）	（心）	（小肠）
云门	商阳	承泣	隐白	极泉	少泽
少商	迎香	厉兑	大包	少冲	听宫

申	酉	戌	亥	子	丑
足太阳	足少阴	手厥阴	手少阳	足少阳	足厥阴
（膀胱）	（肾）	（心包）	（三焦）	（胆）	（肝）
睛明	涌泉	天池	关冲	瞳子髎	大敦
至阴	俞府	中冲	耳门	窍阴	期门

【原文】

正经十二，别络走三百余支；

【原注】

十二经者，即手足三阴、三阳之正经也。别络者，除十五络，又有横络、孙络，不知其纪，散走于三百余支脉也。

【按语】

直行者为经，横行者为络。人体正经十二（手足三阴三阳）简称为经；有三百余支别络，简称为络。此外，更有无数之孙络、丝络。构成两经间之大络有十五，即十五别络。

【原文】

正侧仰伏，气血有六百余候。

【原注】

此言经络，或正或侧，或仰或伏，而气血循行孔穴，一周于身，荣行脉中三百余候，卫行脉外三百余候。

【按语】

《素问》调经论说："夫十二经脉者，皆络三百六十五节。"《灵枢》九针十二原说："节之交三百六十五会……所言节者，神气之所游行出入也。"可见这个"节"字是指腧穴而言，正合人之一身左右共六百多穴之数。因为气血交会在这些穴位上，所以全身各部征象必然要由这些部位反映出来。"气血有六百余候"的意义，或在于此。

【原文】

手足三阳，手走头而头走足；手足三阴，足走腹而胸走手。

【原注】

此言经络，阴升阳降，气血出入之机，男女无以异。

【按语】

《灵枢》逆顺肥瘦篇说："手之三阴，从脏走手；手之三阳，从手走头；足之三阳，从头走足；足之三阴，从足走腹。"本句赋文，即摘取此节经义。

【原文】

要识迎随，须明逆顺。

【原注】

迎随者，要知荣卫之流注，经脉之往来也。明其阴阳之经，逆顺而取之。迎者以针头朝其源而逆之，随者以针头从其流而顺之。是故逆之者为泻、为迎，顺之者为补、为随。若能知迎知随，令气必和，和气之方，必通[1]阴阳，升降上下，源流往来，逆顺之道明矣。

【注释】

（1）"通"，祖本《针灸大成》作"在"；今从《灵枢》。

【按语】

"迎随"是由于针尖对于经脉循行方向的顺逆而构成的两种手法；逆其经脉者为迎，是泻法；顺其经脉者为随，是补法。"泻者迎之，补者随之"意即在此。

【原文】

况夫阴阳，气血多少为最。厥阴、太阳，少气多血；太阴、少阴，少血多气；而又气多血少者，少阳之分；气盛血多者，阳明之位。[1]

【原注】

此言三阴、三阳，气血多少之不同，取之必记为最要也。

【注释】

（1）十二经气血多少，在《内经》中有三处记载，一为《素问》血气形志篇，一为《灵枢》五音五味，一为《灵枢》九针论。此三篇三阴经气血之多少，互有出入，一般多以《素问》血气形志篇为准。

【按语】

《素问》血气形志篇说："夫人之常数，太阳多血少气，少阳常少血多气，阳明常多气多血，少阴常少血多气，厥阴常多血少气，太阴常多气少血。"这些都是根据阴有余则阳不足，阳有余则阴不足的阴阳互根的理论而来。脏腑一里一表，气血亦一多一少，唯独阳明为后天生化之源，故气盛血多。归纳如下表：

太阳	腑	多血少气
少阴	脏	少血多气
少阳	腑	少血多气
厥阴	脏	多血少气
太阴	脏	少气多血
阳明	腑	多血多气

这些气血多少之说，主要是来自临床实践，并用以指导临床，《素问》血气形志篇："刺阳明出血气，刺太阳出血恶气，刺少阳出气恶血，刺太阴出气恶血，刺少阴出气恶血，刺厥阴出血恶气。"恶血是指出针时不宜出血，恶气是指出针时急闭其孔，不宜出气。

【原文】

先详多少之宜，次察应至之气。

【原注】

凡用针者，先明上文气血之多少，次观针气之来应。

【原文】

轻滑慢而未来，沉涩紧而已至。

【原注】

轻浮、滑虚、慢迟，入针之后值此三者，乃真气之未到；沉重、涩滞、紧实，入针之后值此三者，是正气之已来。

【原文】

既至也，量寒热而留疾；

【原注】

留，住也；疾，速也。此言正气既至，必审寒热而施之。故经云：刺热须至寒者，必留针，阴气隆至，乃呼之，去徐，其穴不闭；刺寒须至热者，阳气隆至，针气必热，乃吸之，去疾，其穴急扪之。

【原文】

未至也，据虚实而候气。

【原注】

气之未至，或进或退，或按或提，导之引之，候气至穴而方行补泻。经曰：虚则推内进搓，以补其气；实则循扪弹努，以引其气。

【原文】

气之至也，如鱼吞钩饵之沉浮；气未至也，如闲处幽堂之深邃[1]。

【原注】

气既至，则针有涩紧，似鱼吞钩，或沉或浮而动；其气不来，针自轻滑，如闲居静室之中，寂然无所闻也。

【注释】

（1）邃（suì 虽遂切）：深的意思。

【原文】

气速至而速效，气迟至而不治。

【原注】

言下针若得气来速，则病易痊，而效亦速也。气若来迟，则病难愈，而有不治之忧。故赋云：气速效速，气迟效迟，候之不至，必死无疑矣。（按：此"赋"系指《金针赋》）

【按语】

从"先详多少之宜，次察应至之气"到"气速至而速效，气迟至而不治"的数段原文，都是说"针下气"的问题。针下轻而空虚，是气未至；针下沉紧，是气已至；沉紧适度，是谷气至（谷气亦称真气）。沉紧过甚，为邪气盛。须待谷气至，方可行手法。《内经》中关于"针下气"的记载很多，特别强调了行针时以得气为要。针下得气则有效，不得气则无效。并认为，能使针下气得心应手，针术也就掌握得很好了。《灵枢》九针十二原说："刺之而气不至，无问其数，刺之而气至，乃去之，勿复针……刺之要，气至而有效，效之信，若风之吹云，明乎若见苍天，刺之道毕矣。"此段经文说明，用针刺治疗，如能得气，会有爽然劫病之效。

【原文】

观夫九针之法，毫针最微，七星上应，众穴主持。

【原注】

言九针之妙，毫针最精，上应七星，又为三百六十穴之针。

【按语】

九针中毫针最细，其用途最广。在《内经》中有关针法的理论，也多指毫针而言。古人把毫针比成"七星"以应人之七窍，因七星在天，七窍亦应在上之故。毫针纤细，既适于七窍附近之腧穴，更可刺全身之腧穴，以治诸经之病，故原注中称之为"三百六十穴之针"。

【原文】

本形金也，有蠲邪扶正之道；

【原注】

本形，言针也。针本出于金，古人以砭石，今人以铁代之。蠲，除也。邪气盛，针能除之。扶，辅也。正气衰，针能辅之。

【原文】

短长水也，有决凝开滞之机。

【原注】

此言针有长短，犹水之长短，人之气血凝滞而不通，犹水之凝滞而不通也。水之不通，决之使流于湖海，气血不通，针之使周于经脉，故言针应水也。

【原文】

定刺象木，或斜或正。

【原注】

此言木有斜正，而用针亦有或斜或正之不同。刺阳经者，必斜卧其针，无伤其卫；刺阴分者，必正立其针，毋伤其荣。故言针应木也。

【原文】

口藏比火，进阳补赢。

【原注】

口藏，以针含于口也。气之温，如火之温也。赢，瘦也。凡下针之时，必口内温针暖，使荣卫相接，进己之阳气，补彼之瘦弱，故言针应火也。

【原文】

循机扪而可塞以象土，

【原注】

循者，用手上下循之，使气血往来也。机扪者，针毕以手扪闭其穴，如用土填塞之义，故言针应土也。

【原文】

实应五行而可知。

【原注】

五行者，金、水、木、火、土也。此结上文，针能应五行之理也。

【按语】

以上数节，用五行学说，形象地说明毫针的针质、长短、针刺方向、温针、扪穴等几个问题。其中口内温针一说，在今天看来是不合适的，但我们应当从中得到这样启示，即：用粗针时，要注意针的温度，如针体太凉，将会影响得气。总结原注，列表如下：

应五行	金	水	木	火	土
作用	蠲邪扶正	决凝开滞	有邪有正 免伤荣卫	进阳补羸	循经塞穴
比拟	金者比 古之兵器	以针之长短 比水之长短	比树木之形有正干、有旁枝	口气之温 犹火之温	如土之壅塞
原注之解释	邪气盛能除之（对病邪）；正气衰能补之（对机体）	气血凝滞不通，针之，使周于经脉	刺阳经者，必斜卧针，免伤其卫；刺阴分者，必正立针无伤荣	使荣卫相接，进己之阳气，补彼之瘦弱	上下循之使气血往来，针毕以手扪闭其穴

【原文】

然是一寸六分，包含妙理。

【原注】

言针虽但长一寸六分，能巧运神机之妙，中含水火。回倒阴阳，其理最玄妙也。

【原文】

虽细桢[1]于毫发，同贯多歧。

【原注】

桢，针之干也。歧，气血往来之路也。言针之干，虽如毫发之微小，能贯通诸经血气之道路也。

【注释】

（1）桢（zhēn 知深切）：古时筑墙所用之立木叫桢，在此指针之细直而言。

【原文】

可平五脏之寒热，能调六腑之虚实。

【原注】

平，治也。调，理也。言针能调治脏腑之疾，有寒则温之，热则清之，虚则补之，实则泻之。

【原文】

拘挛闭塞，遣八邪而去矣；寒热痹痛，开四关而已之。

【原注】

拘挛者，筋脉之拘束。闭塞者，气血之不通。八邪者，所以候八风之虚邪，言疾有挛闭，必驱散八风之邪也。寒者，身作颤而发寒也。热者，身作潮而发热也。四关者，五脏有六腑[1]，六腑有十二原[2]，出于四关，太冲、合谷是也。故太乙移宫之日，主八风之邪，令人寒热疼痛，若能开四关者，两手两足，刺之而已。立春一日起艮，名曰天留宫，风从东北来为顺令；春分一日起震，名曰仓门宫，风从正东来为顺令；立夏一日起巽，名曰阴洛宫，风从东南来为顺令；夏至一日起离，名曰上天宫，风从正南来为顺令；立秋一日起坤，名曰玄委宫，风从西南来为顺令；秋分一日起兑，名曰仓果宫，风从正西来为顺令；立冬一日起乾，名曰新洛宫，风从西北来为顺令；冬至一日起坎，名曰叶蛰宫，风从正北来为顺令。其风着人爽神气，去沉疴。背逆谓之恶风毒气，吹形骸即病，名曰时气留伏。流入肌骨脏腑，虽不即患，后因风寒暑湿之重感，内缘饥饱劳欲之染着，发患日内外两感之痼疾，非刺针以调经络，汤液引其荣卫，不能已也。中宫名曰招摇宫，共九宫焉。此八风之邪，得其正令，则人无疾，逆之，则有病也。

【注释】

(1)原作"六藏六腑……"似误。《灵枢》九针十二原作"五脏六腑、六腑……"亦似欠妥，作"五脏六腑"较宜。

(2)《灵枢》九针十二原："十二原出于四关，四关治五脏。"

【按语】

筋脉拘束，气血闭塞，恶寒发热，身痛麻木等，多属八风虚邪为致病之因，当用开四关之法，以驱遣八邪。根据《灵枢》九针十二原应把四关作肘膝以下六十六穴解为宜。本赋原注则将四关作合关、太冲解。

【原文】

凡刺者，使市神朝⁽¹⁾而后入；既刺也，使市神定而气随。神不朝而勿刺，神已定而可施。

【原注】

凡用针者，必使患者精神巳朝，而后方可入针，既针之，必使患者精神才定，而后施针行气。若气不朝，其针为轻滑，不知疼痛，如插豆腐者，莫与进之，必使⁽²⁾之候。如神气既至，针自紧涩，可与依法察虚实而施之。

【注释】

（1）朝：在此有"汇聚"之意。如《尚书·禹贡》有"江汉朝宗于海"的记载。

（2）原作"使"与经义不合；《针灸大全》等作"死"从之。

【按语】

在针刺前和入针后必须使病人精神安定，才能使"针与其气相逢名为得气"。若遇过劳、过忧、过悲、大恐、大怒，凡诸神气未定之人，不可遂刺。若此时用针，不但不能得气且易发生事故，不可不慎。明代医家张景岳说过："所谓候气者，如使患者精神已潮，而后可入针，针即入矣，又必须患者精神安定，而后行气……气未至，则以手循摄，以爪切掐，以针摇动，进、捻、搓、弹，其气必至。"气至速着，效亦速，使病易痊。气至迟者，效亦迟，或病难愈……此因气可知吉凶也。

【原文】

定脚处，取气血为主意；

【原注】

言欲下针之时，必取阴阳气血多少为主，详见上文。

【原文】

下手处，认水市是根基。

【原注】

下手，亦言用针也。水者母也，木者子也，是水能生木也。是故济母禅其不足，夺子平其有余，此言用针，必先认子母相生之义。举水木而不及土金火者，省文也。

【原文】

天地人三才也，涌泉同璇玑、百会；

【原注】

百会一穴在头，以应乎天；璇玑一穴在胸，以应乎人；涌泉二穴在足心，以应乎地，是谓三才也。

【原文】

上中下三部也，大包与天枢、地机。

【原注】

大包二穴在乳后，为上部；天枢二穴在脐旁，为中部；地机二穴在足腨，为下部，是谓三部也。

【按语】

以上两句指出，人身腧穴虽各在定处，但可以通过自身，斡旋升降，调和荣卫，故能主治全身疾病。百会、璇玑、涌泉三穴，主天地人三部之病，可以取上治下，取下治上（如涌泉治头痛、百会治脱肛），亦可取上治上，取下治下（如百会治头风、涌泉治足腹诸疾），大包、天枢、地机三穴，主人之体内上中下三部，亦可按部取穴，以治上中下三焦之病。

【原文】

阳跷、阳维并督带，主肩背腰腿在表之病；

【原注】

阳跷脉，起于足跟中，循外踝，上入风池，通足太阳膀胱经，申脉是也。阳维脉者，维持诸阳之会，通手少阳三焦经，外关是也。督脉者，起于下极之腧，并于脊里，上行风府过脑循额，至鼻入龈交，通手太阳小肠经，后溪是也。带脉起于季胁，回身一周，如系带然，通足少阳胆经，临泣是也。言此奇经四脉属阳，主治肩背腰腿在表之病。

【原文】

阴跷、阴维、任、冲脉，去心腹胁肋在里之疑（疑者，疾也）。

【原注】

阴跷脉，亦起于足跟中，循内踝，上行至咽喉，交贯冲脉，通足少阴肾经，照海是也。阴维脉者，维持诸阴之交，通手厥阴心包络经，内关是也。任脉起于中极之下，循腹上至咽喉，通手太阴肺经，列缺是也。冲脉起于气冲，并足少阴之经，挟脐上行至胸中而散，通足太阴脾经，公孙是也。言此奇经四脉属阴，能治心腹胁肋在里之疑。

【按语】

以上两节，分言奇经八脉各有所通之经穴，各有所主之疾病。阳跷、阳维、督脉、带脉四阳脉主表，阴跷、阴维、任脉、冲脉四阴脉主里。归纳如下表：

阴阳归属	奇经八脉名	所通之穴	所通之正经	奇经所通之穴主治	奇经总主治
阳	阳跷脉	申脉	足太阳	腰背强痛、肢节烦痛、手足不遂、伤寒头痛、身体肿满、手背痛、腿膝肿痛、头面自汗等	肩背腰腿等表证
	阳维脉	外关	手少阳	肢节肿痛、臂膊冷痛、手足发热、手指节痛、不能屈伸、手足疼痛、头风、四肢不遂、筋骨疼痛等	
	督脉	后溪	手太阳	手足拘急、手足颤抖、头风痛、伤寒不解、中风不语、腰背强痛、筋骨痛等	
	带脉	临泣	足少阳	足跗肿痛、手足麻、手指颤抖、手足挛急、发热、脚膝肿痛、中风、手足不举等	
阴	阴跷脉	照海	足少阴	喉咙闭塞、小便冷痛、妇人血晕、胎衣不下、小腹胀满、中满不快、癥积、疝气等	心腹胁肋等里证
	阴维脉	内关	手厥阴	中满不快、心胸痞满、痰隔、横竖、疝气、胁肋痛、心下痞痛、肠风下血等	
	任脉	列缺	手太阴	寒痛泄泻、妇女血积、小肠气痛、胎衣不下、胁痛、咳嗽寒痰、心腹痛等	
	冲脉	公孙	足太阴	九种心痛、痰隔涎闷、胁肋疼痛、疝气疼痛气鬲、产后血迷、中满不快、反胃呕吐等	

【原文】

二陵、二跷、二交，似续而交五大；

【原注】

二陵者，阴陵泉、阳陵泉也。二跷者，阴跷、阳跷也。二交者，阴交、阳交也。续，接续也。五大者，五体也。言此六穴，递相交接于两手，两足并头也。

【原文】

两间、两商、两井，相依而别两支。

【原注】

两间者，二间、三间也。两商者，少商、商阳也。两井者，天井、肩井也。言六穴相依而分别于手之两支也。

【原文】

大抵取穴之法，必有分寸，先审自意，次观肉分；

【原注】

此言取量穴法，必以男左女右中指，与大指相屈如环，取内侧纹两角为一寸，各随长短大小取之，此乃同身之寸。先审病者是何病？属何经？用何穴？审于我意；次察病者，瘦肥长短，大小肉分，骨节发际之间，量度以取之。

【原文】

或伸屈而得之，或平直而安定。

【原注】

伸屈者，如取环跳之穴，必须伸下足，屈上足以取之，乃得其穴。平直者，或平卧而取之，或正坐而取之，或正立而取之，自然安定，如承浆在唇下宛宛中之类也。

【原文】

在阳部筋骨之侧，陷下为真；在阴分郄腘之间，动脉相应。

【原注】

阳部者，诸阳之经也，如合谷、三里、阳陵泉等穴，以取挟骨侧指陷中为真也。阴分者，诸阴之经也，如手心、脚内、肚腹等穴，必以筋骨郄腘动脉应指，乃为真穴也。

【原文】

取五穴用一穴而必端，取三经用一经而可正。

【原注】

此言取穴之法，必须点取五穴之中，而用一穴，则可为端的矣。若用一经，必须取三经而正一经之是非矣。

【原文】

头部与肩部详分，督脉与任脉易定。

【原注】

头部与肩部，则穴繁多，但医者以自意详审，大小肥瘦而分之。督、任二脉，直行背腹中，而有分寸，则易定也。

【按语】

以上从"大抵取穴之法"到"督脉与任脉易定"均为循经取穴的要领。现将原注文意归纳如下表：

医者先自审意		病属何经，取何经何穴？
次观患者肉分		看患者胖瘦长短大小，以量度取穴
寸法	中指同身寸	古多用之
	折量寸	今多用之
体位	伸屈	如取膝阳关穴，当屈膝；取尺泽则必伸肘；取环跳则伸下足而屈上足（侧卧）
	平卧	仰卧平，以取四肢及胸腹诸穴
	正坐位	取头部穴多用
	正立位	如委中穴放血用
	自然安位	如取承浆等面部穴位
部位特点	阳部	多在筋骨之侧，宛宛陷中，如阳陵泉、阳溪等穴
	阴分	在屈侧分肉间，多为动脉之旁，如箕门、五里等
定位	定穴	取五穴用一穴
	定经	取三经用一经
取穴难易	头肩难	腧穴繁多，经脉迂曲交互，取穴较难
	任督易	直行前后，穴列整齐，易于折量取穴

【原文】

明标与本，论刺深刺浅之经。

【原注】

标本者，非止一端也，有六经之标本，有天地阴阳之标本，有传病之标本。以人身论之，则外为标，内为本；阳为标，阴为本；腑阳为标，脏阴为本；脏腑在内为本，经络在外为标也。六经之标本者，足太阳之本，在足跟上五寸，标在目；足少阳之本在窍阴，标在耳之类是也。更有人身之脏腑，阳气阴血，经络，各有标本。以病论之，先受病为本，后传变为标，凡治病者，先治其本，后治其标，余症皆除矣。谓如先生轻病，后滋生重病，亦先治其轻病也。若有中满，无问标本，先治中满为急。若中满，大小便不利，亦无问⁽¹⁾标本，先利大小便较⁽²⁾治中满尤急也。除此三者之外，皆治其本，不可不慎也。从前来者实邪，从后来者虚邪，此子能令母实，母能令子虚也。治法虚则补其母，实则泻其子，假令肝受心之邪，是从前来者，为实邪也，当泻其火；然此直泻其火⁽³⁾，十二经络中，各有金、木、水、火、土也。当先泻本经荥火⁽⁴⁾（即肝受火之邪），先于肝经五穴，泻荥火行间⁽⁵⁾也，以分子经之火也⁽⁶⁾，故标本论⁽⁷⁾云："本而标之，先治其本，后治其标。"以药论，入肝经药为引，用泻心药为君也。是治实邪病矣。又假令肝受肾邪，是为从后来者，为虚邪，当补其母，故标本论云："标而本之，先治其标，后治其本。"肝木既受水邪，当先于肾经涌泉穴补木，是先治其标，后于肝经曲泉穴泻水，是后治其本，此先治其标者，推其至理，亦是先治其本也。以药论之，入肾经药为引，用补肝经药为君，是也。以得病之日为本，传病之日为标，亦是。

【注释】

（1）"问"，原无，今补之。

（2）"较"，原无，今补之。

（3）"然此直泻其火"，原作"然直泻火"。

（4）"当先泻本经荥火"原作"当木之下"。

（5）括号内字为后加，系用下句移来，删一"也"字。

（6）"以分子经之火也"，原作"分其火也"，今改之。

（7）见《素问》标本病传论篇。

【按语】

现存于《针灸大全》中之本段注文，是摘引《内经》之原文，而杨氏除引部分经文外，着重从"虚则补其母，实则泻其子"的角度解释了行针时的标本论治。标本论治是中医临床的重要原则之一，《素问》标本病传论篇说："知标本者，万举万当；不知标本，是谓妄行。"《内经》中关于标本论治有三项规定，即治病先求其本，急则治其标和标本兼顾。关于急则治其标也有三项规定，即先热而后生中满者，治其标；先病而后生中满者，治其标；大小便不利者，治其标。对急则治其标这三项内容，应当灵活领会，不可只拘此三者。

现将原注中虚则补其母、实则泻其子的原则以肝经为例列表说明如下：

子母关系	母	本　经		子
经	肾（水）	肝（木）		心（火）
邪来方向	从后来→	虚邪	实邪	←从前来
治则	虚则补其母		实则泻其子	
	先补肾井水（涌泉）	后补本经母穴（曲泉）	先泻本经子穴（行间）	后泻心经荥火（少府）
	先标后本　↓水		↓火　先本后标	
主次	次	主	次	主
	先次　　　　　后主			

【原文】

住痛移疼，取相交相贯之迳。

【原注】

此言用针之法，有住痛移疼之功者也。先以针左行左转，而得九数，复以针右行右转，而得六数，此乃阴阳交贯之道也。经脉亦有交贯，如手太阴肺之列缺，交于阳明之路，足阳明胃之丰隆，走于太阴之迳，此之类也。

【按语】

以针止痛时，在手法上有阴阳交贯法（先左转，用九数，后右转，用六数），在选经用穴上，有经络交贯法。因人体经脉是纡曲而行的，故有两经或数经交会的腧穴，此类腧穴全身约有一百多个，以头部为最多。因一穴沟通数经，故此一穴能治多经之病。

【原文】

岂不闻脏腑病，而求门、海、俞、募之微；

【原注】

门海者，如章门、气海之类。俞者，五脏六腑之俞也，俱在背部二行。募者，脏腑之募，肺募中府、心募巨阙、肝募期门、脾募章门、肾募京门、胃募中脘、胆募日月、大肠募天枢、小肠募关元、三焦募石门、膀胱募中极。此言五脏六腑之有病，必取此门、海、俞、募之最微妙矣。

【按语】

全身腧穴中，有以"门"命名者，有以"海"命名者，是经气出入之门户及经气所归之处。这些腧穴对各经之病，均有较好的疗效。在脏腑之气输转之腧穴及脏腑之气聚集之募穴，施以针灸时，效果尤为显著。现将十四经中门、海、俞、募各穴归纳如下表。

类别		腧 穴	有效之因	穴数
门	头	耳门、哑门	经气出入之门户	22
	上肢	郄门、液门、神门		
	下肢	箕门、冲门、殷门、金门		
	胸	关门、滑肉门、云门、章门		
	腹	幽门、石门、京门、期门、梁门		
	背	魂门、肓门、风门、命门		
海		血海、少海、照海、小海、气海	经气之所归	5
俞		肝俞、心俞、脾俞、肺俞、肾俞、厥阴俞、胆俞、胃俞、膀胱俞、大肠俞、小肠俞、三焦俞	脏腑之气输转之处	12
募		期门（肝募）、巨阙（心募）、章门（脾募）、中府（肺募）、京门（肾募）、膻中（心包募）、日月（胆募）、中脘（胃募）、中极（胱膀募）、天枢（大肠募）、关元（小肠募）、石门（三焦募）	脏腑之气聚集之处	12

【原文】

经络滞，而求原、别、交、会之道。

【原注】

原者，十二经之原也。别，阳别也。交，阴交也。会，八会也。夫十二原者，胆原丘墟、肝原太冲、小肠原腕骨、心原神门、胃原冲阳、脾原太白、大肠原合谷、肺原太渊、膀胱原京骨、肾原太溪、三焦原阳池、包络原大陵。八会者，血会膈俞、气会膻中、脉会太渊、筋会阳陵泉、骨会大杼、髓会绝骨、脏会章门、腑会中脘也。此言经络血气凝结不通者，必取此原、别、交、会之穴而刺之。

【原文】

更穷四根、三结，依标本而刺无不痊；

【原注】

根结者，十二经之根结也。《灵枢经》云：太阴根于隐白，结于大包也；少阴根于涌泉，结于廉泉也；厥阴根于大敦，结于玉堂也；太阳根于至阴，结于目也；阳明根于厉兑，结于钳耳也；少阳根于窍阴，结于耳也；手太阳根于少泽，结于天窗、支正也；手少阳根于关冲，结于天牖、外关也；手阳明根于商阳，结于扶突、偏历也。手三阴之经不载，不敢强注。又云：四根者，耳根、鼻根、乳根、脚根也。三结者，胸结、肢结、便结也。此言能究根结之理，依上文标本之法刺之，则疾无不愈也。

【按语】

经气起源之处，叫根；经气结聚之处，叫结。因经气皆根于四肢之末，故称"四根"；皆结于颈以上、胸、腹，故称"三结"。各经之根结如下表：

经脉	根		结	
	部位	穴	部位	穴
太阳	足小趾	至阴	命门	睛明
阳明	足次趾	厉兑	颡大（钳耳）	头维
少阳	足四趾	窍阴	窗笼（耳中）	听宫
太阴	足大趾内端	隐白	太仓（上腹）	中脘
少阴	足心	涌泉	廉泉（颈喉）	廉泉
厥阴	足大趾外端	大敦	玉英（胸）	玉堂

【原文】

但用八法、五门，分主客而针无不效。

【原注】

针之八法，一迎随、二转针、三手指、四针投、五虚实、六动摇、七提按、八呼吸。身之八法，奇经八脉，公孙、冲脉胃心胸，八句是也。五门者，天干配合，分于五也。甲与己合，乙与庚合之类是也。主客者，公孙主，内关客之类是也。或以井荥输经合为五门，以邪气为宾客，正气为主人。先用八法，必以五门推时取穴，先主后客，而无不效之理。

【按语】

本句所提之八法，乃指原注中之"身八法"而言。所谓"身八法"即"灵龟八法"，也叫"奇经纳卦法"，它是按奇经八脉学说，取与正经相通之穴，配合八卦，按时行针的一种方法。推算八法开穴时，要用数字计算。这种计算的方法是根据天干地支变化（甲己化土、乙庚化金、丁壬化木、戊寅化火、丙辛化水）而来。五门即指甲己、乙庚、丁壬……之类。可参阅本书"八法交会八穴歌"及"八法临时干支歌"。

【原文】

八脉始终连八会，本是纪纲；十二经络十二原，是为枢要。

【原注】

八脉者，奇经八脉也。督脉、任脉、冲脉、带脉、阴维、阳维、阴跷、阳跷也。八会者，即上文血会膈俞等是也。此八穴通八脉起止，连及八会，本是人之纲领也。如网之有纲也。十二经、十五络、十二原已注上文。枢要者，门户之枢纽也。言原出入十二经也。

【按语】

奇经八脉，统领全身诸脉，并与八会穴（气、血、脏、腑、筋、骨、脉、髓八者精气聚会之处）相连，可主治全身疾病。十二经又各有原穴，原穴是脏腑精气输注之处，也可以主治全身疾病。本句说明正经与奇经乃人身之纲纪，十二原与八会等穴为治病的重要穴位。

【原文】

一日取六十六穴之法，方见幽微，

【原注】

六十六穴者，即子午流注井荥输原经合也。阳干注腑，三十六穴，阴干注脏，三十穴，共成六十六穴，具载五卷子午流注图中。此言经络一日一周于身，历行十二经穴，当此之时，酌取流注之中一穴用之，以见幽微之理。

【原文】

一时取十二经之原，始知要妙。

【原注】

十二经原，俱注上文。此言一时之中，当审此日是何经所主，当此之时，该取本日此经之原穴而刺之，则流注之法，玄妙始可知矣。

【按语】

"一日取六十六穴"，是子午流注取穴法中的"纳干法"，也叫"纳甲法"。"一时取十二经之原"，则是子午流注取穴法中的"纳支法"（又叫"纳子法"）的一种。这种"纳支法"是一天中的时辰顺序配合十二经气血流注，一个时辰用一经原穴的一种方法，如寅时气血流注于肺，则应取肺经原穴（太渊）。另一种"纳支法"是应时在本经内井荥输原经合六十六穴中，以补母泻子的方法来取穴行针。（前者参见下表。后者参见本书第五卷，十二经病井荥输原经穴以补虚泻实。）

所针之经	肺	大肠	胃	脾	心	小肠	膀胱	肾	心包	三焦	胆	肝
时辰	寅	卯	辰	巳	午	未	申	酉	戌	亥	子	丑
时间	3~5	~7	~9	~11	~13	~15	~17	~19	~21	~23	~1	~3
原穴	太渊	合谷	冲阳	太白	神门	腕骨	京骨	太溪	大陵	阳池	丘墟	太冲

注：本表中的时间是按北京标准时间（中原地区）。依中医理论，应以地方时为宜。

【原文】

原夫补泻之法，非呼吸而在手指；

【原注】

此言补泻之法，非但呼吸，而在乎手之指法也。法分十四者，循、扪、提、按、弹、捻[(1)]搓、盘、推内、动、摇、爪切、进、退、出摄者是也。法则如斯，巧拙在人，详备《金针赋》内。

【注释】

(1)原注中之"捻"字，在"金针赋"十四法中找不到出处，如单列一项，又与"十四"之数不合。如将他看成是"进""退"两项中的内容，其排列又不挨连，且"捻"也说明不了"转针"的意思，因此，把"捻"字暂并于"搓"中，以便其既合十四法之数又与原出处相符。

【按语】

补泻的方法，不应完全以呼吸作为关键，更重要的是在于手指的操作。《难经》七十八难说："补泻之法，非必呼吸出内针也"，即此之意。今将《金针赋》原句与原注中的简称进行对照，可表示如下：

《金针赋》原文	重沉豆许	轻浮豆许	大指前进左转（呼之为补）	大指退后右转（吸之为泻）	插针	提针	爪而切之	摇而退之	动而进之	循而摄之	搓而去病	弹而去病	肚腹盘旋	扪而闭穴
原注简称	按	提	进	退	内推	出摄	爪切	摇	动	循	捻搓	弹	盘	扪

【原文】

速效之功，要交正而识本经。

【原注】

交正者，如大肠与肺为传送之府，心与小肠为受盛之官，脾与胃为消化之官，肝与胆为清静之位，膀胱合肾，阴阳相通，表里相应也。本经者，受病之经，如心之病，必取小肠之穴兼之，余仿此。言能识本经之病，又要认交经正经之理，则针之功必速矣。故曰：宁失其穴，勿失其经；宁失其时，勿失其气。

【按语】

交经配穴，是临床上常用的一种配穴方法。取本经腧穴治本经之病，叫"本经取穴"，也叫"正经取穴"；又兼用与本经相合之经的腧穴则叫"交经配穴"。如肺经有病，即取肺经腧穴，又兼用大肠经腧穴。这种配穴方法，常可提高疗效。

"远针"，即《内经》所说的"远道刺"，这是一种循经取穴的方法。"病在上而下取之，病在下而高取之，病在头者，取之足，病在腰者，取之腘"，这些都是"远针法"。

【原文】

交经缪[(1)]刺，左有病而右畔[(2)]取；

【原注】

缪刺者，刺络脉也。右痛而刺左，左痛而刺右，此乃交经缪刺之理也。

【注释】

（1）缪：作"缭绕""缠结"讲，故应读为"缭"（liǎo）。

（2）畔：作"边"字解。

【按语】

左侧病，浅刺右侧脉络，右侧病，浅刺左侧络脉。用这种方法配穴施针，就叫"交经缪刺"。（详见本书前文"缪刺论"一节）

【原文】

泻络远针，头有病而脚上针。

【原注】

三阳之经，从头下足，故言头有病，必取足穴而刺之。

【按语】

用三棱针浅刺络脉出血，叫"泻络法"。多用于血瘀气滞等证。《内经》所说，病在血分调其经脉，腰痛上连于头，刺委中出血；厥阴头痛可于耳前后络脉行泻血等法，都是指"泻络法"而言。

【原文】

巨刺与缪刺各异。

【原注】

巨刺者，刺经脉也。痛在于左而右脉病者，则巨刺之，左痛刺右，右痛刺左，中其经也。缪刺者，刺络脉也。身形有痛，九候无病，则缪刺之，右痛刺左，左痛刺右，中其络也。此刺法之相同，但一中经，一中络之异耳。

【按语】

今将巨刺与缪刺之异同表示如下：

刺别	同	区 别 要 点			
		针之所中	浅深	病邪客居	脉证关系
巨刺	左病刺右右病刺左	经脉	深	邪客于经	脉虚实不调，或痛在于左而右脉者
缪刺	左病刺右右病刺左	络脉	浅	邪客于络	身形有痛，九候无病

【原文】

微针与妙刺相通。

【原注】

微针者，刺之巧也。妙刺者，针之妙也。言二者之相通也。

【按语】

针之形虽小，其用极广；针之体虽细，其术极精，故微针具妙刺之用，妙刺非微针不可之说。

【原文】

观部分而知经络之虚实，

【原注】

言针入肉分，以天、人、地三部而进，必察其得气则内外虚实可知矣。又云：察脉之三部，则知何经虚，何经实也。

【原文】

视沉浮而辨脏腑之寒温。

【原注】

言下针之后，看针气缓急，可决脏腑之寒热也。

【按语】

上两句原文是说明通过"观部分""视沉浮"来辨明经络和脏腑的虚实寒热。针下得气后，其局部必出现反应。一般说，经气实则沉紧，经气虚则松浮。在脉象上，沉实者为寒，浮大者为热。此两句原文，主要是提示医生应当从各个方面来注意观察。对文意的体会，应重在其精神实质，而不必拘于字面。

【原文】

且夫先令针耀，而虑针损；次藏口内，而欲针温。

【原注】

言欲下针之时，必先令针光耀，看针莫有损坏；次将针含于口内，令针温暖与荣卫相接，无相触犯也。

【原文】

目无外视，手如握虎；心无内慕，如待贵人。

【原注】

此戒用针之士，贵乎专心诚意，而自重也。令目无他视，手如握虎，恐有伤也，心无他想，如待贵人，恐有责也。

【按语】

"工欲善其事，必先利其器"。应将针勤加修挝，要使针尖圆钝，针体光耀匀直，这样，既有利于临床应用，又能减少折针事故的发生。针灸医生临证时，要集中精神，消除杂念；对待患者，要认真负责；刺针时，既要沉着稳健，又要机智敏捷，不可草率慌张。正如《素问》针解篇上所说："如临深渊者，不敢堕也；手如握虎者，欲其壮也；神无营于众物者，静志观病人，无左右视也。"

【原文】

左手重而多按，欲令气散；右手轻而徐入，不痛之因。

【原注】

下针之时，必先以左手大指爪甲于穴上切之，则令其气散，以右手持针，轻轻徐入，此乃不痛之因也。

【原文】

空心恐怯，直立侧而多晕；

【原注】

空心者，未食之前，此言无刺饥人，其气血未定，则令人恐惧，有怕怯之心，或直立，或侧卧，必有眩晕之咎也。

【原文】

背目沉掐，坐卧平而没昏。

【原注】

此言欲下针之时，必令患人莫视所针之处，以手爪甲重切其穴，或卧或坐，而无昏闷之患也。

【原文】

推于十干、十变，知孔穴之开阖；

【原注】

十干者，甲、乙、丙、丁、戊、己、庚、辛、壬、癸也。十变者，逐日临时之变也。备载"灵龟八法"中，故得时谓之开，失时谓之闭。

【按语】

子午流注时间配穴法，其中包括在十二正经上取六十六穴的纳干法（即本赋之"一日取六十六穴"），和在十二正经上取其原穴的纳支法（本赋之"一时取十二经之原"），以及用奇经八脉之纳卦法（本赋之"八法五门、十干十变"）。请参阅下表：

子午流注（时间穴法）分类表

名 称		本赋原句	所用之经	所取之穴	附记
正称	别称				
纳干法	纳甲法	一日取六十六穴之法	十二正经	各经井荥输原经合共66穴	狭义子午流注即指此言
纳支法	纳子法	一日取十二经之原	十二正经	按时取十二经之原	
（奇经）纳卦法	灵龟八法	但依八法五门推于十干十变	奇经八脉	奇经八穴	窦氏八法流注

【原文】

论其五行、五脏，察日时之旺衰。

【原注】

五行五脏，俱注上文。此言病于本日时之下，得五行生者旺，受五行克者衰。如心之病，得甲乙之日时者生旺，遇壬癸之日时者克衰，余仿此。

【按语】

古人认为五脏之气按五行规律，受日时之生克，生本脏者，是向愈之兆，为旺；克本脏者，是加重之征，为衰。《素问》脏气法时论里详细阐述了这一内容，将脏气法时论中不同日时对病情的影响列表如下，以资参考：

	四 季				日				时		
	愈（痊愈）	甚（加重）	持（维持）	起（好转）	愈（痊愈）	加（加重）	持（维持）	起（好转）	慧（神爽病轻）	甚（病重）	静（安静）
肝	夏	秋	冬	春	丙丁	庚辛	壬癸	甲乙	平旦	黄昏	夜半
心	长夏	冬	春	夏	戊己	壬癸	甲乙	丙丁	日中	夜半	平旦
脾	秋	春	夏	长夏	庚辛	甲乙	丙丁	戊己	未时	日出	黄昏
肺	冬	夏	长夏	秋	壬癸	丙丁	戊己	庚辛	黄昏	日中	夜半
肾	春	长夏	秋	冬	甲乙	戊己	庚辛	壬癸	夜半	辰戊丑未四时	黄昏

【原文】

伏如横弩，应若发机，

【原注】

此言用针刺穴，如弩之视正而发矢⁽¹⁾，取其捷效，如射之中的也。

【注释】

（1）矢：祖本《针灸大成》作"牙"，今从他本改为"矢"。

【按语】

《素问》宝命全形论说："至其当发，间不容瞚，伏如横弩……"是指在行针时，必须精神高度集中，如拉弓待射；一旦气至，则急行手法，不可耽误时机。

【原文】

阴交阳别而定血晕，阴跷、阳维而下胎衣。

【原注】

阴交穴有二，一在脐下一寸，一在足内踝上三寸，名三阴交也，言此二穴，能定妇人之血晕。又言照海、外关二穴，能下产妇之胎衣也。

【按语】

原注中未指明"阳别"为何穴。按陈璧琉等意见，当为三焦之原阳池穴。他认为三焦原气，"是人的生命泉源"。故用此穴能益气固本，以治血晕。

【原文】

痹厥偏枯，迎随俾经络接续；

【原注】

痹厥者，四肢厥冷麻痹。偏枯者，中风半身不遂也。言治此症，必须接气通经，更以迎随之法，使血气贯通，经络接续也。

【原文】

漏崩带下，温补使气血依归。

【原注】

漏崩带下者，女子之疾也。言有此症，必须温针待暖以补之，使荣卫调和而归依也。

【按语】

风与湿之中人，能使经络闭塞，气血壅滞，而成痹厥、偏枯之症。当用迎而夺之逆接之法，随而济之顺接之法以治之，以接续其经气。妇女之崩漏，多由气虚不能摄血所致。带下多由气血亏损、脾虚、积冷所致。故宜用温补之法，以扶其正。

【原文】

静以久留，停针待之。

【原注】

此言下针之后，必须静而久停之。

【按语】

定血晕，下胎衣，治痹厥、偏枯及崩漏、带下等症，均须静久留针。这种留针的方法是：行手法后将针留置而不动，经一定时间，候针下沉紧已过，出现松弛时再出针。治寒证时，均可用静久留针的方法。

【原文】

必准者，取照海治喉中之闭塞；端的处，用大钟治心内之呆痴。

（按）原祖本，此句与下句相连，按赋得体裁，"大抵"是另起一段；故据《针灸大全》改将下句另起一段。

【按语】

照海与大钟皆足少阴肾经之腧穴。肾经之脉，从肾上贯肝膈，入肺中，循喉咙、挟舌本，从肺出络心，注胸中。"故可治喉中闭塞及心内呆痴"。"必准者，端的出"指此两症若能循经取穴，依法施治，必可奏效。

【原文】

大抵疼痛实泻，痒麻虚补。

【原注】

此言疼痛者，热宜泻之以凉，痒麻者冷，宜补之以暖。

【按语】

疼痛之症多属实；属实者，宜用泻法。痒麻之症多属虚；属虚者，宜用补法。

【原文】

体重节痛而输居，心下痞满而井主。

【原注】

俞者，十二经中之输。井者，十二经中之井也。

【按语】

十二经中之井荥输经合各有所主之病。《难经》六十八难："井主心下满……输主体重节痛"。阴经之输属土，阳经之输属木，脾属土，脾主运化水谷，以濡养肢体，脾又主肌肉，故脾有病则体重节痛，刺阴经之输（土）可补脾，刺阳经之输（木）可制脾；故体重节痛刺输可愈。阴经之井属木，阳经之井属金，肝经所生病主要为胸满呕逆，刺阴经之井（木）可舒肝，刺阳经之井（金）可制肝，所以心下痞满之病，井穴可治。

【原文】

心胀咽痛，针太冲而必除；脾冷胃疼，泻公孙而立愈。胸满腹痛刺内关，胁疼肋痛针飞虎。

【原注】

飞虎穴即支沟穴，以手于虎口一飞，中指尽处是穴也。

【按语】

太冲为肝经之原穴，肝经循行胸胁与咽喉部分，故可治心胀咽疼；公孙为脾经络穴，脾与胃相表里，故公孙可治脾冷胃疼。内关为手厥阴经之络穴，支沟（飞虎）为手少阳三焦经之"经"穴，此两经之循行，均经过胸腹胁肋，故可治胸满、腹疼、胁痛、肋疼等症。

【原文】

筋挛骨痛而补魂门，体热劳嗽而泻魄户。头风头痛，刺申脉与金门；眼痒眼疼，泻光明与[1]地五。泻阴郄止盗汗，治小儿骨蒸；刺偏历利小便，医大人水盅。中风环跳而宜刺，虚损天枢而可取。

【原注】

地五者，即地五会也。

【注释】

（1）"於"《普济方》作"与"，可从之。

【按语】

肝主筋，筋骨相连，所以"筋挛骨疼"之症，与肝经有关，又因肝藏魂，故取魂门穴。"体热劳嗽"，乃指久病之阴虚发热与虚劳咳嗽而言，法当滋阴清热。其症有关于肺，肺藏魄，故取魄户穴。申脉与金门，皆足太阳经之腧穴。太阳经上额交巅，又从巅入络脑，故可治"头风头痛"。肝开窍于目，肝脉内连目系，又肝与胆相表里，故胆经之络穴光明与地五会穴（亦胆经之腧穴）可治"眼痒眼疼"。盗汗与小儿骨蒸，皆真阴亏损，亦宜用泻法使之生凉，以滋其阴、敛其阳，阴郄为心经之郄穴，汗为心之液，故取阴郄穴以治之。偏历为大肠经络穴，大肠属金，金生水，"刺偏历利小便"，是用补金以壮水之法，肾阳壮，则小便自利，水蛊可除。中风后半身不遂，可取胆经之环跳穴治疗，环跳是治偏瘫的要穴。"虚损"症，宜补脾胃之阳，以壮后天之本，故取胃经之天枢穴以治之。

【原文】

由是午前卯后，太阴生而疾温；离左酉南，月朔死而速冷。

【原注】

此以月生死为期，午前卯后者，辰、巳二时也。当此之时，太阴月之生也。是故月廓空无泻，宜疾温之。离左酉南者，未申二时也。当此时分，太阴月之死也。是故月廓盈无补，宜速冷之。将一月而比一日也。经云：月生一日一痏，二日二痏，至十五日十五痏，十六日十四痏，十七日十三痏(1)，渐退，至三十日二痏。月望已前谓之生，月望已后谓之死，午前谓之生，午后谓之死也。

（按）《素问》缪刺论有："日生一日一痏，二日二痏……十六日十四痏……"之说，以此推算，十七日当为十三痏，二十九日为一痏，三十日问则无痏，原注作三十日二痏或是计算有误。

原文之意，只是把每日午前卯后的时间，比之太阴之逐渐生长，宜用温补，每日离左酉南的时间，比之太阴逐渐消亡，宜用凉泻，并无按数增减痏数之意。

【注释】

（1）痏（wěi 无给切），古代用粗针，起针后针孔微肿胀如小疮，并呈微瘢，称此为"痏"。由此引申之，痏即针刺之数，刺一针叫一痏，刺两针叫二痏……依此类推。

在《素问》八正神明论上说："月生无泻，月满无补，月廓空无治……月生而泻，是谓脏虚；月满而补……名曰重实；月廓空而治，是谓乱经。"这是因天时而定补泻的一种学说。这里只是原则上作的提示，并未指出更具体的应用方法。而在《素问》缪刺论中记载的，按日增痏，正是发展了这个学说，也可以说是一种具体的应用方法。本赋中所提的"太阴生而疾温，月朔死而速冷"把一月比一天的说法，则是从另一个方面，发展了"月生无泻，月满无补"的学说。这虽然与痏之增减说，出同宗，但又各有不同。

【按语】

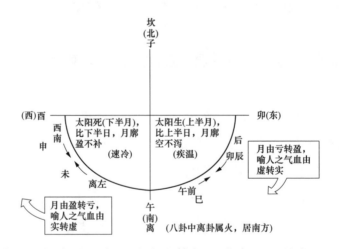

古人本着天人相应的观点，认为人体气血盛衰可以月之盈亏作比，同样有周期性变化。根据此理，把一个白天比作一个月。把每日的午前即辰巳二时（午前卯后）比为上半月，取月相由亏转盈，以喻人之气血由虚转实；把每日之午后，即未申二时（离左西南），比为下半月，取月相由盈转亏，以喻人之气血由实转虚。午前气血之基础为虚，其向实转化过程中，应助其势用补法；午后气血之基础为实，在其向虚转变中，亦应顺势用泻法不用补

法。图解如下：

"午前卯后"和"离左西南"两句，原意是把每日午前卯后的时间，比之太阴之逐渐生长，宜用温补；每日离左西南的时间，比之太阴之逐渐消亡，宜用凉泻，并无按日增减痏数之意。

【原文】

循扪弹怒⁽¹⁾，留吸母而坚长；

【原注】

循者，用针之后，以手上下循之，使血气往来也。扪者，出针之后，以手扪闭其穴，使气不泄也。弹努者，以手轻弹而补虚也。留吸母者，虚则补其母，须待热至之后，留吸而坚长也。

【注释】

（1）"怒"原作"努"；据《素问》离合真邪论改为"怒"。

【原文】

爪下伸提，疾呼子而嘘短。

【原注】

爪下者，切而下针也。伸提者，施针轻浮豆许曰提。疾呼子者，实则泻其子，务待寒至之后，去之速，而嘘且短矣。

【按语】

"循扪弹努，留吸母而坚长"是补法；"爪下伸提，疾呼子而嘘短"是泻法。这种补法的特点是缓而久，泻法的特点是急而暂。同时又配合着子母补泻及呼吸补泻。缓进、轻弹、热以久留、入针飞之、出针扪穴等补法，对久病体虚的患者较为合适，急刺、速提、动而伸之、寒至后呼时疾出其针等泻法，用泻实邪，较为合适。

【原文】

动退空歇，迎夺右而泻凉；推内进搓，随济左而补暖。

【原注】

动退，以针摇动而退，如气不行，将针伸提而已。空歇，撒手而停针。

迎，以针逆而迎夺，即泻其子也。如心之病，必泻脾子，此言欲泻必施此法也。推内进者，用针推内而入也。搓者，犹如搓线之状，慢慢转针，勿令太紧。随，以针顺而随之，济，则济其母也。如心之病，必补肝母，此言欲补必用此法也。此乃远刺寒热之法，故凡病热者，先使气至病所，次微微提退豆许，以右旋夺之，得针下寒而止。凡病寒者，先使气至病所，次徐徐进针，以左旋搓撞和之，得针下热而止。

【按语】

"动退空歇"，是用泻法以取凉；"推内进搓"，是用补法以取热。这是窦氏据《内经》原意提出的凉热手法的操作要领，正与《难经》七十八难所说："推而内之是谓补；动而伸之是谓泻"之意相符。取热手法的术式是：推内进搓，左旋随而济之，特点是用力大，着重向内，在按插上着意；取凉手法的术式是：动退空歇，右旋迎而夺之，其特点是用力轻，着重向外，在提针上着意。

【原文】

慎之！大患危疾，色脉不顺而莫针；

【原注】

慎之者，戒之也。此言有危笃之疾，必观其形色，更察其脉若相反者，莫与用针，恐劳而无功，反获罪也。

【按语】

危笃重症者，不可轻易用针；脉症相违者，更要小心谨慎。但一切必须从有利于病人出发，应把抢救病人放在首位。"恐劳无功，反获罪也"之说，是封建社会中，某些医者保身之计，是不适当的。

【原文】

寒热风阴，饥饱醉劳而切忌。

【原注】

此言无针大寒、大热、大风、大阴雨、大饥、大饱、大醉、大劳，凡此之类，决不可用针，实大忌也。

【按语】

《灵枢》终始及《素问》刺禁论中，对此均有详细记载。本书亦有专篇论述，可参阅之。

【原文】

望不补而晦不泻，弦不夺而朔不济。

【原注】

望，每月十五日也。晦，每月三十日也。弦有上、下弦，上弦或初七或初八，下弦或廿二、廿三也。朔，每月初一日也。凡值此日，不可用针施法也。如暴急之疾，则不拘矣。

【按语】

古人认为，自然界的变化，必影响于人体。《灵枢》岁露论说："人与天地相参，与日月相应。"《素问》八正神明论说："凡刺之法，必候日月星辰，月始生，气血始精……月廓满，气血实……月廓空，肌肉盛，经络虚。"古人经过精细的观察，指出"月满则海水西盛"，应之于人则"气血积，肌肉充"；至其月廓空则海水东盛，此时人之气血亦虚。古人看到海水的潮汐，是受着日月运行的影响，据理推论，人之气血也不能不受其影响。这种联系，不是一般的取类比象，而是指出月球与太阳的引力对人的气血的具体的影响。这仅是由推论而来，尚未证实。"望不补而晦不泻，弦不夺而朔不济"，就是根据上述理论提出的。今列下表，可供参阅：

日期（夏历）	月相	出现月相的原因	潮汐	人之气血	补泻
初一	新月（朔）	月球在太阳地球间	大潮	转实	不济（补）
初八（小月）初七（大月）	上弦（上缺）其半	月球在太阳东90°	小潮	虚	不夺（泻）
十五	望月（月全圆）	月球在太阳相对方向（地球在太阳月球间）	大潮	实	不补
廿二（小月）廿三（大月）	下弦（下缺）其半	月球在太阳西90°	小潮	虚	不夺
三十	新月（晦）	月球在地球太阳间	中潮	虚	不泻

【原文】

精其心而穷其法，无灸艾而坏其皮；

【原注】

此言灸也，勉医者宜专心究其穴法，无误于着艾之功，庶免于犯于禁忌，而坏人之皮肉矣。

【按语】

灸法虽然安全但临床上亦不可滥用，医生必须慎重从事，认清病情选好适应证，始可施灸。否则将使患者徒受皮肉之苦，而收不到应得的效果。甚者，或可造成坏病。《伤寒论》中就有因误灸而造成坏病的记载。

【原文】

正其理而求其原，免[1]投针而失其位。

【原注】

此言针也，勉学者要明其针道之理，察病之源，则用针不失其所也。

【注释】

（1）免：祖本《针灸大成》误作"勉"，今改之。

【原文】

避灸处而加四肢，四十有九；禁刺处而除六腧，二十有二。

【原注】

禁灸之穴四十五，更加四肢之井，共四十九也。禁针之穴二十二，外除六腑之腧也。

【按语】

古代多用瘢痕灸，所用之针亦粗，故有许多禁用的穴位。现在所用的针细，灸亦多不破皮，因而对禁针禁灸穴，应有新的认识。近年来，临床实践也一再证明，许多原来的禁穴，都可以行针着灸。但另一方面也应看到这些禁穴，都是古人实践中的经验，因此在使用这些禁穴时，仍需持慎重态度。按禁灸穴歌（见后）计算，有四十五穴，又加四肢，共成四十九，不知"加四肢"确指何穴。

古代传统有二十八个禁针穴，其中包括了背部的肺、心、膈、肝、脾、肾六个腧穴。古人认为这六个腧穴可灸不可刺，但窦氏认为，这六个腧穴是不应列为禁刺的，故说："禁刺处而除六腧，二十有二。"这些禁穴均载于本书"禁针歌"与"禁灸穴歌"之中。

【原文】

抑又闻高皇抱疾未瘥，李氏刺巨阙而后苏[1]；太子暴死为厥，越人[2]针维会而复醒。肩井、曲池，甄权[3]刺臂痛而复射；悬钟、环跳，华佗刺躄[4]足而立行。

【注释】

（1）李氏治高皇一事，未详待考。在《魏书》中有："李修，字思祖，太和中，常在禁内，高祖、文明太后时有不豫，修待针药，治多有效"的记载，但未提针巨阙一事。就所查到的资料看，在以前正史中，除此之外，未见有李氏治高皇者。

（2）越人：即秦越人，别名扁鹊。《史记》扁鹊仓公列传上说："越人过虢（guó 国），虢太子死……扁鹊曰：若太子病，所谓尸厥者也……太子未死也……乃使弟子子阳，砺针砥石以取三阳五会，有间，太子苏，乃使子豹为五分之熨……二旬而复故。"

（3）甄权：唐，许州扶沟人，长于针灸，晚年被唐太宗赐为朝散大夫，撰有《脉经》《针方》和《明堂人形图》等书。

（4）躄（bì 必益切）：一足偏废叫跛，两足俱废叫躄。华佗字元化，沛国谯人，精于方药，处剂不过数种，针灸不过数处。别传载：有人病脚躄不能行，佗切脉，便解衣，点背数十处，相去一寸或五寸……言灸此各七壮；灸疮愈即行也。按《后汉书》《三国志》《独异志》《志怪》等书对华佗事情的记载颇详。但除别传所载治躄足一例外，未见有悬钟、环跳治躄足者。

【原文】

秋夫[1]针腰俞而鬼免沉疴，玉纂[2]针交俞而妖精立出。取肝俞与命门，使瞽士视秋毫之末[3]，刺少阳与交别，俾聋夫听夏蚋之声。

【原注】

此引先师用针，有此立效之功，以励学者用心之诚。

【注释】

（1）徐秋夫：六朝人（宋），为绀阳令，工医者针，其事出《南史》、张部传及《江南通志》。

（2）王纂:《古今医统》载：宋·海陵人，习览经方，尤工针石，远近知其名，所疗多效。针妖一事是称赞其针术的一种传说。

（3）秋毫之末：兽类在秋天新长出来的细毛，称"秋毫"。秋毫之末指兽毛的尖细端。

【按语】

本节列举了古代名医验案八则，用以说明针灸之奇效。其中扁鹊针尸厥，甄权刺臂痛，已成为针灸史上的美谈。

【原文】

嗟夫！去圣逾远，此道渐坠。或不得意而散其学，或恃其能而犯禁忌。愚庸智浅，难契于玄言。至道渊深，得之者有几？偶述斯言，不敢示诸明达者焉，庶几乎童蒙之心启。

【按语】

窦氏在结束本赋时，语重心长地指出：针灸学术在古代曾经盛极一时，但流传到元代，就逐渐衰退了。有些人由于没有学到针灸的真正精华，因而松散了钻研的意志；也有些人只是学点皮毛就自以为是，以致临床犯了禁忌。这不但使自己怯手，失去信心，也给针灸学术造成极坏的影响，这些都阻碍了针灸学术的发展。窦氏认为：不真正下功夫去刻苦学习，是无法学通针灸这门渊博的理论的；不扎扎实实练就不可能真正掌握针术。

《针灸大全》之注文最后有"此先师叹圣贤之古远，针道之渐衰，理法幽深，难造其极，复以谦逊之言以结之。吁！窦太师乃万世之师，穷道契玄，尚且谦言以示后学。世之徒知一二，而自矜自伐者，岂不愧哉"。

（张　缙）

秘要辑录

　　经过对《针灸大成》目录较为深入的研究，我们体会到《针灸大成》有五大板块：一是"宗主"之《素问》《难经》；二是歌与赋；三是经络与腧穴；四是针法与灸法；五是针灸临床。《玄机秘要》原分天、地、人三卷，这三卷可能是：①经络与腧穴（即《针灸大成》卷六和卷七）；②刺法与灸法（即《针灸大成》卷四和卷九的一部分）；③针灸临床（即《针灸大成》卷五、八、九的各一部分）。针灸歌赋在《玄机秘要》中定会有一个适当的位置，极有可能是杨氏自撰和注解过的歌赋被选入《玄机秘要》。我们准备就这一课题做进一步研究，我们很希望能在从《针灸大成》中辑出《玄机秘要》的路上再迈出一步。

辑录《卫生针灸玄机秘要》

天卷（上）

五脏六腑

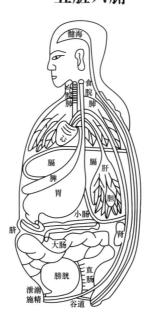

五脏六腑图

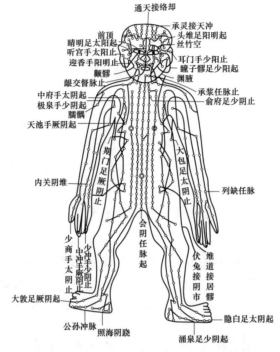

仰人经穴图

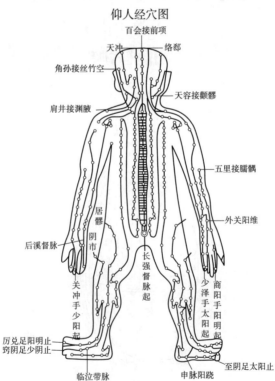

伏人经穴图

五脏：脏者，藏也。心藏神，肺藏魄，肝藏魂，脾藏意与智，肾藏精与志，故为五脏。

六腑：腑者，府也。胆、胃、大肠、小肠、三焦、膀胱，受五脏浊气，名传化之府，故为六腑。

五脏藏精而不泻，故满而不实。六腑输泻而不藏，故实而不满。如水谷入口，则胃实而肠虚，食下，则肠实而胃虚。故曰：实而不满。

肺重三斤三两，六叶两耳，四垂如盖，附脊第三椎，中有二十四孔，行列分布诸脏清浊之气，为五脏华盖云。

心重十二两，七孔三毛，形如未敷莲花，居肺下膈上，附脊第五椎。

心包络，在心下横膜之上、竖膜之下，与横膜相粘而黄脂幔裹者，心也。外有细筋膜如丝，与心肺相连者，包络也。

三焦者，水谷之道路，气之所终始也。上焦在心下、胃上，其治在膻中，直两乳间陷中者。中焦在胃中脘，当脐上四寸，其治在脐旁。下焦当膀胱上际，其治在脐下一寸。

肝重二斤四两，左三叶，右四叶，其治在左，其脏在右胁、右肾之前，并胃，附脊第九椎。

胆在肝之短叶间，重三两三铢，包精汁三合。

膈膜前齐鸠尾，后齐十一椎，周围着脊，以遮隔浊气，不使上熏心肺也。

脾重二斤三两，广三寸，长五寸，掩乎太仓，附脊十一椎。

胃重二斤一两，大一尺五寸，径五寸，纡曲屈伸，长二尺六寸。

小肠重二斤十四两，长三丈二尺，左回叠积十六曲。小肠上口，即胃之下口，在脐上二寸；复下一寸水分穴，为小肠下口，至是而泌别清浊，水液入膀胱，滓秽入大肠。

大肠重二斤十二两，长二丈一尺，广四寸，右回叠十六曲，当脐中心。

大肠上口，即小肠下口也。

肾有两枚，重一斤一两，状如石卵，色黄紫，当肾下两旁，入脊膂，附脊十四椎，前与脐平。

膀胱重九两二铢，广九寸，居肾下之前，大肠之侧，膀胱上际，即小肠下口，水液由是渗入焉。

脊骨二十一节，取穴之法，以平肩为大椎，即百劳穴也。

十四经脉长短尺寸

手之六阳经脉，从手至头，长五尺，共计五六合三丈。

手之六阴经脉，从胸走手，长三尺五寸，共计三六一丈八尺，五六合三尺，合二丈一尺。

足之六阳经脉，从头走至足，长八尺，共计六八四丈八尺。

足之六阴经脉，从足走入腹中，长六尺五寸，共计六六三十六，五六当三尺，合三丈九尺。

督脉、任脉，各长四尺五寸，共合九尺。

两跷脉，从足至目，各长七尺五寸，共合一丈五尺。

十四脉部，合一十六丈二尺，此气之大经隧也。

脏腑十二经穴起止歌

手肺少商中府起，大肠商阳迎香二。

足胃头维厉兑三，脾部隐白大包四。

手心极泉少冲来，小肠少泽听宫去。

膀胱睛明至阴间，肾经涌泉俞府位。

心包天池中冲随，三焦关冲耳门继。

胆家瞳子髎窍阴，厥肝大敦期门至。

十二经穴始终歌，学者铭于肺腑记。

手太阴经穴主治

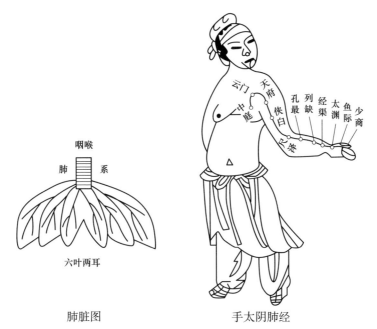

肺脏图　　　　　手太阴肺经

《内经》曰：肺者，相傅之官，治节出焉。

肺者，气之本，魄之处也。其华在毛，其充在皮，为阳中之太阴，通于秋气。

西方白色，入通于肺，开窍于鼻，藏精于肺，故病在背。其味辛，其类金，其畜马，其谷稻，其应四时，上为太白星，是以知病之在皮毛也。其音商，其数九，其臭腥，其液涕。

西方生燥，燥生金，金生辛，辛生肺，肺生皮毛，皮毛生肾。肺主鼻，其在天为燥，在地为金，在体为皮毛，在脏为肺，在声为哭，在变动为咳，在志为忧，忧伤肺，喜胜忧，热伤皮毛，寒胜热，辛伤皮毛，苦胜辛。

手太阴肺经穴歌

手太阴肺十一穴，中府云门天府诀。

侠白尺泽孔最存，列缺经渠太渊涉。

鱼际少商如韭叶（左右二十二穴）。

此一经起于中府，终于少商，取少商、鱼际、太渊、经渠、尺泽与井荥输经合也。

脉起中焦，下络大肠，还循胃口，上膈属肺。从肺系横出腋下，循臑内，行少阴心主之前，下肘中，循臂内上骨下廉，入寸口，上鱼，循鱼际出大指端。其支者，从腕后列缺穴，直出次指内廉出其端，交手阳明也。多气少血，寅时注此。

辛金之脏，脉居右寸，实则脉实，上热气粗兼鼻壅，泻必辛凉；虚则脉虚，少气不足息低微，补须酸热，橘甘下痰气之神方，姜除去气嗽之圣药。七情郁结因而喘，沉香乌药参槟；胸痞喘急彻而痛，半夏瓜蒌桔梗。鼻塞不通，丸荆穗澄茄薄荷；鼻渊不止，末龙脑苍芷辛夷。百花却去红痰，二母偏除热嗽。黄连赤茯阿胶，抑心火而清肺脏，诃子杏仁通草，利久嗽以出喉音，流注疼痛因痰饮，半夏倍于朴硝；瘾疹痒痛为风热，苦参少于皂荚。哮喘齁齁，兜铃蝉蜕杏（除尖）砒霜（少入），热壅咽喉，鸡苏荆芥桔防风，参牛甘草消酒疸，轻粉硫黄去鼻痔。白矾甘遂白砒霜性情实重，入豆豉偏治呴喘；百草霜气味虽轻，和海盐却消舌肿。甜葶苈良治肺痈，苦熊胆寒涂肠痔。琼玉膏理嗽调元，流金丹清痰降火。人参非大剂不补，少则凝滞，大则流通；黄芩非枯薄不泻，细则凉肠，枯则清金。升麻白芷，东垣曾云报使；葱白麻黄，仲景常用引经。紫菀五味能补敛，桑白防风实开通。寒热温凉，名方选辨，轻重缓急，指下详明，更参一字之秘，价值千金之重，会得其中旨，草木总皆空。

《导引本经》：肺为五脏之华盖，声音之所从出，皮肤赖之而润泽者也。人惟内伤七情，外感六淫，而呼吸出入不定，肺金于是乎不清矣。然欲清金，必先调息，息调则动患不生，而心火自静，一者下着安心，二者宽中体，三者想气遍毛孔出入，通用无障，而细其心，令息微微，此为真息也。盖息从心起，心静气调，息息归根，金丹之母。《心印经》曰：回风混合，百日通灵。《内经》曰：秋三月，此谓容平，天气以急，地气以明，早卧早起，与鸡俱兴，使志安宁，以缓秋刑，收敛神气，使秋气平。无外其志，使肺气清。逆之则伤肺。若过食瓜果，宜微利一行，静息二日，以薤白粥加羊肾空心补之；如无羊肾，以猪腰代之，胜服补剂。秋当温足凉头，其时清肃之气，与体收敛也。自夏至以来，阴气渐旺，当薄祍席，以培寿基。其或夏伤于暑，至秋发为痎疟，阳上阴下，交争为寒；阳下阴上，交争为热。寒热交争，皆肺之受病，如二少阳脉微弦，即是夏食生冷，积滞留中，至秋变为痢疾。如足阳明、太阴微弦濡而紧，乃反时之脉，病恐危急。然秋脉当如毫毛，治法详后与前也。《素问》云：秋伤于湿，冬生咳嗽，纯阳归空。《秘法》云：行住坐卧常噤口，呼吸调息定音声，甘津玉液频频咽。无非润肺，使邪火下降，而清肺金也。

考正穴法

中府

云门下一寸六分，乳上三肋间，动脉应手陷中，去胸中行各六寸。肺之募募，犹结募也，言经气聚此，手足太阴二脉之会。

针三分，留五呼，灸五壮。

主腹胀，四肢肿，食不下，喘气胸满，肩背痛，呕哕，咳逆上气，肺系急，肺寒热，胸悚悚，胆热呕逆，咳唾浊涕，风汗出，皮痛面肿，少气不得卧，伤寒胸中热，飞尸遁疰，瘿瘤。

云门

巨骨下，侠气户旁二寸陷中，动脉应手，举臂取之，去胸中行各六寸。

《素注》针七分，《铜人》针三分，灸五壮。

主伤寒四肢热不已，咳逆，喘不得息，胸胁短气，气上冲心，胸中烦满，胁彻背痛，喉痹，肩痛臂不举，瘿气。

天府

腋下三寸，肘腕上五寸动脉中，用鼻尖点墨，到处是穴。

禁灸，针四分，留七呼。

主暴痹，口鼻衄血，中风邪，泣出，喜忘，飞尸恶疰，鬼语，喘息，寒热疟，目眩，远视晾晾，瘿气。

侠白

天府下，去肘五寸动脉中。

针三分，灸五壮。

主心痛，短气，干呕逆，烦满。

尺泽

肘中约纹上动脉中，屈肘横纹，筋骨罅陷中。手太阴肺脉所入为合水，肺实泻之。

针三分，留三呼，灸五壮。

主肩臂痛，汗出中风，小便数，善嚏，悲哭，寒热风痹，臑肘挛，手臂不举，喉痹，上气呕吐，口干，咳嗽唾浊，痎疟，四肢暴肿，心疼臂寒，短气，肺膨胀，心烦闷，少气，劳热，喘满，腰脊强痛，小儿慢惊风。

孔最

去腕上七寸，侧取之。

灸五壮，针三分。

主热病汗不出，咳逆，肘臂厥痛屈伸难，手不及头，指不握，吐血，失音，咽肿头痛。

列缺

手太阴络，别走阳明。去腕侧上一寸五分，以两手交叉，食指尽处，两筋骨罅中。

针二分，留五呼，泻五吸，灸七壮。

主偏风口面㖞斜，手腕无力，半身不遂，掌中热，口噤不开，寒热疟，呕沫，咳嗽，善笑，纵唇口，健忘，溺血精出，阴茎痛，小便热，痫惊妄见，面目四肢痛肿，肩痹，胸背寒栗，少气不足以息，尸厥寒热，交两手而瞀。实则胸背热，汗出，四肢暴肿；虚则胸背寒栗，少气不足以息。

《素问》曰：实则手锐掌热，泻之。虚则欠㰦，则便遗数，补之。直行者谓之经，旁出者谓之络。手太阴之支，从腕后直出次指内廉出其端，是列缺为太阴别走阳明之络。人或有寸、关、尺三部脉不见，自列缺至阳溪脉见者，俗谓之反关脉。此经脉虚而络脉满。《千金翼》谓阳脉逆，反大于寸口三倍。惜叔和尚未之及，而况高阳生哉。

经渠

寸口动脉陷中。肺脉所行为经金。

针入二分，留三呼，禁灸，灸伤神明。

主疟寒热，胸背拘急，胸满膨，喉痹，掌中热，咳逆上气，伤寒，热病汗不出，暴痹喘促，心痛呕吐。

太渊一名太泉，避唐祖讳

掌后内侧横纹头动脉中。肺脉所注为输土，肺虚补之。《难经》曰：脉会太渊。疏曰：脉病治此。平旦寅时，气血从此始，故曰寸口者，脉之大要会，手太阴之动脉也。

灸三壮，针二分，留三呼。

主胸痹逆气，善哕呕，饮食咳嗽，烦闷不得眠，肺胀膨，臂内廉痛，目生白翳，眼痛赤，乍寒乍热，缺盆中引痛，掌中热，数欠，肩背痛寒，喘不得息，噫气上逆，心痛，脉涩，咳血呕血，振寒，咽干，狂言，口僻，溺色变，卒遗失无度。

鱼际

大指本节后，内侧白肉际陷中。又云：散脉中。肺脉所溜为荥火。

针二分，留二呼，禁灸。

主酒病，恶风寒，虚热，舌上黄，身热头痛，咳嗽，哕，伤寒汗不出，痹走胸背痛不得息，目眩，心烦少气，腹痛不下食，肘挛肢满，喉中干燥，寒栗鼓颔，咳引尻痛，溺血呕血，心痹悲恐，乳痈。东垣曰：胃气下溜，五脏气乱，皆在于肺者，取之手太阴鱼际，足少阴俞。

少商

大指内侧，去爪甲角如韭叶。肺脉所出为井木。

宜以三棱针刺之，微出血，泄诸脏热凑，不宜灸。

主颔肿喉闭，烦心善哕，心下满，汗出而寒，咳逆，痎疟振寒，腹满，唾沫，唇干引饮，食不下，膨膨，手挛指痛，掌热，寒栗鼓颔，喉中鸣，小儿乳鹅。

唐刺史成君绰，忽颔肿，大如升，喉中闭塞，水粒不下三日。甄权以三棱针刺之，微出血，立愈，泻脏热也。《素注》留一呼。《明堂》灸三壮。《甲乙》灸一壮。

手阳明经穴主治

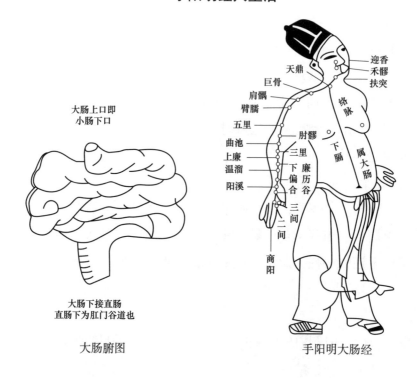

大肠上口即
小肠下口

大肠下接直肠
直肠下为肛门谷道也

大肠腑图

手阳明大肠经

《内经》曰：大肠者，传道之官，变化出焉。又云：大肠为白肠。

手阳明大肠经穴歌

手阳明穴起商阳，二间三间合谷藏。

阳溪偏历温溜长，下廉上廉手三里。

曲池肘髎五里近，臂臑肩髃巨骨当。

天鼎扶突禾髎接，鼻旁五分号迎香左右四十穴。

此一经起于商阳，终于迎香，取商阳、二间、三间、合谷、阳溪、曲池，与井荥俞原经合也。

其脉起于大指次指之端，循指上廉出合谷两骨之间，上入两筋之中，循臂上廉，入肘外廉，上循臑外前廉，上肩，出髃骨之前廉，上出柱骨之会上，下入缺盆，络肺，下膈，属大肠；其支者，从缺盆上颈贯颊，入下齿中，还出挟口，交人中，左之右，右之左，上挟鼻孔，循禾髎、迎香而终，以交于足阳明也。是经气血俱多，卯时气血注此，受手太阴之交。

庚金之腑，脉详右寸。实则脉实，伤热而肠满不通，辛温可泻。虚则脉虚，伤寒而肠鸣泄痛，补必酸凉。蒸黄连而解酒毒，炒厚朴而止便红。肠风妙川乌荆芥，脏毒奇卷柏黄芪。痢中六神丸，宜调则调；带下百中散，可止则止。润肠通秘，麻仁丸果有神效；行滞推坚，六磨汤岂无奇功。痔疮热痛，脑麝研入蜗牛，胆冰磨敷井水；痢疾腹痛，姜茶煎治出坡仙，梅蜜饮方书登父。肠内生痈，返魂汤而加减随宜，十宣散去增适可。尝闻食石饮水，可作充肠之馔；饵松食柏，亦成清腑之方。是以疗饥者不在珍馐，调肠者何烦异术，能穷针里阴阳，自获殊常效验。

考正穴法

商阳一名绝阳

手大指次指内侧，去爪甲角如韭叶。手阳明大肠脉所出为井金。

《铜人》灸三壮，针一分，留一呼。

主胸中气满，喘咳支肿，热病汗不出，耳鸣聋，寒热痎疟，口干，颐颌肿，齿痛，恶寒，肩背急相引缺盆中痛，目青盲，灸三壮，左取右，右取左，如食顷立已。

二间一名间谷

食指本节前内侧陷中。手阳明大肠脉所溜为荥水。大肠实泻之。

《铜人》针三分，留六呼，灸三壮。

主喉痹，颌肿，肩背痛，振寒，鼻鼽衄血，多惊，齿痛，目黄，口干，口㖞，急食不通，伤寒水结。

三间一名少谷

食指本节后内侧陷中。手阳明大肠脉所注为输木。

《铜人》针三分，留三呼，灸三壮。

主喉痹，咽中如梗，下齿龋痛，嗜卧，胸腹满，肠鸣洞泄，寒热疟，唇焦口干，气喘，目眦急痛，吐舌，戾颈，喜惊多唾，急食不通，伤寒气热，身寒结水。

东垣曰：气在于臂足取之，先去血脉，后深取手阳明之荥输二间、三间。

合谷一名虎口

手大指次指歧骨间陷中。手阳明大肠脉所过为原。虚实皆拔之。

《铜人》针三分，留六呼，灸三壮。

主伤寒大渴，脉浮在表，发热恶寒，头痛脊强，无汗，寒热疟，鼻衄不止，热病汗不出，目视不明，生白翳，下齿龋，耳聋，喉痹，面肿，唇吻不收，喑不能言，口噤不开，偏风，风疹，痂疥，偏正头痛，腰脊内引痛，小儿单乳鹅。

按：合谷，妇人妊娠可泻不可补，补即堕胎，详见足太阴脾经三阴交下。

阳溪一名中魁

腕中上侧两筋间陷中。手阳明大肠脉所行为经火。

《铜人》针三分，留七呼，灸三壮。

主狂言喜笑见鬼，热病烦心，目风赤烂有翳，厥逆头痛，胸满不得息，寒热疟疾，寒嗽呕沫，喉痹，耳鸣，耳聋，惊掣，肘臂不举，痂疥。

偏历

腕中后三寸。手阳明络脉，别走太阴。

《铜人》针三分，留七呼，灸三壮。《明下》灸五壮。

主肩膊肘腕酸疼，眣目晾晾，齿痛，鼻衄，寒热疟，癫疾，多言，咽喉干，喉痹，耳鸣，风汗不出，利小便。实则龋聋，泻之；虚则齿寒痹膈，补之。

温溜一名逆注，一名池头

腕后大士五寸，小士六寸。《明堂》在腕后五寸、六寸间。

《铜人》针三分，灸三壮。

主肠鸣腹痛，伤寒哕逆噎，膈中气闭，寒热头痛，喜笑狂言见鬼，吐涎沫，风逆四肢肿，吐舌，口舌痛，喉痹。

下廉

辅骨下，去上廉一寸，辅锐肉分外。

《铜人》斜针五分，留五呼，灸三壮。

主飧泄，劳瘵，小腹满，小便黄，便血，狂言，偏风热风，冷痹不遂，风湿痹，小肠气不足，面无颜色，痃癖，腹痛若刀刺不可忍，腹胁痛满，狂走，侠脐痛，食不化，喘息不能行，唇干涎出，乳痈。

上廉

三里下一寸，其分独抵阳明之会外。

《铜人》斜针五分，灸五壮。

主小便难黄赤，肠鸣，胸痛，偏风半身不遂，骨髓冷，手足不仁，喘息，大肠气，脑风头痛。

三里一名手三里

曲池下二寸，按之肉起，锐肉之端。

《铜人》灸三壮，针二分。

主霍乱遗矢，失音气，齿痛，颊颔肿，瘰疬，手臂不仁，肘挛不伸，中风口㖞，手足不遂。

曲池

肘外辅骨，屈肘横纹头陷中，以手拱胸取之。手阳明大肠脉所入为合土。

《素注》针五分，留七呼。《铜人》针七分，得气先泻后补，灸三壮。《明堂》日灸七壮，至二百壮，且停十余日，更灸止二百壮。

主绕踝风，手臂红肿，肘中痛，偏风半身不遂，恶风邪气，泣出喜忘，风瘾疹，喉痹不能言，胸中烦满，臂膊疼痛，筋缓提物不得，挽弓不开，屈伸难，风痹，肘细无力，伤寒余热不尽，皮肤干燥，瘛疭癫疾，举体痛痒如虫啮，皮脱作疮，皮肤痂疥，妇人经脉不通。

肘髎

大骨外廉陷中。

《铜人》灸三壮，针三分。

主风劳嗜卧，肘节风痹，臂痛不举，屈伸挛急，麻木不仁。

五里

肘上三寸，行向里大脉中央。

《铜人》灸十壮。《素问》大禁针。

主风劳惊恐，吐血咳嗽，肘臂痛，嗜卧，四肢不得动，心下胀满，上气，身黄，时有微热，瘰疬，目视䀮䀮，痎疟。

臂臑

肘上七寸，䐃肉端，肩髃下一夫，两筋两骨罅陷宛宛中，举臂取之。手阳明络，手足太阳、阳维之会。

《铜人》灸三壮，针三分。《明堂》宜灸不宜针；日灸七壮，至二百壮；若针，不得过三五分。

主寒热臂痛，不得举，瘰疬，颈项拘急。

肩髃一名中肩井，一名偏肩

髆骨头肩端上，两骨罅间陷者宛宛中，举臂取之有空。手阳明、阳跷之会。

《铜人》灸七壮，至二七壮，以瘥为度。若灸偏风，灸七七壮，不宜多，恐手臂细。若风病，筋骨无力，久不瘥，灸不畏细；刺即泄肩臂热气。《明堂》针八分，留三呼，泻五吸；灸不及针，以平手取其穴，灸七壮，增至二七壮。《素注》针一寸，灸五壮；又云：针六分，留六呼。

主中风手足不遂，偏风，风痪，风痿，风病，半身不遂，热风，肩中热，头不可回顾，肩臂疼痛臂无力，手不能向头，挛急，风热瘾疹，颜色枯焦，劳气泄精，伤寒热不已，四肢热，诸瘿气。

唐鲁州刺史库狄嵚风痹，不能挽弓，甄权针肩髃，针进即可射。

巨骨

肩尖端上行，两叉骨罅间陷中。手阳明、阳蹻之会。

《铜人》灸五壮，针一寸半。《明堂》灸三壮至七壮。《素注》禁针。针则倒悬，一食顷，乃得下针，针四分，泻之勿补，针出始得正卧。《明堂》灸三壮。

主惊痫，破心吐血，臂膊痛，胸中有瘀血，肩臂不得屈伸。

天鼎

颈缺盆上，直扶突后一寸。

《素注》针四分。《铜人》灸三壮，针三分，《明堂》灸七壮。

主暴喑气哽，喉痹嗌肿，不得息，饮食不下，喉中鸣。

扶突一名水穴

气舍上一寸五分，在颈当曲颊下一寸，人迎后一寸五分，仰而取之。

《铜人》灸三壮，针三分。《素注》针四分。

主咳嗽多唾，上气，咽引喘息，喉中如水鸡声，暴喑气哽。

禾髎一名长频

鼻孔下，挟水沟旁五分。手阳明脉气所发。

《铜人》针三分，禁灸。

主尸厥及口不可开，鼻疮息肉，鼻塞不闻香臭，鼽衄不止。

迎香

禾髎上一寸，鼻下孔旁五分。手、足阳明之会。

针三分，留三呼，禁灸。

主鼻塞不闻香臭，偏风口㖞，面痒浮肿，风动叶落，状如虫行，唇肿痛，喘息不利，鼻㖞多涕，鼽衄骨疮，鼻有息肉。

足阳明经穴主治

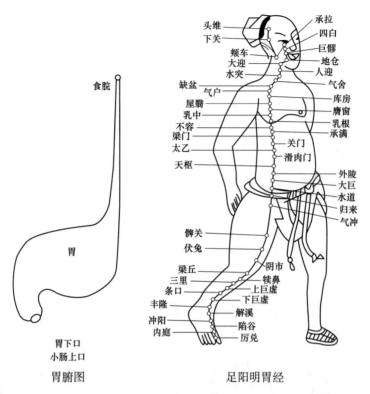

胃腑图　　　　　　　　足阳明胃经

《内经》曰：胃者，仓廪之官，五味出焉。又曰：胃为黄肠。

五味入口藏于胃，以养五脏气。胃者，水谷之海，六腑之大原也。是以五脏六腑之气味，皆出于胃。

足阳明胃经穴歌

四十五穴足阳明，头维下关颊车停。

承泣四白巨髎经，地仓大迎对人迎。

水突气舍连缺盆，气户库房屋翳屯。

膺窗乳中延乳根，不容承满梁门起。

关门太乙滑肉门，天枢外陵大巨存。

水道归来气冲次，髀关伏兔走阴市。

梁丘犊鼻足三里，上巨虚连条口位。

下巨虚跳上丰隆，解溪冲阳陷谷中，

内庭厉兑经穴终左右九十穴。

此一经起于头维，终于厉兑，取厉兑、内庭、陷谷、冲阳、解溪、三里，与井荥俞原经合也。

脉起于鼻交頞中，旁约太阳之脉，下循鼻外，上入齿中，还出挟口，环唇，下交承浆，却循颐后下廉，出大迎，循颊车，上耳前，过客主人，循发际至额颅。其支别者，从大迎前下人迎，循喉咙入缺盆，下膈，属胃，络脾；其直行者，从缺盆下乳内廉，挟脐入气冲中；其支者，起胃下口，循腹里，下至气冲而合，以下髀关，抵伏兔，下入膝膑中，下循胻外廉，下足跗，入中趾外间；其支者，下膝三寸而别，以下入中趾外间；其支者，别跗上，入大趾间，出其端，以交于太阴也。多血多气，辰时气血注此。

戊土之腑，脉右关部。胃气平调，五脏安堵。实则脉实，唇口干而腋下肿疼，宜泻胃土；虚则脉虚，腹痛鸣而面目虚浮，药行温补。验实热兮，必口内壅干，泻黄散而得效；审虚寒兮，须骨节皆痛，人参散而最奇。橘皮竹茹汤，治热渴而频频呕哕；乌药沉香散，疗寒痛而日日攒眉。人参治翻胃之良，豆蔻消积气之冷，粥药不停，藿叶人参橘皮；心脾刺痛，砂仁香附乌沉。胃冷生痰，半夏姜煎生附子；中寒停水，曲丸苍术久陈皮。芫花消癥癖，丸共朱砂；黄芪治消渴，煎同甘草。硫汞结成砂子，吐逆立痊；参苓煎用枣姜，酸咽即可。霍乱转筋肢逆冷，木瓜盐炒吴茱萸；食瘕酒癖胁胸疼，莪术芫棱同醋煮。胃虚咳逆，人参甘草倍陈皮；胃实痰喘，藿叶丁皮增半夏。补虚降火，竹茹甘草橘红皮，或加枳术；扶弱驱寒，橘皮良姜丁半夏，参草姜苓。抑闻上部有脉，下部无脉者为食寒，点盐汤探吐宽舒；倘或三部俱急，人迎带数者号内壅，服灵丸泻利便宜。调脾助胃之药最难，热则消于肌肉，须用中和饮子；变通加减之法不易，寒则减于饮食，要施仁义丹头。如心不在焉，食而不知其味，正心为剂，口不谨兮，饮而不中其节，缄口良方。须知病后能服药，孰若病前能自防。

考正穴法

头维

额角入发际，本神旁一寸五分，神庭旁四寸五分。足阳明、少阳二脉之会。

《铜人》针三分。《素注》针五分，禁灸。

主头痛如破，目痛如脱，目瞤，目风泪出，偏风，视物不明。

下关

客主人下，耳前动脉下廉，合口有空，开口则闭，侧卧闭口取之。足阳明、少阳之会。

《素注》针三分，留七呼，灸三壮。《铜人》针四分，得气即泻，禁灸。

主聤耳有脓汁出，偏风口目㖞，牙车脱臼，牙龈肿处，张口以三棱针出脓血，多含盐汤，即不畏风。

颊车一名机关，一名曲牙

耳下八分，曲颊端近前陷中，侧卧开口有空取之。

《铜人》针四分，得气即泻，日灸七壮，止七七壮，炷如麦大。《明堂》灸三壮。《素注》针三分。

主中风牙关不开，口噤不语，失音，牙车疼痛，颔颊肿，牙不可嚼物，颈强不得回顾，口眼㖞。

承泣

目下七分，直瞳子陷中。足阳明、阳跷脉、任脉之会。

《铜人》灸三壮，禁针，针之令人目乌色。《明堂》针四分半，不宜灸，灸后令人目下大如拳，息肉日加如桃，至三十日定不见物。《资生》云：当不灸不针。

东垣曰：魏邦彦夫人目翳绿色，从下侵上者，自阳明来也。

主目冷泪出，上观，瞳子痒，远视𥉁𥉁，昏夜无见，目瞤动与项口相引，口眼㖞斜，口不能言，面叶叶牵动，眼赤痛，耳鸣耳聋。

四白

目下一寸，直瞳子，令病人正视取之。

《素注》针四分。《甲乙》《铜人》针三分，灸七壮。凡用针稳当，方可下针；刺太深令人目乌色。

主头痛目眩，目赤痛，僻泪不明，目痒，目肤翳，口眼㖞僻不能言。

巨髎

挟鼻孔旁八分，直瞳子，平水沟，手足阳明、阳跷脉之会。

《铜人》针三分，得气即泻，灸七壮。《明堂》灸七七壮。

主瘛疭，唇颊肿痛，口㖞僻，目障无见，青盲无见远视䀮䀮，淫肤白膜，翳覆瞳子，面风鼻颇肿痈痛，招摇视瞻，脚气膝肿。

地仓

挟口吻旁四分外如近下，有脉微动。手足阳明、阳跷脉之会。

《铜人》针三分。《明堂》针三分半，留五呼，得气即泻；日可灸二七壮，重者七七壮，炷如粗钗股脚大，艾炷若大，口转㖞，却灸承浆七七壮，即愈。

主偏风口㖞，目不得闭，脚肿，失音不语，饮水不收，水浆漏落，眼睏动不止，瞳子痒，远视䀮䀮，昏夜无见。病左治右，病右治左，宜频针灸，以取尽风气；口眼㖞斜者，以正为度。

大迎

曲颔前一寸二分，骨陷中动脉。又以口下当两肩是穴。

《素注》针三分，留七呼，灸三壮。

主风痉，口噤不开，唇吻睏动，颊肿牙疼，寒热颈痛，瘰疬，口㖞，齿龋痛，数欠气，恶寒，舌强不能言，风壅面浮肿，目痛不得闭。

人迎一名五会

颈大脉动应手，挟结喉两旁一寸五分，仰而取之，以候五脏气。足阳明、少阳之会。滑氏曰：古以挟喉两旁为气口，人迎。至晋王叔和直以左右手寸口为人迎、气口。

《铜人》禁针。《明堂》针四分。《素注》刺过深杀人。

主吐逆，霍乱，胸中满，喘呼不得息，咽喉痈肿，瘰疬。

水突一名水门

颈大筋前，直人迎下，气舍上。

《铜人》针三分，灸三壮。

主咳逆上气，咽喉痈肿，呼吸短气，喘息不得卧。

气舍

颈直人迎下，挟天突陷中。

《铜人》灸三壮，针三分。

主咳逆上气，颈项强不得回顾，喉痹哽噎，咽肿不消，瘿瘤。

缺盆一名天盖

肩下横骨陷中。

《铜人》灸三壮，针三分。

《素注》针二分，留七呼，不宜太深，深则使人逆息。《素问》刺缺盆中内陷气泄，令人喘咳。

主息奔，胸满，喘急，水肿，瘰疬，喉痹，汗出寒热，缺盆中肿，外溃则生，胸中热满，伤寒，胸热不已。

气户

巨骨下，俞府两旁各二寸陷中，去中行各四寸，仰而取之。

《铜人》针三分，灸五壮。

主咳逆上气，胸背痛，咳不得息，不知味，胸胁支满，喘急。

库房

气户下一寸六分陷中，去中行各四寸。

《铜人》灸五壮，针三分。

主胸胁满，咳逆上气，呼吸不至息，唾脓血浊沫。

屋翳

库房下一寸六分陷中，去中行各四寸，仰而取之。

《素注》针四分。《铜人》灸五壮，针三分。

主咳逆上气，唾血多浊沫，脓血，痰饮，身体肿，皮肤痛不可近衣，淫泺，瘛疭不仁。

膺窗

屋翳下一寸六分陷中，去中行各四寸。

《铜人》针四分，灸五壮。

主胸满短气，唇肿，肠鸣注泄，乳痈寒热，卧不安。

乳中

当乳中是。

《铜人》微刺三分，禁灸，灸则生蚀疮，疮中有脓血清汁可治，疮中有息肉若蚀疮者死。《素问》云：刺乳上，中乳房为肿根蚀。

丹溪曰：乳房，阳明胃所经；乳头，厥阴肝所属。乳去声子之母，不知调养，忿怒所逆，郁闷所遏，厚味所酿，以致厥阴之气不行，窍不得通，汁不得出，阳明之血沸腾，热甚化脓。亦有所乳之子，膈有滞痰，口气煅热，含乳而睡，热气所吹，遂生结核。

初起时，便须忍痛，揉令稍软，吮令汁透，自可消散。失此不治，必成痈疖。若加以艾火两三壮，其效尤捷。粗工便用针刀，卒惹拙病。若不得夫与舅姑，忧怒郁闷，脾气消沮，肝气横逆，遂成结核如棋子，不痛不痒，十数年后为疮陷，名曰奶岩。以疮形如嵌凹，似岩穴也，不可治矣。若于始生之际，能消息病根，使心清神安，然后医治，庶有可安之理。

乳根

乳中下一寸六分陷中，去中行各四寸，仰而取之。

《铜人》灸五壮，针三分。《素注》针四分，灸三壮。

主胸下满闷，胸痛膈气，不下食，噎病，臂痛肿，乳痈，乳痛，凄惨寒痛，不可按抑，咳逆，霍乱转筋，四厥。

不容

幽门旁相去各一寸五分，去中行各三寸。

《铜人》灸五壮。《明堂》灸三壮，针五分。《素注》针八分。

主腹满痃癖，吐血，肩胁痛，口干，心痛，胸背相引痛，喘咳，不嗜食，腹虚鸣，呕吐，痰癖，疝瘕。

承满

不容下一寸，去中行各三寸。

《铜人》针三分，灸五壮。《明堂》三壮。

主肠鸣腹胀，上气喘逆，食饮不下，肩息唾血。

梁门

承满下一寸，去中行各三寸。

《铜人》针三分，灸五壮。

主胁下积气，食饮不思，大肠滑泄，完谷不化。

关门

梁门下一寸，去中行各三寸。

《铜人》针八分，灸五壮。

主善满积气，肠鸣卒痛，泄利，不欲食，腹中气走，挟脐急痛，身肿，痰疟振寒，遗溺。

太乙

关门下一寸，去中行各三寸。

《铜人》灸五壮，针八分。

主癫疾狂走，心烦吐舌。

滑肉门

太乙下一寸，去中行各三寸。

《铜人》灸五壮，针八分。

主癫狂，呕逆，吐舌，舌强。

天枢一名长溪，一名谷门

去肓俞一寸，挟脐中两旁各二寸陷中。乃大肠之募。

《铜人》灸百壮，针五分，留七呼。《千金》云：魂魄之舍不可针。《素注》针五分，留一呼。

主贲豚，泄泻，胀疝，赤白痢、水痢不止，食不下，水肿腹胀肠鸣，上气冲胸，不能久立，久积冷气，绕脐切痛，时上冲心，烦满呕吐，霍乱，冬月感寒泄利，疟寒热狂言，伤寒饮水过多，腹胀气喘，妇人女子癥瘕，血结成块，漏下赤白，月事不时。

外陵

天枢下一寸，去中行各二寸。

《铜人》灸五壮，针三分。

主腹痛，心下如悬，下引脐痛。

大巨

外陵下一寸，去中行各二寸。

《铜人》针五分，灸五壮。《素注》针八分。

主小腹胀满，烦渴，小便难，㿉疝，偏枯，四肢不收，惊悸不眠。

水道

大巨下三寸，去中行各二寸。

《铜人》灸五壮，针三分半。《素注》针二分半。

主腰背强急，膀胱有寒，三焦结热，妇人小腹胀满，痛引阴中，胞中瘕，子门寒，大小便不通。

归来

水道下二寸，去中行各二寸。

《铜人》灸五壮，针五分。《素注》针八分。

主小腹贲豚，卵上入腹，引茎中痛，七疝，妇人血脏积冷。

气冲一名气街

归来下一寸，去中行各二寸，动脉应手宛宛中，冲脉所起。

《铜人》灸七壮，炷如大麦，禁针。《素问》刺中脉血不出，为肿鼠仆。《明堂》针三分，留七呼，气至即泻，灸三壮。

主腹满不得正卧，㿉疝，大肠中热，身热腹痛，大气石水，阴痿茎痛，两丸骞痛，小腹贲豚，腹有逆气上攻心，腹胀满，上抢心，痛不得息，腰痛不得俯仰，淫泺，伤寒胃中热，妇人无子，小肠痛，月水不利，妊娠子上冲心，生难胞衣不出。

东垣曰：脾胃虚弱，感湿成痿，汗大泄，妨食，三里、气街以三棱针出血。又曰：吐血多不愈，以三棱针于气街出血，立愈。

髀关

伏兔后交纹中。

《铜人》针六分，灸三壮。

主腰痛，足麻木，膝寒不仁，痿痹，股内筋络急，不屈伸，小腹引喉痛。

伏兔

膝上六寸起肉，正跪坐而取之。以左右各三指按捺，上有肉起如兔之状，因以此名。

《此事难知》：定痈疽死地分有九，伏兔居一。刘宗厚曰：脉络所会也。主膝冷不得温，风劳痹逆，狂邪，手挛缩，身瘾疹，腹胀少气，头重脚气，妇人八部诸疾。

《铜人》针五分，禁灸。

阴市一名阴鼎

膝上三寸，伏兔下陷中，拜而取之。

《铜人》针三分，禁灸。

主腰脚如冷水，膝寒，痿痹不仁，不屈伸，卒寒疝，力痿少气，小腹痛，胀满，脚气，脚以下伏兔上寒，消渴。

梁丘

膝上二寸两筋间。

《铜人》灸三壮，针三分。《明堂》针五分。

主膝脚腰痛，冷痹不仁，跪难屈伸，足寒，大惊，乳肿痛。

犊鼻

膝膑下，胻骨上，夹解大筋陷中，形如牛鼻，故名。

《素注》针六分。《铜人》针三分，灸三壮。《素问》刺犊鼻出液为跛。

主膝中痛不仁，难跪起，脚气，膝膑肿溃者不可治，不溃者可治。若犊鼻坚硬，勿便攻，先洗熨，微刺之愈。

三里

膝下三寸，胻骨外廉大筋内宛宛中，两筋肉分间，举足取之。极重按之，则跗上动脉止矣。足阳明胃脉所入为合土。

《素注》刺一寸，灸三壮。《铜人》灸三壮，针五分。《明堂》针八分，留十呼，泻七吸，日灸七壮，止百壮。《千金》灸五百壮，少亦一二百壮。

主胃中寒，心腹胀满，肠鸣，脏气虚惫，真气不足，腹痛食不下，大便不通，心闷不已，卒心痛，腹有逆气上攻，腰痛不得俯仰，小肠气，水气蛊毒，鬼击，疰癖，四肢满，膝胻酸痛，目不明，产妇血晕。

秦承祖云：诸病皆治。华佗云：主五劳羸瘦，七伤虚乏，胸中瘀血，乳痈。《千金翼》云：主腹中寒胀满，肠中雷鸣，气上冲胸，喘不能久立，腹痛，胸腹中瘀血，小肠胀皮肿，阴气不足，小腹坚，伤寒热不已，热病汗不出，喜呕口苦，壮热，身反折，口噤鼓颔，肿痛不可回顾。口僻，乳肿，喉痹不能言，胃气不足，久泄利，食不化，胁下支满，不能久立，膝痿寒热，中消谷苦饥，腹热身烦，狂言，乳痈，喜噫，恶闻食臭，狂歌妄笑，恐怒大骂，霍乱，遗尿矢气，阳厥，凄凄恶寒，头眩，小便不利，喜哕，脚气。《外台秘要》云：人年三十已上，若不灸三里，令人气上冲目。东垣曰：饮食失节及劳役形质，阴火乘于坤土之中，致谷气、荣气、清气、胃气、元气不得上升，滋于六腑之阳气，是五阳之气，先绝于外。外者天也，下流入于坤土阴火之中；皆由喜怒悲忧恐为五贼所伤，而后胃气不行，劳役饮食不节，继之则元气乃伤；当于三里穴中，推而扬之，以伸元气。又曰：气在于肠胃者，取之足太阴、阳明，不下者取之三里。又曰：气逆霍乱者取三里，气下乃止，不下复治。又曰：胃脘当心而痛，上支两胁，膈噎不通，饮食不下，取三里以补之。又曰：六淫客邪及上热下寒，筋骨皮肉血脉之病，错取于胃之合三里穴，大危。又曰：有人年少气弱，常于三里、气海灸之，节次约五七十壮，至年老热厥头痛，虽大寒犹喜风寒，痛愈恶暖处及烟火，皆灸之过也。

上廉一名上巨虚

三里下三寸，两筋骨罅中，举足取之。

《铜人》灸三壮，针三分。甄权随年为壮。《明堂》针八分，得气即泻，灸日七壮。

主脏气不足，偏风脚气，腰腿手足不仁，脚胫酸痛屈伸难，不久立，风水膝肿，骨髓冷疼，大肠冷，食不化，飧泄，劳瘵，夹脐腹两胁痛，肠中切痛雷鸣，气上冲胸，喘息不能行，不能久立，伤寒胃中热。

东垣曰：脾胃虚弱，湿痿，汗泄，妨食，三里、气街出血，不愈，于上廉出血。

条口

下廉上一寸，举足取之。

《铜人》针五分。《明堂》针八分，灸三壮。

主足麻木，风气，足下热，不能久立，足寒膝痛，胫寒湿痹，脚痛胕肿，转筋，足缓不收。

下廉一名下巨虚

上廉下三寸，两筋骨罅中，蹲地举足取之。

《铜人》针八分，灸三壮。《素注》针三分。《明堂》针六分，得气即泻。《甲乙》灸日七七壮。

主小肠气不足，面无颜色，偏风腿痿，足不履地，热风冷痹不遂，风湿痹，喉痹，脚气不足，沉重，唇干，涎出不觉，不得汗出，毛发焦，肉脱，伤寒胃中热，不嗜食，泄脓血，胸胁小腹控睾而痛，时窘之后，当耳前热。若寒甚，若独肩上热甚及小指次指间热痛，暴惊狂，言语非常，女子乳痈，足跗不收，跟痛。

丰隆

外踝上八寸，下胻外廉陷中，足阳明络别走太阴。

《铜人》针三分，灸三壮。《明堂》灸七壮。

主厥逆，大小便难，怠惰，腿膝酸，屈伸难，胸痛如刺，腹若刀切痛，风痰头痛，风逆四肢肿，足青身寒湿，喉痹不能言，登高而歌，弃衣而走，见鬼好笑。气逆则喉痹卒喑，实则癫狂，泻之；虚则足不收，胫枯，补之。

解溪

冲阳后一寸五分，腕上陷中，足大指次指直上，跗上陷者宛宛中。足阳明胃脉所行为经火。胃虚补之。

《铜人》灸三壮，针五分，留三呼。

主风面浮肿，颜黑，厥气上冲，腹胀，大便下重，瘛惊，膝股胻肿，转筋，目眩，头痛，癫疾，烦心悲泣，霍乱，头风面赤、目赤，眉攒疼不可忍。

冲阳

足跗上五寸，去陷谷二寸，骨间动脉。足阳明胃脉所过为原，胃虚实皆拔之。

《素注》针三分，留十呼。《素问》刺足跗上动脉，血出不止死。《铜人》针五分，灸三壮。

主偏风口眼喝，跗肿，齿龋，发寒热，腹坚大，不嗜食，伤寒病振寒而欠，久狂，登高而歌，弃衣而走，足缓履不收，身前痛。

陷谷

足大指次指外间，本节后陷中，去内庭二寸。足阳明胃脉所注为输木。

《铜人》针三分。《素注》针五分，留七呼，灸三壮。

主面目浮肿及水病善噫，肠鸣腹痛，热病无度，汗不出，振寒疟疾。

东垣曰：气在于足，取之先去血脉，后深取足阳明之荥输内庭、陷谷。

内庭

足大指次指外间陷中。足阳明胃脉所溜为荥水。

《铜人》灸三壮，针三分，留十呼。

主四肢厥逆，腹胀满，数欠，恶闻人声，振寒，咽中引痛，口喝，上齿龋，疟不嗜食，脑皮肤痛，鼻衄不止，伤寒手足逆冷，汗不出，赤白痢。

厉兑

足大指次指之端，去爪甲角如韭叶。足阳明胃脉所出为井金。胃实泻之。

《铜人》针一分，灸一壮。

主尸厥，口噤气绝，状如中恶，心腹胀满，水肿，热病汗不出，寒疟不嗜食，面肿，足胻寒，喉痹，上齿龋，恶寒鼻不利，多惊好卧，狂欲登高而歌，弃衣而走，黄疸，鼽衄，口喝唇裂，颈肿，膝膑肿痛，循胸、乳、气膸、伏兔、骱外廉、足跗上皆痛，消谷善饥，溺黄。

足太阴经穴主治

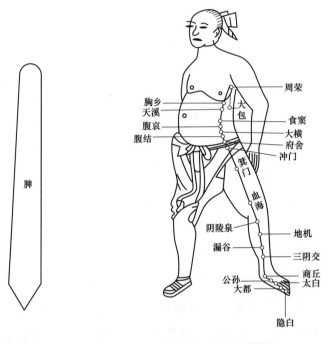

脾脏图　　　　　　　　足太阴脾经

《内经》曰：脾者，谏议之官，智周出焉。

脾者，仓廪之本，荣之居也；其华在唇四白，其充在肌，至阴之类，通于土气，孤脏以灌四旁。脾主四肢，为胃行津液。

中央黄色，入通于脾，开窍于口，藏精于脾，故病在舌本。其味甘，其类土，其畜牛，其谷稷，其应四时，上为镇星，是以知病之在肉也。其音宫，其数五，其臭香，其液涎。

中央生湿，湿生土，土生甘，甘生脾，脾生肉，肉生肺，肺主口。其在天为湿，在地为土，在体为肉，在脏为脾，在声为歌，在变动为哕，在志为思。思伤脾，怒胜思，湿伤肉，风胜湿，甘伤肉，酸胜甘。

足太阴脾经穴歌

二十一穴脾中州，隐白在足大指头。

大都太白公孙盛，商丘三阴交可求。

漏谷地机阴陵穴，血海箕门冲门开。

府舍腹结大横排，腹哀食窦连天溪，

胸乡周荣大包随左右四十二穴。

此一经起于隐白，终于大包，取隐白、大都、太白、商丘、阴陵泉，与井荥输经合也。

脉起大指之端，循指内侧白肉际，过核骨后，上内踝前廉，上腨内，循胻骨后，交出厥阴之前，上循膝股内前廉，入腹，属脾络胃，上膈，挟咽，连舌本，散舌下；其支别者，复从胃别上膈，注心中。少血多气，巳时气血注此。

己土之脏，脉在右关，实则饮食消而肌肤滑泽，虚则身体瘦而四肢不举。脐凸肢浮生之难，口青唇黑死之易。去病安生，理宜调摄，戒满意之食，省爽口之味，因饮食劳倦之灾，修温多辛少之剂，饮食审寒热之伤，汤药兼补泻之置。气别寒热温凉，用适其宜；味辨甘补苦泻，行当熟记。如白术健脾消食，必青皮枳实；人参缓土和气，须半夏橘红。柴胡除不足之热，佐之甘草升麻；黄芪去有汗之火，辅之芍药川芎。气虚呕而人参茱萸，脾寒吐而丁香半夏。泄泻手足冷而不渴兮，附子干姜；霍乱吐泻兼而不药兮，胡椒绿豆。脾冷而食不磨兮，平胃宜加砂蔻；胃寒而饮不消兮，本方更入参苓。香附微寒，与缩砂消食化气，更妙安胎；沉香少温，共藿香助土调中，奇消水肿，破血消癥兮，三棱莪术；去瘀除疼兮，蒲黄五灵。茴香治霍乱转筋，共济木瓜乌药；辣桂主中焦气滞，相扶枳壳生姜。心腹疼痛兮，延胡索入胡椒；胸满咳逆兮，良姜炒同香附。肚实胀兮，大黄滑石朴牵牛，木香苓泻；腹虚胀兮，参苓朴木橘辰砂曲蘖附子。大抵物滞气伤，补益兼行乎消导，橘皮枳术丸，加减随宜；食多胃壅，推陈并贵乎和中，巴豆备急丸，荡涤何伤；四君子平善，与人处也，使人道德进而功名轻，忽不知其入于圣贤之域；二陈汤纯和，能消痰也，致令脾胃健而中气顺，自不觉其进于仁寿之乡。抑又闻东垣悯生民夭枉，凡治疾必先扶植脾胃，诚不刊之妙典；王安道发前贤未发，辨内伤不足中有有余，实得传之秘旨，万物从土而归出，补肾又不若补脾。

导引本经：脾居五脏之中，寄旺四时之内，五味藏之而滋长，五神因之而彰著，四肢百骸，赖之而运动也。人惟饮食不节，劳倦过甚，则脾气受伤矣。脾胃一伤，则饮食不化，口不知味，四肢困倦，心腹痞满，为吐泄，为肠澼，此其见之《内经》诸书，盖班班具载，可考而知者。然不饥强食则脾劳，不渴强饮则胃胀。食若过饱，则气脉不通，令心塞闭；食若过少，则身羸心悬，意虑不固。食秽浊之物，则心识昏迷，坐念不安；食不宜之物，则四大违反，而动宿疾，皆非卫生之道也。举要言之，食必以时，饮必以节，不饱不饥是也。人能饮食如是，不惟脾胃清纯，而五脏六腑亦调和矣。盖人之饮食入口，由胃脘入于胃中，其滋味渗入五脏，其质入于小肠乃化之。至小肠下口，始分清浊，浊者为渣滓，入于大肠；清者为津液，入于膀胱，乃津液之府也。至膀胱又分清浊，浊者入于溺中，清者入于胆，胆引入于脾，散于五脏，为涎，为唾，为涕，为泪，为汗，其滋味渗入五脏，乃成五汗，同归于脾，脾和乃化血，复归于脏腑也。经曰：脾土旺能生万物，衰生百病。昔东坡调脾土，饮食不过一爵一肉，有召饮者，预以此告：一曰安分以养福，二曰宽胃以养气，三曰省费以养财。善卫生者养内，不善卫生者养外。养内者安恬脏腑，调顺血脉；养外者极滋味之美，穷饮食之乐，虽肌体充腴，而酷烈之气，内蚀脏腑矣。

考正穴法

隐白

足大指端内侧，去爪甲角如韭叶。脾脉所出为井木。

《素注》针一分，留三呼。《铜人》针三分，灸三壮。

主腹胀，喘满不得安卧，呕吐食不下，胸中热，暴泄，衄血，尸厥不识人，足寒不能温，妇人月事过时不止，小儿客忤，慢惊风。

大都

足大指本节后，内侧陷中，骨缝赤白肉际。脾脉所溜为荥火。脾虚补之。

《铜人》针三分，灸三壮。

主热病汗不出，不得卧，身重骨疼，伤寒手足逆冷，腹满善呕，烦热闷乱，吐逆目眩，腰痛不可俯仰，绕踝风，胃心痛，腹胀胸满，心蛔痛，小儿客忤。

太白

足大指内侧，内踝前核骨下陷中。脾脉所注为输土。

《铜人》针三分，灸三壮。

主身热烦满，腹胀食不化，呕吐，泄泻脓血，腰痛，大便难，气逆霍乱，腹中切痛，肠鸣，膝股胻酸，转筋，身重骨痛，胃心痛，腹胀胸满，心痛脉缓。

公孙

足大指本节后一寸，内踝前。足太阴络脉，别走阳明胃经。

《铜人》针四分，灸三壮。

主寒疟，不嗜食，痫气，好太息，多寒热汗出，病至则喜呕，呕已乃衰，头面肿起，烦心狂言，多饮，胆虚。厥气上逆则霍乱。实则肠中切痛，泻之；虚则鼓胀，补之。

商丘

足内踝骨下微前陷中，前有中封，后有照海，其穴居中。脾脉所行为经金，脾实泻之。

《铜人》灸三壮，针三分。

主腹胀，肠中鸣，不便，脾虚令人不乐，身寒善太息，心悲，骨痹，气逆，痔疾，骨疽蚀，魇梦，痫瘛，寒热好呕，阴股内痛。气壅，狐疝走上下，引小腹痛，不可俯仰，脾积痞气，黄疸，舌本强痛，腹胀寒疟，溏瘕泄水，面黄，善思善味，食不消，体重节痛，怠惰嗜卧，妇人绝子，小儿慢风。

三阴交

内踝上三寸，骨下陷中。足太阴、少阴、厥阴之会。

《铜人》针三分，灸三壮。

主脾胃虚弱，心腹胀满，不思饮食，脾痛身重，四肢不举，腹胀肠鸣，溏泄食不化，疝癖，腹寒，膝内廉痛，小便不利，阴茎痛，足痿不能行，疝气，小便遗，胆虚，食后吐水，梦遗失精，霍乱，手足逆冷，呵欠，颊车蹉开，张口不合，男子阴茎痛，元脏发动，脐下痛不可忍，小儿客忤，妇人临经行房，羸瘦，癥瘕，漏血不止，月水不止，妊娠胎动横生，产后恶露不行，去血过多，血崩晕，不省人事。

如经脉塞闭不通，泻之立通。经脉虚耗不行者补之，经脉益盛则通。

按：宋太子出苑，逢妊妇，诊曰：女。徐文伯曰：一男一女。太子性急欲视。文伯泻三阴交，补合谷，胎应针而下，果如文伯之诊。后世遂以三阴交、合谷为妊妇禁针。然文伯泻三阴交，补合谷而堕胎，今独不可补三阴交，泻合谷而安胎乎？盖三阴交，肾肝脾三脉之交会，主阴血，血当补不当泻；合谷为大肠之原，大肠为肺之腑，主气，当泻不当补。文伯泻三阴交，以补合谷，是血衰气旺也。今补三阴交，泻合谷，是血旺气衰矣。故刘元宾亦曰：血衰气旺定无妊，血旺气衰应有体。

漏谷一名太阴络

内踝上六寸，胻骨下陷中。

《铜人》针三分，禁灸。

主肠鸣，强欠，心悲逆气，腹胀满急，疝癖冷气，食饮不为肌肤，膝痹足不能行。

地机一名脾舍

膝下五寸，膝内侧辅骨下陷中，伸足取之。足太阴郄，别走上一寸有空。

《铜人》灸三壮，针三分。

主腰痛不可俯仰，溏泄，腹胁胀，水肿腹坚，不嗜食，小便不利，精不足，女子癥瘕，按之如汤沃股内至膝。

阴陵泉

膝下内侧辅骨下陷中，伸足取之，或屈膝取之。在膝横纹头下，与阳陵泉穴相对，稍高一寸。足太阴脾脉所入为合水。

《铜人》针五分。

主腹中寒，不嗜食，胁下满，水胀腹坚，喘逆不得卧，腰痛不可俯仰，霍乱，疝瘕，遗精，尿失禁不自知，小便不利，气淋，寒热不节，阴痛，胸中热，暴泄飧泄。

血海

膝膑上内廉，白肉际二寸半。

《铜人》针五分，灸三壮。

主气逆腹胀，女子漏下恶血，月事不调。

东垣曰：女子漏下恶血，月事不调，暴崩不止，多下水浆之物，皆由饮食不节，或劳伤形体，或素有气不足，灸太阴脾经七壮。

箕门

鱼腹上越筋间，阴股内动脉应手。一云股上起筋间。

《铜人》灸三壮。

主淋，小便不通，遗溺，鼠鼷肿痛。

冲门一名上慈宫

府舍下一寸，横骨两端约中动脉，去腹中行各四寸半。

《铜人》针七分，灸五壮。

主腹寒气满，腹中积聚，疼，癥，淫泺，阴疝，妇人难乳，妊娠子冲心，不得息。

府舍

腹结下三寸，去腹中行各四寸半。足太阴、厥阴、阴维之会。三脉上下一一入腹，络脾肝，结心肺，从胁上至肩，此太阴郄，三阴、阳明之别。

《铜人》灸五壮，针七分。

主疝瘕，痹中急疼，循胁上下抢心，腹满积聚，厥气霍乱。

腹结一名肠窟

大横下一寸三分，去腹中行各四寸半。

《铜人》针七分，灸五壮。

主咳逆，绕脐痛，腹寒泻利，上抢心，咳逆。

大横

腹哀下三寸五分，去腹中行各四寸半。足太阴、阴维之会。

《铜人》针七分，灸五壮。

主大风逆气，多寒善悲，四肢不可举动，多汗，洞痢。

腹哀

日月下一寸五分，去腹中行各四寸半。足太阴、阴维之会。

《铜人》针三分。

主寒中食不化，大便脓血，腹中痛。

食窦

天溪下一寸六分，去胸中行各六寸，举臂取之。

《铜人》针四分，灸五壮。

主胸胁支满，膈间雷鸣，常有水声，膈痛。

天溪

胸乡下一寸六分陷中，去胸中行各六寸，仰而取之。

《铜人》针四分，灸五壮。

主胸中满痛，贲膺，咳逆上气，喉中作声，妇人乳肿癀痈。

胸乡

周荣下一寸六分，去胸中行各六寸，仰而取之。

《铜人》针四分，灸五壮。

主胸胁支满，引胸背痛不得卧，转侧难。

周荣

中府下一寸六分，去胸中行各六寸，仰而取之。

《铜人》针四分。

主胸胁满不得俯仰，食不下，喜饮，咳唾秽脓，咳逆，多淫。

大包

渊腋下三寸，布胸胁中，出九肋间。脾之大络，总统阴阳诸络，由脾灌溉五脏。

《铜人》灸三壮，针三分。

主胸胁中痛，喘气。实则身尽痛，泻之；虚则百节尽皆纵，补之。

手少阴经穴主治

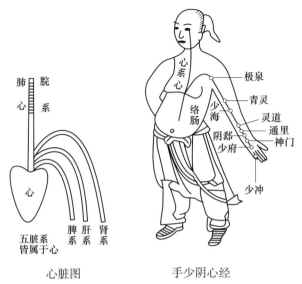

心脏图　　　　　　手少阴心经

《内经》曰：心者，君主之官，神明出焉。

心者，生之本，神之变也。其华在面，其充在血脉，为阳中之太阳，通于夏气。

南方赤色，入通于心，开窍于舌，藏精于心。故病在五脏，其味苦，其类火，其畜羊，其谷黍，其应四时，上为荧惑星，是以知病之在脉也；其音徵，其数七，其臭焦，其液汗。

南方生热，热生火，火生苦，苦生心，心生血，血生脾，心主舌。其在天为热，在地为火，在体为脉，在脏为心，在声为笑，在变动为忧，在志为喜。喜伤心，恐胜喜；热伤气，寒胜热；苦伤气，咸胜苦。

手少阴心经穴歌

九穴午时手少阴，极泉青灵少海深。

灵道通里阴郄邃，神门少府少冲寻左右一十八穴。

此一经起于极泉，终于少冲。取少冲、少府、神门、灵道、少海，与井荥输经合也。

脉起心中，出属心系，下膈络小肠；其支者，从心系上挟咽，系目；其直者，复从心系却上肺，出腋下，下循臑内后廉，行太阴心主之后，下肘内廉，循臂内后廉，抵掌后锐骨之端，入掌内后廉，循小指之内，出其端。多气少血，午时气血注此。

丁火之脏，脉在左寸。实则热而虚则寒，静则安而动则燥。虚寒者怯怕多惊，健忘恍惚，清便自可，诊必濡细迟虚；实热者癫狂谵语，腮赤舌干，二腑涩黄，脉须数洪沉实。心盛则热见乎标，心虚则热收于内。虚则补其母，实则泻其子。虚实既知，补泻必当。味甘泻而补之以咸，气热补而泻之以冷。心阳不足，桂心代赭紫石英，补须参附；离火有余，竹叶大黄山栀子，泻用芩连。凉心者朱砂，壮心者琥珀。舌长过寸，研冰片敷之即收；血衄如泉，炒槐花掺之即止。除疮琥珀膏，犀角与辰砂；定志宁神丸，朱砂共莲草。蔓荆子凉诸经之血，草连翘泻六经之火。惊悸不安，须龙脑沙参小草；健忘失记，必茯神远志当归。多睡饮卢同之苦茶，不眠服雷公之酸枣。凉血补阴生地黄，行津止渴天花粉。文蛤末敷愈口疮，铁锈粉噙消舌肿。中风不语，烧竹沥凉之更良；感热多言，飞朱砂镇之又善。胸间痞痛，开之枳实瓜蒌；心内懊憹，治之栀子豆豉。热心痛，炒菖蒲川楝，栀子宜焦；冷心痛，须木香肉桂，玄胡可炒。心惊盗汗，飞辰砂与六黄；鼻衄流血，煮黄芩炒芍药。惊热独妙珍珠，癫狂独加铁粉。安镇灵台，琥珀丹砂和玉屑；开清神府，茯神远志共菖蒲。大哉离兮，应物无迹。倘真血之有亏，觅真铅而补实。至灵心也，操存有要。或元气之有损，求真汞而填完。用药固可言传，上达必由心悟。

导引本经：夫心乃一身之主宰，生死之路头也。是故心生则种种欲生，而神不入气；心静则种种欲静，而神气相抱也。《内经》曰：夏月人身，阳气发外，伏阴在内，是脱精神之时，忌疏通以泄精气。夏三月，此谓蕃秀，天地气交，万物华实，夜卧早起，无厌于日，使志无怒，英华成秀，此夏气之应，养长之道也。逆之则伤心，秋为痎疟。故人常宜燕居静坐，调心息气，食热戒冷，常要两目垂帘，返光内照，降心火于丹田，使神气相抱。故《太玄》养初曰：藏心于渊，美厥灵根……神不外也。心牵于事，则火动于中矣。心火夏令正旺，脉本洪大，若缓是伤暑，至晚少餐饮食，睡勿挥扇，风邪易入。昔邝子元有心疾，或曰：有僧不用符药，能治心疾。元叩其僧曰：贵恙起于烦恼，烦恼生于妄想。夫妄想之来，其机有三：或追忆数十年前荣辱恩仇，悲欢离合，及种种闲情，此是过去妄想也。或事到眼前，可以顺应，却又畏首畏尾，三番四复，犹豫不决，此是现在妄想也。或期望日后富贵皆如愿，或期望功成名遂，告老归田；或期望子孙登庸，以继书香，与夫一切不可必成，不可必得之事，此是未来妄想也。三者妄想，忽然而生，忽然而灭，禅家谓之幻心。能照见其妄，而斩断念头，禅家谓之觉心。故曰：不患念起，惟患觉迟，此心若同太虚，烦恼何处安脚？又曰：贵恙亦原于水火不交，凡溺爱冶容，而作色荒，禅家谓之外感之欲。夜深枕上，思得冶容，或成宵寐之变，禅家谓之内生之欲。二者之欲，绸缪染着，消耗元精。若能离之，则肾水自然滋生，可以上交于心。至若思索文字，忘其寝食，禅家谓之理障。经纶职业，不顾劬劳，禅家谓之事障。二者虽非人欲，亦损性灵，若能遣之，则火不至上炎，可下交于肾。故曰：尘不相缘，根无所偶，返流全一，六用不行。又曰：苦海无边，回头是岸。子元如其言，乃独处一室，扫空万缘，坐静月余，心疾如失。

考正穴法

极泉

臂内腋下筋间，动脉入胸。

《铜人》针三分，灸七壮。

主臂肘厥寒，四肢不收，心痛干呕，烦渴，目黄，胁满痛，悲愁不乐。

青灵

肘上三寸，伸肘举臂取之。

《铜人》灸七壮。《明堂》灸三壮。

主目黄头痛，振寒胁痛，肩臂不举，不能带衣。

少海一名曲节

肘内廉节后，大骨外，去肘端五分，屈肘向头得之。手少阴心脉所入为合水。

《铜人》针三分，灸三壮。甄权云：不宜灸，针五分。《甲乙》针二分，留三呼，泻五呼，不宜灸。《素注》灸五壮。《资生》云：数说不同，要之非大急不灸。

主寒热齿龋痛，目眩发狂，呕吐涎沫，项不得回顾，肘挛腋胁下痛，四肢不得举，齿痛，脑风头痛，气逆噫哕，瘰疬，心疼，手颤健忘。

灵道

掌后一寸五分，手少阴心脉所行为经金。

《铜人》针三分，灸三壮。

主心痛，干呕，悲恐，相引瘛疭，肘挛，暴喑不能言。

通里

掌后一寸陷中。手少阴心脉之络，别走太阳小肠经。

《铜人》针三分，灸三壮。《明堂》灸七壮。

主目眩头痛，热病先不乐，数日懊憹，数欠频呻悲，面热无汗，头风，暴喑不言，目痛心悸，肘臂臑痛，苦呕喉痹，少气遗溺，妇人经血过多，崩中。实则支满膈肿，泻之；虚则不能言，补之。

阴郄

掌后脉中，去腕五分。

《铜人》针三分，灸七壮。

主鼻衄吐血，洒淅畏寒，厥逆气惊，心痛霍乱，胸中满。

神门一名锐中，一名中都

掌后锐骨端陷中。手少阴心脉所注为输土。心实泻之。

《铜人》针三分，留七呼，灸七壮。

主疟心烦，甚欲得冷饮，恶寒则欲处温中。咽干不嗜食，心痛数噫，恐悸，少气不足，手臂寒，面赤喜笑，掌中热而哕，目黄胁痛，喘逆身热，狂悲狂笑，呕血吐血，振寒上气，遗溺，失音，心性痴呆，健忘，心积伏梁，大小人五痫。

东垣曰：胃气下溜，五脏气皆乱，其为病互相出见。气在于心者，取之手少阴之输神门，同精导气以复其本位《灵枢经》曰：少阴无俞，心不病乎？其外经病而脏不病，故独取其经于掌后锐骨之端。心者五脏六腑之大主，精神之所舍，其脏坚固，邪不能容，容邪则身死，故诸邪皆在心之包络。包络者，心主之脉也。

少府

手小指本节后，骨缝陷中，直劳宫。手少阴心脉所溜为荥火。

《铜人》针二分，灸七壮。《明堂》灸三壮。

主烦满少气，悲恐畏人，掌中热，臂酸，肘腋挛急，胸中痛，手卷不伸，疟疾久不愈，振寒，阴挺出，阴痒阴痛，遗尿偏坠，小便不利，太息。

少冲一名经始

手小指内侧，去爪甲角如韭叶。手少阴心脉所出为井木。心虚补之。

《铜人》针一分，灸三壮。《明堂》灸一壮。

主热病烦满，上气，嗌干渴，目黄，臑臂内后廉痛，胸心痛，痰气，悲惊寒热，肘痛不伸。

张洁古治前阴臊臭，泻肝行间，后于此穴，以治其标。

手太阳经穴主治

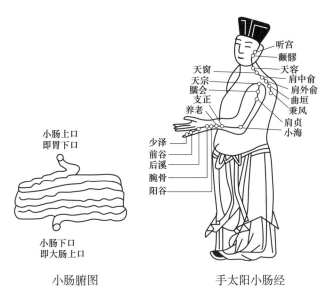

小肠腑图　　　　　手太阳小肠经

《内经》曰：小肠者，受盛之官，化物出焉。又云：小肠为赤肠。胃之下口，小肠之上口也，在脐上二寸，水谷于是分焉。大肠上口，小肠之下口也。至是而泌别清浊，水液渗入膀胱，滓秽流入大肠。

手太阳小肠经穴歌

手太阳穴一十九，少泽前谷后溪薮。

腕骨阳谷养老绳，支正小海外辅肘。

肩贞臑俞接天宗，髎外秉风曲垣首。

肩外俞连肩中俞，天窗乃与天容偶。

锐骨之端上颧髎，听宫耳前珠上走左右三十八穴。

此一经起于少泽，终于听宫。取少泽、前谷、后溪、腕骨、阳谷、少海，与井荥输原经合也。

脉起小指之端，循手外侧上腕，出踝中直上，循臂骨下廉，出肘内侧两骨之间，上循臑外后廉，出肩解，绕肩胛，交肩上，入缺盆，络心，循咽下膈抵胃，属小肠；其支者，从缺盆贯颈上颊，至目锐眦，却入耳中；其支别者，别循颊上颐（颐音拙）抵鼻，至目内眦也。多血少气，未时气血注此。

丙火之腑，脉详左寸。是经之为病也，面白耳前热，苦寒，肩臂廉内外肿痛。沉诊为心，实则脉实，烦满而口舌生疮；浮取小肠，虚则脉虚，懊侬而唇青下白。颔肿不可转，清痰降火；腰折难动履，渗湿利热。倘小便数频，乌药益智丸，用酒煮山药；若精气不固，白茯猪苓和，须蜡化津液。小肠疝气，茴香姜浸入青盐；肾宫精冷，川楝炒成加木炭。滑石寒而能治诸淋，沉香温而能行诸气。尿血煮苦苋菜根，血淋煎车前子叶。清泉旋汲饮发灰，薄荷时煎调琥珀。热入小肠为赤带，茴香苦楝当归；邪归大腑变膏淋，滑石金砂甘草。尝考牡蛎石斛补，续随金砂泻。巴戟乌药茴香温，黄芩通草花粉凉。羌活藁本引于上，黄柏二苓行于下，细阅本草之旨，略为理治之阶，毋执己见，妙在言传。

考正穴法

少泽一名小吉

手小指端外侧，去爪甲角下一分陷中。手太阳小肠脉所出为井金。

《素注》灸三壮。《铜人》灸一壮，针一分，留二呼。

主疟寒热，汗不出，喉痹舌强，口干心烦，臂痛瘈疭，咳嗽，口中涎唾，颈项急不得回顾，目生肤翳复瞳子，头痛。

前谷

手小指外侧本节前陷中。手太阳小肠脉所溜为荥水。

《铜人》针一分，留三呼，灸一壮。《明堂》灸三壮。

主热病汗不出，痎疟癫疾，耳鸣，颈项肿，喉痹，颊肿引耳后，鼻塞不利，咳嗽吐衄，臂痛不得举，妇人产后无乳。

后溪

手小指外侧本节后陷中，握拳取之。手太阳小肠脉所注为输木。小肠虚补之。

《铜人》针一分，留二呼，灸一壮。

主疟寒热，目赤生翳，鼻衄，耳聋，胸满，头项强不得回顾，癫疾，臂肘挛急，痂疥。

腕骨

手外侧腕前起骨下陷中。手太阳小肠脉所过为原。小肠虚实皆拔之。

《铜人》针二分，留三呼，灸三壮。

主热病汗不出，胁下痛不得息，颈颔肿，寒热，耳鸣，目冷泪生翳，狂惕，偏枯，肘不得屈伸，痎疟头痛，烦闷，惊风，瘈疭，五指掣，头痛。

阳谷

手外侧腕中，锐骨下陷中。手太阳小肠脉所行为经火。

《素注》灸三壮，针二分，留三呼。《甲乙》留二呼。

主癫疾狂走，热病汗不出，胁痛，颈颔肿，寒热，耳聋耳鸣，齿龋痛，臂外侧痛不举，吐舌，戾颈，妄言，左右顾，目眩，小儿瘈疭，舌强不嗍乳。

养老

手踝骨前上，一云腕骨后一寸陷中。手太阳郄。

《铜人》针三分，灸三壮。

主肩臂酸疼，肩欲折，臂如拔，手不能自上下，目视不明。

支正

腕后五寸，手太阳络脉，别走少阴。

《铜人》针三分，灸三壮。《明堂》灸五壮。

主风虚，惊恐悲愁，癫狂，五劳，四肢虚弱，肘臂挛难屈伸，手不握，十指尽痛，热痛先腰颈酸，喜渴，强项，疣目。实则节弛肘废，泻之；虚则生疣小如指，痂疥，补之。

小海

肘外大骨外，去肘端五分陷中，屈手向头取之。手太阳小肠脉所入为合土。小肠实泻之。

《素注》针二分，留七呼，灸三壮。

主颈颔、肩臑、肘臂外后廉痛，寒热齿龈肿，风眩颈项痛，疡肿振寒，肘腋痛肿，小腹痛，痫发羊鸣，戾颈，瘛疭狂走，颔肿不可回顾，肩似拔，臑似折，耳聋，目黄，颊肿。

肩贞

曲胛下两骨解间，肩髎后陷中。

《铜人》针五分。《素注》针八分，灸三壮。

主伤寒寒热，耳鸣耳聋，缺盆肩中热痛，风痹，手足麻木不举。

臑俞

挟肩髎手阳明穴后大骨下，胛上廉陷中，举臂取之。手太阳、阳维、阳跷三脉之会。

《铜人》针八分，灸三壮。

主臂酸无力，肩痛引胛，寒热气肿胫痛。

天宗

秉风后大骨下陷中。

《铜人》灸三壮，针五分，留六呼。

主肩臂酸疼，肘外后廉痛，颊颔肿。

秉风

天髎外肩上小髃后，举臂有空。手太阳、阳明、手足少阳四脉之会。

《铜人》灸五壮，针五分。

主肩痛不能举。

曲垣

肩中央曲胛陷中，按之应手痛。

《铜人》灸三壮，针五分。《明堂》针九分。

主肩痹热痛，气注肩胛，拘急痛闷。

肩外俞

肩胛上廉，去脊三寸陷中。

《铜人》针六分，灸三壮。《明堂》灸一壮。

主肩胛痛，周痹寒至肘。

肩中俞

肩胛内廉，去脊二寸陷中。

《素注》针六分，灸三壮。《铜人》针三分，留七呼，灸十壮。

主咳嗽，上气唾血，寒热，目视不明。

天窗一名窗笼

颈大筋间前曲颊下，扶突后动脉应手陷中。

《铜人》灸三壮，针三分。《素注》针六分。

主痔瘘，颈痛，肩痛引项不得回顾，耳聋颊肿，喉中痛，暴喑不能言，齿噤中风。

天容

耳下曲颊后。

针一寸，灸三壮。

主喉痹寒热，咽中如梗，瘿颈项痛，不可回顾，不能言，胸痛，胸满不得息，呕逆吐沫，齿噤，耳聋耳鸣。

颧髎

面顺骨下廉锐骨端陷中。手少阳、太阳之会。

《素注》针三分。《铜人》针二分。

主口㖞，面赤目黄，眼睑动不止，颐肿齿痛。

听宫一名多所闻

耳中珠子，大如赤小豆。手足少阳、手太阳三脉之会。

《铜人》针三分，灸三壮。《明堂》针一分。《甲乙》针三分。

主失音，癫疾，心腹满，聤耳，耳聋如物填塞无闻，耳中嘈嘈㤪㤪蝉鸣。

足太阳经穴主治

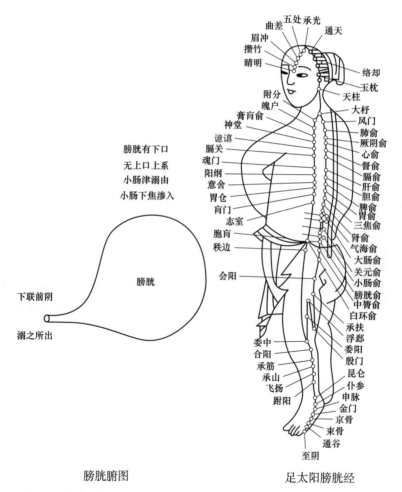

膀胱有下口
无上口上系
小肠津溺由
小肠下焦渗入

下联前阴

溺之所出

膀胱腑图

足太阳膀胱经

《内经》曰：膀胱者，州都之官，津液藏焉，气化则能出矣。又曰：膀胱为黑肠。

诸书辨膀胱不一，有云：有上口，无下口。有云：上下皆有口。或云：有小窍注泄，皆非也。惟有下窍以出溺，上皆由泌别渗入膀胱，其所以入也、出也，由于气之施也。在上之气不施，则注入大肠而为泄；在下之气不施，则急胀濇涩，苦不出而为淋。

足太阳膀胱经穴歌

足太阳经六十七，睛明目内红肉藏。

攒竹眉冲与曲差，五处上寸半承光。

通天络却玉枕昂，天柱后际大筋外。

大杼背部第二行，风门肺俞厥阴四。

心俞督俞膈俞强，肝胆脾胃俱挨次。

三焦肾气海大肠，关元小肠到膀胱。

中膂白环仔细量，自从大杼至白环。

各各节外寸半长，上髎次髎中复下。

一空二空腰髁当，会阳阴尾骨外取。

附分挟脊第三行，魄户膏肓与神堂。

谵谵膈关魂门九，阳纲意舍仍胃仓。

肓门志室胞肓续，二十椎下秩边场。

承扶臀横纹中央，殷门浮郄到委阳。

委中合阳承筋是，承山飞扬踝跗阳。

昆仑仆参连申脉，金门京骨束骨忙。

通谷至阴小指旁一百三十四穴。

此一经起于睛明，终于至阴，取至阴、通谷、束骨、京骨、昆仑、委中，与井荥输原经合也。

脉起目内眦，上额交巅上；其支者，从巅至耳上角；其直行者，从巅入络脑，还出别下项，循肩膊内挟脊抵腰中，入循膂，络肾属膀胱；其支别者，从腰中下贯臀，入腘中；其支别者，从膊内左右，别下贯胛，挟脊内，过髀枢，循髀外后廉，下合腘中，以下贯腨内，出外踝之后，循京骨至小指外侧端。多血少气，申时气血注此。

壬水之腑，脉居左寸是膀胱。实则脉实，病胞转不得小便，苦烦满难于俯仰，药用寒凉通利窍，石膏栀子蜜同煎；虚则脉虚，肠痛引腰难屈伸，脚筋紧急耳重听，补磁石五味黄芪，配苓术石英杜仲。大腑热蒸肠内涩，木通生地黄芩；小便不利茎中疼，葶苈茯苓通草。肾大如斗，青支荔核小茴香；胞转如塞，葵子滑石寒水石。冷热熨可利便难，屈伸导能和腰痛。风热相乘囊肿，服三白而立消；虫蚁吹着阳踝，敷蝉蜕而即散。羌活藁本行于上，黄柏法制走于下。补用橘核益智仁，泻须滑石车前子。加茴香乌药能温，添黄柏生地清凉也。

考正穴法

睛明一名泪孔

目内眦。《明堂》云：内眦头外一分，宛宛中。手足太阳、足阳明、阴踝、阳踝五脉之会。

针一分半，留三呼。雀目者，可久留针，然后速出针。禁灸。

主目远视不明，恶风泪出，憎寒头痛，目眩，内眦赤痛，眵眵无见，眦痒，淫肤白翳，大眦攀睛努肉，侵睛雀目，瞳子生瘴，小儿疳眼，大人气眼冷泪。

按：东垣曰：刺太阳、阳明出血，则目愈明。盖此经多血少气，故目翳与赤痛从内眦起者，刺睛明、攒竹，以宣泄太阳之热。然睛明刺一分半，攒竹刺一分三分，为适浅深之宜。今医家刺攒竹，卧针直抵睛明，不补不泻，而又久留针，非古人意也。

攒竹一名始光，一名员柱，一名光明

两眉头陷中。

《素注》针二分，留六呼，灸三壮。《铜人》禁灸，针一分，留三呼，泻三吸，徐徐出针。宜以细三棱针刺之，宣泄热气，三度刺，目大明。《明堂》宜细三棱针三分，出血，灸一壮。

主目眵眵，视物不明，泪出目眩，瞳子痒，目憎，眼中赤痛及睑眴动不得卧，颊痛，面痛，尸厥癫邪，神狂鬼魅，风眩，嚏。

眉冲

直眉头上神庭、曲差之间。

针三分，禁灸。

主五痫，头痛，鼻塞。

曲差

神庭旁一寸五分，入发际。

《铜人》针二分，灸三壮。

主目不明，衄衊，鼻塞，鼻疮，心烦满，汗不出，头顶痛，项肿，身体烦热。

五处

挟上星旁一寸五分。

《铜人》针三分，留七呼，灸三壮。《明堂》灸五壮。

主脊强反折，瘛疭癫疾，头风热，目眩，目不明，目上戴不识人。

承光

五处后一寸五分。

《铜人》针三分，禁灸。

主风眩头痛，呕吐心烦，鼻塞不闻香臭，口㖞，鼻多清涕，目生白翳。

通天

承光后一寸五分。

《铜人》针三分，留七呼，灸三壮。

主颈项转侧难，瘿气，鼻衄，鼻疮，鼻窒，鼻多清涕，头旋，尸厥，口㖞，喘息，头重，暂起僵仆，瘿瘤。

络却一名强阳，一名脑盖

通天后一寸五分。

《素注》刺三分，留五呼。《铜人》灸三壮。

主头旋耳鸣，狂走瘛疭，恍惚不休，腹胀，青盲内障，目无所见。

玉枕

络却后一寸五分，挟脑户旁一寸三分，起肉枕骨上，入发际二寸。

《铜人》灸三壮，针三分，留三呼。

主目痛如脱，不能远视，内连系急，头风痛不可忍，鼻窒不闻。

天柱

挟项后发际，大筋外廉陷中。

《铜人》针五分，得气即泻。《明堂》针二分，留三呼，泻五吸。灸不及针，日七壮至百壮。《下经》灸三壮。《素注》针二分，留六呼。

主足不任身体，肩背痛欲折，目瞑视，头旋脑痛，头风，鼻不知香臭，脑重如脱，顶如拔，项强不可回顾。

大杼

项后第一椎下，两旁相去脊各一寸五分陷中，正坐取之。督脉别络，手足太阳、少阳之会。《难经》曰：骨会大杼。疏曰：骨病治此。袁氏曰：肩能负重，以骨会大杼也。

《铜人》针五分，灸七壮。《明堂》禁灸。《下经》《素注》针三分，留七呼，灸七壮。《资生》云：非大急不灸。

主膝痛不可屈伸，伤寒汗不出，腰脊痛，胸中郁郁，热甚不已，头风振寒，项强不可俯仰，痎疟，头旋，劳气咳嗽，身热目眩，腹痛，僵仆不能久立，烦满里急，身不安，筋挛癫疾，身蜷急大。

东垣曰：五脏气乱在于头，取之天柱、大杼，不补不泻，以导气而已。

风门一名热府

二椎下两旁相去脊各一寸五分，正坐取之。

《铜人》针五分。《素注》针三分，留七呼。《明堂》灸五壮。若频刺，泄诸阳热气，背永不发痈疽，灸五壮。

主发背痈疽，身热，上气喘气，咳逆胸背痛，风劳呕吐，多嚏，鼻鼽出清涕，伤寒头项强，目瞑，胸中热，卧不安。

肺俞

第三椎下两旁相去脊各一寸五分。《千金》对乳引绳度之。甄权以搭手，左取右，右取左，当中指末是，正坐取之。

《甲乙》针三分，留七呼，得气即泻。甄权灸百壮。《明下》灸三壮。《素问》刺中肺三日死，其动为咳。

主瘿气，黄疸，劳瘵，口舌干，劳热上气，腰脊强痛，寒热喘满，虚烦，传尸骨蒸，肺痿咳嗽，肉痛皮痒，呕吐，支满不嗜食，狂走，欲自杀，背偻，肺中风，偃卧，胸满短气，瞀闷汗出，百毒病，食后吐水，小儿龟背。

仲景曰：太阳与少阳并病，头项强痛或眩冒，时如结胸，心下痞硬者，当刺太阳肺俞、肝俞。

厥阴俞一名厥俞

四椎下两旁相去脊各一寸五分，正坐取之。

《铜人》针三分，灸七壮。

主咳逆牙痛，心痛，胸满呕吐，留结烦闷。

或曰：脏腑皆有俞在背，独心包络无俞，何也？曰：厥阴俞即心包络俞也。

心俞

五椎下两旁相去脊各一寸五分，正坐取之。

《铜人》针三分，留七呼，得气即泻，不可灸。《明堂》灸三壮。《资生》云：刺中心一日死，其动为噫，岂可妄针。《千金》言：中风心急，灸心俞百壮，当权其缓急可也。

主偏风半身不遂，心气乱恍惚，心中风，偃卧不得倾侧，汗出唇赤，狂走发痫，语悲泣，心胸闷乱，咳吐血，黄疸，鼻衄，目晾目昏，呕吐不下食，健忘，小儿心气不足，数岁不语。

督俞

六椎下两旁相去脊各一寸五分，正坐取之。

灸三壮。

主寒热心痛，腹痛，雷鸣气逆。

膈俞

七椎下两旁相去脊各一寸五分，正坐取之。《难经》曰：血会膈俞。疏曰：血病治此。盖上则心俞，心生血，下则肝俞，肝藏血，故膈俞为血会。又足太阳多血，血乃水之象也。

《铜人》针三分，留七呼，灸三壮。《素问》刺中膈，皆为伤中，其病难愈，不过一岁必死。

主心痛，周痹，吐食，翻胃，骨蒸，四肢怠惰，嗜卧，痃癖，咳逆，呕吐，膈胃寒痰，食饮不下，热病汗不出，身重常温。不能食，食则心痛，身痛肿胀，胁腹满，自汗盗汗。

肝俞

九椎下两旁相去脊各一寸五分，正坐取之。经曰：东风伤于春，病在肝。

《铜人》针三分，留六呼，灸三壮。《明堂》灸七壮。《素问》刺中肝五日死，其动为欠。

主多怒，黄疸，鼻酸，热病后目暗泪出，目眩，气短咳血，目上视，咳逆，口干，寒疝，筋寒，热痉，筋急相引，转筋入腹将死。

《千金》云：咳引两胁急痛不得息，转侧难，撅肋下与脊相引而反折，目戴上，目眩循眉头，惊狂，衄蚋，起则目𥉠𥉠，生白翳，咳引胸中痛，寒疝小腹痛，唾血短气，热病瘥后，食五辛目暗，肝中风，踞坐不得低头，绕两目连额上色微青，积聚痞痛。

胆俞

十椎下两旁相去脊各一寸五分，正坐取之。

《铜人》针五分，留七呼，灸三壮。《明堂》针三分。《下经》灸五壮。《素问》刺中胆，一日半死，其动为呕。

主头痛，振寒汗不出，腋下肿胀，口苦舌干，咽痛干呕吐，骨蒸劳热食不下，目黄。

按：《资生经》所载，崔知悌平取四花穴，上二穴是膈俞，下二穴是胆俞，四穴主血，故取此以治劳瘵。后世误以四花为斜取，非也。

脾俞

十一椎下两旁相去脊各一寸五分，正坐取之。

《铜人》针三分，留七呼，灸三壮。《明堂》灸五壮。《素问》刺中脾十日死，其动为吞。

主腹胀，引胸背痛，多食身瘦，痃癖积聚，胁下满，泄利，痰疟寒热，水肿气胀引脊痛，黄疸，善欠，不嗜食。

胃俞

十二椎下两旁相去脊各一寸五分，正坐取之。

《铜人》针三分，留七呼，灸随年为壮。《明堂》灸三壮。《下经》灸七壮。

主霍乱，胃寒，腹胀而鸣，翻胃呕吐，不嗜食，多食羸瘦，目不明，腹痛，胸胁支满，脊痛筋挛，小儿羸瘦，不生肌肤。

东垣曰：中湿者，治在胃俞。

三焦俞

十三椎下两旁相去脊各一寸五分，正坐取之。

《铜人》针五分，留七呼，灸三壮。《明堂》针三分，灸五壮。

主脏腑积聚，胀满羸瘦，不能饮食，伤寒头痛，饮食吐逆，肩背急，腰脊强不得俯仰，水谷不化，泄注下利，腹胀肠鸣，目眩头痛。

肾俞

十四椎下两旁相去脊各一寸五分，前与脐平，正坐取之。

《铜人》针三分，留七呼，灸以年为壮。《明堂》灸三壮。《素问》刺中肾六日死，其动为嚏。

主虚劳羸瘦，耳聋肾虚，水脏久冷，心腹膜满胀急，两胁满引小腹急痛，胀热，小便淋，目视䀮䀮，少气，溺血，小便浊，出精梦泄，肾中风，踞坐而腰痛，消渴，五劳七伤，虚惫，脚膝拘急，腰寒如冰，头重身热，振慄，食多羸瘦，面黄黑，肠鸣，膝中四肢淫泺，洞泄食不化，身肿如水，女人积冷气成劳，乘经交接，羸瘦，寒热往来。

气海俞

十五椎下两旁相去脊各一寸五分。

针三分，灸五壮。

主腰痛、痔漏。

大肠俞

十六椎下两旁相去脊各一寸五分，伏而取之。

《铜人》针三分，留六呼，灸三壮。

主脊强不得俯仰，腰痛，腹中气胀，绕脐切痛，多食身瘦，肠鸣，大小便不利，洞泄食不化，小腹绞痛。

东垣云：中燥治在大肠俞。

关元俞

十七椎下两旁相去脊各一寸五分，伏而取之。

主风劳腰痛，泄利，虚胀，小便难，妇人瘕聚诸疾。

小肠俞

十八椎下两旁相去脊各一寸五分，伏而取之。

《铜人》针三分，留六呼，灸三壮。

主膀胱、三焦津液少，大、小肠寒热，小便赤不利，淋沥遗溺，小腹胀满，疞痛，泄利脓血。五色赤痢下重，肿痛，脚肿，五痔，头痛，虚乏消渴，口干不可忍，妇人带下。

膀胱俞

十九椎下两旁相去脊各一寸五分，伏而取之。

《铜人》针三分，留六呼，灸三壮。《明堂》灸七壮。

主风劳脊急强。小便赤黄，遗溺，阴生疮，少气，胫寒拘急，不得屈伸，腹满，大便难，泄利腹痛，脚膝无力，女子瘕聚。

中膂俞一名脊内俞

二十椎下两旁相去脊各一寸五分，挟脊伸起肉，伏而取之。

《铜人》针三分，留十呼，灸三壮。《明堂》云：腰痛挟脊里痛，上下按之应者，从项至此穴痛，皆宜灸。

主肾虚消渴，腰脊强不得俯仰，肠冷赤白痢，疝痛，汗不出，腹胀胁痛。

白环俞

二十一椎下两旁相去脊各一寸五分，伏而取之。一云：挺伏地，端身，两手相重支额，纵息令皮肤俱缓，乃取其穴。

《素注》针五分，得气则先泻，泻讫多补之，不宜灸。《明堂》灸三壮。

主手足不仁，腰脊痛，疝痛，大小便不利，腰髋疼，脚膝不遂，温疟，腰脊冷痛，不得久卧，劳损虚风，腰背不便，筋挛臂缩，虚热闭塞。

上髎

第一空腰髁下一寸，挟脊陷中。足太阳、少阳之络。

《铜人》针三分，灸七壮。

主大小便不利，呕逆，膝冷痛，鼻衄，寒热疟，阴挺出，妇人白沥，绝嗣。

大理赵卿患偏风，不能起跪，甄权针上髎、环跳、阳陵泉、巨虚下廉，即能起跪。

八髎总治腰痛。

次髎

第二空挟脊陷中。

《铜人》针三分，灸七壮。

主小便赤淋，腰痛不得转摇，急引阴器痛不可忍，腰以下至足不仁，背膝寒，小便赤，心下坚胀，疝气下坠，足清气痛，肠鸣注泻，偏风，妇人赤白带下。

中髎

三空挟脊陷中。足厥阴、少阳所结之会。

《铜人》针二分，留十呼，灸三壮。

主大小便不利，腹胀下利，五劳七伤六极，大便难，小便淋沥，飧泄，妇人绝子带下，月事不调。

下髎

四空挟脊陷中。

《铜人》针二分，留十呼，灸三壮。

主大小便不利，肠鸣注泻，寒湿内伤，大便下血，腰不得转，痛引卵。女子下苍汁不禁，中痛引小腹急痛。

会阳一名利机

阴尾尻骨两旁。

《铜人》针八分，灸五壮。

主腹寒，热气冷气泄泻，肠澼下血，阳气虚乏阴汗湿，久痔。

附分

二椎下，附项内廉，两旁相去脊各三寸，正坐取之。手足太阳之会。

《铜人》针三分。《素注》刺八分，灸五壮。

主肘不仁，肩背拘急，风冷客于腠理，颈痛不得回顾。

魄户

直附分下，三椎下两旁相去脊各三寸，正坐取之。

《铜人》针五分，得气即泻，又宜久留针，日灸七壮至百壮。《素注》五壮。

主背膊痛，虚劳肺痿，三尸走疰，项强急不得回顾，喘息咳逆，呕吐烦满。

膏肓俞

四椎下一分，五椎上二分，两旁相去脊各三寸，四肋三间，正坐屈脊，伸两手，以臂着膝前令端直，手大指与膝头齐，以物支肘，毋令摇动取之。

《铜人》灸百壮，多至五百壮。当觉砉砉然似水流之状，亦当有所下，若无停痰宿饮，则无所下也。如病人已困，不能正坐，当令侧卧，挽上臂，令取穴灸之。又当灸脐下气海、丹田、关元、中极，四穴中取一穴。又灸足三里，以引火气实下。

主无所不疗。羸瘦，虚损，传尸骨蒸，梦中失精，上气咳逆，发狂，健忘，痰病。

《左传》：成公十年，晋侯疾病，求医于秦，秦使医缓（秦医名缓）为之，未至。公梦疾为二竖子曰：彼良医也，惧伤我，焉逃之？其一曰：居肓之上，膏之下，若我何？医至曰：疾不可为也，在肓之上，膏之下，攻之不可，达之不及，药不至焉，不可为也。公曰：良医也。厚为之礼而归之。

孙思邈曰：时人拙，不能得此穴，所以宿疴难遣，若能用心方便，求得灸之，疾无不愈矣。

按：此二穴，世皆以为起死回生之妙穴，殊不知病有浅深，而医有难易，浅者针灸，可保十全，深者亦未易为力。扁鹊云：病有六不治。经云：色脉不顺而莫针也。肓，膈也，心下为膏。又曰：凝者为脂，释者为膏。又曰：膏，连心脂膏也。人年二旬后，方可灸此二穴，仍灸三里二穴，引火气下行，以固其本。若未出幼而灸之，恐火气盛，上焦作热。每见医家不分老少，又多不针泻三里，以致虚火上炎，是不经口授而妄作也。岂能瘳其疾哉！患者灸此，必针三里或气海，更清心绝欲，参阅前后各经调摄，何患乎疾之不瘳也！

神堂

五椎下两旁相去脊各三寸陷中，正坐取之。

《铜人》针三分，灸五壮。《明堂》灸三壮。《素注》针五分。

主腰背脊强急不可俯仰，洒淅寒热，胸满气逆上攻，时噎。

譩譆

肩膊内廉，挟六椎下两旁相去脊各三寸，正坐取之。以手重按，病人言"譩譆"，譩譆应手。

《素注》针七分。《铜人》针六分，留三呼，泻五吸。灸二七壮，止百壮。《明堂》灸五壮。

主大风汗不出，劳损不得卧，温疟寒疟，背闷气满，腹胀气眩，胸中痛引腰背，腋拘胁痛，目眩，目痛，鼻衄，喘逆，臂膊内廉痛，不得俯仰，小儿食时头痛，五心热。

膈关

七椎下两旁相去脊各三寸陷中，正坐开肩取之。

《铜人》针五分，灸三壮。

主背痛恶寒，脊强俯仰难，食饮不下，呕哕多涎唾，胸中噎闷，大便不节，小便黄。

魂门

九椎下两旁相去脊各三寸陷中，正坐取之。

《铜人》针五分，灸三壮。

主尸厥走疰，胸背连心痛，食饮不下，腹中雷鸣，大便不节，小便赤黄。

阳纲

十椎下两旁相去脊各三寸，正坐阔肩取之。

《铜人》针五分，灸三壮。《下经》灸七壮。

主肠鸣腹痛，饮食不下，小便赤涩，腹胀身热，大便不节，泄利赤黄，不嗜食，怠惰。

意舍

十一椎下两旁相去脊各三寸，正坐取之。

《铜人》针五分，灸五十壮至百壮。《明堂》灸五十壮。《下经》灸七壮。《素注》灸二壮。《甲乙》灸三壮，针五分。

主腹满虚胀，大便滑泄，小便赤黄，背痛，恶风寒，食饮不下，呕吐消渴，身热目黄。

胃仓

十二椎下两旁相去脊各三寸，正坐取之。

《铜人》针五分，灸五十壮。《甲乙》灸三壮。

主腹满虚胀，水肿，食饮不下，恶寒，背脊痛不得俯仰。

肓门

十三椎下两旁相去脊各三寸陷中，正坐取之。

《铜人》灸三十壮，针五分。

主心下痛，大便坚，妇人乳疾。

志室

十四椎下两旁相去脊各三寸陷中，正坐取之。

《铜人》针九分，灸三壮。《明堂》灸七壮。

主阴肿，阴痛，背痛，腰脊强直，俯仰不得，饮食不消，腹强直，梦遗失精，淋沥，吐逆，两胁急痛，霍乱。

胞肓

十九椎下两旁相去脊各三寸陷中，伏而取之。

《铜人》针五分，灸五七壮。《明堂》灸三七壮。《甲乙》灸三壮。

主腰脊急痛，食不消，腹坚急，肠鸣，淋沥，不得大小便，癃闭下肿。

秩边

二十椎下两旁相去脊各三寸陷中，伏取之。

《铜人》针五分。《明堂》灸三壮，针三分。

主五痔发肿，小便赤，腰痛。

承扶一名肉郄，一名阴关，一名皮部

尻臀下阴股上纹中。又曰：尻臀下陷纹中。

《铜人》针七分，灸三壮。

主腰脊相引如解，久痔尻臀肿，大便难，阴胞有寒，小便不利。

殷门

浮郄下六寸。

《铜人》针七分。

主腰脊不可俯仰举重，恶血泄注，外股肿。

浮郄

委阳上一寸，展膝得之。

《铜人》针五分，灸三壮。

主霍乱转筋，小肠热，大肠结，胫外筋急，髀枢不仁，小便热，大便坚。

委阳

承扶下六寸，穴在足太阳之前，少阳之后，出于腘中外廉两筋间，三焦下辅俞，足太阳之别络。

《素注》针七分，留五呼，灸三壮。

主腋下肿痛，胸满膨膨，筋急身热，飞尸遁疰，痿厥不仁，小便淋沥。

委中一名血郄

腘中央约纹动脉陷中。令人面挺伏地，卧取之。足太阳膀胱脉所入为合土。

《素注》针五分，留七呼。《铜人》针八分，留三呼，泻七吸。《甲乙》

针五分，禁灸。《素问》刺委中大脉，令人仆脱色。

主膝痛及拇指，腰夹脊沉沉然，遗溺，腰重不能举，小腹坚满，体风痹，髀枢痛，可出血，痼疹皆愈。伤寒四肢热，热病汗不出，取其经血立愈。

委中者，血郄也。大风发眉堕落，刺之出血。

合阳

膝约纹下三寸。

《铜人》针六分，灸五壮。

主腰脊强引腹痛，阴股热，腨酸肿，步履难，寒疝阴偏痛，女子崩中带下。

承筋一名腨肠，一名直肠

腨肠中央陷中，胫后从脚跟上七寸。

《铜人》灸三壮，禁针。

主腰背拘急，大便秘，腋肿，痔疮，胫痹不仁，腨酸，脚急跟痛，腰痛，鼻鼽衄，霍乱转筋。

承山一名鱼腹，一名肉柱，一名肠山

锐腨肠下分肉间陷中，一云腿肚下分肉间。《针经》云：取穴须用两手高托，按壁上，两足指离地，用足大指尖竖起，上看足锐腨肠下分肉间。

《铜人》灸五壮，针七分。《明堂》针八分，得气即泻，速出针，灸不及针，止六七壮。《下经》灸五壮。

主大便不通，转筋，痔肿，战栗不能立，脚气膝肿，胫酸脚跟痛，筋急痛，霍乱，急食不通，伤寒水结。

飞扬一名厥阳

外踝骨上七寸。足太阳络脉，别走少阴。

《铜人》针三分，灸三壮。《明堂》灸五壮。

主痔肿痛，体重起坐不能，步履不收，脚腨酸肿，战栗不能久立久坐，足指不能屈伸，目眩痛，历节风，逆气，癫疾，寒疟。实则鼽窒，头背痛，泻之；虚则鼽衄，补之。

趺阳

外踝上三寸，太阳前，少阳后，筋骨之间。阳跷脉郄。

《铜人》针五分，灸三壮，留七呼。《素注》针六分，留七呼，灸三壮。《明堂》灸五壮。

主霍乱转筋，腰痛不能久立，坐不能起，髀枢股胻痛，痿厥，风痹不仁，头重颐痛，时有寒热，四肢不举。

昆仑

足外踝后五分，跟骨上陷中，细脉动应手。足太阳膀胱脉所行为经火。

《素注》针五分，留十呼。《铜人》针三分，灸三壮。妊妇刺之落胎。

主腰尻脚气，足腨肿不得履地，鼽衄，腘如结，踝如裂，头痛，肩背拘急，咳喘满，腰脊内引痛，伛偻，阴肿痛，目眩痛如脱，疟多汗，心痛与背相接，妇人孕难，胞衣不出，小儿发痫瘈疭。

仆参一名安邪

足跟骨下陷中，拱足取之。阳跷之本。

《铜人》针三分，灸七壮。《明堂》灸三壮。

主足痿，失履不收，足跟痛不得履地，霍乱转筋，吐逆，尸厥癫痫，狂言见鬼，脚气膝肿。

申脉即阳跷

外踝下五分陷中，容爪甲白肉际，前后有筋，上有踝骨，下有软骨，其穴居中。阳跷脉所出。

《铜人》针三分，留七呼，灸三壮。

主风眩，腰脚痛，胻酸不能久立，如在舟中，劳极，冷气逆气，腰髋冷痹，脚膝屈伸难，妇人血气痛。

洁古曰：痫病昼发，灸阳跷。

金门一名梁关

外踝下少后，丘墟后，申脉前，足太阳郄，阳维别属。

《铜人》针一分，灸三壮。炷如小麦大。

主霍乱转筋，尸厥癫痫，暴疝，膝胻酸，身战不能久立，小儿张口摇头，身反折。

京骨

足外侧大骨下，赤白肉际陷中，按而得之，小指本节后大骨名京骨，其穴在骨下。足太阳脉所过为原，膀胱虚实皆拔之。

《铜人》针三分，留七呼，灸七壮。《明堂》灸五壮。《素注》灸三壮。

主头痛如破，腰痛不可屈伸，身后侧痛，目内眦赤烂，白翳挟内眦起，目反白，目眩，发疟寒热，喜惊，不饮食，筋挛，足胻，髀枢痛，颈项强，腰背不可俯仰，伛偻，鼻衄不止，心痛，目眩。

束骨

足小指外侧本节后，赤白肉际陷中。足太阳脉所注为输木。膀胱实泻之。

《铜人》灸三壮，针三分，留三呼。

主腰脊痛如折，髀不可曲，腘如结，腨如裂，耳聋，恶风寒，头囟项痛，目眩身热，目黄泪出，肌肉动，项强不可回顾，目内眦赤烂，肠澼，泄，痔，疟，癫狂，发背，痈疽，背生疔疮。

通谷

足小趾外侧本节前陷中。足太阳脉所溜为荥水。

《铜人》针二分，留三呼，灸三壮。

主头重目眩，善惊，引鼽衄，项痛，目𥉉𥉉，留饮胸满，食不化，失欠。

东垣曰：胃气下溜，五脏气乱在于头，取天柱、大杼；不足深，取通谷、束骨。

至阴

足小趾外侧，去爪甲角如韭叶。足太阳脉所出为井金。膀胱虚补之。

《铜人》针二分，灸三壮。《素注》针一分，留五呼。

主目生翳，鼻塞头重，风寒从足小指起，脉痹上下，带胸胁痛无常处，转筋，寒疟，汗不出，烦心，足下热，小便不利，失精，目痛，大眦痛。

根结篇云：太阳根于至阴，结于命门；命门者，目也。

天卷（下）

足少阴经穴主治

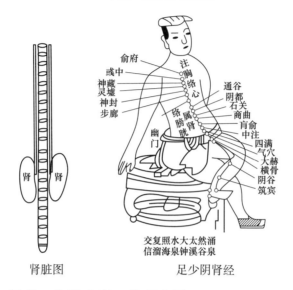

肾脏图　　　　　　　足少阴肾经

《内经》曰：肾者，作强之官，伎巧出焉。

肾者，主蛰，封藏之本，精之处也。其华在发，其充在骨，为阴中之太阴，通于冬气。

北方黑色，入通于肾，开窍于耳，藏精于肾。故病在溪。其味咸，其类水，其畜彘，其谷豆，其应四时，上为辰星。是以知病之在骨也。其音羽，其数六，其臭腐，其液唾。

北方生寒，寒生水，水生咸，咸在肾，肾生骨髓，髓生肝，肾主耳，其在天为寒，在地为水，在体为骨，在脏为肾，在声为呻，在变动为栗，在志为恐。恐伤肾，思胜恐，寒伤血，燥胜寒，咸伤血，甘胜咸。

足少阴肾经穴歌

足少阴穴二十七，涌泉然谷太溪溢。

大钟水泉通照海，复溜交信筑宾实。

　　阴谷膝内跗骨后，以上从足走至膝。

　　横骨大赫联气穴，四满中注肓俞脐。

　　商曲石关阴都密，通谷幽门寸半辟。

　　折量腹上分十一，步廊神封膺灵墟。

　　神藏或中俞府毕左右五十四穴。

　　此一经起于涌泉，终于俞府。取涌泉、然谷、太溪、复溜、阴谷，与井荥输经合也。

　　脉起小指之下，斜趋足心，出然谷之下，循内踝之后，别入跟中，上腨内，出腘内廉，上股内后廉，贯脊，属肾，络膀胱；其直行者，从肾上贯肝膈，入肺中，循喉咙挟舌本；其支者，从肺出络心，注胸中。多气少血，酉时气血注此。

　　癸水之脏，脉居左尺。一脏而二形，左名肾，男子以藏精；右名命门，女子以系胞。元气之根，精神之舍。受病同归于膀胱，诊候两分于水火。实则脉实，小腹胀满而腰背急强，便黄舌燥者，泻肾汤可以广推；虚则脉虚，气寒阳痿而言音混浊，胫弱脉代者，苁蓉散宜加寻讨。肾气不和腰胁痛，散号异香；阳经郁滞背肩疼，汤名通气。腰痛散八角茴香，精泄末一升韭子。气滞腰间堪顺气，血凝臂痛可舒经。五味能交心肾，须茯神远志川归，山药苁蓉枸杞；龙骨安养精神，与益智茴香故纸，鹿茸牛膝黄芪。地黄补肾益阴，加当归而补髓；附子驱寒去湿，倍人参而壮阳。龙骨治骨虚酸痛，猪肾济肾弱腰亏。大抵咸能走肾，秋石须明配合；寒能败命，春茗要别陈新，渗淡泻水之剂宜慎，烧炼助火之丹勿餐。东垣曾谓肉桂独活报使，钱氏独用地黄枸杞引经。抑又闻竹破须将竹补，抱鸡还要卵为。谁知人人本有长生药，自是迷徒枉摆抛。甘露降时天地合，黄芽生处坎离交。井蛙应谓无龙窟，篱鹤争知有凤巢。丹熟自然金满屋，何须寻草学烧茅。

　　导引本经：人禀天地之气以有生，而太极之精寓焉，比吾之所固有，而充塞乎两间者也。人惟志以情诱，念以物牵，以有限之天真，纵无穷之逸欲，消耗日甚，中无所主，则群邪乘之，而百病作。是洞开四门以纳盗，几何不至于败哉！然自古圣人率多令考，岂其浑蒙沕穆，得于天者独厚，嘘吸偃仰，成于人者有异术耶。亦以志宁道一，神爽不漓，俾吾固有之真，常为一身之主，则荣卫周流，邪无自入。彼风寒暑湿，譬之坚城，外盗虽踵至迭窥，其何以得其隙而肆之虐哉？呜医者家，辨证循方，按脉施剂，倏忽收功，固所不废。然盗至而遏之，孰若无盗之可遏也；病至而疗之，孰若无病之可疗也。与其求金石之饵，而常患其不足，孰若求吾身之精，而恒自有余也。故黄帝、岐伯问答曰，百体从令，惟于保太和而泰天君得之。盖此意也。先贤云：天地之大宝珠玉，人身之大宝精神。《内经》曰：男女人之大欲存焉。诚能以理制欲，以义驭情，虽美色在前，不过悦目畅志而已，奚可恣情丧精，所谓油尽灯灭，髓竭人亡；添油灯壮，补髓人强也。又曰：冬月天地闭，血气藏，伏阳在内，心膈多热，切忌发汗，以泄阳气，此谓之闭藏。水冰地坼，无扰乎阳，早卧晚起，必待日光，使志若伏若匿，若已有得，去寒就温，勿泄皮肤，使气亟夺，此冬气之应，养藏之道也。逆之则伤肾，春为痿厥。人宜服固本益肾酒，以迎阳气耳。不可过暖致伤目，而亦不可太醉冒寒。如冬伤于寒，春必病温，故先王于是月闭关，俾寒热适中可也。尝闻之曰：湛然诚一守精玄，得象忘言辨道看，好把牝门凭理顾，子前午后用神占。是则以元精炼交感之精，三物混合，与道合真，自然元精固，而交感之精不漏，卫生之法，先此而已。前肾所谓精全不思欲，气全不思食，神全不思睡，斯言尽矣。

考正穴法

涌泉一名地冲

足心陷中，屈足卷指宛宛中，白肉际，跪取之。足少阴肾脉所出为井木。实则泻之。

《铜人》针五分，无令出血，灸三壮。《明堂》灸不及针。《素注》针三分，留三呼。

主尸厥，面黑如炭色。咳吐有血，渴而喘，坐欲起，目䀮䀮无所见，善恐，惕惕如人将捕之，舌干咽肿，上气嗌干，烦心，心痛，黄疸，肠澼，股内后廉痛，痿厥，嗜卧，善悲欠，小腹急痛，泄而下重，足胫寒而逆，腰痛，大便难，心中结热，风疹，风痫，心病饥不嗜食，咳嗽身热，喉闭舌急失音，卒心痛，喉痹，胸胁满闷，头痛目眩，五指端尽痛，足不践地，足下热，男子如蛊，女子如娠，妇人无子，转胞不得尿。

《千金翼》云：主喜喘，脊胁相引，忽忽喜忘，阴痹，腹胀，腰痛，不欲食，喘逆，足下冷至膝，咽中痛不可纳食，喑不能言，小便不利，小腹痛，风入肠中，癫病，挟脐痛，鼻衄不止，五疝，热病先腰酸，喜渴数引饮，身项痛而寒且酸，足热不欲言，头痛癫癫然，少气，寒厥，霍乱转筋，肾积贲豚。

汉，济北王阿母，病患热厥，足热，淳于意刺足心，立愈。

然谷一名龙渊

足内踝前起大骨下陷中。一云内踝前在下一寸，别于足太阴之郄，足少阴肾脉所溜为荥火。

《铜人》灸三壮，针三分，留五呼，不宜见血，令人立饥欲食。刺足下布络，中脉，血不出为肿。

主咽内肿，不能纳唾，时不能出唾，心恐惧如人将捕，涎出喘呼少气，足跗肿不得履地，寒疝，小腹胀，上抢胸胁，咳唾血，喉痹，淋沥白浊，腑酸不能久立，足一寒一热，舌纵，烦满，消渴，自汗，盗汗出，痿厥，洞泄，心痛如锥刺，坠堕恶血留内腹中，男子精泄，妇人无子，阴挺出，月事不调，阴痒，初生小儿脐风口噤。

太溪一名吕细

足内踝后五分，跟骨上动脉陷中。男子、妇人病，有此脉则生，无则死。足少阴肾脉所注为输土。

《素注》针三分，留七呼，灸三壮。

主久疟咳逆，心痛如锥刺，心脉沉，手足寒至节，喘息，呕吐，痰实，口中如胶，善噫，寒疝，热病汗不出，默默嗜卧，溺黄，消瘅，大便难，咽肿唾血，痎疟寒热，咳嗽不嗜食，腹胁痛，瘦脊，伤寒手足厥冷。

东垣曰：成痿者，以导湿热，引胃气出行阳道，不令湿土克肾水，其穴在太溪。《流注赋》云：牙齿痛堪治。

大钟

足跟后踵中，大骨上两筋间。足少阴络，别走太阳。

《铜人》灸三壮，针二分，留七呼。《素注》留三呼。

主呕吐，胸胀喘息，腹满便难，腰脊痛，少气，淋沥洒淅，腹背强，嗜卧，口中热，多寒，欲闭户而处，少气不足，舌干，咽中食噎不得下，善惊恐不乐，喉中鸣，咳唾气逆，烦闷。实则闭癃泻之，虚则腰痛补之。

水泉

太溪下一寸，内踝下。少阴郄。

《铜人》灸五壮，针四分。

主目䀮䀮不能远视，女子月事不来，来即心下多闷痛，阴挺出，小便淋沥，腹中痛。

照海

足内踝下四分，前后有筋，上有踝骨，下有软骨，其穴居中。阴跷脉所生。

《素注》针四分，留六呼，灸三壮。《铜人》针三分，灸七壮。《明堂》灸三壮。

主咽干，心悲不乐，四肢懈惰，久疟，卒疝，呕吐嗜卧，大风默默不知所痛，视如见星，小腹痛，妇女经逆，四肢淫泺，阴暴跳起或痒，漉清汁，小腹偏痛，淋，阴挺出，月水不调。

洁古曰：痫病夜发灸阴跷，照海穴也。

复溜一名昌阳，一名伏白

足内踝上二寸，筋骨陷中，前旁骨是复溜，后旁筋是交信，二穴止隔一条筋。足少阴肾脉所行为经金。肾虚补之。

《素注》针三分，留七呼，灸五壮。《明堂》灸七壮。

主肠澼，腰脊内引痛，不得俯仰起坐，目视䀮䀮，善怒多言，舌干，胃热，虫动涎出，足痿不收履，脉寒不自温，腹中雷鸣，腹胀如鼓，四肢肿，五肿水病，青、赤、黄、白、黑，青取井，赤取荥，黄取输，白取经，黑取合。血痔，泄后肿，五淋，血淋，小便如散火，骨寒热，盗汗，汗注不止，齿龋，脉微细不见，或时无脉。

交信

足内踝骨上二寸，少阴前，太阴后廉筋骨间。阴跷脉之郄。

《铜人》针四分，留十呼，灸三壮。《素注》留五呼。

主气淋，癀疝，阴急，阴汗，泻利赤白，气热瘫，股枢内痛，大小便难，淋，女子漏血不止，阴挺出，月水不来，小腹偏痛，四肢淫泺，盗汗出。

筑宾

内踝上，腨分中，阴维之郄。

《铜人》针三分，留五呼，灸五壮。《素注》针三分，灸五壮。

主癫疝，小儿胎疝，痛不得乳，癫疾狂易，妄言怒骂，吐舌，呕吐涎沫，足腨痛。

阴谷

膝下内辅骨后，大筋下，小筋上，按之应手，屈膝乃得之。足少阴肾脉所入为合水。

《铜人》针四分，留七呼，灸三壮。

主膝痛如锥，不得屈伸。舌纵涎下，烦逆，溺难，小便急引，阴痛，阴痿，股内廉痛，妇人漏下不止，腹胀满不得息，小便黄，男子如蛊，女子如娠。

横骨

大赫下一寸，阴上横骨中，宛曲如仰月中央，去腹中行各一寸。足少阴、冲脉之会。

《铜人》灸三壮，禁针。

主五淋，小便不通，阴器下纵引痛，小腹满，目赤痛从内眦始，五脏虚竭，失精自肓俞至横骨六穴，《铜人》去腹中行各一寸五分，录之以备参考。

大赫一名阴维，一名阴关

气穴下一寸，去腹中行各一寸。足少阴、冲脉之会。

《铜人》灸五壮，针三分。《素注》针一寸，灸三壮。

主虚劳失精，男子阴器结缩，茎中痛，目赤痛从内眦始，妇人赤带。

气穴一名胞门，一名子户

四满下一寸，去腹中行各一寸。足少阴、冲脉之会。

《铜人》灸五壮，针三分。《素注》针一寸，灸五壮。

主贲豚，气上下引腰脊痛，泄利不止，目赤痛从内眦始，妇人月事不调。

四满一名髓府

中注下一寸，去腹中行各一寸。足少阴、冲脉之会。

《铜人》针三分，灸三壮。

主积聚疝瘕，肠澼，大肠有水，脐下切痛，振寒，目内眦赤痛，妇人月水不调，恶血疠痛，贲豚上下，无子。

中注

肓俞下一寸，去腹中行各一寸。足少阴、冲脉之会。

《铜人》针一寸，灸五壮。

主小腹有热，大便坚燥不利，泄气，上下引腰脊痛，目内眦赤痛，女子月事不调。

肓俞

商曲下一寸，去腹中行各一寸。足少阴、冲脉之会。

《铜人》针一寸，灸五壮。

主腹切痛，寒疝，大便燥，腹满响响然不便，心下有寒，目赤痛从内眦始。

按：诸家俱以疝主于肾，故足少阴经髎穴灸兼治疝，丹溪以疝本肝经，与肾绝无相干，足以正千古之讹。

商曲

石关下一寸，去腹中行各一寸五分，足少阴、冲脉之会。

《铜人》针一寸，灸五壮。

主腹痛，腹中积聚，时切痛，肠中痛不嗜食，目赤痛从内眦始自幽门至商曲，《铜人》去腹中行五分，《素注》一寸。

石关

阴都下一寸，去腹中行各一寸五分。足少阴、冲脉之会。

《铜人》针一寸，灸三壮。

主哕噫呕逆，腹痛气淋，小便黄，大便不通，心下坚满，脊强不利，多唾，目赤痛从内眦始，妇人无子，脏有恶血，血上冲腹，痛不可忍。

阴都一名食宫

通谷下一寸，去腹中行各一寸五分。足少阴、冲脉之会。

《铜人》针三分，灸三壮。

主身寒热疟病，心下烦满，逆气，肠鸣，肺胀气抢，胁下热痛，目赤痛从内眦始。

通谷

幽门下一寸，去腹中行各一寸五分。足少阴、冲脉之会。

《铜人》针五分，灸五壮。《明堂》灸三壮。

主失欠口喎，食饮善呕，暴暗不能言，结积留饮，痃癖胸满，食不化，心恍惚，喜呕，目赤痛从内眦始。

幽门

挟巨阙两旁各一寸五分陷中，足少阴、冲脉之会。

《铜人》针五分，灸五壮。

主小腹胀满，呕吐涎沫，喜唾，心下烦闷，胸中引痛，满不嗜食，里急数咳，健忘，泄利脓血，目赤痛从内眦始，女子心痛，逆气，善吐食不下。

步廊

神封下一寸六分陷中，去胸中行各二寸，仰而取之。

《素注》针四分。《铜人》针三分，灸五壮。

主胸胁支满，痛引胸，鼻塞不通，呼吸少气，咳逆呕吐，不嗜食，喘息不得举臂。

神封

灵墟下一寸六分陷中，去胸中行各二寸，仰而取之。

《素注》针四分。《铜人》针三分，灸五壮。

主胸满不得息，咳逆，乳痈，呕吐，洒淅恶寒，不嗜食。

灵墟

神藏下一寸六分陷中，去胸中行各二寸，仰而取之。

《素注》针四分。《铜人》针三分，灸五壮。

主胸胁支满，痛引胸不得息，咳逆，呕吐，不嗜食。

神藏

彧中下一寸六分陷中，去胸中行各二寸，仰而取之。

《铜人》灸五壮，针三分。《素注》针四分。

主呕吐，咳逆，喘不得息，胸满，不嗜食。

彧中

俞府下一寸六分陷中，去胸中行各二寸，仰而取之。

《铜人》针四分，灸五壮。《明堂》灸三壮。

主咳逆喘息不能食，胸胁支满，涎出多唾。

俞府

气舍下，璇玑旁，各二寸陷中，仰而取之。

《素注》针四分，灸三壮。《铜人》针三分，灸五壮。

主咳逆上气，呕吐，喘嗽，腹胀不下食饮，胸中痛久喘。灸七壮效。

手厥阴经穴主治

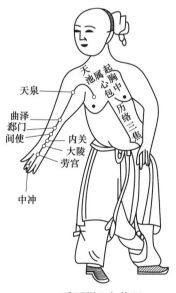

手厥阴心包络经

滑氏曰：手厥阴心主，又曰心包络，何也？曰：君火以名，相火以位，手厥阴代君火行事，以用而言，故曰手心主。以经而言，曰心包络，一经而二名，实相火也。

手厥阴心包络经穴歌

九穴心包手厥阴，天池天泉曲泽深。

郄门间使内关对，大陵劳宫中冲侵左右一十八穴。

此一经起于天池，终于中冲，取中冲、劳宫、大陵、间使、曲泽，与井荥输经合也。

脉起胸中，出属心包，下膈，历络三焦；其支者，循胸出胁，下腋三寸，上抵腋下，下循臑内，行太阴、少阴之间，入肘中，下臂，行两筋之间，入掌中，循中指出其端；其支别者，从掌中循小指次指出其端。多血少气，戌时气血注此。受足少阴之交，其系与三焦之系连属，故指相火之脏，实乃裹心之膜，此实安身立命之地，尤宜详察，默会其真。其调剂也，莫执一方；其针灸也，必循其道。达者慎焉，几于神矣。

考正穴法

天池一名天会

腋下三寸，乳后一寸，着胁直腋撅肋间。手足厥阴、少阳之会。

《铜人》灸三壮，针三分。《甲乙》针七分。

主胸中有声，胸膈烦满，热病汗不出，头痛，四肢不举，腋下肿，上气，寒热痎疟，臂痛，目𫍙𫍙不明。

天泉一名天湿

曲腋下二寸，举臂取之。

《铜人》针六分，灸三壮。

主目𫍙𫍙不明，恶风寒，心病，胸胁支满，咳逆，膺背胛间、臂内廉痛。

曲泽

肘内廉陷中，大筋内侧横纹中动脉是。心包络脉所入为合水。

《铜人》灸三壮，针三分，留七呼。

主心痛，善惊，身热，烦渴口干，逆气呕涎血，心下澹澹，身热，风疹，臂肘手腕不时动摇，头渍汗出不过肩，伤寒，逆气呕吐。

郄门

掌后去腕五寸，手厥阴心包络脉郄。

《铜人》针三分，灸五壮。

主呕血，衄血，心痛呕哕，惊恐畏人，神气不足。

间使

掌后三寸，两筋间陷中。心包络脉所行为经金。

《素注》针六分，留七呼。《铜人》针三分，灸五壮。《明堂》灸七壮。《甲乙》灸三壮。

主伤寒结胸，心悬如饥，卒狂，胸中澹澹，恶风寒，呕沫，怵惕，寒中少气，掌中热，腋肿肘挛，卒心痛，多惊，中风气塞，涎上昏危，喑不得语，咽中如梗，鬼邪，霍乱干呕，妇人月水不调，血结成块，小儿客忤。

内关

掌后去腕二寸两筋间，与外关相抵。手心主之络，别走少阴。

《铜人》针五分，灸三壮。

主手中风热，失志，心痛，目赤，支满，肘挛。实则心暴痛泻之，虚则头强补之。

大陵

掌后骨下，两筋间陷中。手厥阴心包络脉所注为输土。心包络实泻之。

《铜人》针五分。《素注》针六分，留七呼，灸三壮。

主热病汗不出，手心热，肘臂挛痛，腋肿，善笑不休，烦心，心悬若饥，心痛掌热，喜悲泣惊恐，目赤目黄，小便如血，呕哕无度，狂言不乐，喉痹，口干，身热头痛，短气，胸胁痛，疬疮疥癣。

劳宫一名五里，一名掌中

掌中央动脉。《铜人》屈无名指取之。《资生》屈中指取之。滑氏云：以今观之，屈中指、无名指两者之间取之为允。心包络脉所溜为荥火。

《素注》针三分，留六呼。《铜人》灸三壮。《明堂》针二分，得气即泻，只一度，针过两度，令人虚。禁灸，灸令人息肉日加。

主中风，善怒，悲笑不休，手瘛，热病数日汗不出，怵惕，胁痛不可转侧，大小便血，衄血不止，气逆呕哕，烦渴食饮不下，大小人口中腥臭，口疮，胸胁支满，黄疸目黄，小儿龈烂。

中冲

手中指端，去爪甲角如韭叶陷中。心包络脉所出为井木。心包络虚补之。

《铜人》针一分，留三呼。《明堂》灸一壮。

主热病烦闷，汗不出，掌中热，身如火，心痛烦满，舌强。

手少阳经穴主治

《内经》曰：三焦者，决渎之官，水道出焉。又云：上焦如雾，中焦如沤，下焦如渎。人心湛寂，欲想不兴，则精气散在三焦，荣华百脉。及其想念一起，欲火炽然，翕撮三焦，精气流溢，并与命门输泻而出，故号此府为三焦。

手少阳三焦经穴歌

二十三穴手少阳，关冲液门中渚旁。

阳池外关支沟正，会宗三阳四渎长。

天井清泠渊消泺，臑会肩髎天髎堂。

天牖翳风瘛脉青，颅息角孙丝竹张。

和髎耳门听有常左右四十六穴。

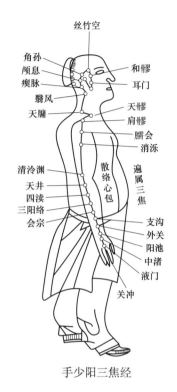

手少阳三焦经

此一经起于关冲，终于耳门，取关冲、液门、中渚、阳池、支沟、天井，与井荥输原经合也。

脉起手小指次指之端，上出次指之间，循手表腕，出臂外两骨之间，上贯肘，循臑外，上肩，交出足少阳之后，入缺盆，布膻中，散络心包，下膈，遍属三焦；其支者，从膻中上出缺盆，上项，挟耳后直上，出耳上角，以屈下颊至䪼；其支者，从耳后入耳中，至目锐眦。多气少血，亥时气血注此。

受手厥阴之交，中渎之府，引道阴阳，开通闭塞，用药动似盘珠，毋使刻舟求剑，聊著述于前篇，俟同志之再辨。

考正穴法

关冲

手小指次指外侧，去爪甲角如韭叶。手少阳三焦脉所出为井金。

《铜人》针一分，留三呼，灸一壮。《素注》灸三壮。

主喉痹喉闭，舌卷口干，头痛，霍乱，胸中气噎，不嗜食，臂肘痛不可举，目生翳膜，视物不明。

液门

手小次指歧骨间陷中，握拳取之。手少阳三焦脉所溜为荥水。

《素注》《铜人》针二分，留二呼，灸三壮。

主惊悸妄言，咽外肿，寒厥，手臂痛不能自上下，疟疾寒热，目赤涩，头痛，暴得耳聋，齿龈痛。

中渚

手小指次指本节后陷中。在液门下一寸，手少阳三焦脉所注为输木。三焦虚补之。

《素注》针二分，留三呼。《铜人》灸三壮，针三分。《明堂》灸二壮。

主热病汗不出，目眩头痛，耳聋，目生翳膜，久疟，咽肿，肘臂痛，手五指不得屈伸。

阳池—名别阳

手表腕上陷中，从指本节直摸下至腕中心。手少阳三焦脉所过为原。三焦虚、实皆拔之。

《素注》针二分，留六呼，灸三壮。《铜人》禁灸。《指微赋》云：针透抵大陵穴，不可破皮，不可摇手，恐伤针转曲。

主消渴，口干烦闷，寒热疟，或因折伤，手腕捉物不得，肩臂痛不得举。

外关

腕后二寸两骨间，与内关相对。手少阳络，别走手心主。

《铜人》针三分，留七呼，灸二壮。《明堂》灸三壮。

主耳聋，浑浑焞焞无闻，五指尽痛，不能握物。实则肘挛，泻之；虚则不收，补之。又治手臂不得屈伸。

支沟—名飞虎

腕后臂外三寸，两骨间陷中。手少阳脉所行为经火。

《铜人》针二分，灸二七壮。《明堂》灸五壮。《素注》针二分，留七呼，灸三壮。

主热病汗不出，肩臂酸重，胁腋痛，四肢不举，霍乱呕吐，口噤不开，暴喑不能言，心闷不已，卒心痛，鬼击，伤寒结胸，病疮疥癣，妇人妊脉不通，产后血晕，不省人事。

会宗

腕后三寸，空中一寸。

《铜人》灸七壮。《明堂》灸五壮，禁针。

主五痫，肌肤痛，耳聋。

三阳络一名过门

臂上大交脉，支沟上一寸。

《铜人》灸七壮。《明堂》灸五壮，禁针。

主暴喑哑，耳聋，嗜卧，四肢不欲动摇。

四渎

在肘前五寸，外廉陷中。

《铜人》灸三壮，针六分，留七呼。

主暴气耳聋，下齿龋痛。

天井

肘外大骨后，肘上一寸，辅骨上两筋叉骨罅中，屈肘拱胸取之。甄权云：曲肘后一寸，叉手按膝头取之。手少阳三焦脉所入为合土。三焦实泻之。

《素注》针一寸，留七呼。《铜人》灸三壮。《明堂》灸五壮，针二分。

主心胸痛，咳嗽上气，短气不得语，唾脓，不嗜食，寒热凄凄不得卧，惊悸，瘰疬，癫疾，五痫，风痹，耳聋嗌肿，喉痹汗出，目锐眦痛，颊肿痛，耳后臑臂肘痛，捉物不得，嗜卧，扑伤腰髋疼，振寒颈项痛，大风默默不知所痛，悲伤不乐，脚气上攻。

清冷渊

肘上二寸，伸肘举臂取之。

《铜人》针二分，灸三壮。

主肩痹痛，臂臑不能举，不能带衣。

消泺

肩下臂外间，腋斜肘分下。

《铜人》针一分，灸三壮。《明堂》针六分。《素注》针五分。

主风痹，颈项强急，肿痛寒热，头痛，癫疾。

臑会一名臑交

肩前廉，去肩头三寸宛宛中。手少阳、阳维之会。

《素注》针五分，灸五壮。《铜人》针七分，留十呼，得气即泻，灸七壮。

主臂痛酸无力，痛不能举，寒热，肩肿引胛中痛，项瘿气瘤。

肩髎

肩端臑上陷中，斜举臂取之。

《铜人》针七分，灸三壮。《明堂》灸五壮。

主臂痛，肩重不能举。

天髎

肩缺盆中，上毖骨际陷中央，须缺盆陷处，上有空，起肉上是穴。手足少阳、阳维之会。

《铜人》针八分，灸三壮。当缺盆陷上突起肉上针之，若误针陷处，伤人五脏气，令人卒死。

主胸中烦闷，肩臂酸疼，缺盆中痛，汗不出，胸中烦满，颈项急，寒热。

天牖

颈大筋外缺盆上，天容后，天柱前，完骨下，发际上。

《铜人》针一寸，留七呼，不宜补，不宜灸。灸即令人面肿眼合。先取谚语，后取天容、天池，即瘥；若不针谚语，即难疗。《明堂》针五分，得气即泻，泻尽更留三呼，泻三吸，不宜补。

《素注》《下经》灸三壮。《资生》云：宜灸一壮、三壮。

主暴聋气，目不明，耳不聪，夜梦颠倒，面青黄无颜色，头风面肿，项强不得回顾，目中痛。

翳风

耳后尖角陷中，按之引耳中痛。《针经》先以铜钱二十文，令患人咬之，寻取穴中。手足少阳之会。

《素注》针三分。《铜人》针七分，灸七壮。《明堂》灸三壮。针灸俱令人咬钱，令口开。

主耳鸣、耳聋，口眼㖞斜，脱颔颊肿，口噤不开，不能言，口吃，牙车急，小儿喜欠。

瘈脉一名资脉

耳本后鸡足青络脉。

《铜人》刺出血如豆汁，不宜多出。针一分，灸三壮。

主头风耳鸣，小儿惊痫瘛疭，呕吐，泄利无时，惊恐，眵䁾目睛不明。

颅息

耳后间青络脉中。

《铜人》灸七壮，禁针。《明堂》灸三壮，针一分，不得多出血，多出血杀人。

主耳鸣痛，喘息，小儿呕吐涎沫，瘛疭发痫，胸胁相引，身热头痛，不得卧，耳肿及脓汁。

角孙

耳廓中间，开口有空。手太阳、手足少阳之会。

《铜人》灸三壮。《明堂》针八分。

主目生翳肤，齿龈肿，唇吻强，齿牙不能嚼物，龋齿，头项强。

丝竹空一名目髎

眉后陷中，手足少阳脉气所发。

《素注》针三分，留六呼。《铜人》禁灸，灸之不幸，使人目小及盲。针三分，留三呼，宜泻不易补。

主目眩头痛目赤，视物䀮䀮不明，恶风寒，风痫，目戴上不识人，眼睫毛倒，发狂吐涎沫，发即无时，偏正头痛。

和髎

耳前锐发下横动脉中是穴。手足少阳、手太阳三脉之会。

《铜人》针七分，灸三壮。

主头重痛，牙车引急，颈颔肿，耳中嘈嘈，鼻涕，面风寒鼻准上肿，痈痛，招摇视瞻，瘈疭，口僻。

耳门

耳前起肉，当耳缺者陷中。

《铜人》针三分，留三呼，灸三壮。《下经》禁灸，病宜灸者，不过三壮。

主耳鸣如蝉声，聤耳脓汁出，耳生疮，重听无所闻，齿龋，唇吻强。

足少阳经穴主治

《内经》曰：胆者，中正之官，决断出焉。凡十一脏，皆取决胆也。胆为青肠。又曰：胆为清净之府。诸腑皆传秽浊，独胆无所传道，故曰清净。虚则目昏，若吐伤胆。倒，则视物倒置。

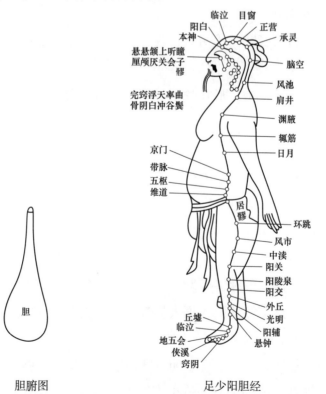

胆腑图　　　　　　　足少阳胆经

足少阳胆经穴歌

少阳足经瞳子髎，四十四穴行迢迢。

听会上关颔厌集，悬颅悬厘曲鬓翘。

率谷天冲浮白次，窍阴完骨本神邈。

阳白临泣目窗辟，正营承灵脑空摇。

风池肩井渊腋部，辄筋日月京门标。

带脉五枢维道续，居髎环跳风市招。

中渎阳关阳陵穴，阳交外丘光明宵。

阳辅悬钟丘墟外，足临泣地五侠溪。

第四指端窍阴毕左右八十八穴。

此一经起于瞳子髎，终于窍阴，取窍阴、侠溪、临泣、丘墟、阳辅、阳陵泉，与井荥输原经合也。

脉起目锐眦，上抵头角，下耳后，循颈，行手少阳之前，至肩上，却交出手少阳之后，入缺盆，其支者，从耳后入耳中，走耳前，至目锐眦后；其支者，别目锐眦下大迎，合手少阳，抵䪼。下加颊车，下颈，合缺盆，下胸中，贯膈，络肝属胆，循胁里，出气冲，绕毛际，横入髀厌中；其直者，从缺盆下腋，循胸，过季胁，下合髀厌中，以下循髀阳，出膝外廉，下外辅骨之前，直下抵绝骨之端，下出外踝之前，循足跗上，入小指次指之间；其支者，别跗上，入大指，循歧骨内出其端，还贯入爪甲，出三毛。多气少血，子时气血注此。

甲木之腑，在关脉候。是胆病则眉颦口苦，而呕宿汁，善太息，恐如人捕。实则脉实，而精神不守，半夏汤泻之最良；虚则脉虚，而烦扰不眠，温胆汤补之却善。火不下降心胆跳，茯神沉香蜜和丸，送入人参汤；中风癫狂心恐悸，铅汞朱乳共结成，吞下井花水。咽痛膈壅，硝蚕黛勃蒲脑子，加麝以收功；胆虚卧惊，参柏枸神枳熟地，用酒而有力。清热宽咽，薄荷宿砂芎片脑；惊心怖胆，人参酸枣乳辰砂。惊神昏乱，记学士之良方；风引痫生，修真人之秘散。胆虚寒而不眠，炒酸枣调煎竹叶；胆实热而多睡，生枣仁末和姜茶。补用薏苡炒枣仁，泻须青连柴前胡。温则姜夏橘红，凉加竹茹甘菊。柴胡川芎，报使上行而不悖；青皮车前，引经下走以无疑。药有生熟，贵按脉而取用；剂宜多寡，当随症以权衡。或厥疾之未瘳，仗针灸以收功。

考正穴法

瞳子髎一名太阳，一名前关

目外去眦五分，手太阳、手足少阳三脉之会。

《素注》灸三壮，针三分。

主目痒，翳膜白，青盲无见，远视䀮䀮，赤痛泪出多眵膜，内眦痒，头痛，喉闭。

听会

耳微前陷中，上关下一寸，动脉宛宛中，张口得之。

《铜人》针三分，留三呼，得气即泻，不须补。日灸五壮，止三七壮，十日后依前数灸。《明堂》针三分，灸三壮。

主耳鸣耳聋，牙车臼脱，相离一二寸，牙车急不得嚼物，齿痛恶寒物，狂走瘛疭，恍惚不乐，中风口㖞斜，手足不遂。

客主人一名上关

耳前骨上，开口有空，张口取之。手足少阳、阳明之会。

《铜人》灸七壮，禁针。《明堂》针一分，得气即泻，日灸七壮，至二百壮。《下经》灸十壮。《素注》针三分，留七呼，灸三壮。《素问》禁深刺，深则交脉破，为内漏耳聋，欠而不得欨。主唇吻强上，口眼偏斜，青盲，眯目䀮䀮，恶风寒，牙齿龋，口噤嚼物鸣痛，耳鸣耳聋，瘛疭沫出，寒热，痉引骨痛。

颔厌

曲周下，颞颥上廉。手足少阳、阳明之会。

《铜人》灸三壮，针七分，留七呼，深刺令人耳聋。

主偏头痛，头风目眩，惊痫，手卷手腕痛，耳鸣，目无见，目外眦急，好嚏，颈痛，历节风，汗出。

悬颅

曲周上，颞颥中廉。手足少阳、阳明之会。

《铜人》灸三壮，针三分，留三呼。《明堂》针二分。《素注》针七分，留七呼，刺深令人耳无所闻。

主头痛，牙齿痛，面肤赤肿，热病烦满，汗不出，头偏痛引目外眦赤，身热，鼻洞浊下不止，传为衄，蒈瞑目。

悬厘

曲周上，颞颥下廉。手足少阳、阳明之会。

《铜人》针三分，灸三壮。《素注》针三分，留七呼。

主面皮赤肿，头偏痛，烦心不欲食，中焦客热，热病汗不出，目锐眦赤痛。

曲鬓一名曲发

在耳上发际曲隅陷中，鼓颔有空。足少阳、太阳之会。

《铜人》针三分，灸七壮。《明下》灸三壮。

主颔颊肿，引牙车不得开，急痛，口噤不能言，颈项不得回顾，脑两角痛为巅风，引目眇。

率谷

耳上入发际寸半陷者宛宛中，嚼而取之。足少阳、太阳之会。

《铜人》针三分，灸三壮。

主痰气膈痛，脑两角强痛，头重，醉后酒风，皮肤肿，胃寒，饮食烦满，呕吐不止。

天冲

耳后发际二寸，耳上如前三分。足少阳、太阳之会。

《铜人》灸七壮。《素注》针三分，灸三壮。

主癫疾风痉，牙龈肿，善惊恐，头痛。

浮白

耳后入发际一寸。足少阳、太阳之会。

《铜人》针三分，灸七壮。《明堂》灸三壮。

主足不能行，耳聋耳鸣，齿痛，胸满不得息，胸痛，颈项瘿，痛肿不能言，肩臂不举，发寒热，喉痹，咳逆痰沫，耳鸣嘈嘈无所闻。

窍阴一名枕骨

完骨上，枕骨下，动摇有空。足太阳、手足少阳之会。

《铜人》针三分，灸七壮。《甲乙》针四分，灸五壮。《素注》针三分，灸三壮。

主四肢转筋，目痛，头项颔痛引耳嘈嘈，耳鸣无所闻，舌本出血，骨劳，痈疽发历，手足烦热，汗不出，舌强胁痛，咳逆喉痹，口中恶苦之。

完骨

耳后入发际四分。足少阳、太阳之会。

《铜人》针三分，灸七壮。《素注》留七呼，灸三壮。《明堂》针二分，灸以年为壮。

主足痿失履不收，牙车急，颊肿，头面肿，颈项痛，头风耳后痛，烦心，小便赤黄，喉痹齿龋，口眼㖞斜，癫疾。

本神

曲差旁一寸五分，直耳上入发际四分。足少阳、阳维之会。

《铜人》针三分，灸七壮。

主惊痫，吐涎沫，颈项强急痛，目眩，胸相引不得转侧，癫疾呕吐涎沫，偏风。

阳白

眉上一寸，直瞳子，手足阳明、少阳、阳维五脉之会。

《素注》针三分。《铜人》针二分，灸三壮。

主瞳子痒痛，目上视，远视䀮䀮，昏夜无见，目痛目眵，背腠寒栗，重衣不得温。

临泣

目上，直入发际五分陷中，令患人正睛取穴。足少阳、太阳、阳维之会。

《铜人》针三分，留七呼。

主目眩，目生白翳，目泪，枕骨合颅痛，恶寒鼻塞，惊痫反视，大风，目外眦痛，卒中风不识人。

目窗

临泣后寸半。足少阳、阳维之会。

《铜人》针三分，灸五壮，三度刺，令人目大明。

主目赤痛，忽头旋，目睆睆远视不明，头面浮肿，头痛，寒热汗不出，恶寒。

正营

目窗后寸半，足少阳、阳维之会。

《铜人》针三分，灸五壮。

主目眩瞑，头项偏痛，牙齿痛，唇吻急强，齿龋痛。

承灵

正营后一寸五分。足少阳、阳维之会。

灸三壮，禁针。

主脑风头痛，恶风寒，衄䶏鼻窒，喘息不利。

脑空一名颞颥

承灵后一寸五分，挟玉枕骨下陷中。足少阳、阳维之会。

《素注》针四分。《铜人》针五分，得气即泻，灸三壮。

主劳疾羸瘦，体热，颈项强不可回顾，头重痛不可忍，目瞑心悸，发即为癫风，引目眇，鼻痛。

魏武帝患头风，发即心乱目眩，华佗针脑空立愈。

风池

耳后颞颥后，脑空下，发际陷中，按之引于耳中。手足少阳、阳维之会。

《素注》针四分。《明堂》针三分。《铜人》针七分，留七呼，灸七壮。《甲乙》针一寸二分。患大风者，先补后泻。少可患者，以经取之，留五呼，泻七吸。灸不及针，日七壮至百壮。

主洒淅寒热，伤寒温病汗不出，目眩，苦偏正头痛，痎疟，颈项如拔，痛不得回顾。目泪出，欠气多，鼻鼽衄，目内眦赤痛，气发耳塞，目不明，腰背俱疼，腰伛偻引颈筋无力不收，大风中风，气塞涎上不语，昏危，瘿气。

肩井一名膊井

肩上陷中，缺盆上，大骨前一寸半，以三指按取，当中指下陷中。手足少阳、足阳明、阳维之会，连入五脏。

针五分，灸五壮，先补后泻。

主中风，气塞涎上不语，气逆，妇人难产，坠胎后手足厥逆，针肩井立愈。头项痛，五劳七伤，臂痛，两手不得向头。若针深闷倒，急补足三里。

渊腋一名泉液

腋下三寸宛宛中，举臂得之。

《铜人》禁灸。《明堂》针三分。

主寒热，马刀疡，胸满无力，臂不举。不宜灸，灸之令人生肿蚀马疡，内溃者死，寒热者生。

辄筋一名神光，一名胆募

腋下三寸复前一寸三肋端，横直蔽骨旁七寸五分，平直两乳，侧卧屈上足取之。胆之募，足太阳、少阳之会。

《铜人》灸三壮，针六分。《素注》针七分。

主胸中暴满不得卧，太息善悲，小腹热，欲走，多唾，言语不正，四肢不收，呕吐宿汁，吞酸。

日月

期门下五分，足太阴、少阳、阳维之会。

针七分，灸五壮。

主太息善悲，小腹热欲走，多唾，言语不正，四肢不收。

京门一名气俞，一名气府

监骨下，腰中季肋本挟脊，肾之募。

《铜人》灸三壮，针三分，留七呼。

主肠鸣，小肠痛，肩背寒，痉，肩胛内廉痛，腰痛不得俯仰久立，寒热腹胀，引背不得息，水道不利，溺黄，小腹急肿，肠鸣洞泄，髀枢引痛。

带脉

季肋下一寸八分陷中，脐上二分，两旁各七寸半。足少阳、带脉二脉之会。

《铜人》针六分，灸五壮。《明堂》灸七壮。

主腰腹纵，溶溶如囊水之状，妇人小腹痛，里急后重，瘕疝，月事不调，赤白带下。

五枢

带脉下三寸，水道旁五寸五分。足少阳、带脉之会。

《铜人》针一寸，灸五壮。《明堂》灸三壮。

主疝癖，大肠膀胱肾余，男子寒疝，阴卵上入小腹痛，妇人赤白带下，里急瘛疭。

维道

章门下五寸三分。足少阳、带脉之会。

《铜人》针八分，留六呼，灸三壮。

主呕逆不止，水肿，三焦不调，不嗜食。

居髎

章门下八寸三分，监骨上陷中。

《素注》章门下四寸三分。足少阳、阳跷之会。《铜人》针八分，留六呼，灸三壮。

主腰引小腹痛，肩引胸臂挛急，手臂不得举以至肩。

环跳

髀枢中，侧卧伸下足，屈上足，以右手摸穴，左摇撼取之。足少阳、太阳之会。

《铜人》灸五十壮。《素注》针一寸，留二呼，灸三壮。《指微》云：已刺不可摇，恐伤针。

主冷风湿痹不仁，风疹遍身，半身不遂，腰胯痛蹇，膝不得转侧伸缩。

仁寿宫患脚气偏风，甄权奉勅针环跳、阳陵泉、阳辅、巨虚下廉，而能起行。

环跳穴痛，恐生附骨疽。

风市

膝上外廉两筋中，以手着腿，中指尽处是。

针五分，灸五壮。

主中风腿膝无力，脚气，浑身瘙痒，麻痹，厉风疮。

中渎

髀外膝上五寸分肉间陷中。足少阳络，别走厥阴。

《铜人》灸五壮，针五分，留七呼。

主寒气客于分肉间，攻痛上下，筋痹不仁。

阳关一名阳陵

阳陵泉上三寸，犊鼻外陷中。

《铜人》针五分，禁灸。

主风痹不仁，膝痛不可屈伸。

阳陵泉

膝下一寸，胻外廉陷中，蹲坐取之。足少阳所入为合土。《难经》曰：筋会阳陵泉。疏曰：筋病治此。

《铜人》针六分，留十呼，得气即泻。又宜灸留针，日灸七壮至七七壮。《素注》灸三壮。《明下》灸一壮。

主膝伸不得屈，髀枢膝骨冷痹，脚气，膝股内外廉不仁，偏风半身不遂，脚冷无血色，苦嗌中介然，头面肿，足筋挛。

阳交一名别阳，一名足髎

足外踝上七寸，斜属三阳分肉之间，阳维之郄。

《铜人》针六分，留七呼，灸三壮。

主胸满肿，膝痛足不收，寒厥惊狂，喉痹，面肿，寒痹，膝胻不收。

外丘

外踝上七寸，少阳所生。

《铜人》针三分，灸三壮。

主胸胀满，腹痛痿痹，颈项痛，恶风寒，猘犬伤毒不出，发寒热，速以三壮艾，可灸所啮处，及足少阳络。癫疾，小儿龟胸。

光明

外踝上五寸。足少阳之络，别走厥阴。

《铜人》针六分，留七呼，灸五壮。《明下》灸七壮。

主淫泺，胫酸胻疼，不能久立，热病汗不出，卒狂。与阳辅疗法同，虚则痿躄，坐不能起，补之。实则足胻热膝痛，身体不仁，善啮颊，泻之。

阳辅一名分肉

足外踝上四寸，辅骨前，绝骨端三分，去丘墟七寸，足少阳所行为经火。胆实泻之。

《素注》针三分。又曰：针七分，留十呼。《铜人》灸三壮，针五分，留七呼。

主腰溶溶如坐水中，膝下浮肿，筋挛。百节酸痛，实无所知。诸节尽痛，痛无常处。腋下肿痿，喉痹，马刀挟瘿，膝胻酸，风痹不仁，厥逆，口苦太息，心胁痛，面尘，头角颔痛，目锐眦痛，缺盆中肿痛，汗出振寒，疟、胸中、胁、肋、髀、膝外至绝骨外踝前痛，善洁面青。

悬钟一名绝骨

足外踝上三寸动脉中，寻摸尖骨者是。足三阳之大络。按之阳明脉绝，乃取之。《难经》曰：髓会绝骨。疏曰：髓病治此。袁氏曰：足能健步，以髓会绝骨也。

《铜人》针六分，留七呼，灸五壮。《指微》云：斜入针二寸许，灸七壮，或五壮。

主心腹胀满，胃中热，不嗜食，脚气，膝胻痛，筋骨挛痛足不收，逆气，虚劳寒损，忧恚，心中咳逆，泄注，喉痹，颈项强，肠痔瘀血，阴急，鼻衄，脑疽，大小便涩，鼻中干，烦满狂易，中风手足不遂。

丘墟

足外踝下从前陷中骨缝中，去临泣三寸。又侠溪穴中量上外踝骨前五寸，足少阳所过为原。胆虚实皆拔之。

《铜人》灸三壮。《素注》针五分，留七呼。

主胸胁满痛不得息，久疟振寒，腋下肿，痿厥坐不能起，髀枢中痛，目生翳膜，腿胻酸，转筋，卒疝，小腹坚，寒热颈肿，腰胯痛，太息。

临泣

足小指次指本节后陷中，去侠溪一寸五分。足少阳所注为输木。

《甲乙》针二分，留五呼，灸三壮。

主胸中满，缺盆中及腋下马刀疡瘘，善啮颊，天牖中肿、淫泺，胻酸，目眩，枕骨合颅痛，洒淅振寒，心痛，周痹。痛无常处，厥逆气喘不能行，痎疟日发，妇人月事不利，季胁支满，乳痈。

地五会

足小指次指本节后陷中，去侠溪一寸。

《铜人》针一分，禁灸。

主腋痛，内损唾血，足外无膏泽，乳痈。

侠溪

足小指次指歧骨间，本节前陷中。足少阳所溜为荥水。胆实则泻之。

《素注》针三分，留三呼，灸三壮。

主胸胁支满，寒热伤寒，热病汗不出，目外眦赤，目眩，颊颔肿，耳聋，胸中痛不可转侧，痛无常处。

窍阴

足小指次指外侧，去爪甲角如韭叶。足少阳所出为井金。

《素注》针一分，留一呼。《甲乙》留三呼，灸三壮。

主胁痛，咳逆不得息，手足烦热，汗不出，转筋，痈疽，头痛心烦，喉痹，舌强口干，肘不可举，卒聋，魇梦，目痛，小眦痛。

足厥阴经穴主治

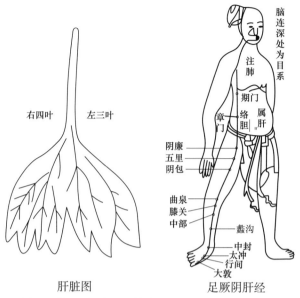

右四叶　左三叶

肝脏图

足厥阴肝经

《内经》曰：肝者，将军之官，谋虑出焉。

肝者，罢极之本，魂之居也。其华在爪，其充在筋，以生血气，为阳中之少阳，通于春气。

东方青色，入通于肝，开窍于目，藏精于肝，故病发惊骇，其味酸，其类草木，其畜鸡，其谷麦，其应四时，上为岁星，是以知病之在筋也。其音角，其数八，其臭臊，其液泣。

东方生风，风生木，木生酸，酸生肝。肝主筋，筋生心，肝主目。其在天为玄，在人为道，在地为化，化生五味。道生知，玄生神，在天为风，在地为木，在体为筋，在脏为肝。在色为苍，在声为呼，在变动为握，在志为怒，怒伤肝，悲胜怒，风伤筋，燥胜风，酸伤筋，辛胜酸。

足厥阴肝经穴歌

一十三穴足厥阴，大敦行间太冲侵。

中封蠡沟中都近，膝关曲泉阴包临。

五里阴廉羊矢穴，章门常对期门深二十六穴。

此一经起于大敦，终于期门。取大敦、行间、太冲、中封、曲泉，与井荥输经合也。

脉起大指聚毛之际，上循足跗上廉，去内踝一寸，上踝八寸，交出太阴之后，上腘内廉，循股，入阴中，环阴器，抵小腹，挟胃，属肝，络胆，上贯膈，布胁肋，循喉咙之后，上入颃颡，连目系，上出额，与督脉会于巅；其支者，从目系下颊里，环唇内；其支者，复从肝，别贯膈，上注肺。多血少气，丑时气血注此。

乙木之脏，脉在左关。是肝实则脉实，两胁痛而目目肿痛；虚则脉虚，七叶薄而汪汪昏泪。资心火以补肝虚，抑阳光而泻本实。故味辛补而酸泻，气凉泻而温补。姜橘细辛补之宜，芎苟大黄泻之可。目胜离娄，君神曲而佐磁石；手开瞽盲，捣羊肝以丸连末。气疼两胁，君枳实芍药参芎；痰攻双臂，施木草橘半附苓。右胁胀痛，桂心枳壳草姜黄；左胁刺痛，粉草川芎和枳实。悲怒伤肝双胁痛，芎辛枳梗，防风干葛草姜煎；风寒撼水囊茎痛，茴香乌药，青橘良姜调酒饮。疝本肝经，何药可疗？附子山栀力最高，全蝎玄胡功不小。上燥下寒，梅膏捣丸归鹿；头痛气厥，乌药末细川芎。寒湿脚痹踏椒囊，风热膝痛煎柏术。欲上行引经柴胡川芎；下行须要去穰青皮也。温则木香肉桂，凉则菊花车前。补用阿胶酸枣仁，泻用柴前犀牛角。勿胶柱而鼓瑟，当加减以随宜。

导引本经：肝以眼为穴，人眠则血归肝，眼受之而能视也。夫眠乃无名惑复之火，不可纵之使眠，亦不可不眠。若胆虚寒不眠，则精神困倦，志虑不安；肝实热眠过多，则慧镜生尘，善根埋灭，皆非调肝胆，伏睡魔之道也。举其要而言，勿嗔怒，勿昼寝，睡其形而不睡其神是也。盖睡之精，乃身之灵，人能少睡，则主翁惺惺，智识明净，不惟神气清爽，梦寐亦安也，若贪眠则心中血潮，元神离舍，不惟云掩性天，神亦随境昏迷。三丰有云：捉取梦中之梦，搜求玄上之玄，自从识得娘生面，笑指蓬莱在目前。此之谓也。《内经》曰：春三月，此谓发陈，天地俱生，万物以荣，夜卧早起，广步于庭，披发缓形，以使志生，此春气之应，养生之道也。逆之则伤肝，此又不可不知。

考正穴法

大敦

足大指端，去爪甲如韭叶，及三毛中。足厥阴肝脉所出为井木。

《铜人》针三分，留十呼，灸三壮。

主五淋，卒疝七疝，小便数遗不禁，阴头中痛，汗出，阴上入小腹，阴偏大，腹脐中痛，悒悒不乐，病左取右，病右取左。腹胀肿病，小腹痛，中热喜寐，尸厥状如死人，妇人血崩不止，阴挺出，阴中痛。

行间

足大指缝间，动脉应手陷中。足厥阴肝脉所溜为荥火。肝实则泻之。

《素注》针三分。《铜人》灸三壮，针六分，留十呼。

主呕逆，洞泄，遗溺癃闭，消渴嗜饮，善怒，四肢满，转筋，胸胁痛，小腹肿，咳逆呕血，茎中痛，腰疼不可俯仰，腹中胀，小肠气，肝心痛，色苍苍如死状，终日不得息，口㖞，癫疾，短气，四肢逆冷，嗌干烦渴，瞑不欲视，目中泪出，太息，便溺难，七疝寒疝，中风，肝积肥气，发痎疟，妇人小腹肿，面尘脱色，经血过多不止，崩中，小儿急惊风。

太冲

足大指本节后二寸。或云一寸半内间动脉应手陷中。足厥阴肝脉所注为输土。《素问》女子二七，太冲脉盛，月事以时下，故能有子。又诊病人太冲脉有无可以决死生。

《铜人》针三分，留十呼，灸三壮。

主心痛脉弦，马黄，瘟疫，肩肿吻伤，虚劳浮肿，腰引小腹痛，两丸蹇缩，溏泄，遗溺，阴痛，面目苍色，胸胁支满，足寒、肝心痛，苍然如死状，终日不得息，大便难，便血，小便淋，小肠疝气痛，㿗疝，小便不利，呕血呕逆，发寒，嗌干善渴，肘肿，内踝前痛，淫泺，胻酸，腋下马刀疡瘘，唇肿，女子漏下不止，小儿卒疝。

中封一名悬泉

足内踝骨前一寸，筋里宛宛中。《素注》一寸半，仰足取陷中，伸足乃得之。足厥阴肝脉所行为经金。

《铜人》针四分，留七呼，灸三壮。

主痎疟，色苍苍，发振寒，小腹肿痛，食怏怏绕脐痛，五淋不得小便，足厥冷，身黄有微热，不嗜食，身体不仁，寒疝，腰中痛，或身微热，痿厥失精，筋挛，阴缩入腹相引痛。

蠡沟一名交仪

内踝上五寸。足厥阴络，别走少阳。

《铜人》针二分，留三呼，灸三壮。《下经》灸七壮。

主疝痛，小腹胀满，暴痛如癃闭，数噫，恐悸，少气不足，悒悒不乐，咽中闷如有息肉，背拘急不可俯仰，小便不利，脐下积气如石，足胫寒酸，屈伸难，女子赤白带下，月水不调，气逆则睾丸卒痛，实则挺长，泻之；虚则暴痒，补之。

中都一名中郄

内踝上七寸，胻骨中，与少阴相直。

《铜人》针三分，灸五壮。

主肠澼，㿗疝，小腹痛不能行立，胫寒，妇人崩中，产后恶露不绝。

膝关

犊鼻下二寸旁陷中。

《铜人》针四分，灸五壮。

主风痹，膝内廉痛引膑，不可屈伸，咽喉中痛。

曲泉

膝股上内侧，辅骨下，大筋上，小筋下陷中，屈膝横纹头取之。足厥阴肝脉所入为合水。肝虚则补之。

《铜人》针六分，留十呼，灸三壮。

主㿗疝，阴股痛，小便难，腹胁支满，癃闭，少气，泄利，四肢不举，实则身目眩痛，汗不出，目䀮䀮，膝关痛，筋挛不可屈伸，发狂，衄血下血，喘呼，小腹痛引咽喉，房劳失精，身体极痛，泄水下利脓血，阴肿，阴茎痛，胻肿，膝胫冷疼，女子血瘕，按之如汤浸股内，小腹肿，阴挺出，阴痒。

阴包

膝上四寸，股内廉两筋间，蜷足取之。看膝内侧，必有槽中。

《铜人》针六分，灸三壮。《下经》针七分。

主腰尻引小腹痛，小便难，遗溺，妇人月水不调。

五里

气冲下三寸，阴股中动脉应手。

《铜人》针六分，灸五壮。

主腹中满，热闭不得溺，风劳嗜卧。

阴廉

羊矢下，去气冲二寸动脉中。

《铜人》针八分，留七呼，灸三壮。

主妇人绝产，若未经生产者，灸三壮，即有子。

章门一名长平，一名胁髎

大横外，直季胁肋端，当脐上二寸，两旁六寸，侧卧，屈上足，伸下足，举臂取之。又云：肘尖尽处是穴。脾之募，足少阳厥阴之会。《难经》曰：脏会章门。疏曰：脏病治此。

《铜人》针六分，灸百壮。《明堂》日七壮，止五百壮。《素注》针八分，留六呼，灸三壮。

主肠鸣盈盈然，食不化，胁痛不得卧，烦热口干，不嗜食，胸胁痛支满，喘息，心痛而呕，吐逆，饮食却出，腰痛不得转侧，腰脊冷疼，溺多白浊，伤饱身黄瘦，贲豚积聚，腹肿如鼓，脊强，四肢懈惰，善恐，少气厥逆，肩臂不举。

东垣曰：气在于肠胃者，取之太阴、阳明；不下，取三里、章门、中脘。

魏士珪妻徐病疝，自脐下上至于心皆胀满，呕吐烦闷，不进饮食。滑伯仁曰：此寒在下焦，为灸章门、气海。

期门

直乳二肋端，不容旁一寸五分。又曰：乳旁一寸半，直下又一寸半。肝之募。足厥阴、太阴、阴维之会。

《铜人》针四分，灸五壮。

主胸中烦热，贲豚上下，目青而呕，霍乱泄利，腹坚硬，大喘不得安卧，胁下积气，伤寒心切痛，喜呕酸，食饮不下，食后吐水，胸胁痛支满，男子妇人血结胸满，面赤火燥，口干消渴，胸中痛不可忍。伤寒过经不解，热入血室，男子则由阳明而伤，下血谵语，妇人月水适来，邪乘虚而入，及产后余疾。

一妇人患热入血室，许学士云：小柴胡已迟，当刺期门。针之，如言而愈。

太阳与少阳并病，头项强痛，或眩，如结胸，心下痞硬者，当刺大椎第二行肺俞、肝俞，慎不可发汗，发汗则谵语，五六日谵语不止，当刺期门。

任脉经穴主治

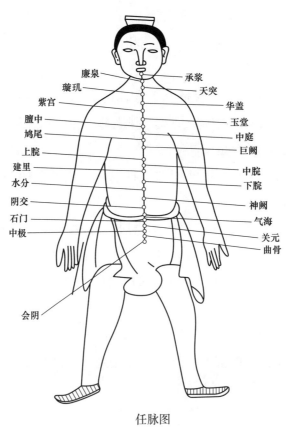

廉泉　承浆
璇玑　天突
紫宫　华盖
膻中　玉堂
鸠尾　中庭
上脘　巨阙
建里　中脘
水分　下脘
阴交　神阙
石门　气海
中极　关元
　　　曲骨
会阴

任脉图

任脉经穴歌

任脉三八起阴会，曲骨中极关元锐。

石门气海阴交仍，神阙水分下脘配。

建里中上脘相连，巨阙鸠尾蔽骨下。

中庭膻中募玉堂，紫宫华盖璇玑夜。

天突结喉是廉泉，唇下宛宛承浆舍二十四穴。

此经不取井荥输合也。

脉起中极之下，以上毛际，循腹里上关元，至喉咙，属阴脉之海，以人之脉络，周流于诸阴之分，譬犹水也，而任脉则为之总会，故名曰阴脉之海焉。用药当分男女，月事多主冲任，是任之为言妊也。乃夫人生养之本，调摄之源，督则由会阴而行背，任则由会阴而行腹，人身之有任督，犹天地之有子午也。人身之任督，以腹背言，天地之子午，以南北言，可以分，可以合者也。分之以见阴阳之不杂，合之以见浑沦之无间，一而二，二而一也。但在僧道，不明此脉，各执所尚，禁食、禁足、禁语、断臂、燃指、烧身，枯坐而亡，良可悲夫！间有存中黄一事，而待神气凝聚者；有运三华五气之精，而洗骨伐毛者；有搬运周天火候者；有日运脐，夜运泥丸炼体者；有呼九灵，注三精而归灵府者；有倒斗柄而运化机者；有默朝上帝者；有服气吞霞者；有闭息存神者；有采炼日精月华者；有吐纳导引者；有单运气行火候者；有投胎夺舍者；有旁门九品渐法三乘者，种种不同，岂离任督。盖明任督以保其身，亦犹明君能爱民以安其国也。民毙国亡，任衰身谢，是以上人哲士，先依前注，导引各经，调养纯熟，即仙家之能筑基是也。然后扫除妄念，以静定为基本，而收视返听。含光默默，调息绵绵，握固内守，注意玄关，顷刻水中火发，雪里花开，两肾如汤煎，膀胱似火热，任督犹车轮，四肢若山石，一饭之间，天机自动，于是轻轻然运，默默然举，微以意定，则金水自然混融，水火自然升降，如桔槔之呼水，稻花之凝露，忽然一粒大如黍米，落于黄庭之中。此采铅投汞之真秘，子不揣鄙陋，扫却旁蹊曲径，指出一条大路，使人人可行也。到此之时，意不可散，意散则丹不成矣。紫阳真人曰：真汞生于离，其用却在坎，姹女过南园，手持玉橄榄。正此谓也。日日行之无间断，无毫发之差，如是炼之一刻，则一刻之周天；炼之一时，则一时之周天；炼之一日，则一日之周天；炼之百日，则百日之周天，谓之立基。炼之十月，谓之胎仙。功夫至此，身心混沌，与虚空等，不知身之为我，我之为身，亦不知神之为气，气之为神，不规中而自规中，不胎息而自胎息，水不求而自生，火不求而自出，虚室生白，黑地引针，不知其所以然而然，亦不知任之为督，督之为任也。至于六害不除，十少不存，五要不调，虽为小节之常，终为大道之累。何名六害？一曰薄名利，二曰禁声色，三曰廉货财，四曰损滋味，五曰屏虚妄，六曰除嫉妒，六者有一，卫生之道远，而未见其有得也。虽心希妙理，口念真经，咀嚼英华，呼吸景象，不能补其失也。何名十少？一曰少思，二曰少念，三曰少笑，四曰少言，五曰少饮，六曰少怒，七曰少乐，八曰少愁，九曰少好，十曰少机。夫多思则神散，多念则心劳，多笑则肺腑上翻，多言则气血虚耗，多饮则伤神损寿，多怒则腠理奔浮，多乐则心神邪荡，多愁则头面焦枯，多好则志气溃散，多机则志虑沉迷。兹乃伐人之生，甚于斤斧；蚀人之性，猛于豺狼也。卫生者，戒之哉！

考正穴法

会阴一名屏翳

两阴间、任、督、冲三脉所起。督由会阴而行背，任由会阴而行腹，冲由会阴而行足少阴。

《铜人》灸三壮。《指微》禁针。

主阴汗，阴头痛，阴中诸病，前后相引痛，不得大小便，男子阴端寒冲心，窍中热，皮疼痛，谷道瘙痒，久痔相通，女子经水不通，阴门肿痛。卒死者，针一寸补之。溺死者，令人倒拖出水，针补，尿屎出则活，余不可针。

曲骨

横骨上，中极下一寸，毛际陷中，动脉应手。足厥阴、任脉之会。

《铜人》灸七壮，至七七壮，针二寸。《素注》针六分，留七呼。又云：

针一寸。

主失精，五脏虚弱，虚乏冷极，小腹胀满，小便淋涩不通，癀疝，小腹痛，妇人赤白带下。

中极一名玉泉，一名气原

关元下一寸，脐下四寸。膀胱之募。足三阴、任脉之会。

《铜人》针八分，留十呼，得气即泻，灸百壮，至三百壮止。《明堂》灸不及针，日三七壮。《下经》灸五壮。

主冷气积聚，时上冲心，腹中热，脐下结块，贲豚抢心，阴汗水肿，阳气虚惫，小便频数，失精绝子，疝瘕，妇人产后恶露不行，胎衣不下，月事不调，血结成块，子门肿痛不端，小腹苦寒，阴痒而热，阴痛，恍惚尸厥，饥不能食，临经行房羸瘦，寒热，转脬不得尿，妇人断绪，四度针即有子。

关元

脐下三寸。小肠之募。足三阴、任脉之会。下纪者，关元也。

《素注》针一寸二分，留七呼，灸七壮。又云：针二寸。《铜人》针八分，留三呼，泻五吸，灸百壮，止三百壮。《明堂》娠妇禁针，若针而落胎，胎多不出，针外昆仑立出。

主积冷虚乏，脐下绞痛，渐入阴中，发作无时，冷气结块痛；寒气入腹痛，失精白浊，溺血七疝，风眩头痛，转脬闭塞，小便不通，黄赤，劳热，石淋，五淋，泄利，贲豚抢心，脐下结血，状如覆杯，妇人带下，月经不通，绝嗣不生，胞门闭塞，胎漏下血，产后恶露不止。

石门一名利机，一名精露，一名丹田，一名命门

脐下二寸。三焦募也。

《铜人》灸二七壮，止一百壮。《甲乙》针八分，留三呼，得气即泻，《千金》针五分。《下经》灸七壮。《素注》针六分，留七呼，妇人禁针、禁灸，犯之绝子。

主伤寒，小便不利，泄利不禁，小腹绞痛，阴囊入小腹，贲豚抢心，腹痛坚硬，卒疝绕脐，气淋血淋，小便黄，呕吐血不食谷，谷不化，水肿，水气行皮肤，小腹皮敦敦然，气满，妇人因产恶露不止，结成块，崩中漏下。

气海一名脖胦，一名下肓

脐下一寸半宛宛中。男子生气之海。

《铜人》针八分，得气即泻，泻后宜补之。可灸百壮。《明下》灸七壮。

主伤寒，饮水过多，腹胀肿，气喘心下痛，冷病面赤，脏虚气惫，真气不足，一切气疾久不瘥，肌体羸瘦，四肢力弱，贲豚七疝，小肠膀胱肾余，癥瘕结块，状如覆杯，腹暴胀，按之不下，脐下冷气痛，中恶脱阳欲死，阴症卵缩，四肢厥冷，大便不通，小便赤，卒心痛，妇人临经行房羸瘦，崩中，赤白带下，月事不调，产后恶露不止，绕脐疞痛，闪着腰痛，小儿遗尿。

浦江郑义宗患滞下昏仆，目上视，溲注汗泄，脉大，此阴虚阳暴绝，得之病后酒色。丹溪为灸气海渐苏，服人参膏数斤愈。

阴交一名横户

脐下一寸，当膀胱上际。三焦之募，任脉、少阴、冲脉之会。

《铜人》针八分，得气即泻，泻后宜补，灸百壮。《明堂》灸不及针，日三七壮，止百壮。

主气痛如刀搅，腹膜坚痛，下引阴中，不得小便，两丸骞，疝痛，阴汗湿痒，腰膝拘挛，脐下热，鬼击，鼻出血，妇人血崩，月事不绝，带下，产后恶露不止，绕脐冷痛，绝子、阴痒，贲豚上腹，小儿陷囟。

神阙一名气舍

当脐中。

《素注》禁针，针之使人脐中恶疡溃，屎出者死。灸三壮。《铜人》灸百壮。

主中风不省人事，腹中虚冷，伤败脏腑，泄利不止，水肿鼓胀，肠鸣状如流水声，腹痛绕脐，小儿奶利不绝，脱肛，风痫，角弓反张。徐平仲中风不苏。桃源簿为灸脐中，百壮始苏，不起，再灸百壮。

水分一名分水

下脘下一寸，脐上一寸，穴当小肠下口。至是而泌别清浊，水液入膀胱，渣滓入大肠，故曰水分。

《素注》针一寸。《铜人》针八分，留三呼，泻五吸。水病灸大良。又云：禁针。针之水尽即死。《明堂》水病灸七七壮，止四百壮，针五分，留三呼。《资生》云：不针为是。

主水病，腹坚肿如鼓，转筋，不嗜食，肠胃虚胀，绕脐痛冲心，腰脊急强，肠鸣状如雷声，上冲心，鬼击，鼻出血，小儿陷囟。

下脘

建里下一寸，脐上二寸，穴当胃下口，小肠上口，水谷于是入焉。足太阴、任脉之会。

《铜人》针八分，留三呼，泻五吸，灸二七壮，止二百壮。

主脐下厥气动，腹坚硬，胃胀，羸瘦，腹痛，六腑气寒，谷不转化，不嗜食，小便赤，痞块连脐上厥气动，日渐瘦，脉厥动，翻胃。

建里

中脘下一寸，脐上三寸。

《铜人》针五分，留十呼，灸五壮。《明堂》针一寸二分。

主腹胀，身肿，心痛，上气，肠中疼，呕逆，不嗜食。

中脘一名太仓

上脘下一寸，脐上四寸，居心蔽骨与脐之中。手太阳、少阳、足阳明、任脉之会。上纪者，中脘也。胃之募也。《难经》曰：腑会中脘。疏曰：腑病治此。

《铜人》针八分，留七呼，泻五吸，疾出针。灸二七壮，止二百壮。《明堂》日灸二七壮，止四百壮。《素注》针一寸二分，灸七壮。

主五膈，喘息不止，腹暴胀，中恶，脾疼，饮食不进，翻胃，赤白痢，寒癖，气心疼，伏梁，心下如覆杯，心膨胀，面色萎黄，天行伤寒热不已，温疟先腹痛，先泻，霍乱，泻出不知，食饮不化，心痛，身寒，不可俯仰，气发噎。

东垣曰：气在于肠胃者，取之足太阴、阳明；不下，取三里、章门、中脘。又曰：胃虚而致太阴无所禀者，于足阳明募穴中引导之。

上脘（一名胃脘）

巨阙下一寸，脐上五寸。上脘、中脘属胃、络脾。足阳明、手太阳、任脉之会。

《素注》《铜人》针八分，先补后泻。风痫热病，先泻后补，立愈。日灸二七壮，至百壮，未愈倍之。《明下》灸三壮。

主腹中雷鸣相逐，食不化，腹疙刺痛，霍乱吐利，腹痛，身热，汗不出，翻胃呕吐食不下，腹胀气满，心忪惊悸，时呕血，痰多吐涎，奔豚，伏梁，二虫，卒心痛，风痫，热病，马黄，黄疸，积聚坚大如盘，虚劳吐血，五毒痊不能食。

巨阙

鸠尾下一寸，心之募。

《铜人》针六分，留七呼，得气即泻。灸七壮，止七七壮。

主上气咳逆，胸满短气，背痛胸痛，痞塞，数种心痛，冷痛，蛔虫痛，蛊毒猫鬼，胸中痰饮，先心痛，先吐，霍乱不识人，惊悸，腹胀暴痛，恍惚不止，吐逆不食，伤寒烦心，喜呕发狂，少气腹痛，黄疸，急疸，急疫，咳嗽，狐疝，小腹胀噫，烦热，膈中不利，五脏气相干，卒心痛，尸厥。妊娠子上冲心昏闷，刺巨阙，下针令人立苏不闷，次补合谷，泻三阴交，胎应针而落，如子手掬心，生下手有针痕，顶母心向前，人中有针痕，向后枕骨有针痕，是验。

按:《十四经发挥》云：凡人心下有膈膜，前齐鸠尾，后齐十一椎，周围着脊，所以遮隔浊气，不使上熏心肺，是心在膈上也。难产之妇，若子上冲，至膈则止。况儿腹中又有衣胞裹之，岂能破膈掬心哉？心为一身之主，神明出焉。不容小有所犯，岂有被冲掬而不死哉？盖以其上冲近心，故云尔。如胃脘痛，曰心痛之类是也。学者，不可以辞害意。

鸠尾一名尾翳，一名𩩲骭

在两歧骨下一寸。

曰鸠尾者，言其骨垂下如鸠尾形。任脉之别。《铜人》禁灸，灸之令人少心力，大妙手方针，不然针取气多，令人夭。针三分，留三呼，泻五吸，肥人倍之。《明堂》灸三壮。《素注》不可刺灸。

主息贲，热病，偏头痛引目外眦，噫喘，喉鸣，胸满咳呕，喉痹咽肿，水浆不下，癫痫狂走，不择言语，心中气闷，不喜闻人语，咳唾血，心惊悸，精神耗散，少年房劳，短气少气。又《灵枢经》云：膏之原，出于鸠尾。

中庭

膻中下一寸六分陷中。

《铜人》灸五壮。针三分。《明堂》灸三壮。

主胸胁支满，噎塞，食饮不下，呕吐食出，小儿呕奶。

膻中一名元见

玉堂下一寸六分，横量两乳间陷中，仰而取之。足太阴、少阴、手太阳、少阳、任脉之会。《难经》曰：气会膻中。疏曰：气病治此，灸五壮。《明堂》灸七壮，止二七壮，禁针。

主上气短气，咳逆，噫气，膈气，喉鸣喘嗽，不下食，胸中如塞，心胸痛，风痛，咳嗽、肺痈唾脓，呕吐涎沫，妇人乳汁少。

玉堂一名玉英

紫宫下一寸六分陷中。

《铜人》灸五壮，针三分。

主胸膺疼痛，心烦咳逆，上气，胸满不得息，喘急，呕吐寒痰。

紫宫

华盖下一寸六分陷中，仰面取之。

《铜人》灸五壮，针三分。《明下》灸七壮。

主胸胁支满，胸膺骨痛，饮食不下，呕逆上气，烦心，咳逆吐血，唾如白胶。

华盖

璇玑下一寸六分陷中，仰面取之。

《铜人》针三分，灸五壮。《明下》灸三壮。

主喘急上气，咳逆哮嗽，喉痹咽肿，水浆不下，胸胁支满痛。

璇玑

天突下一寸六分陷中，仰头取之。

《铜人》灸五壮，针三分。

主胸胁支满痛，咳逆上气，喉鸣喘不能言，喉痹咽痛，水浆不下，胃中有积。

天突—名天瞿

在颈结喉下四寸宛宛中。阴维、任脉之会。

《铜人》针五分，留三呼，得气即泻，灸亦得，不及针。若下针当直下，不得低手，即五脏之气，伤人短寿。《明堂》灸五壮，针一分。《素注》针一寸，留七呼，灸三壮。

主面皮热，上气咳逆，气暴喘，咽肿咽冷，声破，喉中生疮，喉猜猜咯脓血，喑不能言，身寒热，颈肿，哮喘，喉中翕翕如水鸡声，胸中气梗梗，挟舌缝青脉，舌下急，心与背相控而痛，五噎，黄疸，醋心，多唾，呕吐，瘿瘤。

许氏曰：此穴一针四效。凡下针后良久，先脾磨食，觉针动为一效；次针破病根，腹中作声为二效；次觉流入膀胱为三效；然后觉气流行，入腰后肾堂间为四效矣。

廉泉—名舌本

颈下结喉上中央，仰面取之。阴维、任脉之会。

《素注》低针取之，针一寸，留七呼。《铜人》灸三壮，针三分，得气即泻。《明堂》针二分。

主咳嗽上气，喘息，呕沫，舌下肿难言，舌根缩急不食，舌纵涎出，口疮。

承浆—名悬浆

唇棱下陷中，开口取之。大肠脉、胃脉、督脉、任脉之会。

《素注》针二分，留五呼，灸三壮。《铜人》灸七壮，止七七壮。《明堂》针三分，得气即泻，留三呼，徐徐引气而出。日灸七壮，过七七停四五日后，灸七七壮。若一向不灸，恐足阳明脉断，其病不愈，停息复灸，令血脉通宣，其病立愈。

主偏风，半身不遂，口眼㖞斜，面肿消渴，口齿疳蚀生疮，暴喑不能言。

督脉经穴主治

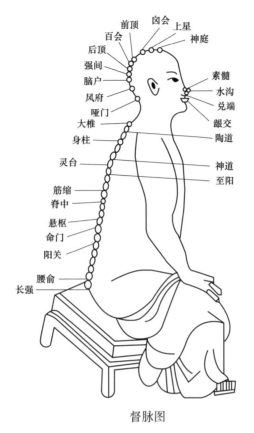

督脉图

督脉经穴歌

督脉中行二十七，长强腰俞阳关密。

命门悬枢接脊中，筋缩至阳灵台逸。

神道身柱陶道长，大椎平肩二十一。

哑门风府脑户深，强间后顶百会率。

前顶囟会上星圆，神庭素髎水沟窟。

兑端开口唇中央，龈交唇内任督毕二十七穴。

此经不取井荥输合也。

脉起下极之腧，并于脊里，上至风府，入脑上巅，循额至鼻柱，属阳脉之海。以人之脉络，周流于诸阳之分，譬犹水也，而督脉则为之都纲，故名曰海焉。用药难拘定法，针灸贵察病源。

要知任督二脉一功，元将四门外闭，两目内观。默想黍米之珠，权作黄庭之主。却乃徐徐咽气一口，缓缓纳入丹田。冲起命门，引督脉过尾闾，而上升泥丸；追动性元，引任脉降重楼，而下返气海。二脉上下，旋转如圆；前降后升，络绎不绝。心如止水，身似空壶，即将谷道轻提，鼻息渐闭。倘或气急，徐徐咽之；若乃神昏，勤加注想。意倦放参。久而行之，关窍自开，脉络流通，百病不作。广成子曰：丹灶河车休矻矻。此之谓也。督任原是通真路，丹经设作许多言，予今指出玄机理，但愿人人寿万年！

考正穴法

长强一名气之阴邪，一名撅骨

脊骶骨端计三分，伏地取之。足少阴、少阳之会。督脉络，别走任脉。

《铜人》针三分，转针以大痛为度。灸不及针，日灸三十壮，止二百壮，此痔根本。《甲乙》针二分，留七呼。《明堂》灸五壮。

主肠风下血，久痔瘘，腰脊痛，狂病，大小便难，头重，洞泄，五淋，疳蚀下部，小儿囟陷，惊痫瘛疭，呕血，惊恐失精，瞻视不正。慎冷食，房劳。

腰俞一名背解，一名髓孔，一名腰柱，一名腰户

二十一椎下宛宛中，以挺身伏地舒身，两手相重支额，纵四体，后乃取其穴。

《铜人》针八分，留三呼，泻五吸。灸七壮，至七七壮。慎房劳，举重强力。《明堂》灸三壮。

主腰胯腰脊痛，不得俯仰，温疟汗不出，足痹不仁，伤寒四肢热不已，妇人月水闭，溺赤。

阳关

十六椎下，坐而取之。

《铜人》针五分，灸三壮。

主膝外不可屈伸，风痹不仁，筋挛不行。

命门一名属累

十四椎下，伏而取之。

《铜人》针五分，灸三壮。

主头痛如破，身热如火，汗不出，寒热痎疟，腰脊相引，骨蒸五脏热，小儿发痫，张口摇头，身反折角弓。

悬枢

十三椎下，伏而取之。

《铜人》针三分，灸三壮。

主腰脊强不得屈伸，积气上下行，水谷不化，下利，腹中留积。

脊中一名神宗，一名脊俞

十一椎下，俯而取之。

《铜人》针五分，得气即泻。禁灸，灸之令人腰伛偻。

主风痫癫邪，黄疸，腹满，不嗜食，五痔便血，温病，积聚，下利，小儿脱肛。

筋缩

九椎下，俯而取之。

《铜人》针五分，灸三壮。《明下》灸七壮。

主癫疾狂走，脊急强，目转反戴，上视，目瞪，痫病多言，心痛。

至阳

七椎下，俯而取之。

《铜人》针五分，灸三壮。《明下》灸七壮。

主腰脊痛，胃中寒气，不能食，胸胁支满，身羸瘦，背中气上下行，腹中鸣，寒热解㑊，淫泺胫酸，四肢重痛，少气难言，卒疰忤，攻心胸。

灵台

六椎下，俯而取之。

《铜人》缺治病。见《素问》。今俗灸之，以治气喘不能卧，火到便愈。禁针。

神道

五椎下，俯而取之。

《铜人》灸七七壮，止百壮，禁针。《明下》灸三壮，针五分。《千金》灸五壮。

主伤寒发热，头痛，进退往来，痎疟，恍惚，悲愁健忘，惊悸。失欠，牙车蹉，张口不合。小儿风痫，瘛疭，可灸七壮。

身柱

三椎下，俯而取之。

《铜人》针五分，灸七七壮，止百壮。《明堂》灸五壮。《下经》灸三壮。

主腰脊痛，癫病狂走，瘛疭，怒欲杀人。身热，妄言见鬼，小儿惊痫。

《难经》云：治洪、长、伏三脉。风痫发狂，恶人与火，灸三椎，九椎。

陶道

一椎下，俯而取之。足太阳、督脉之会。

《铜人》灸五壮，针五分。

主痎疟寒热，洒淅脊强，烦满，汗不出，头重，目瞑，瘛疭，恍惚不乐。

大椎

一椎上，陷者宛宛中。手足三阳、督脉之会。

《铜人》针五分，留三呼，泻五吸，灸以年为壮。

主肺胀胁满，呕吐上气，五劳七伤，乏力，温疟痎疟，气注背膊拘急，颈项强不得回顾，风劳食气，骨热，前板齿燥。

仲景曰：太阳与少阳并病，颈项强痛或眩冒，时如结胸，心下痞硬者，当刺大椎第一间。

哑门一名舌厌，一名舌横，一名喑门

项后入发际五分，项中央宛宛中，仰头取之。督脉、阳维之会。入系舌本。

《素注》针四分；《铜人》针二分，可绕针八分，留三呼，泻五吸，泻尽更留针取之。禁灸，灸之令人哑。

　　主舌急不语，重舌，诸阳热气盛，衄血不止，寒热风哑，脊强反折，瘛疭癫疾，头重风汗不出。

　　风府一名舌本

　　项后入发际一寸，大筋内宛宛中，疾言其肉立起，言休立下。足太阳、督脉、阳维之会。

　　《铜人》针三分，禁灸，灸之使人失音。《明堂》针四分，留三呼。《素注》针四分。

　　主中风，舌缓不语，振寒汗出，身重恶寒，头痛，项急不得回顾，偏风半身不遂，鼻衄，咽喉肿痛，伤寒狂走欲自杀，目妄视。头中百病，马黄黄疸。

　　《疟论》曰：邪客于风府，循膂而下。卫气一日夜大会于风府，明日日下一节，故其作晏。每至于风府，则腠理开；腠理开，则邪气入；邪气入，则病作，以此日作稍益晏也。其出于风府，日下一节，二十五日下至骶骨，二十六日入于脊内，故曰作益晏也。

　　昔魏武帝患伤风项急，华佗治此穴得效。

　　脑户一名合颅

　　枕骨上，强间后一寸半。足太阳、督脉之会。

　　《铜人》禁灸，灸之令人哑。《明堂》针三分。《素注》针四分。《素问》刺脑户，入脑立死。

　　主面赤目黄，面痛，头重肿痛，瘿瘤。此穴针灸俱不宜。

　　强间一名大羽

　　后顶后一寸半。

　　《铜人》针二分，灸七壮。《明堂》灸五壮。

　　主头痛目眩。脑旋烦心，呕吐涎沫。项强左右不得回顾，狂走不卧。

　　后顶一名交冲

　　百会后一寸半，枕骨上。

　　《铜人》灸五壮，针二分，《明堂》针四分。《素注》针三分。

　　主头项强急，恶风寒，风眩，目𥆨𥆨，额颅上痛，历节汗出，狂走癫疾不卧，痫发瘛疭，头偏痛。

百会一名三阳，一名五会，一名巅上，一名天满

前顶后一寸五分，顶中央旋毛中，可容豆，直两耳尖。性理北溪陈氏曰：略退些子，犹天之极星居北。手足三阳，督脉之会。

《素注》针二分。《铜人》灸七壮，止七七壮。凡灸头顶，不得过七壮，缘头顶皮薄，灸不宜多。针二分，得气即泻。又《素注》针四分。

主头风中风，言语謇涩，口噤不开，偏风半身不遂，心烦闷，惊悸健忘，忘前失后，心神恍惚，无心力，痎疟，脱肛，风痫，青风，心风，角弓反张，羊鸣多哭，语言不择，发时即死，吐沫，汗出而呕，饮酒面赤，脑重鼻塞，头痛目眩，食无味，百病皆治。

虢太子尸厥，扁鹊取三阳五会，有间太子苏。唐高宗头痛，秦鸣鹤曰：宜刺百会出血。武后曰：岂有至尊头上出血之理。已而刺之，微出血，立愈。

前顶

囟会后一寸半，骨间陷中。

《铜人》针一分，灸三壮，止七七壮。《素注》针四分。

主头风目眩，面赤肿，水肿，小儿惊痫，瘛疭，发即无时，鼻多清涕，顶肿痛。

囟会

上星后一寸陷中。

《铜人》灸二七壮，止七七壮。初灸不痛，病去即痛，痛止灸。若是鼻塞，灸至四日渐退，七日顿愈。针二分，留三呼，得气即泻。八岁以下不可针，缘囟门未合，刺之恐伤其骨，令人夭。《素注》针四分。

主脑虚冷，或饮酒过多，脑疼如破，衄血，面赤暴肿，头皮肿。生白屑风，头眩，颜青目眩，鼻塞不闻香臭，惊悸目戴上不识人。

上星一名神堂

神庭后，入发际一寸陷中，容豆。

《素注》针三分，留六呼，灸五壮。《铜人》灸七壮。以细三棱针，宣泄

诸阳热气，无令上冲头目。

主面赤肿，头风，头皮肿，面虚，鼻中息肉，鼻塞头痛，痎疟振寒，热病汗不出。目眩，目睛痛，不能远视。口鼻出血不止。不宜多灸。恐拔气上，令人目不明。

神庭

直鼻上入发际五分。足太阳、督脉之会。

《素注》灸三壮。《铜人》灸二七壮，止七七壮。禁针，针则发狂，目失睛。

主登高而歌，弃衣而走。角弓反张，吐舌，癫疾风痫，目上视不识人，头风目眩，鼻出清涕不止，目泪出。惊悸不得安寝，呕吐烦满。寒热头痛，喘渴。

岐伯曰：凡欲疗风，勿令灸多。缘风性轻，多即伤，惟宜灸七壮，至三七壮止。张子和曰：目肿、目翳，针神庭、上星、囟会、前顶，翳者可使立退，肿者可使立消。

素髎—名面正

鼻柱上端准头。此穴诸方阙治。

《外台》不宜灸，针一分。《素注》针三分。

主鼻中息肉不消，多涕，生疮鼻窒，喘息不利，鼻㖞僻，衄衊。

水沟—名人中

鼻柱下，沟中央，近鼻孔陷中。督脉、手足阳明之会。

《素注》针三分，留六呼，灸三壮。《铜人》针四分，留五呼，得气即泻，灸不及针，日灸三壮。《明堂》日灸三壮，至二百壮。《下经》灸五壮。

主消渴，饮水无度，水气遍身肿。失笑无时，癫痫语不识尊卑，乍哭乍喜，中风口噤，牙关不开。面肿唇动，状如虫行。卒中恶，鬼击，喘渴，目不可视，黄疸马黄，瘟疫，通身黄，口㖞僻。灸不及针，艾炷小雀粪大。水面肿，针此一穴，出水尽即愈。

兑端

唇上端。

《铜人》针二分，灸三壮。

主癫疾吐沫，小便黄，舌干消渴，衄血不止，唇吻强，齿龈痛，鼻塞，痰涎，口噤鼓颔。炷如大麦。

龈交

唇内齿上龈缝中。任、督、足阳明之会。

《铜人》针三分，灸三壮。

主鼻中息肉，蚀疮，鼻塞不利，额颊中痛，颈项强，目泪眵汁，牙疳肿痛，内眦赤痒痛，生白翳，面赤心烦，马黄，黄疸，寒暑瘟疫，小儿面疮癣，久不除，点烙亦佳。

督任要穴图

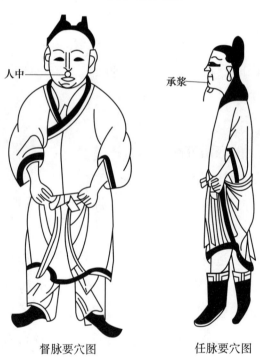

人中

承浆

督脉要穴图　　　　任脉要穴图

督脉

人病脊膂强痛，癫痫，背心热，狂走，鬼邪，目痛，大椎骨酸疼，斯乃督脉起于下极，并脊上行风府。起于尾闾，而生是病，可刺督脉人中穴。鼻柱下近孔陷中，针四分，灸亦可，不及针，昏晕及癫狂者甚效。

任脉

人病七疝八瘕，寒温不调，口舌生疮，头项强痛，斯乃任脉起于中极下，上毛，循腹，到关元，直至咽喉天突，过承浆而生是病。可刺任脉承浆穴，在髭间陷中，刺入同身寸三分，灸七壮，止七七壮。

经外奇穴

内迎香：二穴，在鼻孔中。治目热暴痛，用芦管子搐出血最效。

鼻准：二穴，在鼻柱尖上，专治鼻上生酒醉风，宜用三棱针出血。

耳尖：二穴，在耳尖上，卷耳取尖上是穴。治眼生翳膜，用小艾炷五壮。

聚泉：一穴，在舌上，当舌中，吐出舌，中直有缝陷中是穴。哮喘咳嗽，及久嗽不愈，若灸，则不过七壮。灸法用生姜切片如钱厚，搭于舌上穴中，然后灸之。如热嗽，用雄黄末少许，和于艾炷中灸之；如冷嗽，用款冬花为末，和于艾炷中灸之。灸毕，以茶清连生姜细嚼咽下。又治舌苔，舌强，亦可治，用小针出血。

左金津、右玉液：二穴，在舌下两旁，紫脉上是穴，卷舌取之。治重舌肿痛，喉闭，用白汤煮三棱针，出血。

海泉：一穴，在舌下中央脉上是穴。治消渴，用三棱针出血。

鱼腰：二穴，在眉中间是穴。治眼生垂廉翳膜，针入一分，沿皮向两旁是也。

太阳：二穴，在眉后陷中，太阳紫脉上是穴。治眼红肿及头，用三棱针出血。其出血之法，用帛一条，紧缠其项颈，紫脉即见，刺出血立愈。又法：以手紧纽其领，令紫脉见，却于紫脉上刺出血，极效。

大骨空：二穴，在手大指中节上，屈指当骨尖陷中是穴。治目久痛，及生翳膜内障，可灸七壮。

中魁：二穴，在中指第二节骨尖，屈指得之。治五噎，反胃吐食，可灸七壮，宜泻之。又阳溪二穴，亦名中魁。

八邪：八穴，在手五指歧骨间，左右手各四穴。其一：大都二穴，在手大指次指虎口，赤白肉际，握拳取之。可灸七壮，针一分。治头风牙痛。其二：上都二穴，在手食指中指本节歧骨间，握拳取之。治手臂红肿，针入一分，可灸五壮。其三：中都二穴，在手中指无名指本节歧骨，又名液门也。治手臂红肿，针入一分，可灸五壮。其四：下都二穴，在手无名指小指本节后歧骨间，一名中渚也。中渚之穴，在液门下五分。治手臂红肿，针一分，灸五壮。两手共八穴，故名八邪。

八风：八穴，在足五指歧骨间，两足共八穴，故名八风。治脚背红肿，针一分，灸五壮。

十宣：十穴，在手十指头上，去爪甲一分，每一指各一穴，两手指共十穴，故名十宣。治乳蛾，用三棱针出血，大效。或用软丝缚定本节前次节后，内侧中间，如眼状，加灸一火，两边都著艾，灸五壮，针尤妙。

五虎：四穴，在手食指及无名指第二节骨尖，握拳得之。治五指拘挛，灸五壮，两手共四穴。

肘尖：二穴，在手肘骨尖上，屈肘得之。治瘰疬，可灸七七壮。

肩柱骨：二穴，在肩端起骨尖上是穴。治瘰疬，亦治手不能举动，灸七壮。

二白：四穴，即郄门也。在掌后横纹中，直上四寸，一手有二穴，一穴在筋内两筋间，即间使后一寸。一穴在筋外，与筋内之穴相并。治痔，脱肛。

独阴：二穴，在足第二指下，横纹中是穴。治小肠疝气，又治死胎，胎衣不下，灸五壮。又治女人干哕，呕吐红，经血不调。

内踝尖：二穴，在足内踝骨尖是穴。灸七壮。治下片牙疼及脚内廉转筋。

外踝尖：二穴，在足外踝骨尖上是穴。可灸七壮。治脚外廉转筋，及治寒热脚气，宜三棱针出血。

囊底：一穴，在阴囊十字纹中。治肾脏风疮，及治小肠疝气，肾家一切症候，悉皆治之。灸七壮，艾炷如鼠粪。

鬼眼：四穴，在手大拇指，去爪甲角如韭叶，两指并起，用帛缚之，当两指歧缝中是穴。又二穴在足大指，取穴亦如在手者同。治五痫等症，正发疾时，灸之效甚。

髋骨：四穴，在梁丘两旁，各开一寸五分，两足共四穴。治腿痛，灸七壮。

中泉：二穴，在手背腕中，在阳溪、阳池中间陷中是穴。灸二七壮。治心痛及腹中诸气，疼不可忍。

四关：四穴，即两合谷、两太冲穴是也。

小骨空：二穴，在手小拇指第二节尖是穴。灸七壮。治手节疼，目痛。

印堂：一穴，在两眉中陷中是穴。针一分，灸五壮。治小儿惊风。

子宫：二穴，在中极两旁各开三寸。针二寸，灸二七壮。治妇人久无子嗣。

龙玄：二穴，在两手侧腕叉紫脉上。灸七壮，禁针。治手疼。

四缝：四穴，在手四指内中节是穴。三棱针出血。治小儿猢狲劳等症。

高骨：二穴，在掌后寸部前五分。针一寸半，灸七壮。治手病。

兰门：二穴，在曲泉两旁各三寸脉中。治膀胱七疝，奔豚。

百虫窠：二穴，即血海也。在膝内廉上三寸，灸二七壮，针五分。治下部生疮。

睛中：二穴，在眼黑珠正中。取穴之法：先用布搭目外，以冷水淋一刻，方将三棱针于目外角，离黑珠一分许，刺入半分之微，然后入金针，约数分深，旁入自上层转拨向瞳人轻轻而下，斜插定目角，即能见物，一饭顷出针，轻扶偃卧，仍用青布搭目外，再以冷水淋三日夜止。初针盘膝正坐，将箸一把，两手握于胸前，宁心正视，其穴易得。治一切内障，年久不能视物，顷刻光明，神秘穴也。

凡学针人眼者，先试针内障羊眼，能针羊眼复明，方针人眼，不可造次。

地 卷
九针论

九 针 式

帝曰：针之长短有数乎？

岐伯对曰：一曰镵针，取法于巾针，头大末锐，末平半寸卒锐之，长一寸六分。二曰圆针，取法于絮针，箭其身而卵其锋，针如卵形，圆其末，长一寸六分。三曰锃针，取法于黍粟之锐，长三寸半。四曰锋针，取法于絮针，箭其身锋其末，刃三隅，长一寸六分。五曰铍针，取法于剑，锋末如剑，广二寸半，长四寸。六曰圆利针，取法于氂针，且圆且锐，微大其末，反小其身，又曰中身微大，长一寸六分。七曰毫针，取法于毫毛，尖如蚊虻喙，长三寸六分。八曰长针，取法于綦针，锋利身薄，长七寸。九曰大针，取法于锋针，尖如挺，其锋微圆，长四寸。此九针之长短也。

九 针 图

镵针：平半寸，长一寸六分，头大末锐，病在皮肤，刺热者用此，今之名箭头针是也。

圆针：其身圆，锋如卵形，长一寸六分，揩摩分肉用此。

锃针：其锋如黍粟之锐，长三寸五分，脉气虚少用此。

锋针：其刃三隅，长一寸六分，发痼疾刺大者用此，今之所谓三棱针是也。

铓针：一名铍针。末如剑锋，广二寸半，长四寸，破痈肿出脓，今名剑针是也。

圆利针：尖如氂，且圆且利，其末微大，长一寸六分，取暴痹刺小者用此。

毫针：法像毫，尖如蚊虻喙，长三寸六分，取痛痹刺寒者用此。

长针：锋如利，长七寸，痹深居骨解腰脊节腠之间者用此，今之名跳针是也。

大针：一名燔针，长四寸，风虚肿毒，解肌排毒用此。

制 针 法

《本草》云：马衔铁无毒。日华子云：古旧铤者好，或作医工针。

按：《本草》柔铁即熟铁，有毒，故用马衔则无毒。以马属午，属火，火克金，解铁毒，故用以作针。古曰：金针者，贵之也。又金为总名，铜、铁、金银之属皆是也。若用金针更佳。

煮　针　法

先将铁丝于火中煅红，次截之，或二寸，或三寸，或五寸，长短不拘。次以蟾酥涂针上，仍入火中微煅，不可令红，取起，照前涂酥煅二次，至第三次，乘热插入腊肉皮之里、肉之外，将后药先以水三碗煎沸，次入针肉在内，煮至水干，倾于水中，待冷，将针取出。于黄土中插百余下，色明方佳，以去火毒，次以铜丝缠上，其针尖要磨圆，不可用尖刃。

麝香五分，胆矾、石斛各一钱，川山甲、当归尾、朱砂、没药、郁金、川芎、细辛各三钱，甘草节、沉香各五钱，磁石一两，能引诸药入铁内。

又法：用乌头、巴豆各一两，硫黄、麻黄各五钱，木鳖子、乌梅各十个，同针入水，用磁罐内煮一日，洗择之，再用止痛没药、乳香、当归、花乳石各半两，又如前水煮一日，取出，用皂角水洗，再于犬肉内煮一日，仍用瓦屑打磨净，端直，用松子油涂之，常近人气为妙。

暖　针

《素问》遗篇注云：用圆利针、长针，未刺之时，先口内温针，暖而用之。又曰：毫针于人近体，暖针至温方刺。

按：口体温针，欲针入经络，气得温而易行也。今或投针于热汤中，亦此意耳。口温与体温微有不同，口温者针头虽热，而柄尚寒，不若着身温之，则针通身皆热矣。

火　针

火针即焠针，频以麻油蘸其针，灯上烧令通红，用方有功。若不红，不能去病，反损于人。烧时令针头低下，恐油热伤手，先令他人烧针，医者临时用之，以免手热。先以墨点记穴道，使针时无差。火针甚难，须有临阵之将心，方可行针。先以左手按穴，右手用针，切忌太深，恐伤经络，太浅不能去病，惟消息取中耳。凡行火针，必先安慰病人，令勿惊惧。较之与灸一般，灸则疼久，针则所疼不久，一针之后，速便出针，不可久留，即以左手速按针孔，则能止疼。人身诸处皆可行火针，惟面上忌之。火针不宜针脚气，反加肿痛，宜破痈疽发背，溃脓在内，外面皮无头者。但按毒上软处以溃脓；其阔大者，按头尾及中以墨点记，宜下三针，决破出脓；一针肿上，不可按之，即以手指从两旁捺之，令脓随手而出；或肿大脓多，针时须侧身回避，恐脓射出污身也。

温　针

王节斋曰：近有为温针者，乃楚人之法。其法针穴上，以香白芷作圆饼，套针上，以艾灸之，多以取效。然古者针则不灸，灸则不针。夫针而加灸，灸而且针，此后人俗法。此法行于山野贫贱之人，经络受风寒致病者，或有效，只是温针通气而已，于血宜衍，于疾无与也。古针法最妙，但今无传，恐不得精高之人，误用之则危拙出于顷刻。惟灸得穴，有益无害，允宜行之。近见衰弱之人，针灸并用，亦无妨。

治折针法

一用磁石即吸铁石引其肉中，针即出。

一用象牙屑碾细，水和涂上即出。

一用车脂成膏子，摊纸上如钱大，日换三五次，即出。

一用鸟翎三五枝，火炙焦为末，好醋调成膏，涂上，纸盖一二次，其针自出。

一用腊姑脑子，捣烂涂上即出。

一用硫黄研细，调涂上，以纸花贴定，觉痒时，针即出。

一用双杏仁捣烂，以鲜脂调匀，贴针疮上，针自出。倘经络有伤，脓血不止，用黄芪、当归、肉桂、木香、乳香、沉香，别研绿豆粉糊丸，每五十丸，热水服之。

《内经》补泻

帝曰：余闻刺法，有余者泻之，不足者补之。

岐伯曰：百病之生，皆有虚实，而补泻行焉。泻虚补实，神去其室，致邪失正，真不可定，粗之所败，谓之夭命。补虚泻实，神归其室，久塞其空，谓之良工。

凡用针者，随而济之，迎而夺之，虚则实之，满则泻之，菀陈则除之，邪盛则虚之。徐而疾则实，疾而徐则虚。言实与虚，若有若无。察后与先，若存若亡。为虚为实，若得若失。虚实之要，九针最妙。补泻之时，以针为之。泻曰迎之，必持而内之，放而出之，排阳得针，邪气得泄。按而引针，是谓内温，血不得散，气不得出也。补曰随之，随之之意若忘之。若行若按，如蚊虻止，如留如还，去如弦绝，令左属右，其气故止。外门已闭，中气乃实，必无留血，必取诛之。

刺之而气不至，无问其数，刺之而气至，乃去之，勿复针。

针有悬布天下者五：一曰治神，二曰知养身，三曰知毒药，四曰制砭石大小，五曰知腑脏血气之诊。五法俱立，各有所先。今末世之刺也，虚者实之，满者泄之，此皆众工所共知也。若夫法天则地随应而动，和之者若响，随之者若影，道无鬼神，独来独往。

帝曰：愿闻其道？

岐伯曰：凡刺之真，必先治神，五脏已定，九候已备，后乃存针。众脉不见，众离弗闻，外内相得，无以形先，可玩往来，乃施于人。人有虚实，五虚勿近，五实勿远。至其当发，间不容瞬。手动若务，针耀而匀，静意视义，观适之变，是谓冥冥，莫知其形。见其乌乌，见其稷稷，从见其飞，不知其谁？伏如横弩，起如发机。

刺虚者须其实，刺实者须其虚，经气已至，慎守勿失，浅深在志，远近若一，如临深渊，手如握虎，神无营于众物，义无邪下，必正其神。

小针之要，易陈而难入。粗守形，上守神，神乎神，客在门。未睹其疾，恶知其原？刺之微，在速迟。粗守关，上守机，机之动，不离其空。空中之机，清净而微。其来不可逢，其往不可追。知机之道者，不可挂以发。不知机道，扣之不发。知其往来，要与之期。粗之暗乎。妙哉，工独有之。往者为逆，来者为顺，明知逆顺，正行无问，迎而夺之，恶得无虚？随而济之，恶得无实？迎之随之，以意和之，针道毕矣。

凡用针者，虚则实之，满则泄之，菀陈则除之，邪盛则虚之。大要曰：持针之道，坚者为宝。正指直刺，无针左右。神在秋毫，属意病者。审视血脉，刺之无殆。方刺之时，必在悬阳，及与两卫。神属勿去，知病存亡。血脉者在腧横居，视之独澄，切之独坚。

刺虚则实之者，针下热也，气实乃热也。满则泄之者，针下寒也。菀陈则除之者，出恶血也。邪盛则虚之者，出针勿按也。徐而疾则实者，徐出针而疾按之也。疾而徐则虚者，疾出针而徐按之也。言实与虚者，察血气多少也。若有若无者，疾不可知也。察后与先者，知病先后也。若存若亡者，脉时有无也。为虚与实者，工勿失其法也。若得若失者，离其法也。虚实之要，九针最妙者，谓其各有所宜也。补泻之时者，与气开阖相合也。九针之名各有不同形者，针穷其所当补泻也。刺实须其虚者，留针阴气隆至，乃去针也。刺虚须其实者，阳气隆至，针下热，乃去针也。经气已至慎守勿失者，勿变更也。浅深在志者，知病之内外也。远近如一者，浅深其候等也。如临深渊者，不敢堕也。手如握虎者，欲其壮也。神无营于众物者，静志观病人，无左右视也。义无邪下者，欲端以正也。必正其神者，欲瞻病人，目制其神，令气易行也。

所谓易陈者，易言也。难入者，难著于人也。粗守形者，守刺法也。上守神者，守人之血气有余不足，可补泻也。神客者，正邪共会也。神者，正气也。客者，邪气也。在门者，邪循正气之所出入也。未睹其疾者，先知邪正何经之疾也。恶知其原者，先知何经之病，所取之处也。刺之微在速迟者，徐疾之意也。粗守关者，守四肢而不知血气正邪之往来也。上守机者，知守气也。机之动不离其空者，知气之虚实，用针之徐疾。空中之机清净而微者，针以得气，密意守气勿失也。其来不可逢者，气盛不可补也。其往不可追者，气虚不可泻也。不可挂以发者，言气易失也。扣之不发者，言不知补泻义也。血气已尽，而气不下也。知其往来者，知气之逆顺盛虚也。要与之期者，知气之可取之时也。粗之暗者，冥冥不知气之微密也。妙哉，工独有之者，尽知针意也。往者为逆者，言气之虚而小，小者逆也。来者为顺者，言形气之平，平者顺也。明知逆顺正行无问者，言知所取之处也。逆而夺之者，泻也。随而济之者，补也。所谓虚则实之者，气口虚而当补之也。满则泄之者，气口盛而当泻之也。菀陈则除之者，去血脉也。邪盛则虚之者，言诸经有盛者，皆泻其邪也。徐而疾则实者，言徐内而疾出也。疾而徐则虚者，言疾内而徐出也。言实与虚，若有若无者，言实者有气，虚者无气也。察后与先，若存若亡者，言气之虚实，补泻之先后，察其气之已下与常存也。为虚与实，若得若失者，言补者，佖然若有得也，泻者，恍然若有失也。

是故工之用针也，知气之所在，而守其门户，明于调气补泻所在，徐疾之义，所取之处。泻必用圆，切而转之，其气乃行，疾而徐出，邪气乃出，伸而逆之，摇大其穴，气出乃疾。补必用方，外引其皮，令当其门，左引其枢，右推其肤，微旋而徐推之，必端以正，安以静，坚心无解，欲微以留，气下而疾出之，推其皮，盖其外门，神气乃存，用针之要，无忘其神。

泻必用方者，以气方盛也，以月方满也，以日方温也，以身方定也，以息方吸而内针；乃复候其方吸而转针，乃复候其方呼而徐引针，故曰泻必用方，其气而行焉。补必用圆者，圆者行也；行者移也。刺必中其荣，复以吸排针也，故圆与方非针也。

泻实者，气盛乃内针，针与气俱内，以开其门，如利其户，针与气俱出，精气不伤，邪气乃下，外门不闭，以出其实，摇大其道，如利其路，是谓大泻。必切而出，大气乃屈，持针勿置，以定其意，候呼内针，气出针入，针孔四塞，精无从出，方实而疾出针，气入针出，热不得还，闭塞其门，邪气布散，精气乃得存，动气候时，近气不失，远气乃来，是谓追之。

吸则内针，无令气忤，静以久留，无令邪布。吸则转针，以得气为故，候呼引针，呼尽乃去，大气皆出，故命曰泻。扪而循之，切而散之，推而按之，弹而努之，爪而下之，通而取之，外引其门，以闭其神，呼尽内针，静以久留，以气至为故，如待所贵，不知日暮，其气已至，适而自护，候吸引针，气不得出，各在所处，推阖其门，令神气存，大气留止，故命曰补。

补泻弗失，与天地一。经气已至，慎守勿失，浅深在志，远近如一，如临深渊，手如握虎，神无营于众物。

持针之道，欲端以正，安以静，先知虚实，而行疾徐，左手执骨，右手循之，无与肉裹。泻欲端以正，补必闭肤，辅针导气，邪得淫泆，真气得居。

帝曰：扪皮开腠理奈何？

岐伯曰：因其分肉，左别其肤，微内而徐端之，适神不散，邪气得去。

知其气所在，先得其道，稀而疏之，稍深以留，故能徐入之。大热在上，推而下之，从上者引而去之，视先痛者常先取之。大寒在外，留而补之。入于中者，从合泻之。上气不足，推而扬之。下气不足，积而从之。寒入于中，推而行之。

夫实者，气入也。虚者，气出也。气实者，热也。气虚者，寒也。入实者，左手开针孔也。入虚者，右手闭针孔也。形气不足，病气有余，是邪盛也，急泻之。形气有余，病气不足，此阴阳俱不足也，不可刺；刺之则重不足，重不足则阴阳俱竭，血气皆尽，五脏空虚，筋骨髓枯，老者绝灭，壮者不复矣。形气有余，病气有余，此谓阴阳俱有余也，急泻其邪，调其虚实。故曰有余者泻之，不足者补之，此之谓也。故曰刺不知逆顺，真邪相搏，满而补之，则阴阳四溢，肠胃充郭，肝肺内膜，阴阳相错；虚而泻之，则经脉空虚，血气竭枯，肠胃僻辟，皮肤薄者，毛腠夭焦，预知死期。

凡用针之类，在于调气。气积于胃，以通荣卫，各行其道，宗气留于海。其下者，注于气冲，其直者，走于息道。故厥在于足，宗气不下，脉中之血，凝而留止，弗之火调，弗能取之。

散气可收，聚气可布，深居静处，占神往来，闭户塞牖，魂魄不散，专意一神，精气之分，毋闻人声，以收其精，必一其神，令志在针。浅而留之，微而浮之，以移其神，气至乃休。男内女外，坚拒勿出，谨守勿内，是谓得气。

刺之而气不至，无问其数，刺之而气至，乃去之，勿复针。针各有所宜，各不同形，各任其所为。刺之要，气至而有效，效之信，若风之吹云，明乎若见苍天，刺之道毕矣。

用针者，必先察其经络之虚实，切而循之，按而弹之，视其应动者，乃复取之而下之。六经调者谓之不病，虽病谓之自已，一经上实下虚而不通者，此必有横络盛加于大经，令之不通，视而泻之，此所谓解结也。上寒下热，先刺其项，太阳久留之，已刺即熨项与肩胛令热下合乃止，此所谓推而上之者也。上热下寒，视其脉虚而陷之于经络者取之，气下乃止，此所谓引而下之者也。大热偏身，狂而妄见、妄闻、妄语，视足阳明及大络取之，虚者补之，血而实者泻之。因其偃卧，居其头前，以两手四指侠按颈动脉，久持之，卷而切推，下至缺盆中而复止如前，热去乃止，此所谓推而散之者也。

帝曰：余闻刺法言曰：有余者泻之，不足者补之。何谓有余？何谓不足？

岐伯曰：有余有五，不足亦有五，帝欲何问？

帝曰：愿尽闻之。

岐伯曰：神有有余有不足，气有有余有不足，血有有余有不足，形有有余有不足，志有有余有不足，凡此十者，其气不等也。

帝曰：人有精、气、津、液、四肢、九窍、五脏、十六部，三百六十五节，乃生百病，百病之生，皆有虚实。今夫子乃言有余有五，不足亦有五，何以生之乎？

岐伯曰：皆生于五脏也。夫心藏神，肺藏气，肝藏血，脾藏肉，肾藏志，而此成形。志意通，内连骨髓而成形五脏。五脏之道，皆出于经隧，以行血气。血气不和，百病乃变化而生，是故守经隧焉。

帝曰：神有余不足何如？

岐伯曰：神有余则笑不休，神不足则悲。血气未并，五脏安定，邪客于形，洒淅起于毫毛，未入于经络也。故命曰神之微。

帝曰：补泻奈何？

岐伯曰：神有余则泻其小络之穴出血，勿之深斥，无中其大经，神气乃平。神不足者，视其虚络，按而致之，刺而利之，无出其血，无泄其气，以通其经，神气乃平。

帝曰：刺微奈何？

岐伯曰：按摩勿释，着针勿斥，移气于不足，神气乃得复。

帝曰：气有余不足奈何？

岐伯曰：气有余则喘咳上气，不足则息利少气，血气未并，五脏安定，皮肤微病，命曰白气微泄。

帝曰：补泻奈何？

岐伯曰：气有余则泻其经隧，无伤其经，无出其血，无泄其气。不足则补其经隧，无出其气。

帝曰：刺微奈何？

岐伯曰：按摩勿释，出针视之，曰：我将深之。适人必革，精气自伏，邪气散乱，无所休息，气泄腠理，真气乃相得。

帝曰：血有余不足奈何？

岐伯曰：血有余则怒，不足则恐，血气未并，五脏安定，孙络水溢，则经有留血。

帝曰：补泻奈何？

岐伯曰：血有余则泻其盛经，出其血；不足则补其虚经，内针其脉中，久留而视，脉大疾出其针，无令血泄。

帝曰：刺留血奈何？

岐伯曰：视其血络，刺出其血，无令恶血得入于经，以成其疾。

帝曰：形有余不足奈何？

岐伯曰：形有余则腹胀，泾溲不利；不足则四肢不用，血气未并，五脏安定，肌肉蠕动，命曰微风。

帝曰：补泻奈何？

岐伯曰：形有余则泻其阳经，不足则补其阳络。

帝曰：刺微奈何？

岐伯曰：取分肉间，无中其经，无伤其络，卫气得复，邪气乃索。

帝曰：志有余不足奈何？

岐伯曰：志有余则腹胀飧泄，不足则厥，血气未并，五脏安定，骨节有动。

帝曰：补泻奈何？

岐伯曰：志有余则泻然骨之前出血，不足则补其复溜。

帝曰：刺未并奈何？

岐伯曰：即取之，无中其经，邪乃立虚。

血清气滑，疾泻之则气易竭；血浊气涩，疾泻之则经可通。

《难经》补泻

经言：虚者补之，实者泻之，不虚不实，以经取之，何谓也？

然，虚者补其母，实者泻其子，当先补之，然后泻之。不虚不实，以经取之者，是正经自生病，不中他邪也，当自取其经，故言以经取之。

经言：春夏刺浅，秋冬刺深者，何谓也？

然，春夏者，阳气在上，人气亦在上，故当浅取之。秋冬者，阳气在下，人气亦在下，故当深取之。

春夏各致一阴，秋冬各致一阳者，何谓也？

然，春夏温，必致一阴者，初下针，沉之至肾肝之部，得气引持之阴也。秋冬寒，必致一阳者，初内针浅而浮之，至心肺之部，得气推内之阳也。是谓春夏必致一阴，秋冬必致一阳。

经言：刺荣无伤卫，刺卫无伤荣，何谓也？

然，刺阳者，卧针而刺之；刺阴者，先以左手摄按所针荣俞之处，气散乃内针，是谓刺荣无伤卫，刺卫无伤荣也。

经言：能知迎随之气，可令调之，调气之方，必在阴阳，何谓也？

然，所谓迎随者，知荣卫之流行，经脉之往来，随其逆顺而取之，故曰迎随。调气之方，必在阴阳者，知其内外表里，随其阴阳而调之，故曰调气之方，必在阴阳。

诸井者，肌肉浅薄，气少不足使也。刺之奈何？

然，诸井者木也，荣者火也。火者木之子，当刺井者，以荣泻之。故经言补者，不可以为泻；泻者，不可以为补。此之谓也。

经言：东方实，西方虚，泻南方，补北方，何谓也？

然，金木水火土，当更相平。东方木也，西方金也，木欲实，金当平之。水欲实，土当平之。东方肝也，则知肝实。西方肺也，则知肺虚。泻南方火，补北方水。南方火，火者木之子也。北方水，水者木之母也。水胜火，子能令母实，母能令子虚，故泻火补水，欲令金不得平木也。经曰：不能治其虚，何问其余。此之谓也。

金不得，"不"字疑衍。谓泻火以抑木，补水以济金，欲令金得平木。一云：泻火补水，而旁治之，不得径以金平木。火者木之子，子能令母实，谓子有余，则不食于母。今泻南方者，夺子之气，使之食其母也。金者水之母，母能令子虚，谓母不足则不能荫其子。今补北方者，益子之气，则不至食其母也。此与"八十一难"义正相发。其曰：不能治其虚，安问其余，则隐然实实虚虚之意也。

泻南

东实   西虚

北补

补水泻火之图

经言：上工治未病，中工治已病，何谓也？

然，所谓治未病者，见肝之病，则知肝当传之于脾，故先实其脾气，无令得受肝之邪，故曰治未病焉。中工见肝之病，不晓相传，但一心治肝，故曰治已病也。

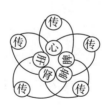

五脏传病之图

心病传肺，肺传肝，肝传脾，脾传肾，肾传心，心复传肺，七传者死，谓传其所胜也。心病传脾，脾传肺，肺传肾，肾传肝，肝传心，间脏者生，谓传其子也。

何谓补泻？当补之时，何所取气？当泻之时，何所置气？

然，当补之时，从卫取气，当泻之时，从荣置气。其阳气不足，阴气有余，当先补其阳，而后泻其阴。阴气不足，阳气有余，当先补其阴，而后泻其阳。荣卫通行，此其要也。

针有补泻，何谓也？

然，补泻之法，非必呼吸出内针也。知为针者信其左，不知为针者信其右。当刺之时，必先以左手压按所针荥输之处，弹而努之，爪而下之，其气之来，如动脉之状，顺针而刺之，得气因推而内之是谓补，动而伸之是谓泻。不得气，乃与男外女内，不得气，是谓十死不治也。

信其左，谓善针者，信用左手，不知针法者，自右手起也。

经言：迎而夺之，恶得无虚？随而济之，恶得无实？虚之与实，若得若失。实之与虚，若有若无，何谓也？

然，迎而夺之者，泻其子也。随而济之者，补其母也。假令心病泻手心主俞，是谓迎而夺之者也。补手心主井，是谓随而济之者也。所谓实之与虚者，牢濡之意也。气来实牢者为得，濡虚者为失，故曰若得若失也。

经言：有见如入，有见如出者，何谓也？

然，所谓有见如入者，谓左手见气来至，乃内针；针入见气尽乃出针，是谓有见如入，有见如出也。

经言：无实实虚虚，损不足而益有余。是寸口脉耶？将病自有虚实耶？其损益奈何？

然，是病非谓寸口脉也，谓病自有虚实也。假令肝实而肺虚，肝者木也，肺者金也，金木当更相平，当知金平木，假令肺实而肝虚微少气，用针不补其肝，而反重实其肺，故曰实实虚虚，损不足而益有余，此者中工之所害也。

《神应经》补泻

泻诀直说

宏纲陈氏曰：取穴既正，左手大指掐其穴，右手置针于穴上，令患人咳嗽一声，随咳内针至分寸，候数穴针毕，停少时，用右手大指及食指持针，细细动摇，进退搓捻其针，如手颤之状，谓之催气。约行五六次，觉针下气紧，却用泻法。如针左边，用右手大指、食指持针，以大指向前，食指向后，以针头轻提往左转。如有数针，俱依此法。俱转毕，仍用右手大指、食指持针，却用食指连搓三下谓之飞。仍轻提往左转，略退针半分许，谓之三飞一退。依此法行至五六次，觉针下沉紧，是气至极矣。再轻提往左转一二次。如针右边，以左手大指、食指持针，以大指向前，食指向后，依前法连搓三下，轻提针头向右转，是针右边泻法。欲出针时，令病人咳嗽一声，随咳出针，此谓之泻法也。

补诀直说

凡人有疾，皆邪气所凑，虽病人瘦弱，不可专行补法。经曰：邪之所凑，其气必虚。如患赤目等疾，明见其为邪热所致，可专行泻法。其余诸疾，只宜平补平泻，须先泻后补，谓之先泻邪气，后补真气，此乃先师不传之秘诀也。如人有疾，依前用手法催气取气，泻之既毕，却行补法，令病人吸气一口，随吸转针。如针左边，捻针头转向右边，以我之右手大指、食指持针，以食指向前，大指向后，仍捻针深入一二分，使真气深入肌肉之分。如针右边，捻针头转向左边，以我之左手大指、食指持针，以食指向前，大指向后，仍捻针深入一二分。如有数穴，依此法行之。既毕，停少时，却用手指于针头上，轻弹三下，如此三次，仍用我左手大指、食指持针，以大指连搓三下谓之飞。将针深进一二分，以针头向左边，谓之一进三飞。依此法行至五六次，觉针下沉紧，或针下气热，是气至足矣。令病人吸气一口，随吸出针，急以手按其穴，此谓之补法也。

凡针背腹两边穴，分阴阳经补泻。针男子背上中行，左转为补，右转为泻。腹上中行，右转为补，左转为泻。女人背中行，右转为补，左转为泻。腹中行，左转为补，右转为泻。盖男子背阳腹阴，女子背阴腹阳，故也。

南丰李氏补泻

《图注难经》云：手三阳，从手至头，针芒从外，往上为随，针芒从内，往下为迎。足三阳，从头至足，针芒从内，往下为随，针芒从外，往上为迎。足三阴，从足至腹，针芒从外，往上为随，针芒从内，往下为迎。手三阴，从胸至手，针芒从内，往下为随，针芒从外，往上为迎。大要以子午为主，左为阳从子至午，左行为补，右为阴从午至子，右行为泻，阳主进，阴主退，手为阳左手为纯阳，足为阴右足为纯阴。左手阳经，为阳中之阳，左手阴经，为阳中之阴。右手阳经，为阴中之阳，右手阴经，为阳中之阴。右足阴经，为阴中之阴，右足阳经，为阴中之阳。左足阴经，为阳中之阴，左足阳经，为阴中之阳。今细分之，病者左手阳经，以医者右手大指进前盐指退后，呼之为随午后又以大指退后为随，进前即经之从外，退后即经之从内，退后吸之为迎。病者左手阴经，以医者右手大指退后，吸之为随，进前呼之为迎。病者右手阳经，以医者右手大指退后，吸之为随，进前呼之为迎。病人右手阴经，以医者右手大指进前，呼之为随，退后吸之为迎。病者右足阳经，以医者右手大指进前，呼之为随，退后吸之为迎。病者右足阴经，以医者右手大指退后，吸之为随，进前呼之为迎。病者左足阳经，以医者右手大指退后，吸之为随，进前呼之为迎。病者左足阴经，以医者右手大指进前，呼之为随，退后吸之为迎。男子午前皆然，午后与女人反之。

手上阳进阴退，足上阳退阴进，合六经起止故也。凡针起穴，针芒向上，气顺行之道。凡针止穴，针芒向下，气所止之处。左外右内，令气上行，右外左内，令气下行。或问午前补泻，与午后相反，男子补泻，与女人相反。盖以男子之气，早在上而晚在下，女人之气，早在下而晚在上，男女上下，平腰分之故也。至于呼吸，男女人我皆同，何亦有阴阳之分耶？盖有自然之呼吸，有使然之呼吸，入针出针，使然之呼吸也。转针如待贵人，如握虎尾，候其自然呼吸。若左手足候其呼而先转，则右手足必候其吸而后转之；若右手足候其吸而先转，则左手足必候其呼而后转之，真阴阳一升一降之消息也。故男子阳经午前以呼为补，吸为泻。阴经以吸为补，呼为泻，午后反之。女人阳经午前以吸为补，呼为泻，阴经以呼为补，吸为泻，午后亦反之。或者又曰：补泻必资呼吸，假令尸厥中风，不能使之呼吸者，奈何？曰：候其自然之呼吸而转针，若当吸不转，令人以手掩其口鼻，鼓动其气可也。噫！补泻提插，分男女早晚，其理深微，原为奇经，不拘十二经常度，故参互错综如是。若流注穴，但分左右阴阳可也。尝爱《雪心歌》云：如何补泻有两般，盖是经从两边发，古人补泻左右分，今人乃为男女别。男女经脉一般生，昼夜循环无暂歇，此诀出自梓桑君，我今授汝心已雪。此子午兼八法而后全也。

然补泻之法，非必呼吸出内针也。有以浅深言者，经言：春夏宜浅，秋冬宜深。有以荣卫言者，经言：从卫取气，从荣置气。

补则从卫取气，宜轻浅而针，从其卫气随之于后，而济益其虚也。泻则从荣，弃置其气，宜重深而刺，取其荣气迎之于前，而泻夺其实也。然补之不可使太实，泻之不可使反虚，皆欲以平为期耳。又男子轻按其穴而浅刺之，以候卫气之分。女子重按其穴而深刺之，以候荣气之分。

有以虚实言者，经言：虚则补其母，实则泻其子。此迎随之概也。

凡针逆而迎夺，即泻其子也。如心之热病，必泻于脾胃之分，针顺而随济，即补其母也。

如心之虚病，必补于肝胆之分。

飞经走气，亦不外于子午迎随。

凡言九者，即子阳也。六者，即午阴也。但九六数有多少不同，补泻提插皆然。言初九数者，即一九也，少停又行一九，少停又行一九，三次共二十七数，或四九三十六数。言少阳数者，七七四十九数，亦每次七数，略停。老阳数者，九九八十一数，每次二十七数，少停，共行三次。言初六数者，即一六也，少停又行一六，少停又行一六，三次共一十八数。言少阴数者，六六三十六数，每次一十八数，略停再行一次。言老阴数者，八八六十四数，每次八数，略停。或云：子后宜九数补阳，午后宜六数补阴。阴日刺阳经，多用六数补阴。阳日刺阴经，多用九数补阳。此正理也，但见热症即泻，见冷症即补，权也，活法也。

经言：知为针者信其左，不知为针者信其右。

先将同身寸法比穴，以墨点记，后令患人饮食端坐，或偃卧。缓病必待天气温晴，则气易行。急病如遇大雷雨，亦不敢针。夜晚非急病，亦不敢针，若空心立针必晕。

当刺之时，必先以左手压按所针荣俞之处。

阳穴，以骨侧陷处，按之酸麻者为真。阴穴，按之有动脉应手者为真。

切而散之，爪而下之；

切者，以手爪掐按其所针之穴，上下四旁，令气血散。爪者，先以左手大指爪，重掐穴上，亦令气血散耳。然后用右手盐指顶住针尾，以中指、大指紧执针腰，以无名指略扶针头，却令患人咳嗽一声，随咳下针，刺入皮内，撒手停针十息，号曰天才。少时再进针，刺入肉内，停针十息，号曰人才。少时再进针至筋骨之间，停针十息，号曰地才。此为极处，再停良久，却令患人吸气一口，随吸退至人部，审其气至未。如针下沉重紧满者，为气已至。若患人觉痛则为实，觉酸则为虚。如针下轻浮虚活者，气犹未至，用后弹努循扪引之，引之气犹不至，针如插豆腐者死。凡除寒热病，宜于天部行气。经络病，宜于人部行气。麻痹疼痛，宜于地部行气。

弹而努之，扪而循之；

弹者补也，以大指与次指爪，相交而迭，病在上，大指爪轻弹向上；病在下，次指爪轻弹向下，使气速行，则气易至也。努者，以大指次指捻针，连搓三下，如手颤之状，谓之飞。补者入针飞之，令患人闭气一口，着力努之；泻者提针飞之，令患人呼之，不必着力，一法二用，气自至者，不必用此弹努。扪者，摩也，如痛处未除，即于痛处扪摩，使痛散也。复以飞针引之，除其痛也。又起针之时，以手按其穴，亦曰扪。循者，用手于所针部分，随经络上下循按之，使气往来，推之则行，引之则至是也。

动而伸之，推而按之；

动者转动也，推者推转也，凡转针太急则痛，太慢则不去疾。所谓推动，即分阴阳左转右转之法也。伸者提也，按者插也，如补泻不觉气行，将针提起空如豆许，或再弹二三下以补之。紧战者，连用飞法三下，如觉针下紧满，其气易行，即用通法。若邪盛气滞，却用提插，先去病邪，而后通其真气。提者自地部提至人部、天部，插者自天部插至人部、地部。病轻提插初九数，病重者或少阳数、老阳数，愈多愈好。或问：治病全在提插，既云急提慢按如冰冷，慢提急按火烧身。又云：男子午前提针为热，插针为寒；午后提针为寒，插针为热。女人反之，其故何耶？盖提插补泻，无非顺阴阳也。午前顺阳性，提至天部则热；午后顺阴性，插至地部则热。《奇效良方》，有诗最明。

补泻提插法：凡补针先浅入而后深入，泻针先深入而后浅入。凡提插急提慢按如冰冷，泻也；慢提急按火烧身，补也；或先提插而后补泻，或先补泻而后提插，可也；或补泻提插同用亦可也。

如治久患瘫痪，顽麻冷痹，遍身走痛及癫风寒疟，一切冷症，先浅入针，而后渐深入针，俱补老阳数，气行针下紧满，其身觉热带补，慢提急按老阳数，或三九而二十七数，即用通法，扳倒针头，令患人吸气五口，使气上行，阳回阴退，名曰进气法，又曰烧山火。

治风痰壅盛，中风，喉风，癫狂，疟疾，单热，一切热症，先深入针，而后渐浅退针，俱泻少阴数，得气觉凉带泻，急提慢按初六数，或三六一十八数，再泻再提，即用通法，徐徐提之，病除乃止，名曰透天凉。

治疟疾先寒后热，一切上盛下虚等症，先浅入针，行四九三十六数，气行觉热，深入行三六一十八数。如疟疾先热后寒，一切半虚半实等症，先深入针，行六阴数，气行觉凉，渐退针行九阳数，此龙虎交战法，俾阳中有阴，阴中有阳也。盖邪气常随正气而行，不交战，则邪不退而正不胜，其病复起。

治痃癖癥瘕气块，先针入七分，行老阳数，气行便深入一寸，微伸提之，却退至原处，不得气，依前法再施，名曰留气法。

治水蛊膈气胀满，落穴之后，补泻调气均匀，针行上下，九入六出，左右转之，千遭自平，名曰子午捣臼。

治损逆赤眼，痈肿初起，先以大指进前捻入左，后以大指退后捻入右，一左一右，三九二十七数，得气向前，推转内入，以大指弹其针尾，引其阳气，按而提之，其气自行，未应再施，此龙虎交腾法也。

杂病单针一穴，即于得气后行之，起针际行之亦可。

通而取之。

通者通其气也，提插之后用之。如病人左手阳经，以医者右手大指进前九数，却扳倒针头，带补以大指努力，针嘴朝向病处，或上或下，或左或右，执住，直待病人觉热方停。若气又不通，以龙虎龟凤、飞经接气之法，驱而运之。如病人左手阴经，以医者右手大指退后九数，却扳倒针头，带补以大指努力，针嘴朝病，执住，直待病人觉热方停。右手阳经，与左手阴经同法。右手阴经，与左手阳经同法。左足阳经，与右手阳经同法。左足阴经，与右手阴经同法。右足阳经，与左手阳经同法。右足阴经，与左手阴经同法。如退潮，每一次先补六，后泻九，不拘次数，直待潮退为度。止痛同此法。痒麻虚补，疼痛实泻，此皆先正推衍《内经》通气之法，更有取气、斗气、接气之法。

取者，左取右，右取左，手取足，足取头，头取手足三阳，胸腹取手足三阴，以不病者为主，病者为应。如两手蜷挛，则以两足为应；两足蜷挛，则以两手为应。先下主针，后下应针，主针气已行，而后针应针，左边左手，左足同手法，右边亦然。先斗气、接气，而后取气，手补足泻，足补手泻，如搓索然。久患偏枯蜷挛甚者，必用此法于提插之后。徐氏曰：通气、按气之法，已有定息寸数，手足三阳，上九而下十四，过经四寸。手足三阴，上七而下十二，过经五寸。在乎摇动出纳，呼吸同法，上下通接，立时见功。所谓定息寸数者，手三阴经，从胸走手，长三尺五寸；手三阳经，从手走头，长五尺；足三阳经，从头走足，长八尺；足三阴经，从足走腹，长六尺五寸；阴阳两跷，从足走目，长七尺五寸；督脉长四尺五寸；任脉长四尺五寸。人一呼气行三寸，一吸气行三寸，一呼一吸，谓之一息。针下随其经脉长短，以息计之，取其气到病所为度。

一曰青龙摆尾：以两指扳倒针头朝病，如扶船舵，执之不转，一左一右，慢慢拨动九数或三九二十七数，其气遍体交流。

二曰白虎摇头：以两指扶起针尾，以肉内针头轻转，如下水船中之橹，振摇六数或三六一十八数，如欲气前行，按之在后，欲气后行，按之在前，二法轻病亦可行之，摆动血气。

盖龙为气，虎为血，阳日先行龙而后虎，阴日先行虎而后龙。

三曰苍龟探穴：以两指扳倒针头，一退三进，向上钻剔一下，向下钻剔一下，向左钻剔一下，向右钻剔一下，先上而下，自左而右，如入土之象。

四曰赤凤迎源：以两指扶起针，插入地部，复提至天部，候针自摇，复进至人部，上下左右，四围飞旋，如展翅之状。病在上，吸而退之；病在下，呼而进之。又将大指爪从针尾刮至针腰，此刮法也。能移不忍痛，可散积年风，午后又从针腰刮至针尾。又云：病在上刮向上，病在下刮向下。有挛急者，频宜刮切、循摄二法，须连行三五次，气血各循经络，飞走之妙，全在此处，病邪从此退矣。放针停半时辰久，扶起针头，审看针下十分沉紧，则泻九补六；如不甚紧，则泻六补九，补泻后针活，即摇而出之。摄者，用大指随经络上下切之，其气自得通行。

摇而出之，外引其门，以闭其神。

摇者，退也。以两指拿针尾，向上下左右各摇振五七下，提二七下，能散诸风，出针直待微松，方可出针豆许。如病邪吸针，正气未复，再须补泻停待；如再难，频加刮切，刮后连泻三下；次用搜法，不论数横搜，如龙虎交腾，一左一右，但手更快耳，直搜一上一下，如捻法而不转，泻刮同前；次用盘法，左转九次，右转六次，泻刮同前；次用子午捣臼，子后慢提，午后略快些，缓缓提插，摇出应针，次出主针。补者吸之，急出其针，便以左手大指，按其针穴，及穴外之皮，令针穴门户不开，神气内守，亦不致出血也。泻者呼之，慢出其针，勿令气泄，不用按穴。凡针起速，及针不停久待暮者，其病即复。

一、凡针晕者，神气虚也，不可起针，急以别针补之，用袖掩病人口鼻回气，内与热汤饮之，即苏，良久再针。甚者，针手膊上侧筋骨陷中，即虾蟆肉上惺惺穴，或足三里穴，即苏。若起针，坏人。

二、凡针痛者，只是手粗，宜以左手扶住针腰，右手从容补泻。如又痛者，不可起针，令病人吸气一口，随吸将针捻活，伸起一豆即不痛。如伸起又痛，再伸起又痛，须索入针，便住痛。

三、凡断针者，再将原针穴边复下一针，补之即出，或用磁石引针出，或用药涂之。

嗟夫！神针肇自上古，在昔岐伯已叹失其传矣，况后世乎？尚赖窦、徐二氏，能因遗文，以究其意，俾来学有所悟，而识其梗概，括为四段，聊为初学开关救危之用，尚期四方智者裁之！

补泻一段，乃庐陵欧阳之后所授，与今时师不同。但考《素问》，不曰针法，而曰针道，言针当顺气血往来之道也。又曰：凡刺者，必别阴阳。再考《难经图注》及徐氏云：左与右不同，胸与背有异，然后知其源流有自。盖左为阳，为升，为呼，为出，为提，为午前，为男子之背；右为阴，为降，为吸，为入，为插，为午后，为男子之腹。所以女人反此者，女属阴，男属阳，女人背阴腹阳，男子背阳腹阴，天地男女阴阳之妙，自然如此。

四明高氏补泻

《素问》补肾俞注云：用圆利针，临刺时，咒曰：五帝上真，六甲玄灵，气符至阴，百邪闭理。念三遍，先刺二分，留六呼，次入针至三分，动气至而徐徐出针，以手扪之，令患人咽气三次，又可定神魂。泻脾俞注云：欲下针时，咒曰：帝扶天形，护命神灵。诵三遍，刺三分，留七呼，动气至而急出针。

按：咒法非《素问》意，但针工念咒，则一心在针。

《拔萃》云：泻法先以左手揣按得穴，以右手置针于穴上，令病人咳嗽一声，捻针入腠理，令病人吸气一口，针至六分，觉针沉涩，复退至三分，再觉沉涩，更退针一豆许，仰手转针头向病所，以手循经络，扪循至病所，以合手回针，引气直过针所三寸，随呼徐徐出针，勿闭其穴，命之曰泻。

补法先以左手揣按得穴，以右手置针于穴上，令病人咳嗽一声，捻针入腠理，令病人呼气一口，纳针至八分，觉针沉紧，复退一分，更觉沉紧，仰手转针头向病所，依前循扪其病所，气至病已，随吸而走出针，速按其穴，命之曰补。

《明堂》注云：寒热补泻，假令补冷，先令病人咳嗽一声，得入腠理，复令吹气一口，随吹下针至六七分，渐进肾肝之部，停针徐徐，良久复退针一豆许，乃捻针，问病人觉热否？然后针至三四分，及心肺之部，又令病人吸气，先内捻针，使气下行至病所，却外捻针，使气上行，直过所针穴一二寸，乃吸而外捻针出，以手速按其穴，此为补。

病热者，治之以寒，何如？须其寒者，先刺入阳之分，候得气推内至阴之分，后令病人地气入而天气出，谨按生成之息数足，其病人自觉清凉矣。

病恶寒者，治之以热，何如？须其热者，先刺入阴之分，候得气，徐引针至阳之分，后令病人天气入而地气出，亦谨按生成之息数足，其病人自觉和暖矣。

呼吸

《素问》注云：按经之旨，先补真气，乃泻其邪也，何以言之？补法呼则内针，静以久留。泻法吸则内针，又静以久留。然呼则次其吸，吸则不兼呼，内针之候既同，久留之理复一，先补之义，昭然可知。

《拔萃》云：呼不过三，吸不过五。

《明堂》云：当补之时，候气至病所，更用生成之息数，令病人鼻中吸气，口中呼气，内自觉热矣。当泻之时，使气至病所，更用生成之息数，令病人鼻中出气，口中吸气，按所病脏腑之处，内自觉清凉矣。

神针八法

心无内慕，如待贵宾，心为神也。医者之心，病者之心，与针相随上下。先虑针损，次将针尖含在口内，而令其温，又以左手按摩受疾之穴，如握虎之状，右手捻针，如持无力之刃，是用针之一法也。左捻九而右捻六，此乃住痛之二法也。进针之时，令病人咳嗽而针进，进针之三法也。针沉良久，待内不胀，气不行，照前施之，如气来裹针不下，乃实也，宜左捻而泻其实，如不散，令病人呼气三口，医者用手抓针自散；如针进无滞无胀，乃气虚也，令病人吸气，针宜右捻而补其虚，此补泻之四法也。其泻者有凤凰展翅：用右手大指、食指捻针头，如飞腾之象，一捻一放，此泻之五法也。其补者有饿马摇铃：用右手大指、食指捻针头，如饿马无力之状，缓缓前进则长，后退则短，此补之六法也。如病人晕针，用袖掩之，热汤饮之即醒，补之七法也。如针至深处，而进不能，退不能，其皮上四围起皱纹，其针如生在内，此气实之极也，有苍蝇丛咬之状，四围飞延，用右手食指，向皱纹皮处，离针不远四围前进三下，后退其一，乃泻之八法也。出针时，即扪其穴，此补之要诀。

三衢杨氏补泻

十二字分次第手法及歌

一爪切者：凡下针，用左手大指爪甲，重切其针之穴，令气血宣散，然后下针，不伤于荣卫也。

> 取穴先将爪切深，须教毋外慕其心，
> 致令荣卫无伤碍，医者方堪入妙针。

二指持者：凡下针，以右手持针，于穴上着力旋插，直至腠理。吸气三口，提于天部，依前口气，徐徐而用。正谓持针者手如握虎，势若擒龙，心无他慕，若待贵人之说也。

> 持针之士要心雄，势如握虎与擒龙，
> 欲识机关三部奥，须将此理再推穷。

三口温者：凡下针，入口中必须温热，方可与刺，使血气调和，冷热不相争斗也。

> 温针一理最为良，口内调和纳穴场，
> 毋令冷热相争搏，荣卫宣通始得祥。

四进针者：凡下针，要病人神气定，息数匀，医者亦如之，切不可太忙。又须审穴在何部分，如在阳部，必取筋骨之间陷下为真；如在阴分，郄腘之内，动脉相应，以爪重切经络，少待方可下手。

> 进针理法取关机，失经失穴岂堪施，
> 阳经取陷阴经脉，三思已定再思之。

五指循者：凡下针，若气不至，用指于所属部分经络之路，上下左右循之，使气血往来，上下均匀，针下自然气至沉紧，得气即泻之故也。

> 循其部分理何明，只为针头不紧沉，
> 推则行之引则止，调和血气两来临。

六爪摄者：凡下针，如针下邪气滞涩不行者，随经络上下，用大指爪甲切之，其气自通行也。

摄法应知气滞经，须令爪切勿交轻，

上下通行随经络，故教学者要穷精。

七针退者：凡退针，必在六阴之数，分明三部之用，斟酌不可不诚心着意，混乱差讹，以泻为补，以补为泻，欲退之际，一部一部以针缓缓而退也。

退针手法理谁知，三才诀内总玄机，

一部六阴三气吸，须臾疾病愈如飞。

八指搓者：凡转针如搓线之状，勿转太紧，随其气而用之。若转太紧，令人肉缠针，则有大痛之患。若气滞涩，即以第六摄法切之，方可施也。

搓针泄气最为奇，气至针缠莫急移，

浑如搓线攸攸转，急转缠针肉不离。

九指捻者：凡下针之际，治上大指向外捻，治下大指向内捻。外捻者，令气向上而治病；内捻者，令气至下而治病。如出至人部，内捻者为之补，转针头向病所，令取真气以至病所。如出至人部，外捻者为之泻，转针头向病所，令夹邪气退至针下出也。此乃针中之秘旨也。

捻针指法不相同，一般在手两般穷，

内外转移行上下，邪气逢之疾岂容。

十指留者：如出针至于天部之际，须在皮肤之间留一豆许，少时方出针也。

留针取气候沉浮，出容一豆入容俸，

致令荣卫纵横散，巧妙玄机在指头。

十一针摇者：凡出针三部，欲泻之际，每一部摇一次，计六摇而已。以指捻针，如扶人头摇之状，庶使孔穴开大也。

摇针三部六摇之，依次推排指上施，

孔穴大开无窒碍，致令邪气出如飞。

十二拔者：凡持针欲出之时，待针下气缓不沉紧，便觉轻滑，用指捻针，如拔虎尾之状也。

拔针一法最为良，浮沉涩滑任推详，

势犹取虎身中尾，此诀谁知蕴锦囊。

总歌曰：

针法玄机口诀多，手法虽多亦不过，

切穴持针温口内，进针循摄退针搓，

指捻泻气针留豆，摇令穴大拔如梭，

医师穴法叮咛说，记此便为十二歌。

二十四种复式手法

一、烧山火

烧山火，能除寒，三进一退热涌涌，鼻吸气一口，呵五口。

凡用针之时，须捻运入五分之中，行九阳之数，其一寸者，即先浅后深也。若得气，便行运针之道。运者男左女右，渐渐运入一寸之内，三出三入，慢提紧按，若觉针头沉紧，其针插之时，热气复生，冷气自除；未效，依前再施也。

四肢似水最难禁，憎寒不住便来临，医师运起烧山火，患人时下得安宁。

口诀：烧山之火能除寒，一退三飞病自安，

始是五分终一寸，三番出入慢提看。

二、透天凉

透天凉，能除热，三退一进冷冰冰，口吸气一口，鼻出五口。

凡用针时，进一寸内，行六阴之数，其五分者，即先深后浅也。若得气，便退而伸之，退至五分之中，三入三出，紧提慢按，觉针头沉紧，徐徐举之，则凉气自生，热病自除；如不效，依前法再施。

口诀：一身浑似火来烧，不住之时热上潮，

若能加入清凉法，须臾热毒自然消。

三、阳中隐阴

阳中隐阴，能治先寒后热，浅而深。

凡用针之时，先运入五分，乃行九阳之数，如觉微热，便运一寸之内，却行六阴之数以得气，此乃阳中隐阴，可治先寒后热之症，先补后泻也。

先寒后热身如疟，医师不晓实和弱，叮咛针要阴阳刺，祛除寒热免灾恶。

口诀：阳中隐个阴，先寒后热人，

五分阳九数，一寸六阴行。

四、阴中隐阳

阴中隐阳，能治先热后寒，深而浅。

凡用针之时，先运一寸，乃行六阴之数，如觉病微凉，即退至五分之中，却行九阳之数以得气，此乃阴中隐阳，可治先热后寒之症，先泻后补也。

补者直须热至，泻者直待寒侵，犹如搓线，慢慢转针，法在浅则当浅，法在深则当深，二者不可兼而紊乱也。

口诀：先热后寒如疟疾，先阴后阳号通天，

针师运起云雨泽，荣卫调和病自痊。

五、留气法

留气法，能破气，伸九提六。

凡用针之时，先运入七分之中，行纯阳之数，若得气，便深刺一寸中，微伸提之，却退至原处；若未得气，依前法再行，可治癥瘕气块之疾。

痃癖癥瘕疾宜休，却在医师志意求，指头手法为留气，身除疾痛再无忧。

口诀：留气运针先七分，纯阳得气十分深，

伸时用九提时六，癥瘕消溶气块匀。

六、运气法

运气法，能泻，先直后卧。

凡用针之时，先行纯阴之数，若觉针下气满，便倒其针，令患人吸气五口，使针力至病所，此乃运气之法，可治疼痛之病。

运气行针好用工，遍身疼痛忽无踪，此法密传堪济世，论金宜值万千钟。

口诀：运气用纯阴，气来便倒针，

令人吸五口，疼痛病除根。

七、提气法

提气法，提气从阴微捻提，冷麻之症一时除。

凡用针之时，先从阴数，以觉气至，微捻轻提其针，使针下经络气聚，可治冷麻之症。

口诀：提气从阴六数同，堪除顽痹有奇功，

欲知奥妙先师诀，取次机关一掌中。

八、中气法

中气法，能除积，先直后卧，泻之。

凡用针之时，先行运气之法，或阳或阴，便卧其针，向外至痛疼，立起其针，不与内气回也。

若关节阻涩，气不通者，以龙虎大段之法，通经接气，驱而运之，仍以循摄切摩，无不应矣。又按扪摩屈伸，导引之法而行。

口诀：中气须知运气同，一般造化两般功，

手中运气叮咛使，妙理玄机起痿癃。

九、苍龙摆尾

或用补法而就得气，则纯补；补法而未得气，则用泻，此亦人之活变也。

凡欲下针之时，飞气至关节去处，便使回拨者，将针慢慢扶之，如船之舵，左右随其气而拨之，其气自然交感，左右慢慢拨动，周身遍体，夺流不失其所矣。

苍龙摆尾气交流，气血夺来遍体周，任君体有千般症，一插须教疾病休。

口诀：苍龙摆尾行关节，回拨将针慢慢扶，

　　　一似江中船上舵，周身遍体气流普。

十、赤凤摇头

凡下针得气，如要使之上，须关其下，要下须关其上，连连进针，从辰至巳，退针，从巳至午，拨左而左点，拨右而右点，其实只在左右动，似手摇铃，退方进圆，兼之左右，摇而振之。

口诀：针似船中之橹，犹如赤凤摇头，

　　　辨别迎随逆顺，不可违理胡求。

十一、龙虎交战三部俱一补一泻

凡用针时，先行左龙则左捻，凡得九数，阳奇零也。却行右虎则右捻，凡得六数，阴偶对也。乃先龙后虎而战之，以得气补之，故阳中隐阴，阴中隐阳，左捻九而右捻六，是亦住痛之针，乃得返复之道，号曰龙虎交战，以得邪尽，方知其所，此乃进退阴阳也。

青龙左转九阳宫，白虎右旋六阴通，返复玄机随法取，消息阴阳九六中。

口诀：龙虎交争战，虎龙左右施，

　　　阴阳互相隐，九六住疼时。

十二、龙虎升降

凡用针之法，先以右手大指向前捻之，入穴后，以左手大指向前捻，经络得气行，转其针向左向右，引起阳气，按而提之，其气自行，如气未满，更依前法再施。

口诀：龙虎升腾捻妙法，气行上下合交迁，

　　　依师口诀分明说，目下教君疾病痊。

十三、五脏交经

凡下针之时，气行至溢，须要候气血宣散，乃施苍龙左右拨之可也。

五行定穴分经络，如船解缆自通亨，必在针头分造化，须交气血自纵横。

口诀：五脏交经须气溢，候他气血散宣时，

　　　苍龙摆尾东西拨，定穴五行君记之。

十四、通关交经

通关交经，苍龙摆尾，赤凤摇头，补泻得理。

先用苍龙摆尾，后用赤凤摇头，运入关节之中，后以补则用补中手法，泻则用泻中手法，使气于其经便交。

口诀：先用苍龙来摆尾，后用赤凤以摇头，

再行上下八指法，关节宣通气自流。

十五、膈角交经

膈角交经，相克相生。

凡用针之时，欲得气相生相克者，或先补后泻，或先泻后补，随其疾之虚实，病之寒热，其邪气自泻除，真气自补生。

口诀：膈角要相生，水火在君能，

有症直任取，无病手中行，

仰卧须停稳，法得气调均，

飞经疗入角，便是一提金。

十六、关节交经

关节交经，气至关节，立起针来，施中气法。

凡下针之时，走气至关节去处，立起针，与施中气法纳之可也。

口诀：关节交经莫大功，必令气走纳经中，

手法运之三五度，须知其气自然通。

十七、子午补泻总歌

凡用针者，若刺针时，先用口温针，次用左手压穴，其下针之处，弹而努之，爪而下之，扪而循之，通而取之，却令病人咳嗽一声，右手持针而刺之，春夏二十四息，秋冬三十六息，徐出徐入，气来如动脉之状，针下微紧，留待气至后，宜用补泻之法若前也。

动与摇一例，其中不一般，动为补之气，摇为泻即安。

口诀：补则须弹针，爪甲切宜轻，

泻时甚切忌，休交疾再侵。

十八、子午捣臼

子午捣臼法_{治水蛊膈气}。

子午捣臼，上下针行，九入六出，左右不停。

且如下针之时，调气得均，以针行上下，九入六出，左右转之不已，必按阴阳之道，其症即愈。

口诀：子午捣臼是神机，九入六出会者稀，

万病自然合大数，要教患者笑嘻嘻。

十九、子午前后交经换气歌

口诀：子后要知寒与热，左转为补右为泻，

提针为热插针寒，女人反此要分别；

午后要知寒与热，右转为补左为泻，

顺则为左逆为右，此是神仙真妙诀。

二十、子午补泻歌

口诀：每日午前皮上揭，有似滚汤煎冷雪，

若要寒时皮内寻，不枉教君皮破裂。

阴阳返复怎生知？虚实辨别临时诀，

针头如弩似发机，等闲休与非人说。

二十一、子午倾针

子午倾针，要识脉经，病在何脏，补泻法行。

凡欲下针之时，先取六指之诀，须知经络，病在何脏，用针依前补泻，出入内外，如有不应者何也？答曰：一日之内，有阴有阳，有阳中隐阴，有阴中隐阳，有日为阳，夜为阴，子一刻一阳生，午一刻一阴生，从子至午，故曰：子午之法也。

口诀：左转为男补之气，右转却为泻之记，

女人反此不为真，此是阴阳补泻义。

热病不瘥泻之须，冷病缠身补是奇，

哮吼气来为补泻，气不至时莫急施。

补：随其经脉纳而按之，左手闭针穴，徐出针而疾按之。泻：迎其经脉动而伸之，左手开针穴，疾出针而徐入之。经曰：随而济之，是为之补。迎而夺之，是为之泻。《素问》云：刺实须其虚者，留针待阴气至，乃去针也。刺虚须其实者，留针待阳气备，乃去针也。

二十二、脏腑阴阳，呼吸内外，捻针补泻手法

十二经络之病，欲针之时，实则泻之，虚则补之，热则疾之，寒则留之，陷则灸之，不虚不实，以经取之。经云：虚则补其母而不足，实则泻其子而有余，当先补而后泻。假令人气在足太阳膀胱经，虚则补其阳，所出为井，属金，下针得气，随而济之，右手取针，徐出而疾扪之，是谓补也。实则泻其阳，所注为俞，属木，下针得气，迎而夺之，左手开针穴，疾出针而徐扪之，是谓之泻也。

口诀：外捻随呼补脏虚，吸来里转泻实肥，

　　　六腑病加颠倒用，但依呼吸病还除。

　　　女人补虚呵内转，吸来外转泻实肥，

　　　依经三度调病气，但令呼吸莫令疏。

男子补虚呵外转◎，吸来内转泻实肥◎，女人补虚呵内转◎，吸来外转泻实肥◎。

二十三、进火补

初进针一分，呼气一口，退三退，进三进，令病人鼻中吸气，口中呼气三次，把针摇动，自然热矣。如不应，依前导引。

二十四、进水泻

初进针一分，吸气一口，进三进，退三退，令病人鼻中出气，口中吸气三次，把针摇动，自然冷矣。如不应，依前导引之；再不应，依生成息数，按所病脏腑之数，自觉冷热应手。

下手八法口诀

揣：揣而寻之。凡点穴，以手揣摸其处，在阳部筋骨之侧，陷者为真。在阴部郄腘之间，动脉相应。其肉厚薄，或伸或屈，或平或直，以法取之，按而正之，以大指爪切掐其穴，于中庶得进退，方有准也。《难经》曰：刺荣毋伤卫，刺卫毋伤荣。又曰：刺荣无伤卫者，乃掐按其穴，令气散，以针

而刺，是不伤其卫气也。刺卫无伤荣者，乃撮起其穴，以针卧而刺之，是不伤其荣血也。此乃阴阳补泻之大法也。

爪：爪而下之，此则《针赋》曰：左手重而切按，欲令气血得以宣散，是不伤于荣卫也。右手轻而徐入，欲不痛之因，此乃下针之秘法也。

搓：搓而转者，如搓线之貌，勿转太紧，转者左补右泻，以大指次指相合，大指往上，进为之左，大指往下，退为之右，此则迎随之法也。故经曰：迎夺右而泻凉，随济左而补暖。此则左右补泻之大法也。

弹：弹而努之，此则先弹针头，待气至，却退一豆许，先浅而后深，自外推内，补针之法也。

摇：摇而伸之，此乃先摇动针头，待气至，却退一豆许，乃先深而后浅，自内引外，泻针之法也。故曰：针头补泻。

扪：扪而闭之。经曰：凡补必扪而出之。故补欲出针时，就扪闭其穴，不令气出，使血气不泄，乃为真补。

循：循而通之。经曰：凡泻针，必以手指于穴上四旁循之，使令气血宣散，方可下针，故出针时，不闭其穴，乃为真泻。此提按补泻之法，男女补泻，左右反用。

捻：捻者，治上大指向外捻，治下大指向内捻。外捻者令气向上而治病，内捻者令气向下而治病。如出针，内捻者令气行至病所，外捻者令邪气至针下而出也。此下手八法口诀也。

针邪秘要

凡男妇或歌或笑，或哭或吟，或多言，或久默，或朝夕嗔怒，或昼夜妄行，或口眼俱斜，或披头跣足，或裸形露体，或桑见神鬼，如此之类，乃飞虫精灵，妖孽狂鬼，百邪侵害也。欲治之时，先要愉悦：谓病家敬信医人，医人诚心疗治。两相喜悦，邪鬼方除。若主恶砭石，不可以言治，医贪货财，不足以言德。

书符：先用朱砂书太乙灵符二道，一道烧灰酒调，病人服，一道贴于病人房内。书符时，念小天罡咒。

念咒：先取气一口，次念天罡大神，日月常轮，上朝金阙，下覆昆仑，贪狼巨门，禄存文曲，廉真武曲，破军辅弼，大周天界，细入微尘，玄黄正气，速赴我身，所有凶神恶煞，速赴我魁之下，母动母作，急急如律令。

定神：谓医与病人，各正自己之神。神不定勿刺，神已定可施。

正色：谓持针之际，目无邪视，心无外想，手如握虎，势若擒龙。

祷神：谓临针之时，闭目存想一会针法，心思神农黄帝，孙韦真人，俨然在前，密言从吾针后，病不许复。乃掐穴咒曰：大哉乾元，威统神天，金针到处，万病如拈，吾奉太上老君，急急如律令。

咒针：谓下手入针时，呵气一口于穴上，默存心火烧过，用力徐徐插入，乃　　咒曰：布气玄真，万病不侵，经络接续，龙降虎升，阴阳妙道，插入神针，针天须要开，针地定教裂，针山须使崩，针海还应竭，针人疾即安，针鬼悉臧灭。吾奉太上老君，急急如律令摄。

又咒曰：手提金鞭倒骑牛，唱得黄河水倒流，一口吸尽川江水，运动人身血脉流，南斗六星，北斗七星。太上老君，急急如律令。

骑竹马灸穴法

此二穴，专治痈疽恶疮，发背疖毒，瘰疬诸风，一切病症。先从男左女右臂腕中横纹起，用薄篾一条，量至中指齐肉尽处，不量爪甲，截断；次用篾取前同身寸一寸，却令病人脱去衣服，以大竹扛一条跨定，两人随徐扛起，足离地三寸，两旁两人扶定，将前量长篾，贴定竹扛竖起，从尾骶骨贴脊量至篾尽处，以笔点记，后取身寸篾，各开一寸是穴。灸七壮。

此杨氏灸法。按《神应经》：两人抬扛不稳，当用两木凳，搁竹扛头，令患人足微点地，用两人两旁扶之，尤妙。又按《聚英》言：各开一寸，疑为一寸五分，当合膈俞、肝俞穴道。

取灸心气法

先将长草一条，比男左女右手掌内大拇指根横纹量起。至甲内止，以墨点记；次比盐指、中指、四指、小指五指皆比如前法；再加同身寸一寸点定。别用秆草一条，与前所量草般齐，至再加一寸墨上，共结一磊；却令病人正坐，脱去衣，以草分开，加于颈上，以指按定，磊于天突骨上，两边垂向背后，以两条草取般齐，垂下脊中尽处是穴，灸七壮，效。

取灸痔漏法

痔疾未深，止灸长强甚效。如年深者，可用槐枝、马蓝菜根一握，煎汤取水三碗。用一碗半，乘热以小口瓶熏洗，令肿退，于原生鼠奶根上灸之，尖头灸不效。或用药水盆洗，肿微退，然后灸，觉一团火气通入肠至胸，乃效。灸至二十余壮。更忌毒物，永愈。随以竹片护火气，勿伤两边好肉。

灸小肠疝气穴法

若卒患小肠疝气，一切冷气，连脐腹结痛，小便遗溺。大敦二穴，在足大趾之端，去爪甲韭叶许，及三毛丛中是穴。灸三壮。

若小肠卒疝，脐腹疼痛，四肢不举，小便涩滞，身重足痿。三阴交二穴，在足内踝骨上三寸是穴，宜针三分，灸一壮，极妙。

灸肠风下血法

取男左女右手中指为准，于尾闾骨尖头，从中倒比，上至腰脊骨一指尽处，是第一穴也。又以第二指，于中穴取中一字分开指头各一穴，灸七壮以上。加至壮数多为效。患深，次年更灸，但以中指一指为准，临时更揣摸之。

灸结胸伤寒法

宣黄连七寸，捣末，巴豆七个，去壳不去油，一处研细成膏，如干，滴水两点，纳于脐中，用艾灸腹中通快痛为度。

灸阴毒结胸

巴豆十粒研烂，入面一钱，捣作饼子，实搽脐中心，上用艾炷如豆许，灸七壮，觉腹中鸣吼，良久自通利；次用葱白一束紧扎，切作饼餤，灸令热，与熨脐下；更用灰火熨斗烙其饼餤，令生真气，渐觉体温热，即用五积散二钱，入附子末一钱，水盏半，姜枣加盐一捻，同煎至七分，温服，日并三两服，即汗自行而安。

雷火针法

治闪挫诸骨间痛，及寒湿气而畏刺者。用沉香、木香、乳香、茵陈、羌活、干姜、穿山甲各三钱，麝少许，蕲艾二两，以绵纸半尺，先铺艾茵于上，次将药末掺卷极紧，收用。按定痛穴，笔点记，外用纸六七层隔穴，将卷艾药，名雷火针也，取太阳真火，用圆珠火镜皆可，燃红按穴上，良久取起，剪去灰，再烧再按，九次即愈。

蒸脐治病法

五灵脂八钱，生用　斗子青盐五钱，生用　乳香一钱　没药一钱　天鼠粪即夜明沙，二钱，微炒　地鼠粪三钱，微炒　葱头干者，二钱　木通三钱　麝香少许

上为细末，水和莜面作圆圈，置脐上，将前药末以二钱放于脐内，用槐皮剪钱，放于药上，以艾灸之，每岁一壮，药与钱不时添换。依后开日时，取天地阴阳正气，纳入五脏，诸邪不侵，百病不入，长生耐老，脾胃强壮。

立春巳时，春分未时，立夏辰时，夏至酉时，立秋戌时，秋分午时，立冬亥时，冬至寅时。此乃合四时之正气，全天地之造化，灸无不验。

相天时

《千金》云：正午以后乃可灸，谓阴气未至，灸无不着，午前平旦谷气虚，令人癫疟，不可针灸。卒急者，不用此例。

《下经》云：灸时若遇阴雾、大风雪、猛雨、炎暑、雷电虹霓停，候晴明再灸。急难亦不拘此。

按：日正午，气注心经，未时注小肠经，止可灸极泉、少海、灵道、通里、神门、少府、少冲、少泽、前谷、后溪、腕骨等穴，其余经络，各有气至之时。故《宝鉴》云：气不至，灸之不发。《千金》所云：午后灸之言，恐非孙真人口诀也。

《千金》灸法

《千金方》云：宦游吴蜀，体上常须三两处灸之，切令疮暂瘥，则瘴疠温疟毒不能着人，故吴蜀多行灸法。故云：若要安，三里常不干。有风者，尤宜留意。

《宝鉴》发灸法

《宝鉴》云：气不至而不效，灸亦不发。盖十二经应十二时，其气各以时而至，故不知经络气血多少，应至之候，而灸之者，则疮不发，世医莫之知也。

艾灸补泻

气盛则泻之，虚则补之。针所不为，灸之所宜。阴阳皆虚，火自当之。经陷下者，火则当之。经络坚紧，火所治也。陷下则灸之。络满经虚，灸阴刺阳。经满络虚，刺阴灸阳。以火补者，毋吹其火，须待自灭，即按其穴。以火泻者，速吹其火，开其穴也。

艾炷大小

黄帝曰：灸不三分，是谓徒冤，炷务大也。小弱乃小作之。又曰：小儿七日以上，周年以还，炷如雀粪。

《明堂下经》云：凡灸欲炷下广三分，若不三分，则火气不达，病未能愈，则是灸炷欲其大，惟头与四肢欲小耳。《明堂上经》乃曰：艾炷依小箸头作，其病脉粗细，状如细线，但令当脉灸之。雀粪大炷，亦能愈疾。又有一途，如腹胀、疝瘕、痃癖、伏梁气等，须大艾炷。故《小品》曰：腹背烂烧，四肢但去风邪而已，不宜大炷。如巨阙、鸠尾，灸之不过四五壮。炷依竹箸头大，但令正当脉上灸之，艾炷若大，复灸多，其人永无心力。如头上多灸，令人失精神；背脚多灸，令人血脉枯竭，四肢细而无力，既失精神，又加细节，令人短寿。王节斋云：面上灸炷须小，手足上犹可粗。

点艾火

《明堂下经》曰：古来灸病，忌松、柏、枳、橘、榆、枣、桑、竹八木火，切宜避之。有火珠耀日，以艾承之，得火为上。次有火镜耀日，亦以艾引得火，此火皆良。诸番部用镔铁击阶石得火，以艾引之。凡仓卒难备，则不如无木火，清麻油点灯上，烧艾茎点灸，兼滋润灸疮至愈不疼，用蜡烛更佳。

壮数多少

《千金》云：凡言壮数者，若丁壮病根深笃，可倍于方数，老少羸弱可减半。扁鹊灸法，有至三五百壮、千壮，此亦太过。曹氏灸法，有百壮，有五十壮。《小品》诸方亦然。惟《明堂本经》云：针入六分，灸三壮。更无余论。故后人不准，惟以病之轻重而增损之。凡灸头项，止于七壮，积至七七壮止（《铜人》）。

治风，灸上星、前顶、百会，至二百壮，腹背灸五百壮。若鸠尾、巨阙，亦不宜多灸，灸多则四肢细而无力。《千金方》于足三里穴，乃云多至三百壮。心俞禁灸。若中风则急灸至百壮。皆视其病之轻重而用之，不可泥一说，而不通其变也。

灸法

《千金方》云：凡灸法，坐点穴，则坐灸；卧点穴，则卧灸；立点穴，则立灸，须四体平直，毋令倾侧。若倾侧穴不正，徒破好肉耳。

《明堂》云：须得身体平直，毋令蜷缩，坐点毋令俯仰，立点毋令倾侧。

炷火先后

《资生》云：凡灸当先阳后阴，言从头向左而渐下，次从头向右而渐下，先上后下。

《明堂》云：先灸上，后灸下，先灸少，后灸多，皆宜审之。王节斋曰：灸火须自上而下，不可先灸下，后灸上。

灸寒热

灸寒热之法：先灸大椎，以年为壮数，次灸撅骨，以年为壮数。视背俞陷者灸之，臂肩上陷者灸之，两季胁之间灸之，外踝上绝骨之端灸之，足小趾次趾间灸之，腨下陷脉灸之，外踝后灸之，缺盆骨上切之坚动如筋者灸之，膺中陷骨间灸之，脐下关元三寸灸之，毛际动脉灸之，膝下三寸分间灸之，足阳明跗上动脉灸之，巅上一穴灸之。

灸疮要法

《资生》云：凡着艾得疮发，所患即瘥，若不发，其病不愈。《甲乙经》云：灸疮不发者，用故履底灸令热，熨之，三日即发。今人用赤皮葱三五茎去青，于煻灰中煨熟，拍破，热熨疮上十余遍，其疮三日遂发，又以生麻油渍之而发，亦有用皂角煎汤，候冷频点之，而亦有恐血气衰不发，服四物汤滋养血气，不可一概论也。有复灸一二壮遂发，有食热灸之物，如烧鱼煎豆腐羊肉之类而发，在人以意取助，不可顺其自然，终不发矣！

贴灸疮

古人贴灸疮，不用膏药，要得脓出多而疾除。《资生》云：春用柳絮，夏用竹膜，秋用新绵，冬用兔腹下白细毛，或猫腹毛。今人多以膏药贴之，日两三易。而欲其速愈，此非治疾之本意也。但今世贴膏药，亦取其便，不可易速，若膏药不坏，惟久久贴之可也。若速易，即速愈，恐病根未尽除也。

灸疮膏法

用白芷、金星草、淡竹叶、芩、连、乳香、当归、川芎、薄荷、葱白等，炒铅粉、香油煎膏贴。如用别膏不对症。倘疮口易收，而病气不得出也。如用别物，干燥作疼，亦且不便。

洗灸疮

古人灸艾炷大，便用洗法。其法以赤皮葱、薄荷煎汤，温洗疮周围，约一时久，令驱逐风邪于疮口出，更令经脉往来不涩，自然疾愈。若灸火退痂后，用东南桃枝青嫩皮煎汤温洗，能护疮中诸风；若疮黑烂，加胡荽煎洗；若疼不可忍，加黄连煎神效。

灸后调摄法

灸后不可就饮茶，恐解火气；及食，恐滞经气，须少停一二时，即宜入室静卧，远人事，远色欲，平心定气，凡百俱要宽解。尤忌大怒、大劳、大饥、大饱、受热、冒寒。至于生冷瓜果，亦宜忌之。惟食茹淡养胃之物，使气血通流，艾火逐出病气。若过厚毒味，酗醉，致生痰涎，阻滞病气矣。鲜鱼鸡羊，虽能发火，止可施于初灸，十数日之内，不可加于半月之后。今人多不知恬养，虽灸何益？故因灸而反致害者，此也。徒责灸艾不效，何耶！

经络迎随设为问答

问：经脉有奇经八脉。

《难经》云：脉有奇经八脉者，不拘于十二经，何谓也？然，有阳维、有阴维、有阳跷、有阴跷、有冲、有任、有督、有带之脉，凡此八脉，皆不拘于经，故曰：奇经八脉也。经有十二，络有十五，凡二十七，气相随上下，何独不拘于经也？然，圣人图设沟渠，通利水道，以备不测，天雨降下，沟渠溢满，当此之时，霶霈妄行，圣人不能复图也。此络脉满溢，诸经不能复拘也。

问：迎随之法。

经曰：随而济之是为补，迎而夺之是为泻。夫行针者，当刺之时，用皮钱擦热针，复以口温针热，先以左手爪，按其所刺荥俞之穴，弹而努之，爪而下之，扪而循之，通而取之，令病人咳嗽一声，右手持针而刺之。春夏二十四息，先深后浅其浅深之故，注《标幽赋》内，秋冬三十六息，先浅后深，徐徐而入，气来如动脉之状，针下轻滑。未得气者，若鱼之未吞钩，既吞得气，宜用补泻。补，随其经脉，推而按内之，停针一二时，稍久，凡起针，左手闭针穴，徐出针而疾按之。泻，迎其经脉，提而动伸之，停针稍久，凡起针，左手开针穴，疾出针而徐按之。补针左转，大指努出；泻针右转，大指收入。补者先呼后吸，泻者先吸后呼。疼痛即泻，痒麻即补。

问：补针之要法。

答曰：补针之法，左手重切十字缝纹，右手持针于穴上，次令病人咳嗽一声，随咳进针，长呼气一口，刺入皮三分。针手经络者，效春夏停二十四息。针足经络者，效秋冬停三十六息。催气针沉，行九阳之数，捻九撅九，号曰天才。少停呼气二口，徐徐刺入肉三分，如前息数足，又觉针沉紧，以生数行之，号曰人才。少停呼气三口，徐徐又插至筋骨之间三分，又如前息数足，复觉针下沉涩，再以生数行之，号曰地才。再推进一豆，谓之按，为截、为随也。此为极处，静以久留，却须退针至人部，又待气沉紧时，转针头向病所，自觉针下热，虚羸痒麻，病势各散，针下微沉后，转针头向上，插进针一豆许，动而停之，吸之乃去，徐入徐出，其穴急扪之。岐伯曰：下针贵迟，太急伤血，出针贵缓，太急伤气。正谓针之不伤于荣卫也。是则进退往来，飞经走气，尽于斯矣。

问：泻针之要法。

凡泻针之法，左手重切十字纵纹三次，右手持针于穴上，次令病人咳嗽一声，随咳进针，插入三分，刺入天部，少停直入地部，提退一豆，得气沉紧，搓捻不动，如前息数尽，行六阴之数，捻六撅六，吸气三口回针，提出至人部，号曰地才。又待气至针沉，如前息数足，以成数行之，吸气二口回针，提出至天部，号曰人才。又待气至针沉，如前息数足，以成数行之，吸气回针，提出至皮间，号曰天才。退针一豆，谓之提，为担、为迎也。此为极处，静以久留，仍推进人部，待针沉紧气至，转针头向病所，自觉针下冷，寒热痛痒，病势各退，针下微松，提针一豆许，摇而停之，呼之乃去，疾入徐出，其穴不闭也。

问：经络。

答曰：经脉十二，络脉十五，外布一身，为血气之道路也。其源内根于肾，乃生命之本也。根在内而布散于外，犹树木之有根本，若伤其根本，则枝叶亦病矣。苟邪气自外侵之，伤其枝叶，则亦累其根本矣。或病发内生，则其势必然，故言五脏之道，皆出经隧，以行血气，经为正经，络为支络，血气不和，百病乃生。但一经精气不足，便不和矣。故经曰：邪中于阳，则溜于经，自面与颈，则下阳明，自项与背，则下太阳，自颊与胁，则下少阳。邪中于阴，则溜于腑，自四末臂胻始，而入三阴，脏气实而不能容，故还之于腑。腑者，谓胆、胃、膀胱、大小肠也，故刺各有其道焉。针下察其邪正虚实以补泻之，随其经脉荣卫以迎随之，其道皆不有违也。凡中外之病，始自皮肤，血脉相传，内连腑脏，则四肢九窍，壅塞不通，内因之病，令气盛衰，外连经络，则荣卫倾移，上下左右，虚实生矣。经云：风寒伤形，忧恐忿怒伤气，气伤脏，乃病脏，寒伤形，乃应形，风伤筋，乃应筋，此形气内外之相应也。

外具阴阳：筋骨为阴，皮肤为阳。内具阴阳：五脏为阴，六腑为阳。

问：子午补泻。

答曰：此乃宣行荣卫之法也。故左转从子，能外行诸阳，右转从午，能内行诸阴。人身则阳气受于四末，阴气受于五脏，亦外阳而内阴也。左转从外则象天，右转从内则象地，中提从中则象人，一左一右一提，则能使阴阳内外之气，出入与上下相参往来，而荣卫自流通矣。男子生于寅，寅，阳也，以阳为主，故左转顺阳为之补，右转逆阳为之泻。女子生于申，申，阴也，以阴为主，故右转顺阴为之补，左转逆阴为之泻，此常法也。然病有阴阳寒热之不同，则转针取用出入，当适其所宜。假令病热，则刺阳之经，以右为泻，以左为补；病寒则刺阴之经，以右为补，左为泻。此盖用阴和阳，用阳和阴，通变之法也。大凡转针逆顺之道，当明于斯。

子合穴：尺盛补之，顺其入也。午荥穴：寸盛泻之，顺其出也。

问：针头补泻何如？

答曰：此乃补泻之常法也。非呼吸而在手指，当刺之时，必先以左手压按其所针荥俞之处，弹而努之，爪而下之，其气之来，如动脉之状，顺针而刺之，得气推而内之，是谓补。动而伸之，是谓泻。夫实者气入也，虚者气出也。以阳生于外故入，阴生于内故出，此乃阴阳水火出入之气所不同也，宜详察之。

此外有补针导气之法，所谓扪而循之者，是于所刺经络部分，上下循之，故令气血舒缓，易得往来也。切而散之者，是用大指爪甲，左右于穴切之，腠理开舒，然后针也。推而按之者，是用右指捻针按住，近气不失，则远气乃来也。弹而努之者，是用指甲弹针，令脉气膹满，而得疾行至于病所也。爪而下之者，是用左手指爪连甲，按定针穴，乃使气散而刺荥，使血散而刺卫，则置针各有准也。通而取之者，是持针进退，或转或停，以使血气往来，远近相通，而后病可取也。外引其门以闭其神者，是先用左指收合针孔，乃放针，则经气不泄也。故曰：知为针者信其左。

问：候气之法何如？

答曰：用针之法，候气为先，须用左指，闭其穴门，心无内慕，如待贵人，伏如横弩，起若发机；若气不至，或虽至如慢，然后转针取之。转针之法，令患人吸气，先左转针，不至，左右一提也。更不至者，用男内女外之法，男即轻手按穴，谨守勿内；女即重手按穴，坚拒勿出，所以然者，持针居内是阴部，持针居外是阳部，浅深不同，左手按穴，是要分明。只以得气为度，如此而终不至者，不可治也。若针下气至，当察其邪正，分其虚实。经言：邪气来者紧而疾，谷气来者徐而和，但濡虚者即是虚，但牢实者即是实。此其诀也。

问：呼吸之理。

答曰：此乃调和阴阳法也。故经言：呼者因阳出，吸者随阴入。虽此呼吸分阴阳，实由一气而为体，其气内历于五脏，外随于三焦，周布一身，循环经络，流注孔穴，顺其形气之方圆，然后为用不同耳。是故五脏之出入，以应四时。三焦之升降，而为荣卫。经脉之循环，以合天度。然则呼吸出入，乃造化之枢纽，人身之关键，针家所必用也。诸阳浅在经络，诸阴深在脏腑，补泻皆取呼吸，出内其针。盖呼则出其气，吸则入其气。欲补之时，气出针入，气入针出。欲泻之时，气入入针，气出出针。呼而不过三口，是外随三焦之阳。吸而不过五口，是内迎五脏之阴。先呼而后吸者，为阳中之阴；先吸而后呼者，为阴中之阳，乃各随其病气，阴阳寒热而用之，是为活法，不可误用也。

三阴之经：先吸后呼。三阳之经：先呼后吸。

问：迎随之理何如？

答曰：此乃针下予夺之机也。

第一要知荣卫之流行。所谓诸阳之经，行于脉外；诸阳之络，行于脉内；诸阴之经，行于脉内；诸阴之络，行于脉外，各有浅深。立针以一分为荣，二分为卫，交互停针，以候其气，见气方至，速便退针引之，即是迎。见气已过，然后进针追之，即是随。故《刺法》云：动退空歇，迎夺右而泻凉，推内进搓，随济左而补暖。

第二要知经脉之往来。所谓足之三阳，从头走足；足之三阴，从足走腹；手之三阴，从胸走手；手之三阳，从手走头。得气以针头逆其经脉之所来，动而伸之即是迎。以针头顺其经脉之所往，推而内之即是随。故经云：实者，绝而止之；虚者，引而起之。

凡下针之法，先用左手，揣穴爪按，令血气开舒，乃可内针。若欲出血，勿以爪按。右手持针于穴上，令患人咳嗽一声，捻之，一左一右，透入于腠理，此即是阳部奇分。《刺要》云：一分为荣。又云：方刺之时，必在悬阳，然后用其呼吸，徐徐推之，至于肌肉，以及分寸，此二者，即是阴部偶分。

《刺要》又云：二分为卫，方刺之时，必在悬阳，及与两卫，神属勿去，知病存亡。却以左手按穴令定，象地而不动；右手持针，法天之运转。若得其气，左手按穴可重五两以来，右手存意捻针，而行补泻。惟血脉在俞横居，视之独澄，切之独坚。凡刺脉者，随其顺逆，不出血，则发针疾按之。

凡刺浅深，惊针则止。凡行补泻，谷气而已。

问：疾徐之理。

答曰：此乃持针出入之法也。故经言：刺虚实者，徐而疾则实，疾而徐则虚。然此经有两解：所谓徐而疾者，一作徐内而疾出；一作徐出针而疾按之。所谓疾而徐者，一作疾内而徐出；一作疾出针而徐按之两说皆通。盖疾徐二字，一解作缓急之义，一解作久速之义。若夫不虚不实，出针入针之法，则亦不疾不徐，配乎其中可也。

问：补泻得宜。

答曰：大略补泻无逾三法。

一则诊其脉之动静。假令脉急者，深内而久留之；脉缓者，浅内而疾发针；脉大者，微出其气；脉滑者，疾发针而浅内之；脉涩者，必得其脉，随其逆顺久留之，必先按而循之，已发针疾按其穴，勿出其血；脉小者，饮之以药。

二则随其病之寒热。假令恶寒者，先令得阳气入阴之分，次乃转针退到阳分，令患人鼻吸口呼，谨按生成气息数足，阴气隆至，针下觉寒，其人自清凉矣。又有病道远者，必先使气直到病所，寒即进针少许，热即退针少许，然后却用生成息数治之。

三则随其诊之虚实。假令形有肥有瘦，身有痛有麻痒，病作有盛有衰，穴下有牢有濡，皆虚实之诊也。若在病所，用别法取之，转针向上气自上，转针向下气自下，转针向左气自左，转针向右气自右，徐推其针气自往，微引其针气自来，所谓推之则前，引之则止，徐往微来以除之，是皆欲攻其邪气而已矣。

问：自取其经。

答曰：刺虚刺实，当用迎随，补其母而泻其子，若不虚不实者，则当以经取，谓其正经自得病，不中他邪，故自取其经也。其法右手存意持针，左手候其穴中之气，若气来至如动脉状，乃内针，要续续而入，徐徐而撞，入荣至卫，至若得气如鲔鱼食钩，即是病之气也，则随本经气血多少，酌量取之，略待少许，见气尽乃出针；如未尽，留针在门，然后出针。经曰：有见如入，有见如出。此之谓也。

问：补者从卫取气，泻者从荣置气。

答曰：十二经脉，皆以荣为根本，卫为枝叶，故欲治经脉，须调荣卫，欲调荣卫，须假呼吸。经曰：卫者阳也，荣者阴也。呼者阳也，吸者阴也。呼尽内针，静以久留，以气至为故者，即是取气于卫。吸则内针，以得气为故者，即是置气于荣也。

问：皮肉筋骨脉病。

答曰：百病所起，皆始于荣卫，然后淫于皮肉筋脉，故经言：是动脉者，气也。所生病者，血也。先为是动，而后所生病也。由此推之，则知皮肉经脉，亦是后所生之病耳。是以刺法中但举荣卫，盖取荣卫逆顺，则皮骨肉筋之治在其中矣。以此思之，至于部分有浅深之不同，却要下针无过不及为妙也。

一曰皮肤，二曰肌肉，三曰筋骨。

问：刺有久速。

答曰：此乃量病轻重而行，轻者一补一泻足矣，重者至再至三也。假令得病气而补泻之，其病未尽，仍复停针，候气再至，又行补泻。经言：刺虚须其实，刺实须其虚也。

问：诸家刺齐异同。

答曰：《灵枢》所言：始刺浅之，以逐邪气，而来血气谓绝皮以出阳邪也。后刺深之，以致阴气之邪谓阴邪出者少，益深绝皮，致肌肉未入分肉间也。最后取刺极深之，以下谷气谓已入分肉之间，则谷气出矣。此其旨也。余读《难经》，常见针师丁德用所注，乃言人之肌肉，皆有厚薄之处，但皮肤之上，为心肺之部，阳气所行；肌肉之下，为肝肾之部，阴气所行也。是说所以发挥《灵枢》之旨，却甚详明。至于孙氏《千金方》所言：针入一分，则知天地之气亦与"始刺浅之，而来血气"意合。针入二分，则知呼吸出入，上下水火之气亦与"后刺深之，以致阴气"意合。针入三分，则知四时五行，五脏六腑逆顺之气亦与"最后极深，以下谷气"意合，乃根本也。《玄珠密语》言：入皮三分，心肺之部，阳气所行。入皮五分，肾肝之部，阴气所行取象三天两地之数。此说可谓详明矣。及夫后贤所著，则又有自一分，而累至于十分之说，此法益详且密矣。大抵博约不同，其理无异，互相发明，皆不必废。

问：阴阳居易之理。

答曰：此则阴阳相乘之意也。以其阳入阴分，阴出阳分，相易而居，成其病也。推原所由，或因荣气衰少，而卫气内伐；或因卫气衰少，而荣气外溢。故令血气不守其位，一方气聚，则为一方实，一方气散，则为一方虚。其实者为痛，其虚者为痒。痛者阴也，痛而以手按之不得者，亦阴也，法当深刺之。痒则阳也，法当浅刺之。病在上者阳也，在下者阴也。病先起于阴者，法当先治其阴，而后治其阳也。病先起于阳者，法当先治其阳，而后治其阴也。

问：顺逆相反之由。

答曰：此谓卫气独不得循于常道也，其名曰厥，为病不同，刺法当别。故经言：刺热厥者，若留针反为寒。刺寒厥者，若留针反为热。盖被逆气使然。由是言之，刺热厥者，宜三刺阴，一刺阳。刺寒厥者，宜三刺阳，一刺阴。惟其久病之人，则邪气入深，却当深入而久留，须间日而复刺之，必先调其左右，去其血脉。

问：虚实寒热之治。

答曰：先诊人迎气口，以知阴阳有余不足，以审上下经络，循其部分之寒热，切其九候之变易，按其经络之所动，视其血脉之色状，无过则同，有过则异，脉急以行，脉大以弱，则欲要静，筋力无劳。凡气有余于上者，导而下之。不足于上者，推而扬之。经云：稽留不到者，因而迎之。气不足者，积而从之。大热在上者，推而下之。从下止者，引而去之。大寒在外者，留而补之。入于中者，从而泻之。上寒下热者，推而上之。上热下寒者，引而下之。寒与热争者，导而行之。菀陈而血结者，刺而去之。

问：补者从卫取气，泻者从荣置气。

卫气者，浮气也，专主于表。荣气者，精气也，专主于里。故经言：荣者水谷之精也，血气调和于五脏，洒陈于六腑，乃能入脉，循上下，贯五脏，络六腑也。卫者水谷之生也，悍疾滑利，不能入脉，故循皮肤之中，分肉之间，熏于肓膜，散于胸腹，逆其气则病，从其气则愈。如是则荣卫为中外之主，不亦大乎！安得不求其补泻焉。

问：刺阳者卧针而刺之，刺阴者按令阳散乃内针。

答曰：刺阳部者，从其浅也，系属心肺之分。刺阴部者，从其深也，系属肾肝之分。凡欲行阳，浅卧下针，循而扪之，令舒缓，弹而努之，令气隆盛而后转针，其气自张布矣，以阳部主动故也。凡欲行阴，必先按爪，令阳气散，直深内针，得气则伸提之，其气自调畅矣，以阴部主静故也。

问：能知迎随之气，可令调之。

答曰：迎随之法，因其中外上下、病道遥远而设也。是故当知荣卫内外之出入，经脉上下之往来，乃可行之。夫荣卫者阴阳也，经言：阳受气于四末，阴受气于五脏。故泻者先深而后浅，从内引持而出之。补者先浅而后深，从外推内而入之。乃是因其阴阳内外而进退针耳。至于经脉为流行之道，手三阳经，从手上头；手三阴经，从胸至手；足三阳经，从头下足；足三阴经，从足入腹。故手三阳泻者，针芒望外，逆而迎之；补者针芒望内，顺而追之，余皆仿此。乃是因其气血往来，而顺逆行针也。大率言荣卫者，是内外之气出入。言经脉者，是上下之气往来。各随所在顺逆而为刺也。故曰迎随耳。

问：补泻之时，与气开阖相应否？

答曰：此法非止推于十干之穴，但凡针入皮肤间，当阳气舒发之分谓之开。针至肉分间，当阴气封固之分谓之阖。然开中有阖，阖中有开，一开一阖之机，不离孔中，交互停针，察其气以为补泻。故《千金》言：卫外为阳部，荣内为阴部。

问：方刺之时，必在悬阳，及与两卫，神属勿去，知病存亡。

答曰：悬阳，谓当腠理间朝针之气也。两卫，谓迎随呼吸出入之气也。神属勿去，知病存亡，谓左手占候，以为补泻也。此古人立法，言多妙处。

问：容针空豆许。

此法正为迎随而设也。是以气至针下，必先提退空歇，容豆许，候气至然后迎之、随之。经言：近气不失，远气乃来。

问：刺有大小。

答曰：有平补平泻，谓其阴阳不平而后平也。阳下之曰补，阴上之曰泻。但得内外之气调则已。有大补大泻，惟其阴阳俱有盛衰，内针于天地部内，俱补俱泻，必使经气内外相通，上下相接，盛气乃衰，此名调阴换阳，一名接气通经，一名从本引末。审按其道以予之，徐往徐来以去之，其实一义也。

问：穴在骨所。

答曰：初下针入腠理，得穴之时，随吸纳针，乃可深知之。不然，气与针忤，不能进。又凡肥人内虚，要先补后泻；瘦人内实，要先泻后补。

问：补泻得宜。

答曰：凡病在一方，中外相袭，用子午法补泻，左右转针是也。病在三阴三阳，用流注法补泻，荥输呼吸出纳是也。二者不同。至于弹爪提按之类，无不同者，要明气血何如耳。

问：迎夺随济，固言补泻，其义何如？

答曰：迎者，迎其气之方来，如寅时气来注于肺，卯时气来注于大肠，此时肺大肠气方盛，而夺泻之也。随者，随其气之方去，如卯时气去注大肠，辰时气去注于胃，肺与大肠，此时正虚，而济补之也。余仿此。

问：针入几分，留几呼？

答曰：不如是之相拘。盖肌肉有浅深，病去有迟速，若肌肉厚实处，则可深；浅薄处，则宜浅。病去则速出针，病滞则久留针为可耳。

问：补泻有不在井荥输经合者多如何？

答曰：如睛明、瞳子髎治目疼，听宫、丝竹空、听会治耳聋，迎香治鼻，地仓治口㖞，风池、头维治头项，古人亦有不系井荥输经合者如此。盖以其病在上，取之上也。

问：经穴流注，按时补泻，今病有各经络，按时能去病否？

答曰：病着于经，其经自有虚实耳。补虚泻实，亦自中病也。病有一针而愈，有数针始愈。盖病有新痼浅深，而新浅者，一针可愈，若深痼者，必屡针可除。丹溪、东垣有一剂愈者，有至数十剂而愈者，今人用一针不愈，则不再针矣。且病非独出于一经一络者，其发必有六气之兼感，标本之差殊，或一针以愈其标，而本未尽除；或独取其本，而标复尚作，必数针方绝其病之邻也。

问：针形至微何能补泻？

答曰：如气球然，方其未有气也，则恢塌不堪蹴踢，及从窍吹之，则气满起胖，此虚则补之之义也。去其窍之所塞，则气从窍出，复恢塌矣，此实则泻之之义也。

问：《内经》治病，汤药少而针灸多，何也？

答曰：《内经》，上古书也。上古之人，劳不至倦，逸不至流，食不肥鲜，以戕其内，衣不蕴热，以伤其外，起居有节，寒暑知避，恬澹虚无，精神内守，病安从生？虽有贼风虚邪，莫能深入，不过凑于皮肤，经滞气郁而已。以针行气，以灸散郁，则病随已，何待于汤液耶？当今之世，道德日衰，以酒为浆，以妄为常，纵欲以竭其精，多虑以散其真，不知持满，不解御神，务快其心，过于逸乐，起居无节，寒暑不避，故病多从内生，外邪亦易中也。经曰：针刺治其外，汤液治其内，病既属内，非汤液又不能济也。此和缓以后，方药盛行，而针灸兼用，固由世不古，若人非昔比，亦业针法之不精，传授之不得其诀耳。非古用针灸之多，今用针灸之少，亦非汤液之宜于今，而不宜于古耶。学者当究心焉。

问：八法流注之要诀何如？

答曰：口诀固多，未能悉录，今先撮其最要者而言之。

上古流传真口诀，八法原行只八穴。口吸生数热变寒，口呼成数寒变热。先呼后吸补自真，先吸后呼泻自捷。徐进疾退曰泻寒，疾进徐退曰补热。紧提慢按似冰寒，慢提紧按如火热。脉外阳行是卫气，脉内阴行是荣血。虚者徐而进之机，实者疾而退之说。补其母者随而济，泻其子者迎夺挈。但分迎夺与济随，实泻虚补不妄说。天部皮肤肌肉人，地部筋骨分三截。卫气逆行荣顺转，夏浅冬深肥瘦别。毋伤筋膜用意求，行针犹当辨骨节。拇指前进左补虚，拇指后退右泻实。牢濡得失定浮沉，牢者为得濡为失。泻用方而补为圆，自然荣卫相交接。右泻先吸退针呼，左补先呼出针吸。莫将此法作寻常，弹努循扪指按切。分筋离骨陷中来，却将机关都漏泄。行人载道欲宣扬，湍水风林没休歇。感谢三皇万世恩，阐尽针经真口诀。

策

诸家得失策

问：人之一身，犹之天地，天地之气，不能以恒顺，而必待于范围之功，人身之气，不能以恒平，而必待于调摄之技。故其致病也，既有不同，而其治之，亦不容一律，故药与针灸不可缺一者也。然针灸之技，昔之专门者固各有方书，若《素问》《针灸图》《千金方》《外台秘要》，与夫补泻灸刺诸法，以示来世矣。其果何者而为之原欤？亦岂无得失去取于其间欤？诸生以是名家者，请详言之！

对曰：天地之道，阴阳而已矣。夫人之身，亦阴阳而已矣。阴阳者，造化之枢纽，人类之根柢也，惟阴阳得其理则气和，气和则形亦以之和矣。如其拂而戾焉，则赞助调摄之功，自不容已矣。否则，在造化不能为天地立心，而化工以之而息；在夫人不能为生民立命，而何以臻寿考无疆之休哉。此固圣人赞化育之一端也，而可以医家者流而小之耶？

愚尝观之易曰：大哉乾元，万物资始；至哉坤元，万物资生。是一元之气，流行于天地之间，一阖一辟，往来不穷，行而为阴阳，布而为五行，流而为四时，而万物由之以化生，此则天地显仁藏用之常，固无庸以赞助为也。然阴阳之理也，不能以无愆，而雨旸寒暑，不能以时若，则范围之功，不能无待于圣人也。故易曰：后以裁成天地之道，辅相天地之宜，以左右民，此其所以人无夭札，物无疵厉，而以之收立命之功矣。然而吾人同得天地理以为理，同得天地之气以为气，则其元气流行于一身之间，无异于一元之气流行于天地间也。夫何喜怒哀乐心思嗜欲之汨于中，寒暑风雨温凉燥湿之侵于外，于是有疾在腠理者焉，有疾在血脉者焉，有疾在肠胃者焉。然而疾在肠胃，非药饵不能以济；在血脉，非针刺不能以及；在腠理，非熨炳不能以达，是针灸药者，医家之不可缺一者也。夫何诸家之术惟以药，而于针灸则并而弃之，斯何以保其元气，以收圣人寿民之仁心哉？然是针与灸也，亦未易言也。孟子曰：离娄之明，不以规矩，不能成方圆；师旷之聪，不以六律，不能正五音。若古之方书，固离娄之规矩，师旷之六律也。故不溯其源，则无以得古人立法之意，不穷其流，则何以知后世变法之弊。今以古之方书言之，有《素问》《难经》焉，有《灵枢》《铜人图》焉，有《千金方》、有《外台秘要》焉，有《金兰循经》、有《针灸杂集》焉。然《灵枢》之图，或议其太繁而杂；于《金兰循经》，或嫌其太简而略；于《千金方》，或诋其不尽伤寒之数；于《外台秘要》，或议其为医之蔽；于《针灸杂集》，或论其未尽针灸之妙。溯而言之，则惟《素》《难》为最要。盖《素》《难》者，医家之鼻祖，济生之心法，垂之万世而无弊者也。夫既由《素》《难》以溯其源，又由诸家以穷其流，探脉络，索荣卫，诊表里，虚则补之，实则泻之，热则凉之，寒则温之，或通其气血，或维其真元，以律天时，则春夏刺浅，秋冬刺深也。以袭水土则湿致高原，热处风凉也。以取诸人，肥则刺深，瘠则刺浅也。又由是而施之以动摇进退、搓弹摄按之法，示之以喜怒忧惧，思劳醉饱之忌，穷之以井荥输经合之源，究之以主客标本之道，迎随开阖之机。夫然后阴阳和，五气顺，荣卫固，脉络绥，而凡腠理血脉，四体百骸，一气流行，而无壅滞痿痹之患矣。不犹圣人之裁成辅相，而一元之气，周流于天地之间乎！先儒曰：吾之心正，则天地之心亦正，吾之气顺，则天地之气亦顺。此固赞化育之极功也，而愚于医之灸刺也亦云。

头不多灸策

问：灸穴须按经取穴，其气易连而其病易除，然人身三百六十五络，皆归于头，头可多灸欤？灸良已，间有不发者，当用何法发之？

尝谓：穴之在人身也，有不一之名，而灸之在吾人也，有至一之会。盖不知其名，则昏谬无措，无以得其周身之理，不观其会，则散漫靡要，何以达其贯通之原。故名也者，所以尽乎周身之穴也，固不失之太繁；会也者，所以贯乎周身之穴也，亦不失之太简。人而知乎此焉，则执简可以御繁，观会可以得要，而按经治疾之余，尚何疾之有不愈，而不足以仁寿斯民也哉。

执事发策，而以求穴在乎按经，首阳不可多灸及所以发灸之术，下询承学，是诚究心于民瘼者。愚虽不敏，敢不掇述所闻以对。尝观吾人一身之气，周流于百骸之间，而统之则有其宗，犹化工一元之气，磅礴于乾坤之内，而会之则有其要。故仰观于天，其星辰之奠丽，不知其几也，而求其要，则惟以七宿为经，二十四曜为纬；俯察于地，其山川之流峙，不知其几也，而求其要则惟以五岳为宗，四渎为委，而其他咸弗之求也。天地且然，而况人之一身？内而五脏六腑，外而四体百形，表里相应，脉络相通，其所以生息不穷，而肖形于天地者，宁无所纲维统纪于其间耶！故三百六十五络，所以言其繁也，而非要也；十二经穴，所以言其法也，而非会也。总而会之，则人身之气有阴阳，而阴阳之运有经络，循其经而按之，则气有连属，而穴无不正，疾无不除。譬之庖丁解牛，会则其腠，通则其虚，无假斤斫之劳，而顷刻无全牛焉。何也？彼固得其要也。故不得其要，虽取穴之多，亦无以济人；苟得其要，则虽会通之简，亦足以成功，惟在善灸者加之意焉耳。自今观之，如灸风而取诸风池、百会；灸劳而取诸膏肓、百劳；灸气而取诸气海；灸水而取诸水分；欲去腹中之病，则灸三里；欲治头目之疾，则灸合谷；欲愈腰腿，则取环跳、风市；欲拯手臂，则取肩髃、曲池。其他病以人殊，治以疾异，所以得之心而应之手者，罔不昭然有经络在焉。而得之则为良医，失之则为粗工，凡以辨诸此也。至于首为诸阳之会，百脉之宗，人之受病固多，而吾之施灸宜别，若不察其机而多灸之，其能免夫头目旋眩、还视不明之咎乎？不审其地而并灸之，其能免夫气血滞绝、肌肉单薄之忌乎？是百脉之皆归于头，而头之不可多灸，尤按经取穴者之所当究心也。若夫灸之宜发，或发之有速而有迟，固虽系于人之强弱不同，而吾所以治之者，可不为之所耶？观东垣灸三里七壮不发，而复灸以五壮即发，秋夫灸中脘九壮不发，而渍以露水，熨以热履，爆以赤葱，即万无不发之理，以其见之《图经》《玉枢》诸书，盖班班具载可考而知者。吾能按经以求其原，而又多方以致其发，自无患乎气之不连，疾之不疗，而于灼艾之理，斯过半矣。抑愚又有说焉，按经者法也，而所以神明之者心也。苏子有言：一人饮食起居，无异于常人，而愀然不乐，问其所苦，且不能自言，此庸医之所谓无足忧，而扁鹊、仓公之所望而惊焉者。彼惊之者何也？病无显情，而心有默识，诚非常人思虑所能测者。今之人徒曰：吾能按经，吾能取穴。而不于心焉求之，譬诸刻舟而求剑，胶柱而鼓瑟，其疗人之所不能疗者，吾见亦罕矣。然则善灸者奈何？静养以虚此心，观变以运此心，旁求博采以旷此心，使吾心与造化相通，而于病之隐显，昭然无遁情焉。则由是而求孔穴之开合，由是而察气候之疾徐，由是而明呼吸补泻之宜，由是而达迎随出入之机，由是而酌从卫取气，从荣置气之要，不将从手应心，得鱼兔而忘筌蹄也哉！此又岐黄之秘术，所谓百尺竿头进一步者，不识执事以为何如？

穴有奇正策

问：九针之法，始于岐伯，其数必有取矣。而灸法独无数焉，乃至定穴，均一审慎，所谓奇穴，又皆不可不知也。试言以考术业之专工。

尝谓：针灸之疗疾也，有数有法，而惟精于数法之原者，斯足以窥先圣之心。圣人之定穴也，有奇有正，而惟通于奇正之外者，斯足以神济世之术，何也？法者，针灸所立之规，而数也者，所以纪其法，以运用于不穷者也。穴者，针灸所定之方，而奇也者，所以翊夫正以旁通于不测者也。数法肇于圣人，固精蕴之所寓，而定穴兼夫奇正，尤智巧之所存。善业医者，果能因法以详其数，缘正以通其奇，而于圣神心学之要，所以默蕴于数法奇正之中者，又皆神而明之焉，尚何术之有不精，而不足以康济斯民也哉？

执事发策，而以针灸之数法奇穴，下询承学。盖以术业之专工者望诸生也。而愚岂其人哉？虽然一介之士，苟存心于爱物，于人必有所济，愚固非工于医业者，而一念济物之心，特惓惓焉。矧以明问所及，敢无一言以对。夫针灸之法，果何所昉乎？粤稽上古之民，太朴未散，元醇未漓，与草木蓁蓁然，与鹿豕狉狉然，方将相忘于浑噩之天，而何有于疾，又何有于针灸之施也。自羲、农以还，人渐流于不古，而朴者散，醇者漓，内焉伤于七情之动，外焉感于六气之侵，而众疾胥此乎交作矣。岐伯氏有忧之，于是量其虚实，视其寒温，酌其补泻，而制之以针刺之法焉，继之以灸火之方焉。至于定穴，则自正穴之外，又益之以奇穴焉。非故为此纷纷也，民之受疾不同，故所施之术或异，而要之非得已也，势也，势之所趋，虽圣人亦不能不为之所也已。然针固有法矣，而数必取于九者，何也？盖天地之数，阳主生，阴主杀，而九为老阳之数，则期以生人，而不至于杀人者，固圣人取数之意也。今以九针言之，燥热侵头身，则法乎天，以为镵针，头大而末锐焉。气满于肉分，则法乎地，以为圆针，身圆而末锋焉。锋如黍米之锐者为锟针，主按脉取气法乎人也。刃有三隅之象者为锋针，主泻导痈血，法四时也。铍针以法音，而末如剑锋者，非所以破痈脓乎？利针以法律，而支似毫毛者，非所以调阴阳乎？法乎星则为毫针，尖如蚊虻，可以和经络，却诸疾也。法乎风则为长针，形体锋利，可以去深邪，疗痹痿也。至于燔针之刺，则其尖如挺，而所以主取大气不出关节者，要亦取法于野而已矣。所谓九针之数，此非其可考者耶！然灸亦有法矣，而独不详其数者，何也？盖人之肌肤，有厚薄，有深浅，而火不可以概施，则随时变化而不泥于成数者，固圣人望人之心也。今以灸法言之，有手太阴之少商焉，灸不可过多，多则不免有肌肉单薄之忌。有足厥阴之章门焉，灸不可不及，不及则不免有气血壅滞之嫌。至于任之承浆也，督之脊中也，手之少冲，足之涌泉也，是皆犹之少商焉，而灸之过多，则致伤矣。脊背之膏肓也，腹中之中脘也，足之三里，手之曲池也，是皆犹之章门焉，而灸之愈多，则愈善矣。所谓灸法之数，此非其仿佛者耶！夫有针灸，则必有会数法之全，有数法则必有所定之穴，而奇穴者，则又旁通于正穴之外，以随时疗症者也。而其数维何？吾尝考之《图经》，而知其七十有九焉，以鼻孔则有迎香，以鼻柱则有鼻准，以耳上则有耳尖，以舌下则有金津、玉液，以眉间则有鱼腰，以眉后则有太阳，以手大指则有骨空，以手中指则有中魁；至于八邪、八风之穴，十宣、五虎之处，二白、肘尖、独阴、囊底、鬼眼、髋骨、四缝、中泉、四关，凡此皆奇穴之所在。而九针之所刺者，刺以此也。灸法之所施者，施以此也。苟能即此以审慎之，而临症定穴之余，有不各得其当者乎？虽然，此皆迹也，而非所以论于数法奇正之外也。圣人之情，因数以示，而非数之所能拘，因法以显，而非法之所能泥，用定穴以垂教，而非奇正之所能尽，神而明之，亦存乎其人焉耳。故善业医者，苟能旁通其数法之原，冥会其奇正之奥，时可以针而针，时可以灸而灸，时可以补而补，时可以泻而泻，或针灸可并举，则并举之，或补泻可并行，则并行之，治法因乎人，不因乎数，变通随乎症，不随乎法，定穴主乎心，不主乎奇正之陈迹。譬如老将用兵，运筹攻守，坐作进退，皆运一心之神以为之。而凡鸟占云祲、金版六韬之书，其所具载方略，咸有所不拘焉。则兵惟不动，动必克敌；医惟不施，施必疗疾。如是虽谓之无法可也，无数可也，无奇无正亦可也，而有不足以称神医于天下也哉！管见如斯，惟执事进而教之！

针有深浅策

问：病有先寒后热者，先热后寒者，然病固有不同，而针刺之法，其亦有异乎？请试言之！

对曰：病之在天人也，有寒热先后之殊，而治之在吾人也，有同异后先之辨。盖不究夫寒热之先后，则谬焉无措，而何以得其受病之源；不知同异之后先，则漫焉无要，而何以达其因病之治。此寒热之症，得之有先后者，感于不正之气，而适投于腠理之中，治寒热之症，得之有后先者，乘其所致之由，而随加以补泻之法，此则以寒不失之惨，以热则不过于灼，而疾以之而愈矣。是于人也，宁不有济矣乎？请以一得之愚，以对扬明问之万一，何如？盖尝求夫人物之所以生也，本之于太极，分之为二气，其静而阴也，而复有阳以藏于其中；其动而阳也，而复有阴以根于其内，惟阴而根乎阳也，则往来不穷，而化生有体；惟阳而根乎阴也，则显藏有本，而化生有用。然而气之运行也，不能无愆和之异，而人之罹之也，不能无寒热之殊，是故有先寒后热者，有先热后寒者。先寒后热者，是阳隐于阴也，苟徒以阴治之，则偏于阴，而热以之益炽矣。其先热后寒者，是阴隐于阳也，使一以阳治之，则偏于阳，而寒以之益惨矣。夫热而益炽，则变而为三阳之症，未可知也。夫寒而益惨，则传而为三阴之症，未可知也。而治之法，当何如哉？吾尝考之《图经》，受之父师，而先寒后热者，须施以阳中隐阴之法焉。于用针之时，先入五分，使行九阳之数，如觉稍热，更进针令入一寸，方行六阴之数，以得气为应。夫如是，则先寒后热之病可除矣。其先热后寒者，用以阴中隐阳之法焉。于用针之时，先入一寸，使行六阴之数，如觉微凉，即退针，渐出五分，却行九阳之数，亦以得气为应。夫如是，则先热后寒之疾瘳矣。夫曰先曰后者，而所中有荣有卫之殊；曰寒曰热者，而所感有阳经阴经之异。使先热后寒者，不行阴中隐阳之法，则失夫病之由来矣。是何以得其先后之宜乎？如先寒后热者，不行阳中隐阴之法，则不达夫疾之所致矣。其何以得夫化裁之妙乎？抑论寒热之原，非天之伤人，乃人之自伤耳。经曰：邪之所凑，其气必虚。自人之荡真于情窦也，而真者危；丧志于外华也，而醇者漓；眩心于物牵也，而萃者涣；汩情于食色也，而完者缺；劳神于形役也，而坚者瑕。元阳丧，正气亡，寒毒之气，乘虚而袭。苟能养灵泉于山下，出泉之时，契妙道于日落，万川之中，嗜欲浅而天机深，太极自然之体立矣。寒热之毒虽威，将无隙之可投也。譬如墙壁固，贼人乌得而肆其虐哉？故先贤有言曰：夫人与其治病于已病之后，孰若治病于未病之先，其寒热之谓欤？

医案

乙卯岁，至建宁。滕柯山母，患手臂不举，背恶寒而体倦困，虽盛暑喜穿棉袄，诸医俱作虚冷治之。予诊其脉沉滑，此痰在经络也。予针肺俞、曲池、三里穴，是日即觉身轻手举，寒亦不畏，棉袄不复着矣。后投除湿化痰之剂，至今康健，诸疾不发。若作虚寒，愈补而痰愈结，可不慎欤！

戊午春，鸿胪吕小山，患结核在臂，大如柿，不红不痛。医云是肿毒。予曰：此是痰核结于皮里膜外，非药可愈。后针手曲池，行六阴数，更灸二七壮，以通其经气，不数日即平妥矣。若作肿毒，用以托里之剂，岂不伤脾胃清纯之气耶？

己巳岁夏，文选李渐庵公祖夫人，患产后血厥，两足忽肿大如股，甚危急。徐、何二堂尊召予视之，诊其脉芤而歇止，此必得之产后恶露未尽，兼风邪所乘，阴阳邪正激搏，是以厥逆，不知人事，下体肿痛，病势虽危，针足三阴经，可以无虞。果如其言，针行饭顷而苏，肿痛立消矣。

癸酉秋，大理李义河翁，患两腿痛十余载，诸药不能奏效。相公推予治之，诊其脉滑浮，风湿入于筋骨，岂药力能愈，须针可痊。即取风市、阴市等穴针之。官至工部尚书，病不再发。

甲戌夏，员外熊可山公，患痢兼吐血不止，身热咳嗽，绕脐一块痛至死，脉气将危绝。众医云：不可治矣。工部正郎隗月潭公素善，迎予视其脉虽危绝，而胸尚暖，脐中一块高起如拳大，是日不宜针刺，不得已，急针气海，更灸至五十壮而苏，其块即散，痛即止。后治痢，痢愈，治嗽血，以次调理得痊。次年升职方，公问其故。余曰：病有标本，治有缓急，若拘于日忌，而不针气海，则块何由而散？块既消散，则气得以疏通，而痛止脉复矣。正所谓急则治标之意也。公体虽安，饮食后不可多怒气，以保和其本；否则正气乖而肝气盛，致脾土受克，可计日而复矣。

辛未夏，刑部王念颐公，患咽嗌之疾，似有核上下于其间，此疾在肺膈，岂药饵所能愈。东皋徐公推予针之，取膻中、气海，下取三里二穴，更灸数十壮，徐徐调之而痊。东皋名医也，且才高识博，非不能疗，即东垣治妇人伤寒，热入血室，非针莫愈，必俟夫善刺者，刺期门而愈。东皋之心，即东垣心也，而其德可并称焉。视今之嫉贤妒能者，为何如哉？然妒匪斯今，畴昔然矣。予曾往磁洲，道经汤阴伏道路旁，有先师扁鹊墓焉，下马拜之。问其故。曰：鹊乃河间人也。针术擅天下，被秦医令李醯刺死于道路之旁，故名曰伏道，实可叹也。有传可考。

戊辰岁，给事杨后山公祖乃郎，患疳疾，药日服而人日瘦。同科郑湘溪公，迎予治之。予曰：此子形羸，虽是疳症，而腹内有积块，附于脾胃之旁，若徒治其疳，而不治其块，是不求其本，而揣其末矣。治之之法，宜先取章门灸针，消散积块，后次第理治脾胃，是小人已除，而君子得行其道于天下矣。果如其言，而针块中，灸章门，再以蟾蜍丸药兼用之，形体渐盛，疳疾俱痊。

壬申岁，四川陈相公长孙，患胸前突起，此异疾也。人皆曰：此非药力所能愈。钱诚翁堂尊，推余治之，予曰：此乃痰结肺经，而不能疏散，久而愈高，必早针俞府、膻中。后择日针，行六阴之数，更灸五壮，令贴膏，痰出而平。乃翁编修公甚悦之。

辛未，武选王会泉公亚夫人，患危异之疾，半月不饮食，目闭不开久矣。六脉似有如无，此疾非针不苏。同寅诸公，推予即针之，但人神所忌，如之何？若待吉日良时，则沦于鬼录矣。不得已，即针内关二穴，目即开，而即能食米饮，徐以乳汁调理而愈。同寅诸君，问此何疾也？予曰：天地之气，常则安，变则病，况人禀天地之气，五运迭侵于外，七情交战于中，是以圣人啬气，如持至宝，庸人妄为，而伤太和，此轩歧所以论诸痛皆生于气，百病皆生于气，遂有九窍不同之论也。而子和公亦尝论之详矣。然气本一也，因所触而为九，怒、喜、悲、恐、寒、热、惊、思、劳也。盖怒气逆甚，则呕血及飧泄，故气逆上矣。怒则阳气逆上，而肝木乘脾，故甚呕血及飧泄也。喜则气和志达，荣卫通和，故气缓矣。悲则心系急，肺布叶举，而上焦不通，荣卫不散，热气在中，故气消矣。恐则精神上，则上焦闭，闭则气逆，逆则下焦胀，故气不行矣。寒则腠理闭，气不行，故气收矣。热则腠理开，荣卫通，汗大泄，故气泄。惊则心无所倚，神无所归，虑无所定，故气乱矣。劳则喘息汗出，内外皆越，故气耗矣。思则心有所存，神有所归，正气流而下行，故气结矣。

抑尝考其为病之详，变化多端，如怒气所致，为呕血，为飧泄，为煎厥，为薄厥，为阳厥，为胸满痛，食则气逆而不下，为喘渴烦心，为肥气，为目暴盲，耳暴闭，筋缓，发于外为痈疽也。喜气所致，为笑不休，为毛发焦，为肉病，为阳气不收，甚则为狂也。悲气所致，为阴缩，为筋挛，为肌痹，为脉痿，男为数弱，女为血崩，为酸鼻辛頞，为目昏，为少气不能息，为泣，为臂麻也。恐气所致，为破䐃脱肉，为骨酸痿厥，为暴下清水，为面热肤急，为阴痿，为惧而脱颐也。惊气所致，为潮涎，为目寰，为癫痫，为不省人，僵仆，久则为痿痹也。劳气所致，为嗌噎，为喘促，为嗽血，为腰痛骨痿，为肺鸣，为高骨坏，为阴痿，为唾血，为瞑目，为耳闭，男为少精，女为不月，衰甚则溃溃乎若坏，汩汩乎不可上也。思气所致，为不眠，为嗜卧，为昏瞀，为中痞，三焦闭塞，为咽嗌不利，为胆瘅呕苦，为筋痿，为白淫，为不嗜食也。寒气所致，为上下所出水液澄清冷，下利青白等症也。热气所致，为喘呕吐酸，暴注下迫等病也。

窃又稽之《内经》治法，但以五行相胜之理，互相为治。如怒伤肝，肝属木，怒则气并于肝，而脾土受邪，木太过则肝亦自病。喜伤心，心属火，喜则气并于心，而肺金受邪，火太过，则心亦自病。悲伤肺，肺属金，悲则气并于肺，而肝木受邪，金太过则肺亦自病。恐伤肾，肾属水，恐则气并于肾，而心火受邪，水太过，则肾亦自病。思伤脾，脾属土，思则气并于脾，而肾水受邪，土太过，则脾亦自病。寒伤形，形属阴，寒胜热，则阳受病，寒太过，则阴亦自病矣。热伤气，气属阳，热胜寒，则阴受病，热太过，则阳亦自病矣。凡此数者，更相为治，故悲可以治怒也，以怆恻苦楚之言感之。喜可以治悲也，以谑浪亵狎之言娱之。恐可以治喜也，以遽迫死亡之言怖之。怒可以治思也，以污辱欺罔之言触之。思可以治恐也，以虑彼忘此之言夺之。凡此五者，必诡诈谲怪，无所不至，然后可以动人耳目，易人视听，若胸中无才器之人，亦不能用此法也。热可以治寒，寒可以治热，逸可以治劳，习可以治惊。经曰：惊者平之。夫惊以其卒然而临之也，使习见习闻，则不惊矣。如丹溪治女人许婚后，夫经商三年不归，因不食，困卧如痴，他无所病，但向里床坐，此思气结也。药难独治，得喜可解；不然令其怒，俾激之大怒，而哭之三时，令人解之，与药一帖，即求食矣。盖脾主思，思过则脾气结而不食；怒属肝木，木能克土，木气冲发而脾上开矣。又如子和治一妇，久思而不眠，令触其怒，是夕果困睡，捷于影响，惟劳而气耗，恐而气夺者，为难治也。又同寅谢公，治妇人丧妹甚悲，而不饮食，令以亲家之女陪欢，仍用解郁之药，即能饮食。又闻庄公治喜劳之极而病，切脉乃失音症也，令恐惧即愈。然喜者之人少病，盖其百脉舒和故耳。经云：恐胜喜。可谓得玄关者也。凡此之症，《内经》自有治法，业医者，废而不行，何哉？附录宜知所从事焉。

己巳岁，尚书王西翁乃爱，颈项患核肿痛，药不愈，召予问其故？曰：项颈之疾，自有各经原络并俞会合之处，取其原穴以刺之。后果刺，随针而愈，更灸数壮，永不见发。大抵颈项，乃横肉之地，经脉会聚之所，凡有核肿，非吉兆也。若不究其根，以灸刺之，则流窜之势，理所必致矣。患者慎之。

戊寅冬，张相公长孙，患泻痢半载，诸药不效，相公命予治之，曰：昔翰林时，患肚腹之疾，不能饮食，诸药不效，灸中脘、章门即饮食，其针灸之神如此。今长孙患泻痢，不能进食，可针灸乎？予对曰：泻痢日久，体貌已变，须元气稍复，择日针灸可也。华岑公子云：事已危笃矣，望即治之。不俟再择日期，即针灸中脘、章门，果能饮食。

丁丑夏，锦衣张少泉公夫人，患痫症二十余载，曾经医数十，俱未验。来告余，诊其脉，知病入经络，故手足牵引，眼目黑瞀，入心则搐叫，须依理取穴，方保得痊。张公善书而知医，非常人也。悉听予言，取鸠尾、中脘，快其脾胃，取肩髃、曲池等穴，理其经络，疏其痰气，使气血流通，而痫自定矣。次日即平妥，然后以法制化痰健脾之药，每日与服。

戊辰岁，吏部观政李邃麓公，胃旁一痞块如覆杯，形体羸瘦，药勿愈。予视之曰：既有形于内，岂药力所能除，必针灸可消。详取块中，用以盘针之法，更灸食仓、中脘穴而愈。邃麓公问曰：人之生痞，与痃癖、积聚、癥瘕是如何？曰：痞者，否也，如《易》所谓天地不交之否，内柔外刚，万物不通之义也。物不可以终否，故痞久则成胀满，而莫能疗焉。痃癖者，悬绝隐僻，又玄妙莫测之名也。积者，迹也，挟痰血以成形迹，亦郁积至久之谓尔。聚者，绪也，依元气为端绪，亦聚散不常之意云。癥者，徵也，又精也，以其有所徵验，及久而成精萃也。瘕者，假也，又遐也，以其假借气血成形，及历年遐远之谓也。大抵痞与痃癖，乃胸膈之候，积与聚，为腹内之疾，其为上、中二焦之病，故多见于男子。其癥与瘕，独见于脐下，是为下焦之候，故常见于妇人。大凡腹中有块，不问男妇积聚、癥瘕，俱为恶症，切勿视为寻常。初起而不求早治，若待痞疾胀满已成，胸腹鼓急，虽扁鹊复生，亦莫能救其万一，有斯疾者，可不惧乎！李公深以为然。

戊辰岁，户部王缙庵公乃弟，患心痫疾数载矣。徐堂翁召予视之，须行八法开阖方可，公如其言。而刺照海、列缺，灸心俞等穴，其针待气至，乃行生成之数而愈。凡治此症，须分五痫，此卷前载之详矣，兹不悉录。

壬申岁，大尹夏梅源公，行次至峨眉庵寓，患伤寒，同寅诸公，迎视六脉微细，阳证得阴脉。经云，阳脉见于阴经，其生也可知；阴脉见于阳经，其死也可许。予居玉河坊，正值考绩，不暇往返之劳，若辞而不治，此公在远方客邸，且莅政清苦，予甚恻之。先与柴胡加减之剂，少效，其脉尚未合症，予竭精殚思，又易别药，更针内关，六脉转阳矣。遂次第进以汤散而愈。后转升户部，今为正郎。

壬戌岁，吏部许敬庵公，寓灵济宫，患腰痛之甚。同乡董龙山公推予视之。诊其脉，尺部沉数有力。然男子尺脉固宜沉实，但带数有力，是湿热所致，有余之疾也。医作不足治之，则非矣。性畏针，遂以手指于肾俞穴行补泻之法，痛稍减，空心再与除湿行气之剂，一服而安。公曰：手法代针，已觉痛减，何乃再服渗利之药乎？予曰：针能劫病，公性畏针，故不得已，而用手指之法，岂能驱除其病根，不过暂减其痛而已。若欲全可，须针肾俞穴，今既不针，是用渗利之剂也。岂不闻前贤云：腰乃肾之府，一身之大关节。脉沉数者，多是湿热壅滞，须宜渗利之，不可用补剂。今人不分虚实，一概误用，多致绵缠，痛疼不休_{出玉机中}。大抵喜补恶攻，人之恒情也。邪湿去而新血生，此非攻中有补存焉者乎？

壬申岁，行人虞绍东翁，患膈气之疾，形体羸瘦，药饵难愈。召予视之，六脉沉涩，须取膻中，以调和其膈，再取气海，以保养其源，而元气充实，脉息自盛矣。后择时针上穴，行六阴之数，下穴行九阳之数，各灸七壮，遂全愈。今任扬州府太守。庚辰过扬，复睹形体丰厚。

壬申夏，户部尚书王疏翁，患痰火炽盛，手臂难伸，予见形体强壮，多是湿痰流注经络之中，针肩髃，疏通手太阴经与手阳明经之湿痰，复灸肺俞穴，以理其本，则痰气可清，而手臂能举矣。至吏部尚书，形体益壮。

辛未岁，浙抚郭黄厓公祖，患大便下血，愈而复作，问其致疾之由？予对曰：心生血，而肝藏之，则脾为之统。《内经》云：饮食自倍，肠胃乃伤，肠澼而下血。是皆前圣之言而可考者。殊不知肠胃本无血，多是痔疾，隐于肛门之内，或因饮食过伤，或因劳欲怒气，触动痔窍，血随大便而出。先贤虽有远血、近血之殊，而实无心、肺、大肠之分。又有所谓气虚肠薄，自荣卫渗入者，所感不同，须求其根。于长强穴针二分，灸七壮，内痔一消而血不出。但时值公冗，不暇于针灸，逾数载，升工部尚书，前疾大作，始知有痔隐于肛门之内，以法调之愈。至己卯复会于汶上云，不发矣。是岁公子箕川公长爱，忽患惊风，势甚危笃，灸中冲、印堂、合谷等穴，各数十壮，方作声。若依古法而止灸三五壮，岂能得愈？是当量其病势之轻重而已。

己卯岁，因磁州一同乡，欠俸资往取，道经临洛关，会旧知宋宪副公，云：昨年长子得一痞疾，近因下第抑郁，疾转加增，诸药不效，如之奈何？予答曰：即刻可愈。予即针章门等穴，饮食渐进，形体清爽，而腹块即消矣。欢洽数日，偕亲友送至吕洞宾度卢生祠，不忍分袂而别。

庚辰夏，工部郎许鸿宇公，患两腿风，日夜痛不能止，卧床月余。宝源局王公，乃其属官，力荐予治之。时名医诸公，坚执不从。许公疑而言曰：两腿及足，无处不痛，岂一二针所能愈？予曰：治病必求其本，得其本穴会归之处，痛可立而止，痛止即步履，旬日之内，必能进部。此公明爽，独听予言，针环跳、绝骨，随针而愈。不过旬日，果进部，人皆骇异。假使当时不信王公之言，而听旁人之语，则药力岂能及哉？是惟在乎信之笃而已，信之笃，是以获其效也。

己巳岁，张相公得肛门忽肿之疾，戎政王西翁，推予诊视，命之曰：元老之疾，非常人比，宜精思殚力调治，以副吾望！予谒，诊右寸浮数，是肺金受风热，移于大肠之中。然肛门又居下之地，而饮食糟粕，流至于此，若无七情四气所干，则润泽而下。或湿热内蕴，邪气所加，则壅滞而作肿痛。予制以加减搜风顺气之剂一罐，倍加酒蒸大黄，借酒力上升，荡涤邪热，加麻仁润燥，枳壳宽肠，防风、独活驱除风热，当归清血凉血养血，枯芩以清肺与大肠，共制成丸，服渐清安。

隆庆二年，四月初四日，奉旨传与圣济殿，着医去看徐阁老病，钦此。臣等谨钦遵，前至徐阁老秋家，诊得六脉数大，积热积痰，脾胃虚弱，饮食减少。宜用清热健脾化痰汤医治，黄芩、白术、贝母、橘红、茯苓、香附、芍药、桔梗、川芎、前胡、槟榔、甘草，水二钟，姜一片，煎至一钟，不拘时服，药对症，即愈。

乙亥岁，通州李户侯夫人，患怪病，予用孙真人治邪十三针之法，精神复旧，以见十三针之有验也。

己巳岁，尚书毛介川翁，患肝脾虚弱，时常泻痢，肢略浮肿。问于予，曰：时常泄泻，多系湿热。夫人之一身，心生血，肝藏之，而脾为之统；脾得其统，则运化有常，水谷通调，固无所谓湿，亦无所谓热也。夫唯精元之气，既不能保之于平时，而五味之养，又不节之于将来，斯精血俱耗，而脾无所统矣。脾失所统，则运化通调，将何以为职？欲求其无泻，不可得也。然则何以谓之湿热？盖运化通调，即失其职，则水谷不分，湿郁于内，而为热矣。由是便血稠黏，里急后重，泻不独泻，而又兼之以痢焉，皆坐此也。其治之法，宜荡涤其湿，然后分利，斯脾胃得统，而其症安矣。否则土不能治水，氾滥盈溢，浸于四肢，变而为气者有之。信其言，调理而愈。

己卯岁，行人张靖宸公夫人，崩不止，身热骨痛，烦躁病笃，召予诊，得六脉数而止，必是外感，误用凉药。与羌活汤热退，余疾渐可。但元气难复，后灸膏肓、三里而愈。凡医之用药，须凭脉理，若外感误作内伤，实实虚虚，损不足而益有余，其不夭灭人生也，几希？

辛酉，夏中贵患瘫痪，不能动履，有医何鹤松，久治未愈。召予视，曰：此疾一针可愈。鹤松惭去。予遂针环跳穴，果即能履。夏厚赠，予受之，逾数载又瘫矣。复来召予，因侍禁廷，不暇即往，遂受鹤反间以致忿。视昔之刺鹊于伏道者，为何如？

己巳岁，蔡都尉长子碧川公，患痰火，药饵不愈。辱钱诚斋堂翁，荐予治之。予针肺俞等穴愈。后其女患风痫甚危，其乃郎秀山、乃婿张少泉，邀予治之。乃针内关而苏，以礼厚赠，予固辞不受。遂以女许聘豚儿杨承祯焉。

庚辰岁过扬，大尹黄缜庵公，昔在京朝夕相与，情谊甚笃，进谒留疑，不忍分袂，言及三郎患面部疾，数载不愈，甚忧之。昨焚香卜灵棋课曰：兀兀尘埃久待时，幽窗寂寞有谁知，运逢宝剑人相顾，利遂名成总有期。与识者解曰：宝者珍贵之物，剑者锋利之物，必逢珍贵之人，可愈。今承相顾，知公善针，疾愈有期矣。予针巨髎、合谷等穴，更灸三里，徐徐调之而愈。时工匠刊书，多辱蟹米之助。

甲戌岁，观政田春野公乃翁，患脾胃之疾，养病天坛，至敝宅数里，春野公每请必亲至，竭力尽孝。予感其诚，不惮其远，出朝必趋视。告曰：脾胃乃一身之根蒂，五行之成基，万物之父母，安可不由其至健至顺哉？苟不至健至顺，则沉疴之咎必致矣。然公之疾，非一朝所致，但脾喜甘燥，而恶苦湿，药热则消于肌肉，药寒则减于饮食，医治久不获当，莫若早灸中脘、食仓穴。忻然从之，每穴各灸九壮，更针行九阳之数，疮发渐愈。春野公今任兵科给事中，乃翁乃弟俱登科而盛壮。

庚辰岁，道经扬州，御史桑南皋公夫人，七旬余，发热、头眩、目涩、手挛、食少，公子迎予。诊得人迎浮而关带弦，见症虽多，今宜清热为先，以天麻、僵蚕为君，升麻、知母为臣，蔓荆、甘草等为使佐，服至三帖，热退身凉，饮食渐进，余症亦减，次日复诊，六脉平匀。昆玉喜曰：发热数月，医不见效，昨方制服一帖，热退食进，何耶？予曰：医者意也，得其意，斯握医之要枢矣。昔司马尝称扁鹊随俗为变，及述其论齐桓侯疾，语多近道，皆以其意通之耳。昨脉浮弦，疑是过用养血补脾之剂，闭塞火邪，久则流溢于太阳膀胱经，起至阴，终睛明，故目涩头眩；支走三焦经，故手挛也。少南、少玄公与缜庵公姻联之好，予辱故人之托，精思脉理，意究病源，故制立前方，用以引经之剂，其热速退，热退，脾阴渐长，而荣血自生，余症亦因之除矣。二公曰：然。

人　卷

治症总要

一论中风，但未中风时，一两月前，或三四个月前，不时足胫上发酸重麻，良久方解，此将中风之候也。便宜急灸三里、绝骨四处，各三壮，后用生葱、薄荷、桃柳叶，四味煎汤淋洗，灸令祛逐风气自疮口出。如春交夏时，夏交秋时，俱宜灸，常令二足有灸疮为妙。但人不信此法，饮食不节，色酒过度，卒忽中风，可于七处一齐俱灸各三壮，偏左灸右，偏右灸左，百会、耳前穴也。

〔第一〕阳证中风不语，手足瘫痪者：合谷、肩髃、手三里、百会、肩井、风市、环跳、足三里、委中、阳陵泉先针无病手足，后针有病手足。

〔第二〕阴证中风，半身不遂，拘急，手足拘挛，此是阴证也。亦依治之，但先补后泻。

〔第三〕中暑不省人事：人中、合谷、内庭、百会、中极、气海。

问曰：中暑当六、七月间有此症，八、九月，十月亦有此症，从何而得？

答曰：此症非一，医者不省，当以六、七月有之，如何八、九、十月亦有之？皆因先感暑气，流入脾胃之中，窜入经络，灌溉相并，或因怒气触动，或因过饮，恣欲伤体，或外感风，至八、九月方发，乃难治也。六、七月受病浅，风疾未盛，气血未竭，体气未衰，此为易治。复刺后穴：中冲、行间、曲池、少泽。

〔第四〕中风不省人事：人中、中冲、合谷。

问曰：此病如何而来？以上穴法，针之不效，奈何？

答曰：针力不到，补泻不明，气血错乱，或去针速，故不效也。前穴未效，复刺后穴：哑门、大敦。

〔第五〕中风口噤不开：颊车、人中、百会、承浆、合谷俱宜泻。

问曰：此症前穴不效，何也？

答曰：此皆风痰灌注，气血错乱，阴阳不升降，致有此病，复刺后穴：廉泉、人中。

〔第六〕半身不遂，中风：绝骨、昆仑、合谷、肩髃、曲池、手三里、足三里。

问曰：此症针后再发，何也？

答曰：针不知分寸，补泻不明，不分虚实，其症再发。再针前穴，复刺后穴：肩井、上廉、委中。

〔第七〕口眼㖞斜，中风：地仓、颊车、人中、合谷。

问曰：此症用前穴针效，一月或半月复发，何也？

答曰：必是不禁房劳，不节饮食，复刺后穴，无不效也。听会、承浆、翳风。

〔第八〕中风，左瘫右痪：三里、阳溪、合谷、中渚、阳辅、昆仑、行间。

问曰：数穴针之不效，何也？

答曰：风痰灌注经络，血气相搏，再受风寒湿气入内，凝滞不散，故刺不效，复刺后穴。先针无病手足，后针有病手足。风市、丘墟、阳陵泉。

〔第九〕正头大痛及脑顶痛：百会、合谷、上星。

问曰：此症针后，一日、二日再发，甚于前，何也？

答曰：诸阳聚会头上，合用先补后泻，宜补多泻少，其病再发，愈重如前，法宜泻之，无不效也。复针后穴，真头痛，旦发夕死，夕发旦死，医者当用心救治，如不然，则难治。神庭、太阳。

〔第十〕偏正头风：风池、合谷、丝竹空。

问曰：以上穴法，刺如不效，何也？

答曰：亦有痰饮停滞胸膈，贼风窜入脑户，偏正头风，发来连臂内痛，或手足沉冷，久而不治，变为瘫痪，亦分阴阳针之。或针力不到，未效，可刺中脘，以疏其下疾，次针三里，泻去其风，后针前穴。中脘、三里、解溪。

〔第十一〕头风目眩：解溪、丰隆。

问曰：此症刺效复发，何也？

答曰：此乃房事过多，醉饱不避风寒而卧，贼风窜入经络，冷症再发，复针后穴：风池、上星、三里。

〔第十二〕头风顶痛：百会、后顶、合谷。

问曰：头顶痛针入不效者，再有何穴可治？

答曰：头顶痛，乃阴阳不分，风邪窜入脑户，刺故不效也。先取其痰，次取其风，自然有效。中脘、三里、风池、合谷。

〔第十三〕醉头风：攒竹、印堂、三里。

问曰：此症前穴针之不效，何也？

答曰：此症有痰饮停于胃脘，口吐清涎，眩晕，或三日、五日，不省人事，不进饮食，名曰醉头风。先去其气，化痰调胃进食，然后去其风痛也。中脘、膻中、三里、风门。

〔第十四〕目生翳膜：睛明、合谷、四白。

问曰：以上穴法，刺之不效，何也？

答曰：此症受病既深，未可一时便愈，须是二三次针之，方可有效。复刺后穴：太阳、光明、大骨空、小骨空。

〔第十五〕迎风冷泪：攒竹、大骨空、小骨空。

问曰：此症缘何而得？

答曰：醉酒当风，或暴赤，或痛，不忌房事，恣意好餐，烧煎肉物；妇人多因产后不识回避，当风坐视，贼风窜入眼目中，或经事交感，秽气冲上头目，亦成此症。复刺后穴：小骨空治男妇醉后当风、三阴交治妇人交感症、泪孔上米大艾七壮效、中指半指尖米大艾三壮。

〔第十六〕目生内障：瞳子髎、合谷、临泣、睛明。

问曰：此症从何而得？此数穴针之不效，何也？

答曰：怒气伤肝，血不就舍，肾水枯竭，气血耗散，临患之时，不能节约，恣意房事，用心过多，故得此症，亦难治疗。复针后穴：光明、天府、风池。

〔第十七〕目患外瘴：小骨空、太阳、睛明、合谷。

问曰：此症缘何而得？

答曰：头风灌注瞳人，血气涌溢，上盛下虚，故有此病。刺前不效，复刺后穴二三次方愈。临泣、攒竹、三里、内眦尖灸五壮，即眼头尖上。

〔第十八〕风沿眼红涩烂：睛明、四白、合谷、临泣、二间。

问曰：针之不效，何也？

答曰：醉饱行房，血气凝滞，痒而不散，用手揩摸，贼风乘时窜入，故得此症。刺前不效，复刺后穴：三里、光明。

〔第十九〕眼赤暴痛：合谷、三里、太阳、睛明。

问曰：此症从何而得？

答曰：时气所作，血气壅滞，当风睡卧，饥饱劳役，故得此症。复刺后穴：太阳、攒竹、丝竹空。

〔第二十〕眼红肿痛：睛明、合谷、四白、临泣。

问曰：此症从何而得？

答曰：皆因肾水受亏，心火上炎，肝不能制，心肝二血不能归原，血气上壅，灌注瞳人，赤脉贯睛，故不散。复刺后穴：太溪、肾俞、行间、劳宫。

〔第二十一〕胬肉侵睛：风池、睛明、合谷、太阳。

问曰：此症从何而得？

答曰：或因伤寒未解，却有房室之事，上盛下虚，气血上壅；或头风不早治，血贯瞳人；或暴下赤痛；或因气伤肝，心火炎上，故不散也。及妇人产后，怒气所伤，产后未满，房事触动心肝二经，饮食不节，饥饱醉劳，皆有此症，非一时便可治疗，渐而为之，无不效也。复针后穴：风池、期门、行间、太阳。

〔第二十二〕怕日羞明：小骨空、合谷、攒竹、二间。

问曰：此症缘何而得？

答曰：皆因暴痛未愈，在路迎风，窜入眼中，血不就舍，肝不藏血，风毒贯入，睹灯光冷泪自出，见日影干涩疼痛。复针后穴：睛明、行间、光明。

〔第二十三〕鼻窒不闻香臭：迎香、上星、五处、禾髎。

问曰：此症缘何而得？针数穴皆不效。

答曰：皆因伤寒不解，毒气冲脑，或生鼻痔，脑中大热，故得此症。复刺后穴：水沟、风府、百劳、太渊。

〔第二十四〕鼻流清涕：上星、人中、风府。

问曰：此症缘何而得？

答曰：此因伤风不解，食肉饮酒太早，表里不解，咳嗽痰涎及脑寒疼痛，故得此症。复针后穴：百会、风池、风门、百劳。

〔第二十五〕脑寒泻臭：上星、曲差、合谷。

问曰：此症缘何而得？

答曰：皆因鼻衄不止，用药吹入脑户，毒气攻上脑顶，故流鼻臭也。复刺后穴：水沟、迎香。

〔第二十六〕鼻渊鼻痔：上星、风府。

问曰：针此穴未效，复刺何穴？

答曰：更刺后穴：禾髎、风池、人中、百会、百劳、风门。

〔第二十七〕鼻衄不止：合谷、上星、百劳、风府。

问曰：此症缘何而得？出血不止。

答曰：血气上壅，阴阳不能升降，血不宿肝，肝主藏血，血热妄行，故血气不顺也。针前不效，复刺后穴：迎香、人中、印堂、京骨。

〔第二十八〕口内生疮：海泉、人中、承浆、合谷。

问曰：此症缘何而得？

答曰：上盛于虚，心火上炎，脾胃俱败，故成此症。复刺后穴：金津、玉液、长强。

〔第二十九〕口眼㖞斜：颊车、合谷、地仓、人中。

问曰：此症从何而得？

答曰：醉后卧睡当风，贼风窜入经络，痰饮流注，或因怒气伤肝，房事不节，故得此症。复刺后穴：承浆、百会、地仓、瞳子髎。

〔第三十〕两颊红肿生疮一名枯曹风、猪腮风：合谷、列缺、地仓、颊车。

问曰：此症从何而得？

答曰：热气上壅，痰滞三焦，肿而不散，两腮红肿生疮，名曰枯曹风。复刺后穴：承浆、三里、金津、玉液。

〔第三十一〕舌肿难语：廉泉、金津、玉液。

问曰：此症从何而得？

答曰：皆因酒痰滞于舌根，宿热相搏，不能言语，故令舌肿难言。复刺后穴：天突、少商。

〔第三十二〕牙齿肿痛：吕细、颊车、龙玄、合谷。

〔第三十三〕上片牙疼：吕细、太渊、人中。

〔第三十四〕下片牙疼：合谷、龙玄、承浆、颊车。

问曰：牙疼之症，缘何而得？

答曰：皆因肾经虚败，上盛下虚，阴阳不升降，故得此症。复刺后穴：肾俞、三间、二间。

〔第三十五〕耳内虚鸣：肾俞、三里、合谷。

问曰：此症从何而得？

答曰：皆因房事不节，肾经虚败，气血耗散，故得此症。复刺后穴：太溪、听会、三里。

〔第三十六〕耳红肿痛：听会、合谷、颊车。

问曰：此症肿痛，何也？

答曰：皆因热气上壅，或因缴耳触伤，热气不散，伤寒不解，故有此症。不可一例针灸，须辨问端的，针之，无不效也。复刺后穴：三里、合谷、翳风。

〔第三十七〕聤耳生疮，出脓水：翳风、合谷、耳门。

问曰：聤耳生疮，出脓水，尝闻小儿有此症。

答曰：洗浴水归耳内，故有。大人或因剔耳触伤，耳黄赤有水误入耳内，故如此。复刺后穴：听会、三里。

〔第三十八〕耳聋气闭：听宫、听会、翳风。

问曰：此症从何而得？

答曰：伤寒大热，汗闭，气不舒，故有此症。前针不效，复刺后穴：三里、合谷。

〔第三十九〕手臂麻木不仁：肩髃、曲池、合谷。

问曰：此症从何而得？

答曰：皆因寒湿相搏，气血凝滞，故麻木不仁也。复刺后穴：肩井、列缺。

〔第四十〕手臂冷风酸痛：肩井、曲池、手三里、下廉。

问曰：此症从何而得？

答曰：寒邪之气，流入经络，夜卧凉枕、竹簟、漆凳冷处睡着，不知风湿，流入经络，故得此症。复刺后穴：手五里、经渠、上廉。

〔第四十一〕手臂红肿疼痛：五里、曲池、通里、中渚。

问曰：此症缘何而得？

答曰：气血壅滞，流而不散，闭塞经脉不通，故得此症。复刺后穴：合谷、尺泽。

〔第四十二〕手臂红肿及疽：中渚、液门、曲池、合谷。

问曰：此症从何而得？

答曰：血气壅滞，皮肤瘙痒，用热汤泡洗，而伤红肿，故得此症；久而不治，变成手背疽。复刺后穴：上都、阳池。

〔第四十三〕手臂拘挛，两手筋紧不开：阳池、合谷、尺泽、曲池、中渚。

问曰：此症从何而得？

答曰：皆因湿气处卧，暑月夜行，风湿相搏，或酒醉行房之后，露天而眠，故得此症。复针后穴：肩髃、中渚、少商、手三里。

〔第四十四〕肩背红肿疼痛：肩髃、风门、中渚、大杼。

问曰：此症从何而得？

答曰：皆因腠理不密，风邪窜入皮肤，寒邪相搏，血气凝滞。复刺后穴：膏肓、肺俞、肩髃。

〔第四十五〕心胸疼痛：大陵、内关、曲泽。

问曰：心胸痛从何而得？

答曰：皆因停积，或因食冷，胃脘冷积作楚。心痛有九种，有虫、食痛者，有心痹冷痛者，有阴阳不升降者，有怒气冲心者，此症非一，推详其症治之。中脘、上脘、三里。

〔第四十六〕胁肋疼痛：支沟、章门、外关。

问曰：此症从何而得？

答曰：皆因怒气伤肝，血不归原，触动肝经，肝藏血，怒气甚，肝血不归原，故得是症。亦有伤寒后胁痛者，有挫闪而痛者，不可一例治也，宜推详治之。复刺后穴：行间泻肝经，治怒气、中封、期门治伤寒后胁痛、阳陵泉。

〔第四十七〕腹内疼痛：内关、三里、中脘。

问曰：腹内疼痛，如何治疗？

答曰：失饥伤饱，血气相争，荣卫不调，五脏不安，寒湿中得此。或冒风被雨，饱醉行房，饮食不化，亦有此症，必急治疗，为肾虚败，毒气冲归脐腹，故得此症。如不愈，复刺后穴：关元、水分、天枢寒湿饥饱。

〔第四十八〕小腹胀满：内庭、三里、三阴交。

问曰：此症针入穴法不效，何也？

答曰：皆因停饮不化，腹胀。此症非一，有膀胱疝气，冷筑疼痛；小便不利，胀满疼痛；大便虚结，胀满疼痛，推详治之。再刺后穴：照海、大敦、中脘先补后泻、气海专治妇人血块攻筑疼痛，小便不利，妇人诸般气痛。

〔第四十九〕两足麻木：阳辅、阳交、绝骨、行间。

问曰：此症因何而得？

答曰：皆因湿气相搏，流入经络不散，或因酒后房事过多，寒暑失盖，致有此症。复针后穴：昆仑、绝骨、丘墟。

〔第五十〕两膝红肿疼痛：膝关、委中。

问曰：此症从何而来？

答曰：皆因脾家受湿，痰饮流注，此疾非一，或因痢后寒邪入于经络。复刺后穴：阳陵泉、中脘、丰隆。

〔第五十一〕足不能行：丘墟、行间、昆仑、太冲。

问曰：此症从何而得？

答曰：皆因醉后行房，肾经受亏，以致足弱无力，遂致不能行步。前治不效，复刺后穴：三里、阳辅、三阴交、复溜。

〔第五十二〕脚弱无力：公孙、三里、绝骨、申脉。

问曰：此症从何而得？

答曰：皆因湿气流入经络，血气相搏，或因行房过损精力，或因行路有损筋骨，致成此疾。复针后穴：昆仑、阳辅。

〔第五十三〕红肿脚气生疮：照海、昆仑、京骨、委中。

问曰：此症前穴不愈，何也？

答曰：气血凝而不散，寒热久而不治，变成其疾。再针后穴：三里、三阴交。

〔第五十四〕脚背红肿痛：太冲、临泣、行间、内庭。

问曰：此症从何而得？

答曰：皆因劳役过多，热汤泡洗，血气不散，以致红肿疼痛，宜针不宜灸。丘墟、昆仑。

〔第五十五〕穿跟草鞋风：照海、丘墟、商丘、昆仑。

问曰：此症缘何而得？

答曰：皆因劳役过度，湿气流滞而冷，或因大热行路，冷水浸洗，而成此症。复刺后穴：太冲、解溪。

〔第五十六〕风痛不能转侧，举步艰难：环跳、风市、昆仑、居髎、三里、阳陵泉。

问曰：此症缘何而得？

答曰：皆因房事过多，寒湿地上睡卧，流注经络，挫闪后腰疼痛，动止艰难。前穴不效，复刺后穴：五枢、阳辅、支沟。

〔第五十七〕腰脚疼痛：委中、人中。

〔第五十八〕肾虚腰痛：肾俞、委中、太溪、白环俞。

〔第五十九〕腰脊强痛：人中、委中。

〔第六十〕挫闪腰胁痛：尺泽、委中、人中。

问曰：此症从何而得？

答曰：皆因房事过多，劳损肾经，精血枯竭，肾虚腰痛，负重远行，血气错乱，冒热血不归原，则腰痛。或因他事所关，气攻两胁疼痛，故有此症。复刺后穴：昆仑、束骨、支沟、阳陵泉。

〔第六十一〕浑身浮肿生疮：曲池、合谷、三里、三阴交、行间、内庭。

问曰：此症从何而感？

答曰：伤饥失饱，房事过度，或食生冷。

〔第六十二〕四肢浮肿：中都、合谷、曲池、中渚、液门。

问曰：此症从何而得？

答曰：皆因饥寒，邪入经络，饮水过多，流入四肢。或饮酒过多，不避风寒，致有此症。复针后穴：行间、内庭、三阴交、阴陵泉。

〔第六十三〕单蛊胀：气海、行间、三里、内庭、水分、食关。

〔第六十四〕双蛊胀：支沟、合谷、曲池、水分。

问曰：此症从何而得？

答曰：皆因酒色过多，内伤脏腑，血气不通，遂成蛊胀。饮食不化，痰积停滞，浑身浮肿生水，小便不利，血气不行，则四肢浮肿，胃气不足，酒色不节，则单蛊胀也。肾水俱败，水火不相济，故令双蛊。此症本难疗治，医者当详细推之。三里、三阴交、行间、内庭。

〔第六十五〕小便不通：阴陵泉、气海、三阴交。

问曰：此症缘何得之？

答曰：皆因膀胱邪气，热气不散。或劳役过度，怒气伤胞，则气闭入窍中；或妇人转胞，皆有此症。复刺后穴：阴谷、大陵。

〔第六十六〕小便滑数：中极、肾俞、阴陵泉。

问曰：此症为何？

答曰：此膀胱受寒，肾经滑数，小便冷痛，频频淋沥。复针后穴：三阴交、气海。

〔第六十七〕大便秘结，不通：章门、太白、照海。

问曰：此症从何而得？

答曰：此症非一，有热结，有冷结，宜先补后泻。

〔第六十八〕大便泄泻不止：中脘、天枢、中极。

〔第六十九〕赤白痢疾，如赤：内庭、天枢隐白、气海、照海、内关。如白，里急后重，大痛者：外关、中脘、隐白、天枢、申脉。

〔第七十〕脏毒下血：承山、脾俞、精宫、长强。

〔第七十一〕脱肛久痔：二白、百会、精宫、长强。

〔第七十二〕脾寒发疟：后溪、间使、大椎、身柱、三里、绝骨、合谷、膏肓。

〔第七十三〕疟，先寒后热：绝骨、百会、膏肓、合谷。

〔第七十四〕疟，先热后寒：曲池先补后泻、绝骨先泻后补、膏肓、百劳。

〔第七十五〕热多寒少：后溪、间使、百劳、曲池。

〔第七十六〕寒多热少：后溪、百劳、曲池。

问曰：此症从何感来？

答曰：皆因脾胃虚弱，夏伤于暑，秋必成疟，有热多寒少，单寒单热，气盛则热多，痰盛则寒多，是皆痰饮停滞，气血耗散，脾胃虚败，房事不节所致。有一日一发，间日一发，或三日一发者，久而不治，变成大患。疟后有浮肿，有虚劳，有大便利，有腹肿蛊胀者，或饮水多，腹内有疟母者，须用调脾进食化痰饮。穴法依前治之。

〔第七十七〕翻胃吐食：中脘、脾俞、中魁、三里。

〔第七十八〕饮水不能进，为之五噎：劳宫、中魁、中脘、三里、大陵、支沟、上脘。

问曰：翻胃之症，从何而得？针法所能疗否？

答曰：此症有可治，有不可治者。病初来时，皆因酒色过度，房事不节，胃家受寒，呕吐酸水。或食物即时吐出，或饮食后一日方吐者，二三日方吐者。随时吐者可疗，三两日吐者，乃脾绝胃枯，不能克化水谷。故有五噎者：气噎、水噎、食噎、劳噎、思噎，宜推详治之。复刺后穴：脾俞、胃俞以上补多泻少、膻中、太白、下脘、食关。

〔第七十九〕哮吼嗽喘：俞府、天突、膻中、肺俞、三里、中脘。

问曰：此症从何而得？

答曰：皆因好饮热酸鱼腥之物，及有风邪痰饮之类，窜入肺中，怒气伤肝，乘此怒气，食物不化，醉酒行房，不能节约。此亦非一也，有水哮，饮水则发；有气哮，怒气所感，寒邪相搏，痰饮壅满则发；咸哮，则食咸物发；或食炙煿之物则发，医当用意推详。小儿此症尤多。复刺后穴：膏肓、气海、关元、乳根。

〔第八十〕咳嗽红痰：百劳、肺俞、中脘、三里。

问曰：此症缘何感得？

答曰：皆因色欲过多，脾肾俱败，怒气伤肝，血不归原，作成痰饮，窜入肺经，久而不治，变成痨瘵。复刺后穴：膏肓、肾俞、肺俞、乳根。

〔第八十一〕吐血等症：膻中、中脘、气海、三里、乳根、支沟。

问曰：此症缘何而得？何法可治？

答曰：皆因忧愁思虑，七情所感，内动于心，即伤于神，外劳于形，即伤于精。古人言：心生血，肝纳血。心肝二经受克，心火上炎，气血上壅，肾水枯竭不交济，故有此症。须分虚实，不可概治。肺俞、肾俞、肝俞、膏肓、关元。

〔第八十二〕肺壅咳嗽：肺俞、膻中、支沟、大陵。

问曰：此症从何而得？

答曰：因而伤风，表里未解，咳嗽不止，吐脓血，是肺痈也。复刺后穴：风门、三里、支沟。

〔第八十三〕久嗽不愈：肺俞、三里、膻中、乳根、风门、缺盆。

问曰：此症从何而得？

答曰：皆因食咸物伤肺，酒色不节，或伤风不解，痰流经络，咳嗽不已。可刺前穴。

〔第八十四〕传尸痨瘵：鸠尾、肺俞、中极、四花先灸。

问曰：此症从何而来？

答曰：皆因饱后行房，气血耗散，痨瘵传尸，以致灭门绝户者有之。复刺后穴：膻中、涌泉、百会、膏肓、三里、中脘。

〔第八十五〕消渴：金津、玉液、承浆。

问曰：此症从何而得？

答曰：皆为肾水枯竭，水火不济，脾胃俱败，久而不治，变成背疽，难治矣。复刺后穴：海泉、人中、廉泉、气海、肾俞。

〔第八十六〕遗精白浊：心俞、肾俞、关元、三阴交。

问曰：此症从何而得？

答曰：因房事失宜，惊动于心，内不纳精，外伤于肾，忧愁思虑，七情所感，心肾不济，人渐尪羸，血气耗散，故得此症。复刺后穴：命门、白环俞。

〔第八十七〕阴茎虚痛：中极、太溪、复溜、三阴交。

问曰：此症因何而得？

答曰：皆因少年之时，妄用金石他药，有伤茎孔，使令阴阳交感，不能发泄，故生此症。复刺后穴：血郄、中极、海底、内关、阴陵泉。

〔第八十八〕阴汗偏坠：阑门、三阴交。

〔第八十九〕木肾不痛，肿如升：归来、大敦、三阴交。

〔第九十〕奔豚乳弦：关门、关元、水道、三阴交。

问曰：此三症因何而得？

答曰：皆为酒色过度，肾水枯竭，房事不节，精气无力，阳事不举，强而为之，精气不能泄外，流入胞中。此症非一，或肿如升，或偏坠疼痛，如鸡子之状，按上腹中则作声，此为乳疢疝气也。宜针后穴：海底、归来、关元、三阴交。

〔第九十一〕妇人赤白带下：气海、中极、白环俞、肾俞。

问曰：此症从何而得？

答曰：皆因不惜身体，恣意房事，伤损精血。或经行与男子交感，内不纳精，遗下白水，变成赤白带下。宜刺后穴：气海、三阴交、阳交补多泻少。

〔第九十二〕妇人无子：子宫、中极。

〔第九十三〕妇人多子：石门、三阴交。

〔第九十四〕经事不调：中极、肾俞、气海、三阴交。

〔第九十五〕妇人难产：独阴、合谷、三阴交。

〔第九十六〕血崩漏下：中极、子宫。

〔第九十七〕产后血块痛：气海、三阴交。

〔第九十八〕胎衣不下：中极、三阴交。

〔第九十九〕五心烦热，头目昏沉：合谷、百劳、中泉、心俞、劳宫、涌泉。

问曰：此症因何而得？

答曰：皆因产后劳役，邪风窜入经络，或因辛勤太过而得。亦有室女得此症，何也？

答曰：或阴阳不和，气血壅满而得之者，或忧愁思虑而得之者。复刺后穴：少商、曲池、肩井、心俞。

〔第一百〕阴门忽然红肿疼：会阴、中极、三阴交。

〔第一百一〕妇女血崩不止：丹田、中极、肾俞、子宫。

问曰：此症因何而得？

答曰：乃经行与男子交感而得，人渐羸瘦，外感寒邪，内伤于精，寒热往来，精血相搏，内不纳精，外不受血，毒气冲动子宫，风邪窜入肺中，咳嗽痰涎，故得此症。如不明脉之虚实，作虚劳治之，非也。或有两情交感，百脉错乱，血不归原，以致如斯者。再刺后穴：百劳、风池、膏肓、曲池、绝骨、三阴交。

〔第一百二〕妇人无乳：少泽、合谷、膻中。

〔第一百三〕乳痈：针乳疼处、膻中、大陵、委中、少泽、俞府。

〔第一百四〕月水断绝：中极、肾俞、合谷、三阴交。

问曰：妇人之症，如何不具后穴？

答曰：妇人之症，难以再具，止用此穴，法无不效。更宜辨脉虚实，调之可也。

〔第一百五〕浑身生疮：曲池、合谷、三里、行间。

〔第一百六〕发背痈疽：肩井、委中、天应、骑竹马。

或问：阴症疽，满背无头，何法治之？

答曰：可用湿泥涂之，先干处，用蒜钱贴之，如法灸，可服五香连翘散数帖发出。

〔第一百七〕肾脏风疮：血郄、三阴交。

〔第一百八〕疔疮以针挑，有血可治；无血不可治：合谷、曲池、三里、委中。

〔第一百九〕夹黄胁退毒也：支沟、委中、肩井、阳陵泉。

〔第一百一十〕伤寒头痛：合谷、攒竹、太阳眉后紫脉上。

〔第一百十一〕伤寒胁痛：支沟、章门、阳陵泉、委中出血。

〔第一百十二〕伤寒胸胁痛：大陵、期门、膻中、劳宫。

〔第一百十三〕伤寒大热不退：曲池、绝骨、三里、大椎、涌泉、合谷俱宜泻。

〔第一百十四〕伤寒热退后余热：风门、合谷、行间、绝骨。

〔第一百十五〕发狂，不识尊卑：曲池、绝骨、百劳、涌泉。

〔第一百十六〕伤寒发痉，不省人事：曲池、合谷、人中、复溜。

〔第一百十七〕伤寒无汗：内庭泻、合谷补、复溜泻、百劳。

〔第一百十八〕伤寒汗多：内庭、合谷泻、复溜补、百劳。

〔第一百十九〕大便不通：章门、照海、支沟、太白。

〔第一百二十〕小便不通：阴谷、阴陵泉。

〔第一百二十一〕六脉俱无：合谷、复溜、中极阴证多有此。

〔第一百二十二〕伤寒发狂：期门、气海、曲池。

〔第一百二十三〕伤寒发黄：腕骨、申脉、外关、涌泉。

〔第一百二十四〕咽喉肿痛：少商、天突、合谷。

〔第一百二十五〕双乳蛾症：少商、金津、玉液。

〔第一百二十六〕单乳蛾症：少商、合谷、海泉。

〔第一百二十七〕小儿赤游风：百会、委中。

〔第一百二十八〕浑身发红丹：百会、曲池、三里、委中。

〔第一百二十九〕黄胆发虚浮：腕骨、百劳、三里、涌泉治浑身黄、中脘、膏肓、丹田治色黄、阴陵泉治酒黄。

〔第一百三十〕肚中气块、痞块、积块：三里、块中、块尾。

〔第一百三十一〕五痫等症：上星、鬼禄、鸠尾、涌泉、心俞、百会。

〔第一百三十二〕马痫：照海、鸠尾、心俞。

〔第一百三十三〕风痫：神庭、素髎、涌泉。

〔第一百三十四〕食痫：鸠尾、中脘、少商。

〔第一百三十五〕猪痫：涌泉、心俞、三里、鸠尾、中脘、少商、巨阙。

问曰：此症从何而得？

答曰：皆因寒痰结胃中，失志不定，遂成数症，医者推详治之，无不效也。

〔第一百三十六〕失志痴呆：神门、鬼眼、百会、鸠尾。

〔第一百三十七〕口臭难近：龈交、承浆。

问曰：此症从何而得？

答曰：皆因用心过度，劳役不已，或不漱牙，藏宿物，以致秽臭。复刺：金津、玉液。

〔第一百三十八〕小儿脱肛：百会、长强、大肠俞。

〔第一百三十九〕霍乱转筋：承山、中封。

〔第一百四十〕霍乱吐泻：中脘、天枢。

〔第一百四十一〕咳逆发噎：膻中、中脘、大陵。

问曰：此症从何而得？

答曰：皆因怒气伤肝，胃气不足。亦有胃受风邪，痰饮停滞得者；亦有气逆不顺者，故不一也。刺前未效，复刺后穴：三里、肺俞、行间泻肝经怒气。

〔第一百四十二〕健忘失记：列缺、心俞、神门、少海。

问曰：此症缘何而得？

答曰：忧愁思虑，内动于心，外感于情，或有痰涎灌心窍，七情所感，故有此症。复刺后穴：中脘、三里。

〔第一百四十三〕小便淋沥：阴谷、关元、气海、三阴交、阴陵泉。

问曰：此症因何而得？

答曰：皆为酒色嗜欲不节，勉强为之，少年之过。或用金石热剂，或小便急行房，或交感之际，被人冲破，不能完事，精不得施泄，阴阳不能舒通。缘此症非一，有砂淋，有血淋，有热淋，有冷淋，有气淋，请审详治之。

〔第一百四十四〕重舌，腰痛：合谷、承浆、金津、玉液、海泉、人中。

〔第一百四十五〕便毒痈疽：昆仑、承浆、三阴交。

〔第一百四十六〕瘰疬结核：肩井、曲池、天井、三阳络、阴陵泉。

〔第一百四十七〕发痧等症：水分、百劳、大陵、委中。

〔第一百四十八〕牙关脱臼：颊车、百会、承浆、合谷。

〔第一百四十九〕舌强难言：金津、玉液、廉泉、风府。

〔第一百五十〕口吐清涎：大陵、膻中、中脘、劳宫。

〔第一百五十一〕四肢麻木：肩髃、曲池、合谷、腕骨、风市、昆仑、行间、三里、绝骨、委中、通里、阳陵泉此症宜补多泻少。如手足红肿，宜泻多补少。

八脉图并治症穴

冲　脉

考穴：公孙二穴，脾经。足大趾内侧，本节后一寸陷中，举足，两足掌相对取之。针一寸，主心腹五脏病，与内关主客相应。

治病：〔西江月〕九种心疼延闷，结胸翻胃难停，酒食积聚胃肠鸣，水食气疾膈病。脐痛腹疼胁胀，肠风疟疾心疼，胎衣不下血迷心，泄泻公孙立应。

○凡治后症，必先取公孙为主，次取各穴应之（徐氏）：

九种心疼，一切冷气：大陵、中脘、隐白。

痰膈涎闷，胸中隐痛：劳宫、膻中、间使。

气膈五噎，饮食不下：膻中、三里、太白。

脐腹胀满，食不消化：天枢、水分、内庭。

胁肋下痛，起止艰难：支沟、章门、阳陵泉。

泄泻不止，里急后重：下脘、天枢、照海。

胸中刺痛，隐隐不乐：内关、大陵、彧中。

两胁胀满，气攻疼痛：绝骨、章门、阳陵泉。

中满不快，翻胃吐食：中脘、太白、中魁。

胃脘停痰，口吐清水：巨阙、中脘、厉兑。

胃脘停食，疼刺不已：中脘、三里、解溪。

呕吐痰涎，眩晕不已：膻中、中魁、丰隆。

心疟，令人心内怔忡：神门、心俞、百劳。

脾疟，令人怕寒腹痛：商丘、脾俞、三里。

肝疟，令人气色苍，恶寒发热：中封、肝俞、绝骨。

肺疟，令人心寒怕惊：列缺、肺俞、合谷。

肾疟，令人洒热，腰脊强痛：大钟、肾俞、申脉。

疟疾大热不退：间使、百劳、绝骨。

疟疾先寒后热：后溪、曲池、劳宫。

疟疾先热后寒：曲池、百劳、绝骨。

疟疾心胸疼痛：内关、上脘、大陵。

疟疾头痛眩晕，吐痰不已：合谷、中脘、列缺。

疟疾骨节酸痛：魄户、百劳、然谷。

疟疾口渴不已：关冲、人中、间使。

胃疟，令人善饥，不能食：厉兑、胃俞、大都。

胆疟，令人恶寒怕惊，睡卧不安：临泣、胆俞、期门。

黄疸，四肢俱肿，汗出染衣：至阳、百劳、腕骨、中脘、三里。

黄疸，遍身皮肤、面目、小便俱黄：脾俞、隐白、百劳、至阳、三里、腕骨。

谷疸，食毕则心眩，心中拂郁，遍体发黄：胃俞、内庭、至阳、三里、腕骨、阴谷。

酒疸，身目俱黄，心中痛，面发赤斑，小便赤黄：胆俞、至阳、委中、腕骨。

女痨疸，身目俱黄，发热恶寒，小便不利：关元、肾俞、至阳、然谷。

○杨氏治症：

月事不调：关元、气海、天枢、三阴交。

胸中满痛：劳宫、通里、大陵、膻中。

痰热结胸：列缺、大陵、涌泉。

四肢风痛：曲池、风市、外关、阳陵泉、三阴交、手三里。

咽喉闭塞：少商、风池、照海、颊车。

阴维脉

考穴：内关二穴，心包经。去掌二寸两筋间，紧握拳取之。针一寸二分，主心胆脾胃之病，与公孙二穴，主客相应。

治病：〔西江月〕中满心胸痞胀，肠鸣泄泻脱肛，食难下膈酒来伤，积块坚横胁抢。妇女胁疼心痛，结胸里急难当，伤寒不解结胸膛，疟疾内关独当。

○凡治后症，必先取内关为主，次取各穴应之徐氏：

中满不快，胃脘伤寒：中脘、大陵、三里、膻中。

中焦痞满，两胁刺痛：支沟、章门、膻中。

脾胃虚冷，呕吐不已：内庭、中脘、气海、公孙。

脾胃气虚，心腹胀满：太白、三里、气海、水分。

胁肋下疼，心脘刺痛：气海、行间、阳陵泉。

痞块不散，心中闷痛：大陵、中脘、三阴交。

食癥不散，人渐羸瘦：腕骨、脾俞、公孙。

食积血瘕，腹中隐痛：胃俞、行间、气海。

五积气块，血积血癖：膈俞、肝俞、大敦、照海。

脏腑虚冷，两胁痛疼：支沟、通里、章门、阳陵泉。

风壅气滞，心腹刺痛：风门、膻中、劳宫、三里。

大肠虚冷，脱肛不收：百会、命门、长强、承山。

大便艰难，用力脱肛：照海、百会、支沟。

脏毒肿痛，便血不止：承山、肝俞、膈俞、长强。

五种痔疾，攻痛不已：合阳、长强、承山。

五痫等症，口中吐沫：后溪、神门、心俞、鬼眼。

心性呆痴，悲泣不已：通里、后溪、神门、大钟。

心惊发狂，不识亲疏：少冲、心俞、中脘、十宣。

健忘易失，言语不纪：心俞、通里、少冲。

心气虚损，或歌或笑：灵道、心俞、通里。

心中惊悸，言语错乱：少海、少府、心俞、后溪。

心中虚惕，神思不安：乳根、通里、胆俞、心俞。

心惊中风，不省人事：中冲、百会、大敦。

心脏诸虚，怔忡惊悸：阴郄、心俞、通里。

心虚胆寒，四体颤掉：胆俞、通里、临泣。

督　　脉

考穴：后溪二穴，小肠经。小指本节后外侧骨缝中，紧握拳尖上。针一寸，主头面项颈病，与申脉主客相应。

治病：〔西江月〕手足拘挛战掉，中风不语痫癫，头疼眼肿泪涟涟，腿膝背腰痛遍。项强伤寒不解，牙齿腮肿喉咽，手麻足麻破伤牵，盗汗后溪先砭。

〇凡治后症，必先取后溪为主，次取各穴应之徐氏：

手足挛急，屈伸艰难：三里、曲池、尺泽、合谷、行间、阳陵泉。

手足俱颤，不能行步握物：阳溪、曲池、腕骨、太冲、绝骨、公孙、阳陵泉。

颈项强痛，不能回顾：承浆、风池、风府。

两腮颊痛红肿：大迎、颊车、合谷。

咽喉闭塞，水粒不下：天突、商阳、照海、十宣。

双蛾风，喉闭不通：少商、金津、玉液、十宣。

单蛾风，喉中肿痛：关冲、天突、合谷。

偏正头风及两额角痛：列缺、合谷、太阳紫脉、头临泣、丝竹空。

两眉角痛不已：攒竹、阳白、印堂、合谷、头维。

头目昏沉，太阳痛：合谷、太阳紫脉、头维。

头项拘急，引肩背痛：承浆、百会、肩井、中渚。

醉头风，呕吐不止、恶闻人言：涌泉、列缺、百劳、合谷。

眼赤肿，冲风泪下不已：攒竹、合谷、小骨空、临泣。

破伤风，因他事搐发，浑身发热癫强：大敦、合谷、行间、十宣、太阳紫脉<small>宜锋针出血</small>。

〇杨氏治症：

咳嗽寒痰：列缺、涌泉、申脉、肺俞、天突、丝竹空。

头目眩晕：风池、命门、合谷。

头项强硬：承浆、风府、风池、合谷。

牙齿疼痛：列缺、人中、颊车、吕细、太渊、合谷。

耳不闻声：听会、商阳、少冲、中冲。

破伤风症：承浆、合谷、八邪、后溪、外关、四关。

阳跷脉

考穴：申脉二穴，膀胱经。足外踝下陷中，赤白肉际，直立取之。针一寸，主四肢风邪及痈毒病，与后溪主客相应。

治病：〔西江月〕腰背屈强腿肿，恶风自汗头疼，雷头赤目痛眉棱，手足麻挛臂冷。吹乳耳聋鼻衄，痫癫肢节烦憎，遍身肿满汗头淋，申脉先针有应。

〇凡治后症，必先取申脉为主，次取各穴应之徐氏：

腰背强不可俯仰：腰俞、膏肓、委中刺紫脉出血。

肢节烦痛，牵引腰脚疼：肩髃、曲池、昆仑、阳陵。

中风不省人事：中冲、百会、大敦、印堂、合谷。

中风不语：少商、前顶、人中、膻中、合谷、哑门。

中风半身瘫痪：手三里、腕骨、合谷、绝骨、行间、风市、三阴交。

中风偏枯，疼痛无时：绝骨、太渊、曲池、肩髃、三里、昆仑。

中风四肢麻痹不仁：肘髎、上廉、鱼际、风市、膝关、三阴交。

中风手足瘙痒，不能握物：臑会、腕骨、合谷、行间、风市、阳陵泉。

中风口眼㖞斜，牵连不已：人中、合谷、太渊、十宣、瞳子髎、颊车此穴针入一分，沿皮向下透地仓穴。㖞左泻右，㖞右泻左，灸可二七壮。

中风角弓反张，眼目盲视：百会、百劳、合谷、曲池、行间、十宣、阳陵泉。

中风口噤不开，言语謇涩：地仓宜针透、颊车、人中、合谷。

腰脊项背疼痛：肾俞、人中、肩井、委中。

腰痛，起止艰难：然谷、膏肓、委中、肾俞。

足背生毒，名曰发背：内庭、侠溪、行间、委中。

手背生毒，名附筋发背：液门、中渚、合谷、外关。

手臂背生毒，名曰附骨疽：天府、曲池、委中。

○杨氏治症：

背胛生痈：委中、侠溪、十宣、曲池、液门、内关、外关。

遍体疼痛：太渊、三里、曲池。

鬓髭发毒：太阳、申脉、太溪、合谷、外关。

项脑攻疮：百劳、合谷、申脉、强间、委中。

头痛难低：申脉、金门、承浆。

颈项难转：后溪、合谷、承浆。

带　脉

考穴：临泣二穴，胆经。足小趾次趾外侧，本节中筋骨缝内，去一寸是。针五分，放水随皮过一寸，主四肢病，与外关主客相应。

治病：〔西江月〕手足中风不举，痛麻发热拘挛，头风痛肿项腮连，眼肿赤疼头旋。齿痛耳聋咽肿，浮风搔痒筋牵，腿疼胁胀肋肢偏，临泣针时有验。

〇凡治后症，必先取临泣为主，次取各穴应之徐氏：

足胕肿痛，久不能消：行间、申脉。

手足麻痹，不知痒痛：太冲、曲池、大陵、合谷、三里、中渚。

两足颤掉，不能移步：太冲、昆仑、阳陵泉。

两手颤掉，不能握物：曲泽、腕骨、合谷、中渚。

足趾拘挛，筋紧不开：足十趾节、握拳指尖小麦炷，灸五壮、丘墟、公孙、阳陵泉。

手指拘挛，伸缩疼痛：手十指节、握拳指尖小麦炷，灸五壮、尺泽、阳溪、中渚、五虎。

足底发热，名曰湿热：涌泉、京骨、合谷。

足外踝红肿，名曰穿踝风：昆仑、丘墟、照海。

足胕发热，五指节痛：冲阳、侠溪、足十宣。

两手发热，五指疼痛：阳池、液门、合谷。

两膝红肿疼痛，名曰鹤膝风：膝关、行间、风市、阳陵泉。

手腕起骨痛，名曰绕踝风：太渊、腕骨、大陵。

腰胯疼痛，名曰寒疝：五枢、委中、三阴交。

臂膊痛连肩背：肩井、曲池、中渚。

腿胯疼痛，名曰腿叉风：环跳、委中、阳陵泉。

白虎历节风疼痛：肩井、三里、曲池、委中、合谷、行间、天应遇痛处针，强针出血。

走注风游走，四肢疼痛：天应、曲池、三里、委中。

浮风，浑身瘙痒：百会、百劳、命门、太阳紫脉、风市、绝骨、水分、气海、血海、委中、曲池。

头项红肿强痛：承浆、风池、肩井、风府。

肾虚腰痛，兴动艰难：肾俞、脊中、委中。

闪挫腰痛，起止艰难：脊中、腰俞、肾俞、委中。

虚损湿滞腰痛，行动无力：脊中、腰俞、肾俞、委中。

诸虚百损，四肢无力：百劳、心俞、三里、关元、膏肓。

胁下肝积，气块刺痛：章门、支沟、中脘、大陵、阳陵泉。

○杨氏治症：

手足拘挛：中渚、尺泽、绝骨、八邪、阳溪、阳陵泉。

四肢走注：三里、委中、命门、天应、曲池、外关。

膝胫酸痛：行间、绝骨、太冲、膝眼、三里、阳陵泉。

腿寒痹痛：四关、绝骨、风市、环跳、三阴交。

臂冷痹痛：肩井、曲池、外关、三里。

百节酸痛：魂门、绝骨、命门、外关。

阳维脉

考穴：外关二穴，三焦经。掌背去腕二寸，骨缝两筋陷中，伏手取之。针一寸二分，主风寒经络皮肤病，与临泣主客相应。

治病：〔西江月〕肢节肿疼膝冷，四肢不遂头风，背胯内外骨筋攻，头项眉棱皆痛。手足热麻盗汗，破伤眼肿睛红，伤寒自汗表烘烘，独会外关为重。

○凡治后症，必先取外关为主，次取各穴应之徐氏：

臂膊红肿，肢节疼痛：肘髎、肩髃、腕骨。

足内踝红肿痛，名曰绕踝风：太溪、丘墟、临泣、昆仑。

手指节痛，不能伸屈：阳谷、五虎、腕骨、合谷。

足趾节痛，不能行步：内庭、太冲、昆仑。

五脏结热，吐血不已取五脏俞穴，并血会治之：心俞、肺俞、脾俞、肝俞、肾俞、膈俞。

六腑结热，血妄行不已取六腑俞，并血会治之：胆俞、胃俞、小肠俞、大肠俞、膀胱俞、三焦俞、膈俞。

鼻衄不止，名血妄行：少泽、心俞、膈俞、涌泉。

吐血昏晕，不省人事：肝俞、膈俞、通里、大敦。

虚损气逆，吐血不已：膏肓、膈俞、丹田、肝俞。

吐血衄血，阳乘于阴，血热妄行：中冲、肝俞、膈俞、三里、三阴交。

血寒亦吐，阴乘于阳，名心肺二经呕血：少商、心俞、神门、肺俞、膈俞、三阴交。

舌强难言及生白苔：关冲、中冲、承浆、聚泉。

重舌肿胀，热极难言：十宣、海泉、金津、玉液。

口内生疮，名枯槽风：兑端、支沟、承浆、十宣。

舌吐不收，名曰阳强：涌泉、兑端、少冲、神门。

舌缩难言，名曰阴强：心俞、膻中、海泉。

唇吻裂破，血出干痛：承浆、少商、关冲。

项生瘰疬，绕颈起核，名曰蟠蛇疬：天井、风池、肘尖、缺盆、十宣。

瘰疬延生胸前，连腋下者，名曰瓜藤疬：肩井、膻中、大陵、支沟、阳陵泉。

左耳根肿核者，名曰惠袋疬：翳风、后溪、肘尖。

右耳根肿核者，名曰蜂窝疬：翳风、颊车、后溪、合谷。

耳根红肿痛：合谷、翳风、颊车。

颈项红肿不消，名曰项疽：风府、肩井、承浆。

目生翳膜，隐涩难开：睛明、合谷、肝俞、鱼尾。

风沿烂眼，迎风冷泪：攒竹、丝竹、二间、小骨空。

目风肿痛，胬肉攀睛：和髎、睛明、攒竹、肝俞、委中、合谷、肘尖、照海、列缺、十宣。

牙齿两颔肿痛：人中、合谷、吕细。

上片牙痛及牙关不开：太渊、颊车、合谷、吕细。

下片牙疼颊项红肿痛：阳溪、承浆、颊车、太溪。

耳聋，气痞疼痛：听会、肾俞、三里、翳风。

耳内或鸣，或痒，或痛：客主人、合谷、听会。

雷头风晕，呕吐痰涎：百会、中脘、太渊、风门。

肾虚头痛，头重不举：肾俞、百会、太溪、列缺。

痰厥头晕，头目昏沉：大敦、肝俞、百会。

头顶痛，名曰正头风：上星、百会、脑空、涌泉、合谷。

目暴赤肿疼痛：攒竹、合谷、迎香。

○杨氏治症：

中风拘挛：中渚、阳池、曲池、八邪。

<h2 style="text-align:center">任　　脉</h2>

考穴：列缺二穴，肺经。手腕内侧一寸五分，手交叉盐指尽处骨间是。针八分，主心腹胁肋五脏病，与照海主客相应。

治病：〔西江月〕痔疟便肿泄痢，唾红溺血咳痰，牙疼喉肿小便难，心胸腹疼噎咽。产后发强不语，腰痛血疾脐寒，死胎不下膈中寒，列缺乳痈多散。

○凡治后症，必先取列缺为主，次取各穴应之徐氏：

鼻流涕臭，名曰鼻渊：曲差、上星、百会、风门、迎香。

鼻生息肉，闭塞不通：印堂、迎香、上星、风门。

伤风面赤，发热头痛：通里、曲池、绝骨、合谷。

伤风感寒，咳嗽咳满：膻中、风门、合谷、风府。

伤风，四肢烦热头痛：经渠、曲池、合谷、委中。

腹中肠痛，下利不已：内庭、天枢、三阴交。

赤白痢疾，腹中冷痛：水道、气海、外陵、天枢、三阴交、三里。

胸前两乳红肿痛：少泽、大陵、膻中。

乳痈肿痛，小儿吹乳：中府、膻中、少泽、大敦。

腹中寒痛，泄泻不止：天枢、中脘、关元、三阴交。

妇血积痛，败血不止：肝俞、肾俞、膈俞、三阴交。

咳嗽寒痰，胸膈闭痛：肺俞、膻中、三里。

久嗽不愈，咳唾血痰：风门、太渊、膻中。

哮喘气促，痰气壅盛：丰隆、俞府、膻中、三里。

吼喘胸膈急痛：彧中、天突、肺俞、三里。

吼喘气满，肺胀不得卧：俞府、风门、太渊、中府、三里、膻中。

鼻塞不知香臭：迎香、上星、风门。

鼻流清涕，腠理不密，喷嚏不止：神庭、肺俞、太渊、三里。

妇人血沥，乳汁不通：少泽、大陵、膻中、关冲。

乳头生疮，名曰妒乳：乳根、少泽、肩井、膻中。

胸中噎塞痛：大陵、内关、膻中、三里。

五瘿等症项瘿之症有五：一曰石瘿，如石之硬；二曰气瘿，如绵之软；三曰血瘿，如赤脉细丝；四曰筋瘿，乃无骨；五曰肉瘿，如袋之状，此乃五瘿之形也：扶突、天突、天窗、缺盆、俞府、膺俞喉上、膻中、合谷、十宣出血。

口内生疮，臭秽不可近：十宣、人中、金津、玉液、承浆、合谷。

三焦极热，舌上生疮：关冲、外关、人中、迎香、金津、玉液、地仓。

口气冲人，臭不可近：少冲、通里、人中、十宣、金津、玉液。

冒暑大热，霍乱吐泻：委中、百劳、中脘、曲池、十宣、三里、合谷。

中暑自热，小便不利：阴谷、百劳、中脘、委中、气海、阴陵泉。

小儿急惊风，手足搐搦：印堂、百会、人中、中冲、大敦、太冲、合谷。

小儿慢脾风，目直视，手足搐，口吐沫：大敦、脾俞、百会、上星、人中。

消渴等症三消其症不同，消脾、消中、消肾。《素问》云：胃府虚，食斗不能充饥；肾脏渴，饮百杯不能止渴；及房劳不称心意，此为三消也。乃土燥承渴，不能克化，故成此病：人中、公孙、脾俞、中脘、关冲、照海治饮不止渴、太溪治房不称心、三里治食不充饥。

黑痧，腹痛头疼，发热恶寒，腰背强痛，不能睡卧：百劳、天府、委中、十宣。

白痧，腹痛吐泻，四肢厥冷，十指甲黑，不得睡卧：大陵、百劳、大敦、十宣。

黑白痧，头疼发汗，口渴，大肠泄泻，恶寒，四肢厥冷，不能睡卧，名曰绞肠痧。或肠鸣腹响：委中、膻中、百会、丹田、大敦、窍阴、十宣。

〇杨氏治症：

血迷血晕：人中。

胸膈痞结：涌泉、少商、膻中、内关。

脐腹疼痛：膻中、大敦、中府、少泽、太渊、三阴交。

心中烦闷：阴陵、内关。

耳内蝉鸣：少冲、听会、中冲、商阳。

鼻流浊污：上星、内关、列缺、曲池、合谷。

伤寒发热：曲差、内关、列缺、经渠、合谷。

阴跷脉

考穴：照海二穴，肾经。足内踝下陷中，令人稳坐，两足底相合取之。针一寸二分，主脏腑病，与列缺主客相应。

治病：〔西江月〕喉塞小便淋涩，膀胱气痛肠鸣，食黄酒积腹脐并，呕泻胃翻便紧。难产昏迷积块，肠风下血常频，膈中快气气核侵，照海有功必定。

○凡治后症，必先取照海为主，次取各穴应之徐氏：

小便淋涩不通：阴陵泉、三阴交、关冲、合谷。

小腹冷痛，小便频数：气海、关元、肾俞、三阴交。

膀胱七疝，奔豚等症：大敦、阑门、丹田、三阴交、涌泉、章门、大陵。

偏坠水肾，肿大如升：大敦、曲泉、然谷、三阴交、归来、阑门、膀胱俞、肾俞横纹可灸七壮。

乳痃疝气，发时冲心痛：带脉、涌泉、太溪、大敦。

小便淋血不止，阴器痛：阴谷、涌泉、三阴交。

遗精白浊，小便频数：关元、白环俞、太溪、三阴交。

夜梦鬼交，遗精不禁：中极、膏肓、心俞、然谷、肾俞。

妇人难产，子掬母心不能下，胎衣不去：巨阙、合谷、三阴交、至阴灸效。

女人大便不通：申脉、阴陵泉、三阴交、太溪。

妇人产后脐腹痛，恶露不已：水分、关元、膏肓、三阴交。

妇人脾气、血蛊、水蛊、气蛊、石蛊：膻中、水分治水、关元、气海、三里、行间治血、公孙治气、内庭治石、支沟、三阴交。

女人血分单腹气喘:下脘、膻中、气海、三里、行间。

女人血气劳倦,五心烦热,肢体皆痛,头目昏沉:肾俞、百会、膏肓、曲池、合谷、绝骨。

老人虚损,手足转筋,不能举动:承山、阳陵泉、临泣、太冲、尺泽、合谷。

霍乱吐泻,手足转筋:京骨、三里、承山、曲池、腕骨、尺泽、阳陵泉。

寒湿脚气,发热大痛:太冲、委中、三阴交。

肾虚脚气红肿,大热不退:气冲、太溪、公孙、三阴交、血海、委中。

干脚气,膝头并内踝及五指疼痛:膝关、昆仑、绝骨、委中、阳陵泉、三阴交。

浑身胀满,浮肿生水:气海、三里、曲池、合谷、内庭、行间、三阴交。

单腹蛊胀,气喘不息:膻中、气海、水分、三里、行间、三阴交。

心腹胀大如盆:中脘、膻中、水分、三阴交。

四肢、面目浮肿,大不退:人中、合谷、三里、临泣、曲池、三阴交。

妇人虚损形瘦,赤白带下:百劳、肾俞、关元、三阴交。

女人子宫久冷,不受胎孕:中极、三阴交、子宫。

女人经水正行,头晕,小腹痛:阳交、内庭、合谷。

室女月水不调,脐腹痛疼:肾俞、三阴交、关元。

妇人产难,不能分娩:合谷、三阴交、独阴。

○杨氏治症:

气血两蛊:行间、关元、水分、公孙、气海、临泣。

五心烦热:内关、涌泉、十宣、大陵、合谷、四花。

气攻胸痛:通里、大陵。

心内怔忡:心俞、内关、神门。

咽喉闭塞:少商、风池、照海。

虚阳自脱：心俞、然谷、肾俞、中极、三阴交。

上八法，先刺主症之穴，随病左右上下所在，取诸应穴，仍循扪导引，按法祛除。如病未已，必求合穴，须要停针待气，使上下相接，快然无所苦，而后出针。或用艾灸亦可。在乎临时机变，不可专拘于针也。

十二经井穴

手太阴井

人病膨胀，喘咳，缺盆痛，心烦，掌热，肩背疼，咽痛喉肿。斯乃以脉循上膈肺中，横过腋关，穿过尺泽入少商，故邪客于手太阴之络，而生是病。

可刺手太阴肺经井穴少商也，手大指侧。刺同身寸之一分，行六阴之数各一痏，左取右，右取左，如食顷已。灸三壮。

手阳明井

人病气满，胸中紧痛，烦热，喘而不已息。斯乃以其脉自肩端入缺盆，络肺；其支别者从缺盆中直而上颈，故邪客于手阳明之络，而有是病。

可刺手阳明大肠井穴商阳也，在手大指次指爪甲角。刺入一分，行六阴之数，左取右，右取左，如食顷已。灸三壮。

足阳明井

人病腹心闷，恶人火，闻响心惕，鼻衄唇喎，疟狂，足痛，气蛊，疮疥，齿寒。乃脉起于鼻交頞中，下循鼻外，入上齿中，还出侠口环唇，下交承浆。却循颐后下廉，出大迎，循颊车，上耳前，故邪客于足阳明之络，而有是病。

可刺足阳明胃经井厉兑，足次指爪甲上与肉交者韭许。刺一分，行六阴数，左取右，食顷已。

足太阴井

人病尸厥暴死，脉犹如常人而动，然阴盛于上，则邪气重上，而邪气逆，阳气乱，五络闭塞，结而不通，故状若尸厥，身脉动，不知人事，邪客手足少阴、太阴，足阳明络，此五络，命所关。

可初刺足太阴脾隐白，二刺足少阴肾涌泉，三刺足阳明胃厉兑，四刺手太阴肺少商，五刺手少阴心少冲，五井穴各二分，左右皆六阴数。不愈，刺神门；不愈，以竹管吹两耳，以指掩管口，勿泄气，必须极吹蹙，才脉络通，每极三度。甚者灸维会三壮。针前后各二分，泻二度，后再灸。

手少阴井

人病心痛烦渴，臂厥，胁肋疼，心中热闷，呆痴忘事，癫狂。斯乃以其脉起于心，支从心系侠喉咙，出向后腕骨之下，直从肺，行腋下臑内，循廉肘内通臂，循廉抵腕，直过神门脉，入少冲。

可刺手心经井少冲，手小指内侧交肉者如韭叶。刺一分，行六阴数，右取左，若灸三炷，如麦大，不已，复刺神门穴。

手太阳井

人病颔肿，项强难顾，肩似拔，臑似折，肘臂疼，外廉痛。斯乃以其脉起小指，自少泽过前谷，上循臂内至肩入缺盆，向腋，络心间，循咽下膈，抵胃；支从缺盆上颈颊，至目锐眦入耳，复循颊入鼻頞，斜贯于颧，故邪客于太阳络，生是病。

可刺手小肠井少泽，小指外侧与肉相交如韭叶。刺一分，六阴数各一痏，左病右取。若灸如小麦炷，三壮止。

足太阳井

人病头项肩背腰目疼，脊痛，痔疟，颠狂，目黄泪出，鼻流血。斯乃经之正者，从脑出，别下项；支别者，从膊内左右别下，又其络从上行，循眦上额，故邪客于足太阳络，而有是病。

可刺足太阳膀胱井至阴，小指外侧韭叶。行六阴数，不已，刺金门五分，灸三壮；不已，刺申脉三分，如人行十里愈。有所坠，瘀血留腹内，满胀不得行，先以利药，次刺然谷前脉出血立已。不已，刺冲阳三分胃之原及大敦见血肝之井。

足少阴井

人病卒心痛，暴胀，胸胁支满。斯乃脉上贯肝膈，走于心内，故邪客于足少阴之络，而有是病。

可刺足少阴肾井涌泉，足心中。刺三分，行六阴数，见血出，令人立饥欲食，左取右，素有此病，新发，刺五日愈，灸三壮。

手厥阴井

人病卒然心痛，掌中热，胸满膨，手挛臂痛，不能伸屈，腋下肿平，面赤目黄，善笑，心胸热，耳聋响。斯乃以其包络之脉，循胁过腋下，通臑内，至间使入劳宫，循经直入中冲；支别从掌循小指，过次指关冲，故邪客于手厥阴络，生是病。

可刺手厥阴心包井中冲，中指内端去甲韭叶。刺一分，行六阴数，左取右，如食顷已。若灸可三壮，如小麦炷。

手少阳井

人病耳聋痛，浑浑目疼，肘痛，脊间心后疼甚。斯乃以其脉上臂，贯臑外循肩上，交出少阳缺盆、膻中、膈内；支出颈项耳后，直入耳中；循遍目内眦，故邪气客于少阳之络，生是病。

可刺手少阳三焦井穴关冲也，手小指次指去爪甲与肉交者如韭叶许。刺一分，各一痏，右取左，如食顷已。如灸三壮不已，复刺少阳输中渚穴。

足少阳井

人病胸胁足痛，面滞，头目疼，缺盆腋肿汗多，颈项瘿瘤强硬，疟生寒热。乃脉支别者，从目锐下大迎，合手少阳抵项，下颊车，下颈合缺盆以下胸，交中贯膈，络肝胆，循胁，故邪客于足少阳之络，而有是病。

可刺足少阳胆井窍阴，在次指与肉交者如韭叶许。刺一分，行六阴数，各一痏，左病右取，如食顷已。灸可三壮。

足厥阴井

人病卒疝暴痛，及腹绕脐上下急痛。斯乃肝络去内踝上五寸，别走少阳；其支别者，循胫上睾，结于茎，故邪客于足厥阴之络，而有是病。

可刺足厥阴肝经井大敦，大指端。行六阴数，左取右，素有此病，再发，刺之三日已。若灸者，可五壮止。

十二经治症主客原络（并）图

肺之主　大肠客：

　　　　太阴多气而少血，心胸气胀掌发热。

　　　　喘咳缺盆痛莫禁，咽肿喉干身汗越。

　　　　肩内前廉两乳疼，痰结膈中气如缺。

　　　　所生病者何穴求，太渊偏历与君说。

　　　可刺手太阴肺经原①，复刺手阳明大肠络②。

①原者，太渊穴，肺脉所过为原。掌后内侧横纹头，动脉相应寸口是。②络者，偏历穴，去腕三寸，别走太阴。

大肠主　肺之客：

　　　　阳明大肠侠鼻孔，面痛齿疼腮颊肿。

　　　　生疾目黄口亦干，鼻流清涕及血涌。

　　　　喉痹肩前痛莫当，大指次指为一统。

　　　　合谷列缺取为奇，二穴针之居病总。

　　　可刺手阳明大肠原①，复刺手太阴肺经络②。

①原者，合谷穴，大肠脉所过为原，歧骨间。②络者，列缺穴，去腕侧上寸半，交叉盐指尽是，别走阳明。

脾主　胃客：

　　　　脾经为病舌本强，呕吐胃翻疼腹脏。

　　　　阴气上冲噫难瘳，体重不摇心事妄。

　　　　疟生振栗兼体羸，秘结疸黄手执杖。

　　　　股膝内肿厥而疼，太白丰隆取为尚。

　　　可刺足太阴脾经原①，复刺足阳明胃经络②。

①原者，太白穴，脾脉所过为原，足大趾内踝前，核骨下隐中。②络者，丰隆穴，去踝八寸，别走太阴。

胃主　脾客：

　　　　腹膜心闷意凄怆，恶人恶火恶灯光。

> 耳闻响动心中惕，鼻衄唇㖞疟又伤。
>
> 弃衣骤步身中热，痰多足痛与疮疡。
>
> 气蛊胸腿疼难止，冲阳公孙一刺康。
>
> 可刺足阳明胃经原[1]，复刺足太阴脾经络[2]。

[1]原者，冲阳穴，胃脉所过为原，足跗上五寸，骨间动脉。[2]络者，公孙穴，去足大趾本节后一寸，内踝前，别走阳明。

真心主　小肠客：

> 少阴心痛并干噫，渴欲饮兮为臂厥。
>
> 生病目黄口亦干，胁臂疼兮掌发热。
>
> 若人欲治勿差求，专在医人心审察。
>
> 惊悸呕血及怔忡，神门支正何堪缺。
>
> 可刺手少阴心经原[1]，复刺手太阳小肠络[2]。

[1]原者，神门穴，心脉所过为原，手掌后锐骨端陷中。[2]络者，支正穴，腕上五寸，别走少阴。

小肠主　真心客：

> 小肠之病岂为良，颊肿肩疼两臂旁。
>
> 项颈强疼难转侧，嗌颔肿痛甚非常。
>
> 肩似拔兮臑似折，生病耳聋及目黄。
>
> 臑肘臂外后廉痛，腕骨通里取为详。
>
> 可刺手太阳小肠原[1]，复刺手少阴心经络[2]。

[1]原者，腕骨穴，小肠脉所过为原，手外侧腕前起骨下陷中。[2]络者，通里穴，去腕一寸，别走太阳。

肾之主　膀胱客：

> 脸黑嗜卧不欲粮，目不明兮发热狂。
>
> 腰痛足疼步难履，若人捕获难躲藏。
>
> 心胆战兢气不足，更兼胸结与身黄。

若欲除之无更法，太溪飞扬取最良。

可刺足少阴肾经原[1]，复刺足太阳膀胱络[2]。

[1]原者，太溪穴，肾脉所过为原，内踝下后跟骨上，动脉陷中，屈五指乃得穴。[2]络者，飞扬穴，外踝上七寸，别走少阴。

膀胱主 肾之客：

膀胱颈病目中疼，项腰足腿痛难行。

痫疟狂癫心胆热，背弓反手额眉棱。

鼻衄目黄筋骨缩，脱肛痔漏腹心膨。

若要除之无别法，京骨大钟任显能。

可刺足太阳膀胱原[1]，复刺足少阴肾经络[2]。

[1]原者，京骨穴，膀胱脉所过为原，足小趾大骨下，赤白肉际陷中。[2]络者，大钟穴，当踝后绕跟，别走太阳。

三焦主 包络客：

三焦为病耳中聋，喉痹咽干目肿红。

耳后肘疼并出汗，脊间心后痛相从。

肩背风生连臂肘，大便坚闭及遗癃。

前病治之何穴愈，阳池内关法理同。

可刺手少阳三焦经原[1]，复刺手厥阴心包经络[2]。

[1]原者，阳池穴，三焦脉所过为原，手表腕上横断处陷中。[2]络者，内关穴，去掌二寸两筋间，别走少阳。

包络主 三焦客：

包络为病手挛急，臂不能伸痛如屈。

胸膺胁满腋肿平，心中淡淡面色赤。

目黄善笑不肯休，心烦心痛掌热极。

良医达士细推详，大陵外关病消释。

可刺手厥阴心包经原[1]，复刺手少阳三焦经络[2]。

①原者，大陵穴，包络脉所过为原，掌后横纹中。②络者，外关穴，去腕二寸，别走厥阴。

肝主　胆客：

> 气少血多肝之经，丈夫癀疝苦腰疼。
>
> 妇人腹膨小腹肿，甚则嗌干面脱尘。
>
> 所生病者胸满呕，腹中泄泻痛无停。
>
> 癃闭遗溺疝痕痛，太光二穴即安宁。
>
> 可刺足厥阴肝经原①，复刺足少阳胆经络②。

① 原者，太冲穴，肝脉所过为原，足大趾节后二寸，动脉陷是。②络者，光明穴，去外踝五寸，别走厥阴。

胆主　肝客：

> 胆经之穴何病主？胸胁肋疼足不举。
>
> 面体不泽头目疼，缺盆腋肿汗如雨。
>
> 颈项瘿瘤坚似铁，疟生寒热连骨髓。
>
> 以上病症欲除之，须向丘墟蠡沟取。
>
> 可刺足少阳胆经原①，复刺足厥阴肝经络②。

①原者，丘墟穴，胆脉所过为原，足外踝下从前陷中，去临泣三寸。②络者，蠡沟穴，去内踝五寸，别走少阳。

标幽赋

拯救之法，妙用者针。

劫病之功，莫捷于针灸。故《素问》诸书，为之首载，缓、和、扁、华，俱以此称神医。盖一针中穴，病者应手而起，诚医家之所先也。近世此科几于绝传，良为可叹！经云：拘于鬼神者，不可与言至德；恶于砭石者，不可与言至巧。此之谓也。又语云：一针、二灸、三服药。则针灸为妙用可知。业医者，奈之何不亟讲乎？

察岁时于天道，定形气于予心。

夫人身十二经，三百六十节，以应一岁十二月，三百六十日。岁时者，春暖、夏热、秋凉、冬寒，此四时之正气。苟或春应暖而反寒，夏应热而反凉，秋应凉而反热，冬应寒而反暖，是故冬伤于寒，春必温病；春伤于风，夏必飧泄；夏伤于暑，秋必痎疟；秋伤于湿，上逆而咳。岐伯曰：凡刺之法，必候日月星辰、四时八正之气，气定乃刺焉。是故天温日阳，则人血淖液而卫气浮，故血易泻，气易行；天寒日阴，则人血凝泣而卫气沉。月始生，则气血始清，卫气始行；月廓满，则气血实，肌肉坚；月廓空，则肌肉减，经络虚，卫气去，形独居。是以因天时而调血气也。天寒无刺，天温无灸，月生无泻，月满无补，月廓空无治，是谓得天时而调之。若月生而泻，是谓脏虚；月满而补，血气洋溢；络有留血，名曰重实。月廓空而治，是谓乱经。阴阳相错，真邪不别，沉以留止，外虚内乱，淫邪乃起。又曰：天有五运，金水木火土也；地有六气，风寒暑湿燥热也。

经云：凡用针者，必先度其形之肥瘦，以调其气之虚实，实则泻之，虚则补之，必先定其血脉，而后调之。形盛脉细，少气不足以息者危。形瘦脉大，胸中多气者死。形气相得者生，不调者病，相失者死。是故色脉不顺而莫针。戒之戒之！

春夏瘦而刺浅，秋冬肥而刺深。

经云：病有沉浮，刺有浅深，各至其理，无过其道，过之则内伤，不及则外壅，壅则贼邪从之，浅深不得，反为大贼。内伤五脏，后生大病。故曰：春病在毫毛腠理，夏病在皮肤。故春夏之人，阳气轻浮，肌肉瘦薄，血气未盛，宜刺之浅；秋病在肉脉，冬病在筋骨，秋冬则阳气收藏，肌肉肥厚，血气充满，刺之宜深。又云：春刺十二井，夏刺十二荥，季夏刺十二俞，秋刺十二经，冬刺十二合，以配木火土金水。理见《子午流注》。

不穷经络阴阳，多逢刺禁。

经有十二：手太阴肺，少阴心，厥阴心包络，太阳小肠，少阳三焦，阳明大肠，足太阴脾，少阴肾，厥阴肝，太阳膀胱，少阳胆，阳明胃也。络有十五：肺络列缺，心络通里，心包络内关，小肠络支正，三焦络外关，大肠络偏历，脾络公孙，肾络大钟，肝络蠡沟，膀胱络飞扬，胆络光明，胃络丰隆，阴跷络照海，阳跷络申脉，脾之大络大包，督脉络长强，任脉络尾翳也。阴阳者，天之阴阳，平旦至日中，天之阳，阳中之阳也。日中至黄昏，天之阳，阳中之阴也。合夜至鸡鸣，天之阴，阴中之阴也。鸡鸣至平旦，天之阴，阴中之阳也。故人亦应之。至于人身，外为阳，内为阴，背为阳，腹为阴，手足皆以赤白肉分之。五脏为阴，六腑为阳，春夏之病在阳，秋冬之病在阴。背固为阳，阳中之阳，心也；阳中之阴，肺也。腹固为阴，阴中之阴，肾也；阴中之阳，肝也；阴中之至阴，脾也。此皆阴阳表里，内外雌雄，相输应也，是以应天之阴阳。学者苟不明此经络、阴阳、升降、左右不同之理，如病在阳明，反攻厥阴，病在太阳，反攻太阴，遂致贼邪未除，本气受蔽，则有劳无功，反犯禁刺。

既论脏腑虚实，须向经寻。

欲知脏腑之虚实，必先诊其脉之盛衰，既知脉之盛衰，又必辨其经脉之上下。脏者，心、肝、脾、肺、肾也。腑者，胆、胃、大小肠、三焦、膀胱也。如脉之衰弱者，其气多虚，为痒为麻也。脉之盛大者，其血多实，为肿为痛也。然脏腑居位乎内，而经络横行乎外，虚则补其母也，实则泻其子也。若心病，虚则补肝木也，实则泻脾土也。至于本经之中，而亦有子母焉。假如心之虚者，取本经少冲以补之，少冲者井木也，木能生火也；实取神门以泻之，神门者俞土也，火能生土也。诸经莫不皆然，要之不离乎五行相生之理，当细思之！

原夫起自中焦，水初下漏，太阴为始，至厥阴而方终；穴出云门，抵期门而最后。

此言人之气脉，行于十二经为一周，除任、督之外，计三百九十三穴。一日一夜有百刻，分于十二时，每一时有八刻二十分，每一刻计六十分，一时共计五百分。每日寅时，手太阴肺经生自中焦中府穴，出于云门起，至少商穴止；卯时手阳明大肠经，自商阳起至迎香止；辰时足阳明胃经，自头维至厉兑；巳时足太阴脾经，自隐白至大包；午时手太阴心经，自极泉至少冲；未时手太阳小肠经，自少泽至听宫；申时足太阳膀胱经，自睛明至至阴；酉时足少阴肾经，自涌泉至俞府；戌时手厥阴心包络经，自天池至中冲；亥时手少阳三焦经，自关冲至耳门；子时足少阳胆经，自瞳子髎至窍阴；丑时足厥阴肝经，自大敦至期门而终。周而复始，与滴漏无差也。

正经十二，别络走三百余支；

十二经者，即手足三阴、三阳之正经也。别络者，除十五络，又有横络、孙络，不知其纪，散走于三百余支脉也。

正侧仰伏，气血有六百余候。

此言经络，或正或侧，或仰或伏，而气血循行孔穴，一周于身，荣行脉中三百余候，卫行脉外三百余候。

手足三阳，手走头而头走足；手足三阴，足走腹而胸走手。

此言经络，阴升阳降，气血出入之机，男女无以异。

要识迎随，须明逆顺。

迎随者，要知荣卫之流注，经脉之往来也。明其阴阳之经，逆顺而取之。迎者以针头朝其源而逆之，随者以针头从其流而顺之。是故逆之者为泻、为迎，顺之者为补、为随。若能知迎知随，令气必和，和气之方，必在阴阳，升降上下，源流往来，逆顺之道明矣。

况夫阴阳，气血多少为最。厥阴、太阳，少气多血；太阴、少阴，少血多气；而又气多血少者，少阳之分；气盛血多者，阳明之位。

此言三阴、三阳，气血多少之不同，取之必记为最要也。

先详多少之宜，次察应至之气。

凡用针者，先明上文气血之多少，次观针气之来应。

轻滑慢而未来，沉涩紧而已至。

轻浮、滑虚、慢迟，入针之后值此三者，乃真气之未到；沉重、涩滞、紧实，入针之后值此三者，是正气之已来。

既至也，量寒热而留疾；未至也，据虚实而候气。

留，住也；疾，速也。此言正气既至，必审寒热而施之。故经云：刺热须至寒者，必留针，阴气隆至，乃呼之，去徐，其穴不闭；刺寒须至热者，阳气隆至，针气必热，乃吸之，去疾，其穴急扪之。

气之未至，或进或退，或按或提，导之引之，候气至穴而方行补泻。经曰：虚则推内进搓，以补其气；实则循扪弹努，以引其气。

气之至也，如鱼吞钩饵之沉浮；气未至也，如闲处幽堂之深邃。

气既至，则针有涩紧，似鱼吞钩，或沉或浮而动；其气不来，针自轻滑，如闲居静室之中，寂然无所闻也。

气速至而速效，气迟至而不治。

言下针若得气来速，则病易痊，而效亦速也。气若来迟，则病难愈，而有不治之忧。故赋云：气速效速，气迟效迟，候之不至，必死无疑矣。

观夫九针之法，毫针最微，七星上应，众穴主持。

言九针之妙，毫针最精，上应七星，又为三百六十穴之针。

本形金也，有蠲邪扶正之道；短长水也，有决凝开滞之机。

本形，言针也。针本出于金，古人以砭石，今人以铁代之。蠲，除也。邪气盛，针能除之。扶，辅也。正气衰，针能辅之。

此言针有长短，犹水之长短，人之气血凝滞而不通，犹水之凝滞而不通也。水之不通，决之使流于湖海，气血不通，针之使周于经脉，故言针应水也。

定刺象木，或斜或正；口藏比火，进阳补羸。

此言木有斜正，而用针亦有或斜或正之不同。刺阳经者，必斜卧其针，无伤其卫；刺阴分者，必正立其针，毋伤其荣，故言针应木也。

口藏，以针含于口也。气之温，如火之温也。羸，瘦也。凡下针之时，必口内温针暖，使荣卫相接，进己之阳气，补彼之瘦弱，故言针应火也。

循机扪而可塞，以象土，实应五行而可知。

循者，用手上下循之，使气血往来也。机扪者，针毕以手扪闭其穴，如用土填塞之义，故言针应土也。

五行者，金、水、木、火、土也。此结上文，针能应五行之理也。

然是一寸六分，包含妙理；虽细桢于毫发，同贯多歧。

言针虽但长一寸六分，能巧运神机之妙，中含水火，回倒阴阳，其理最玄妙也。桢，针之干也。歧，气血往来之路也。言针之干，虽如毫发之微小，能贯通诸经血气之道路也。

可平五脏之寒热，能调六腑之虚实。

平，治也。调，理也。言针能调治脏腑之疾，有寒则温之，热则清之，虚则补之，实则泻之。

拘挛闭塞，遣八邪而去矣；寒热痹痛，开四关而已之。

拘挛者，筋脉之拘束。闭塞者，气血之不通。八邪者，所以候八风之虚邪，言疾有挛闭，必驱散八风之邪也。寒者，身作颤而发寒也。热者，身作潮而发热也。四关者，五脏有六腑，六脏有十二原，出于四关，太冲、合谷是也。故太乙移宫之日，主八风之邪，令人寒热疼痛，若能开四关者，两手两足，刺之而已。立春一日起艮，名曰天留宫，风从东北来为顺令；春分一日起震，名曰仓门宫，风从正东来为顺令；立夏一日起巽，名曰阴洛宫，风从东南来为顺令，夏至一日起离，名曰上天宫，风从正南来为顺令；立秋一日起坤，名曰玄委宫，风从西南来为顺令；秋分一日起兑，名曰仓果宫，风从正西来为顺令；立冬一日起乾，名曰新洛宫，风从西北来为顺令；冬至一日起坎，名曰叶蛰宫，风从正北来为顺令。其风着人爽神气，去沉疴。背逆谓之恶风毒气，吹形骸即病，名曰时气留伏。流入肌骨脏腑，虽不即患，后因风寒暑湿之重感，内缘饥饱劳欲之染着，发患曰内外两感之痼疾，非刺针以调经络，汤液引其荣卫，不能已也。中宫名曰招摇宫，共九宫焉。此八风之邪，得其正令，则人无疾，逆之，则有病也。

凡刺者，使本神朝而后入；既刺也，使本神定而气随。神不朝而勿刺，神已定而可施。

凡用针者，必使患者精神已朝，而后方可入针，既针之，必使患者精神才定，而后施针行气。若气不朝，其针为轻滑，不知疼痛，如插豆腐者，莫与进之，必使之候。如神气既至，针自紧涩，可与依法察虚实而施之。

定脚处，取气血为主意；下手处，认水木是根基。

言欲下针之时，必取阴阳气血多少为主，详见上文。

下手，亦言用针也。水者母也，木者子也，是水能生木也。是故济母裨其不足，夺子平其有余，此言用针，必先认子母相生之义。举水木而不及土金火者，省文也。

天地人三才也，涌泉同璇玑、百会；上中下三部也，大包与天枢、地机。

百会一穴在头，以应乎天；璇玑一穴在胸，以应乎人；涌泉一穴在足心，以应乎地，是谓三才也。

大包二穴在乳后，为上部；天枢二穴在脐旁，为中部；地机二穴在足䯒，为下部，是谓三部也。

阳跷、阳维并督带，主肩背腰腿在表之病；阴跷、阴维、任、冲脉，去心腹胁肋在里之疑疑者，疾也。

阳跷脉，起于足跟中，循外踝，上入风池，通足太阳膀胱经，申脉是也（腿）。阳维脉者，维持诸阳之会，通手少阳三焦经，外关是也（肩）。督脉者，起于下极之腧，并于脊里，上行风府过脑循额，至鼻入龈交，通手太阳小肠经，后溪是也（背）。带脉起于季胁，回身一周，如系带然，通足少阳胆经，临泣是也（腰）。言此奇经四脉属阳，主治肩背腰腿在表之病。

阴跷脉，亦起于足跟中，循内踝，上行至咽喉，交贯冲脉，通足少阴肾经，照海是也。阴维脉者，维持诸阴之交，通手厥阴心包络经，内关是也。任脉起于中极之下，循腹上至咽喉，通手太阴肺经，列缺是也。冲脉起于气冲，并足少阴之经，挟脐上行至胸中而散，通足太阴脾经，公孙是也。言此奇经四脉属阴，能治心腹胁肋在里之疑。

二陵、二跷、二交，似续而交五大；两间、两商、两井，相依而别两支。

二陵者，阴陵泉、阳陵泉也。二跷者，阴跷、阳跷也。二交者，阴交、阳交也。续，接续也。五大者，五体也。言此六穴，递相交接于两手、两足并头也。

两间者，二间、三间也。两商者，少商、商阳也。两井者，天井、肩井也。言六穴相依而分别于手之两支也。

大抵取穴之法，必有分寸，先审自意，次观肉分；或伸屈而得之，或平直而安定。

此言取量穴法，必以男左女右中指，与大指相屈如环，取内侧纹两角为一寸，各随长短大小取之，此乃同身之寸。先审病者是何病？属何经？用何穴？审于我意；次察病者，瘦肥长短，大小肉分、骨节发际之间，量度以取之。

伸屈者，如取环跳之穴，必须伸下足，屈上足，以取之，乃得其穴。平直者，或平卧而取之，或正坐而取之，或正立而取之，自然安定，如承浆在唇下宛宛中之类也。

在阳部筋骨之侧，陷下为真；在阴分郄腘之间，动脉相应。

阳部者，诸阳之经也，如合谷、三里、阳陵泉等穴，必取挟骨侧指陷中为真也。阴分者，诸阴之经也，如手心、脚内、肚腹等穴，必以筋骨郄腘动脉应指，乃为真穴也。

取五穴用一穴而必端，取三经用一经而可正。

此言取穴之法，必须点取五穴之中，而用一穴，则可为端的矣。若用一经，必须取三经而正一经之是非矣。

头部与肩部详分，督脉与任脉易定。

头部与肩部，则穴繁多，但医者以自意详审，大小肥瘦而分之。督、任二脉，直行背腹中，而有分寸，则易定也。

明标与本，论刺深刺浅之经；住痛移疼，取相交相贯之径。

标本者，非止一端也，有六经之标本，有天地阴阳之标本，有传病之标本。以人身论之，则外为标，内为本；阳为标，阴为本；腑阳为标，脏阴为本；脏腑在内为本，经络在外为标也。六经之标本者，足太阳之本，在足跟上五寸，标在目；足少阳之本在窍阴，标在耳之类是也。更有人身之脏腑、阳气阴血、经络，各有标本。以病论之，先受病为本，后传变为标。凡治病者，先治其本，后治其标，余症皆除矣。谓如先生轻病，后滋生重病，亦先治其轻病也。若有中满，无问标本，先治中满为急。若中满、大小便不利，亦无标本，先利大小便，治中满尤急也。除此三者之外，皆治其本，不可不慎也。从前来者实邪，从后来者虚邪，此子能令母实，母能令子虚也。治法虚则补其母，实则泻其子，假令肝受心之邪，是从前来者，为实邪也，当泻其火；然直泻火，十二经络中，各有金、木、水、火、土也。当木之本，分其火也。故《标本论》云：本而标之，先治其本，后治其标。既肝受火之邪，先于肝经五穴，泻荥火行间也。以药论，入肝经药为引，用泻心药为君也。是治实邪病矣。又假令肝受肾邪，是为从后来者，为虚邪，当补其母，故《标本论》云：标而本之，先治其标，后治其本。肝木既受水邪，当先于肾经涌泉穴补木，是先治其标，后于肝经曲泉穴泻水，是后治其本，此先治其标者，推其至理，亦是先治其本也。以药论之，入肾经药为引，用补肝经药为君，是也。以得病之日为本，传病之日为标，亦是。

此言用针之法，有住痛移疼之功者也。先以针左行左转，而得九数，复以针右行右转，而得六数，此乃阴阳交贯之道也。经脉亦有交贯，如手太阴肺之列缺，交于阳明之路，足阳明胃之丰隆，走于太阴之径，此之类也。

岂不闻脏腑病，而求门、海、俞、募之微；经络滞，而求原、别、交、会之道。

门海者，如章门、气海之类。俞者，五脏六腑之俞也，俱在背部二行。募者，脏腑之募，肺募中府，心募巨阙，肝募期门，脾募章门，肾募京门，胃募中脘，胆募日月，大肠募天枢，小肠募关元，三焦募石门，膀胱募中极。此言五脏六腑之有病，必取此门、海、俞、募之最微妙矣。

原者，十二经之原也。别，阳别也。交，阴交也。会，八会也。夫十二原者，胆原丘墟，肝原太冲，小肠原腕骨，心原神门，胃原冲阳，脾原太白，大肠原合谷，肺原太渊，膀胱原京骨，肾原太溪，三焦原阳池，包络原大陵。八会者，血会膈俞，气会膻中，脉会太渊，筋会阳陵泉，骨会大杼，髓会绝骨，脏会章门，腑会中脘也。此言经络血气凝结不通者，必取此原、别、交、会之穴而刺之。

更穷四根、三结，依标本而刺无不瘥；但用八法，五门，分主客而针无不效。

根结者，十二经之根结也。《灵枢经》云：太阴根于隐白，结于太仓也；少阴根于涌泉，结于廉泉也；厥阴根于大敦，结于玉堂也；太阳根于至阴，结于目也；阳明根于厉兑，结于钳耳也；少阳根于窍阴，结于耳也；手太阳根于少泽，结于天窗、支正也；手少阳根于关冲，结于天牖、外关也；手阳明根于商阳，结于扶突、偏历也。手三阴之经不载，不敢强注。又云：四根者，耳根、鼻根、乳根、脚根也。三结者，胸结、肢结、便结也。此言能究根结之理，依上文标本之法刺之，则疾无不愈也。

针之八法，一迎随，二转针，三手指，四针投，五虚实，六动摇，七提按，八呼吸。身之八法，奇经八脉，公孙、冲脉、胃心胸，八句是也。五门者，天干配合，分于五也。甲与己合，乙与庚合之类是也。主客者，公孙主，内关客之类是也。或以井荥输经合为五门，以邪气为宾客，正气为主人。先用八法，必以五门推时取穴，先主后客，而无不效之理。

八脉始终连八会，本是纪纲；十二经络十二原，是为枢要。

八脉者，奇经八脉也。督脉、任脉、冲脉、带脉、阴维、阳维、阴跷、阳跷也。八会者，即上文"血会膈俞"等是也。此八穴通八脉起止，连及八会，本是人之纲领也，如网之有纲也。十二经、十五络、十二原已注上文。枢要者，门户之枢纽也，言原出入十二经也。

一日取六十六穴之法，方见幽微。一时取一十二经之原，始知要妙。

六十六穴者，即子午流注井荥输原经合也。阳干注腑，三十六穴，阴干注脏，三十穴，共成六十六穴，具载五卷子午流注图中。此言经络一日一周于身，历行十二经穴，当此之时，酌取流注之中一穴用之，以见幽微之理。

十二经原，俱注上文。此言一时之中，当审此日是何经所主，当此之时，该取本日此经之原穴而刺之，则流注之法，玄妙始可知矣。

原夫补泻之法，非呼吸而在手指；速效之功，要交正而识本经。

此言补泻之法，非但呼吸，而在乎手之指法也。法分十四者，循、扪、提、按、弹、捻搓、盘、推内、动摇、爪切、进、退、出、摄者是也。法则如斯，巧拙在人，详备《金针赋》内。

交正者，如大肠与肺为传送之府，心与小肠为受盛之官，脾与胃为消化之宫，肝与胆为清净之位，膀胱合肾，阴阳相通，表里相应也。本经者，受病之经，如心之病，必取小肠之穴兼之，余仿此。言能识本经之病，又要认交经正经之理，则针之功必速矣。故曰：宁失其穴，勿失其经；宁失其时，勿失其气。

交经缪刺，左有病而右畔取；泻络远针，头有病而脚上针。

缪刺者，刺络脉也。右痛而刺左，左痛而刺右，此乃交经缪刺之理也。

三阳之经，从头下足，故言头有病，必取足穴而刺之。

巨刺与缪刺各异，微针与妙刺相通。

巨刺者，刺经脉也。痛在于左而右脉病者，则巨刺之，左痛刺右，右痛刺左，中其经也。缪刺者，刺络脉也。身形有痛，九候无病，则缪刺之，右痛刺左，左痛刺右，中其络也。此刺法之相同，但一中经，一中络之异耳。

微针者，刺之巧也。妙刺者，针之妙也。言二者之相通也。

观部分而知经络之虚实，视沉浮而辨脏腑之寒温。

言针入肉分，以天、人、地三部而进，必察其得气则内外虚实可知矣。又云：察脉之三部，则知何经虚，何经实也。

言下针之后，看针气缓急，可决脏腑之寒热也。

且夫先令针耀，而虑针损；次藏口内，而欲针温。

言欲下针之时，必先令针光耀，看针莫有损坏；次将针含于口内，令针温暖与荣卫相接，无相触犯也。

目无外视，手如握虎；心无内慕，如待贵人。

此戒用针之士，贵乎专心诚意，而自重也。令目无他视，手如握虎，恐有伤也；心无他想，如待贵人，恐有责也。

左手重而多按，欲令气散；右手轻而徐入，不痛之因。

下针之时，必先以左手大指爪甲于穴上切之，则令其气散，以右手持针，轻轻徐入，此乃不痛之因也。

空心恐怯，直立侧而多晕；背目沉掐，坐卧平而没昏。

空心者，未食之前，此言无刺饥人，其气血未定，则令人恐惧；有怕怯之心，或直立，或侧卧，必有眩晕之咎也。

此言欲下针之时，必令患人莫视所针之处，以手爪甲重切其穴，或卧或坐，而无昏闷之患也。

推于十干、十变，知孔穴之开阖；论其五行、五脏，察日时之旺衰。

十干者，甲、乙、丙、丁、戊、己、庚、辛、壬、癸也。十变者，逐日临时之变也。备载"灵龟八法"中，故得时谓之开，失时谓之阖。

五行五脏，俱注上文。此言病于本日时之下，得五行生者旺，受五行克者衰。如心之病，得甲乙之日时者生旺，遇壬癸之日时者克衰，余仿此。

伏如横弩，应若发机。

此言用针刺穴，如弩之视正而发矢，取其捷效，如射之中的也。

阴交阳别而定血晕，阴跷、阳维而下胎衣。

阴交穴有二，一在脐下一寸，一在足内踝上三寸，名三阴交也，言此二穴，能定妇人之血晕。又言照海、外关二穴，能下产妇之胎衣也。

瘅厥偏枯，迎随俾经络接续；漏崩带下，温补使气血依归。

瘅厥者，四肢厥冷麻痹。偏枯者，中风半身不遂也。言治此症，必须接气通经，更以迎随之法，使血气贯通，经络接续也。

漏崩带下者，女子之疾也。言有此症，必须温针待暖以补之，使荣卫调和而归依也。

静以久留，停针待之。

此言下针之后，必须静而久停之。

必准者，取照海治喉中之闭塞，端的处，用大钟治心内之呆痴。大抵疼痛实泻，痒麻虚补。

此言疼痛者，热宜泻之以凉；痒麻者，冷宜补之以暖。

体重节痛而俞居，心下痞满而井主。

俞者，十二经中之俞。井者，十二经中之井也。

心胀咽痛，针太冲而必除；脾冷胃疼，泻公孙而立愈。胸满腹痛刺内关，胁疼肋痛针飞虎。

飞虎穴即支沟穴，以手于虎口一飞，中指尽处是穴也。

筋挛骨痛而补魂门，体热劳嗽而泻魄户。头风头痛，刺申脉与金门；眼痒眼疼，泻光明于地五。泻阴郄止盗汗，治小儿骨蒸；刺偏历利小便，医大人水蛊。中风环跳而宜刺，虚损天枢而可取。

地五者，即地五会也。

由是午前卯后，太阴生而疾温；离左酉南，月朔死而速冷。

此以月生死为期，午前卯后者，辰、巳二时也。当此之时，太阴月之生也。是故月廓空无泻，宜疾温之。离左酉南者，未、申二时也。当此时分，太阴月之死也。是故月廓盈无补，宜速冷之。将一月而比一日也。经云：月生一日一痏，二日二痏，至十五日十五痏，十六日十四痏，十七日十三痏，渐退，至三十日二痏。月望以前谓之生，月望以后谓之死，午前谓之生，午后谓之死也。

循扪弹努，留吸母而坚长；爪下伸提，疾呼子而嘘短。

循者，用针之后，以手上下循之，使血气往来也。扪者，出针之后，以手扪闭其穴，使气不泄也。弹努者，以手轻弹而补虚也。留吸母者，虚则补其母，须待热至之后，留吸而坚长也。

爪下者，切而下针也。伸提者，施针轻浮豆许曰提。疾呼子者，实则泻其子，务待寒至之后，去之速，而嘘且短矣。

动退空歇，迎夺右而泻凉；推内进搓，随济左而补暖。

动退，以针摇动而退，如气不行，将针伸提而已。空歇，撒手而停针。迎，以针逆而迎；夺，即泻其子也。如心之病，必泻脾子，此言欲泻必施此法也。推内进者，用针推内而入也。搓者，犹如搓线之状，慢慢转针，勿令太紧。随，以针顺而随之；济，则济其母也。如心之病，必补肝母，此言欲补必用此法也。此乃远刺寒热之法。故凡病热者，先使气至病所，次微微提退豆许，以右旋夺之，得针下寒而止。凡病寒者，先使气至病所，次徐徐进针，以左旋搓提和之，得针下热而止。

慎之！大患危疾，色脉不顺而莫针；寒热风阴，饥饱醉劳而切忌。

慎之者，戒之也。此言有危笃之疾，必观其形色，更察其脉若相反者，莫与用针，恐劳而无功，反获罪也。此言无针大寒、大热、大风、大阴雨、大饥、大饱、大醉、大劳，凡此之类，决不可用针，实大忌也。

望不补而晦不泻，弦不夺而朔不济。

望，每月十五日也。晦，每月三十日也。弦有上、下弦，上弦或初七或初八，下弦或廿二、廿三也。朔，每月初一日也。凡值此日，不可用针施法也。如暴急之疾，则不拘矣。

精其心而穷其法，无灸艾而坏其皮；正其理而求其原，免投针而失其位。

此言灸也，勉医者宜专心究其穴法，无误于着艾之功，庶免于犯于禁忌，而坏人之皮肉矣。

此言针也，勉学者要明其针道之理，察病之源，则用针不失其所也。

避灸处而加四肢，四十有九；禁刺处而除六腧，二十有二。

禁灸之穴四十五，更加四肢之井，共四十九也。禁针之穴二十二，外除六腑之腧也。

抑又闻高皇抱疾未瘥，李氏刺巨阙而后苏；太子暴死为厥，越人针维会而复醒。肩井、曲池，甄权刺臂痛而复射；悬钟、环跳，华佗刺躄足而立行。秋夫针腰俞而鬼免沉疴，王纂针交俞而妖精立出。取肝俞与命门，使瞽士视秋毫之末；刺少阳与交别，俾聋夫听夏蚋之声。

此引先师用针，有此立效之功，以励学者用心之诚。

嗟夫！去圣逾远，此道渐坠。或不得意而散其学，或恣其能而犯禁忌。愚庸智浅，难契于玄言，至道渊深，得之者有几？偶述斯言，不敢示诸明达者焉，庶几乎童蒙之心启。

金针赋

观夫针道，捷法最奇，须要明于补泻，方可起于倾危。先分病之上下，次定穴之高低。头有病而足取之，左有病而右取之。男子之气，早在上而晚在下，取之必明其理；女子之气，早在下而晚在上，用之必识其时。午前为早属阳，午后为晚属阴，男女上下，凭腰分之。手足三阳，手走头而头走足；手足三阴，足走腹而胸走手。阴升阳降，出入之机。逆之者为泻、为迎，顺之者为补、为随。春夏刺浅者以瘦，秋冬刺深者以肥。更观元气厚薄，浅深之刺犹宜。

经曰：荣气行于脉中，周身五十度，无分昼夜，至平旦与卫气会于手太阴。卫气行于脉外，昼行阳二十五度，夜行阴二十五度，平旦与荣气会于手太阴。是则卫气之行，但分昼夜，未闻分上下，男女脏腑经络，气血往来，未尝不同也。今分早晚何所据依？但此赋今人所尚，故录此以参其见。

原夫补泻之法，妙在呼吸手指。男子者，大指进前左转，呼之为补，退后右转，吸之为泻，提针为热，插针为寒。女子者，大指退后右转，吸之为补，进前左转呼之为泻，插针为热，提针为寒。左与右各异，胸与背不同，午前者如此，午后者反之。是故爪而切之，下针之法；摇而退之，出针之法；动而进之，催针之法；循而摄之，行气之法。搓而去病，弹则补虚，肚腹盘旋，扪为穴闭。重沉豆许曰按，轻浮豆许曰提。一十四法，针要所备。补者一退三飞，真气自归；泻者一飞三退，邪气自避。补则补其不足，泻则泻其有余。有余者为肿为痛曰实，不足者为痒为麻曰虚。气速效速，气迟效迟，生者涩而死者虚，候之不至，必死无疑。

此一段手法，详注四卷。

且夫下针之先，须爪按重而切之，次令咳嗽一声，随咳下针。凡补者呼气，初针刺至皮内，乃曰天才；少停进针，刺入肉内，是曰人才；又停进针，刺至筋骨之间，名曰地才。此为极处，就当补之，再停良久，却须退针至人之分，待气沉紧，倒针朝病，进退往来，飞经走气，尽在其中矣。凡泻者吸气，初针至天，少停进针，直至于地，得气泻之，再停良久，即须退针，复至于人，待气沉紧，倒针朝病，法同前矣。其或晕针者，神气虚也，以针补之，口鼻气回，热汤与之，略停少顷，依前再施。

如刺肝经之穴，晕，即补肝之合穴，针入即苏，余仿此。或有投针气晕者，即补足三里，或补人中。大抵晕从心生，心不惧怕，晕从何生？如关公刮骨疗毒，而色不变可知。

及夫调气之法，下针至地之后，复人之分，欲气上行，将针右捻；欲气下行，将针左捻；欲补先呼后吸，欲泻先吸后呼。气不至者，以手循摄，以爪切掐，以针摇动，进捻搓弹，直待气至。以龙虎升腾之法，按之在前，使气在后，按之在后，使气在前。运气走至疼痛之所，以纳气之法，扶针直插，复向下纳，使气不回。若关节阻涩，气不过者，以龙虎龟凤通经接气大段之法，驱而运之，仍以循摄爪切，无不应矣。此通仙之妙。

龙虎龟凤等法，亦注四卷。

况夫出针之法，病势既退，针气微松，病未退者，针气始根，推之不动，转之不移，此为邪气吸拔其针，乃至气真至，不可出之；出之者其病即复，再须补泻，停以待之，真候微松，方可出针豆许，摇而停之。补者吸之去疾，其穴急扪；泻者呼之去徐，其穴不闭。欲令腠密，然后吸气，故曰：下针贵迟，太急伤血；出针贵缓，太急伤气。以上总要，于斯尽矣。

《医经小学》云：出针不可猛出，必须做三四次，徐转出之则无血，若猛出必见血也。《素问》补遗篇注云：动气至而即出针，此猛出也。然与此不同，大抵经络有凝血，欲大泻者当猛出。若寻常补泻，当依此可也。亦不可不辨。

考夫治病，其法有八：一曰烧山火，治顽麻冷痹，先浅后深，凡九阳而三进三退，慢提紧按，热至，紧闭插针，除寒之有准。二曰透天凉，治肌热骨蒸，先深后浅，用六阴而三出三入，紧提慢按，寒至，徐徐举针，退热之可凭。皆细细搓之，去病准绳。三曰阳中隐阴，先寒后热，浅而深，以九六之法，则先补后泻也。四曰阴中隐阳，先热后寒，深而浅，以六九之方，则先泻后补也。补者直须热至，泻者务待寒侵，犹如搓线，慢慢转针，法浅则用浅，法深则用深，二者不可兼而紊之也。五曰子午捣臼，水蛊膈气，落穴之后，调气均匀，针行上下，九入六出，左右转之，千遭自平。六曰进气之诀，腰背肘膝痛，浑身走注疼，刺九分，行九补，卧针五七吸，待气上下，亦可龙虎交战，左捻九而右捻六，是亦住痛之针。七曰留气之诀，痃癖癥瘕，刺七分，用纯阳，然后乃直插针，气来深刺，提针再停。八曰抽添之诀，瘫痪疮癞，取其要穴，使九阳得气，提按搜寻，大要运气周遍，扶针直插，复向下纳，回阳倒阴，指下玄微，胸中活法，一有未应，反复再施。

若夫过关过节催运气，以飞经走气，其法有四：一曰青龙摆尾，如扶船舵，不进不退，一左一右，慢慢拨动。二曰白虎摇头，似手摇铃，退方进圆，兼之左右，摇而振之。三曰苍龟探穴，如入土之象，一退三进，钻剔四方。四曰赤凤迎源，展翅之仪，入针至地，提针至天，候针自摇，复进其原，上下左右，四围飞旋，病在上吸而退之，病在下呼而进之。

以上手法，乃大略也。其始末当参考四卷。

至夫久患偏枯，通经接气之法，有定息寸数。手足三阳，上九而下十四，过经四寸；手足三阴，上七而下十二，过经五寸，在乎摇动出纳，呼吸同法，驱运气血，顷刻周流，上下通接，可使寒者暖而热者凉，痛者止而胀者消。若开渠之决水，立时见功，何倾危之不起哉？虽然，病有三因，皆从气血，针分八法，不离阴阳。盖经脉昼夜之循环，呼吸往来之不息，和则身体康健，否则疾病竟生。譬如天下国家地方，山海田园，江河溪谷，值岁时风雨均调，则水道疏利，民安物阜。其或一方一所，风雨不均，遭以旱涝，使水道涌竭不通，灾忧遂至。人之气血，受病三因，亦犹方所之于旱涝也。盖针砭所以通经脉，均气血，蠲邪扶正，故曰捷法最奇者哉。

嗟夫！轩岐古远，卢扁久亡，此道幽深，非一言而可尽，斯文细密，在久习而能通。岂世上之常辞，庸流之泛术，得之者若科之及第，而悦于心；用之者如射之发中，而应于目。述自先圣，传之后学，用针之士，有志于斯，果能洞造玄微，而尽其精妙，则世之伏枕之疴，有缘者遇针，其病皆随手而愈矣。

通玄指要赋

必欲治病，莫如用针。巧运神机之妙，工开圣理之深。

夫治病之法，有针灸，有药饵，然药饵或出于幽远之方，有时缺少，而又有新陈之不等，真伪之不同，其何以奏肤功，起沉疴也？惟精于针，可以随身带用，以备缓急。

巧者，功之善也。运者，变之理也。神者，望而知之。机者，事之微也。妙者，治之应也。

工者，治病之体。圣者，妙用之端。故《难经》云：问而知之谓之工，闻而知之谓之圣。夫医者意也，默识心通，贯融神会，外感内伤，自然觉悟，岂不谓圣理之深也。

外取砭针，能蠲邪而扶正；中含水火，善回阳而倒阴。

砭针者，砭石是也。此针出东海，中有一山，名曰高峰，其山有石，形如玉簪，生自圆长，磨之有锋尖，可以为针，治病疗邪无不愈。

水火者，寒热也。惟针之中，有寒邪补泻之法，是进退水火之功也。回阳者，谓阳盛则极热，故泻其邪气，其病自得清凉矣。倒阴者，谓阴盛则极寒，故补其虚寒，其病自得温和矣。此回阳倒阴之理，补泻盛衰之功。

原夫络别支殊，经交错综，或沟池溪谷以歧异，或山海丘陵而隙共。

别者，辨也。支者，络之分派也。《素问》云：络穴有一十五，于十二经中每经各有一络。外有三络：阳跷络，在足太阳经；阴跷络，在足少阴经；脾之大络，在足太阴经。此是十五络也，各有支殊之处，有积络，有浮络，故言络别支殊。

经交者，十二经也。错者，交错也。综者，总聚也。言足厥阴肝经，交出足太阴脾经之后，足太阴脾经，交出厥阴肝经之前，此是经络交错，总聚之理也。

歧者，路也。其脉穴之中，有呼为沟、池、溪、谷之名者，如歧路之各异也。若水沟、风池、后溪、合谷之类是也。一云《铜人经》乃分四穴。沟者水沟穴，池者天池穴，溪者太溪穴，谷者阳谷穴。所谓四穴同治，而分三路，皆皈于一原。

隙者，孔穴或取山、海、丘、陵而为名者，其孔穴之同共也。如承山、照海、商丘、阴陵之类是也。一云《铜人经》亦分四穴：山者承山穴，海者气海穴，丘者丘墟穴，陵者阴陵穴。四经相应，包含万化之众也。

斯流派以难揆，在条纲而有统。

此言经络贯通，如水流之分派，虽然难以揆度，在条目纲领之提挈，亦有统绪也。故书云：若纲有条而不紊。一云经言：井荥输原经合，甲日起甲戌时，乃胆受病，窍阴所出为井金，侠溪所溜为荥水，临泣所注为俞木，丘墟所过为原，阳辅所行为经火，阳陵泉所入为合土。凡此流注之道，须看日脚，阴日刺五穴，阳日刺六穴。

理繁而昧，纵补泻以何功？法捷而明，曰迎随而得用。

盖圣人立意，垂法于后世，使其自晓也。若心无主持，则义理繁乱，而不能明解，纵依补泻之法，亦有何效？或云：假如小肠实则泻小海，虚则补后溪；大肠实则泻二间，虚则补曲池；胆实则泻阳辅，虚则补侠溪。此之谓也。中工治病已成之后，惟不知此理，不明虚实，妄投针药，此乃医之误也。

夫用针之法，要在识其通变，捷而能明，自然于迎随之间，而得施为之妙也。

且如行步难移，太冲最奇。人中除脊膂之强痛，神门去心性之呆痴。风伤项急，始求于风府；头晕目眩，要觅于风池。耳闭须听会而治也，眼痛则合谷以推之。胸结身黄，取涌泉而即可；脑昏目赤，泻攒竹以便宜。但见两肘之拘挛，仗曲池而平扫；四肢之懈惰，凭照海以消除。牙齿痛，吕细堪治；头项强，承浆可保。太白宣通于气冲太白脾家真土也，能生肺金，阴陵开通于水道阴陵泉，真水也，滋济万物。腹膨而胀，夺内庭以休迟；筋转而疼，泻承山而在早。大抵脚腕痛，昆仑解愈；股膝疼，阴市能医。痫发癫狂兮，凭后溪而疗理；疟生寒热兮，仗间使以扶持。期门罢胸满血膨而可已，劳宫退胃翻心痛亦何疑。

稽夫大敦去七疝之偏坠，王公谓此；三里却五劳之羸瘦，华佗言斯。固知腕骨祛黄，然骨泻肾，行间治膝肿目疾，尺泽去肘疼筋紧。目昏不见，二间宜取；鼻窒无闻，迎香可引。肩井除两臂难任；丝竹疗头疼不忍。咳嗽寒痰，列缺堪治；眵矇冷泪，临泣尤准头临泣穴。

髋骨将腿痛以祛残；肾俞把腰疼而泻尽。以见越人治尸厥于维会，随手而苏；文伯泻死胎于阴交，应针而陨。

髋骨二穴，在委中上三寸，髀枢中，垂手取之，治腿足疼痛，针三分。一云：髋骨在膝膑上一寸，两筋空处是穴，刺入五分，先补后泻，其病自除。此即梁丘穴也，更治乳痈。按此两解，俱与经外奇穴不同，并存，以俟知者。

维会二穴，在足外踝上三寸（阳辅穴），内应足少阳胆经。尸厥者，卒丧之症，其病口噤气绝，状如死，不识人。昔越人过虢，虢太子死未半日，越人诊太子脉曰：太子之病为尸厥也。脉乱故形如死，太子实未死也。乃使弟子子阳，镵针砥石，以取外三阳、五会，有间，太子苏，二旬而复。故天下尽以扁鹊能生死人。鹊闻之曰：此自当生者，吾能使之生耳。又云：乃玉泉穴，在脐下四寸是穴（中极穴），手之三阳脉，维于玉泉，是足三阳脉会。治卒中尸厥，恍惚不省人事，血淋下瘕，小便赤涩，失精梦遗，脐腹疼痛，结如盆杯，男子阳气虚惫，疝气水肿，奔豚抢心，气急而喘。经云：太子尸厥，越人刺维会而复苏。此即玉泉穴。真起死回生奇术。妇人血气癥瘕坚积，脐下冷痛，子宫断绪，四度刺有孕，使胞和暖，或产后恶露不止，月事不调，血结成块，尽能治之。针八分，留五呼，得气即泻，更宜多灸为妙。

灸三壮，针三分。昔宋太子善医术，出苑游，逢一怀娠女人，太子诊之曰：是一女子。令徐文伯诊之，文伯曰：是一男一女。太子性暴，欲剖腹视之。文伯止曰：臣请针之。于是泻足三阴交，补手阳明合谷，其胎应针而落，果如文伯之言。故今言妊妇不可针此穴。昔文伯见一妇人临产症危，视之，乃子死在腹中，刺足三阴交二穴，又泻足太冲二穴，其子随手而下。此说与《铜人》之文又不相同。

圣人于是察麻与痛，分实与虚。实则自外而入也，虚则自内而出欤！

虽云诸疼痛皆以为实，诸痒麻皆以为虚，此大略也，未尽其善。其中有丰肥坚硬，而得其疼痛之疾者；亦有虚羸气弱，而感其疼痛之病者。非执而断之，仍要推其得病之原，别其内外之感，然后真知其虚实也。实者泻之，虚者补之。

夫冒风寒，中暑湿，此四时者，或因一时所感而受病者，谓实邪，此疾盖是自外而入于内也。多忧虑，少心血，因内伤而致病者，谓虚邪，此疾盖是自内而出于外也。此分虚实内外之理也。一云：夫疗病之法，全在识见，痒麻为虚，虚当补其母；疼痛为实，实当泻其子。且如肝实，泻行间二穴，火乃肝木之子；肝虚，补曲泉二穴，水乃肝木之母。胃实，泻厉兑二穴，金乃胃土之子；胃虚，补解溪二穴，火乃胃土之母。三焦实，泻天井二穴；三焦虚，补中渚二穴。膀胱实，泻束骨二穴；膀胱虚，补至阴二穴。故经云：虚羸痒麻，气弱者补之；丰肥坚硬，疼痛肿满者泻之。凡刺之要，只就本经，取井荥输原经合，行子母补泻之法，乃为枢要。深知血气往来多少之道，取穴之法，各明其部分，即依本经而刺，无不效也。

故济母而裨其不足，夺子而平其有余。

裨者，补也。济母者，盖补其不足也。夺子者，夺去其有余也。此补母泻子之法，按补泻，经云：只非刺一经而已。假令肝木之病，实则泻心火之子，虚则补肾水之母，其肝经自得安矣。五脏仿此。一云：虚当补其母，实当泻其子。故知肝胜脾，肝有病必传与脾，圣人治未病，当先实脾，使不受肝之贼邪，子母不许相传，大概当实其母，正气以增，邪气必去。气血往来，无偏伤，伤则疴疾蜂起矣。

观二十七之经络，一一明辨；据四百四之疾症，件件皆除。

经者，十二经也。络者，十五络也。共计二十七之经络相随，上下流行。观之者，一一明辨也。

岐伯云：凡人禀乾坤而立身，随阴阳而造化，按八节而荣，顺四时而易，调神养气，习性咽津，故得安和，四大舒缓。或一脉不调，则众疾俱动，四大不和，百病皆生。凡人之一身，总计四百四病，不能一一具载，然变证虽多，但依经用法，件件皆除也。

故得夭枉都无，跻斯民于寿域；几微已判，彰往古之玄书。

跻者，登也。夭者，短也。枉者，误伤其命也。夫医之道，若能明此用针之理，除疼痛迅若手捻，破郁结涣如冰释。既得如此之妙，自此之后，并无夭枉之病。故斯民皆使登长寿之域矣。

几微者，奥妙之理也。判，开也。彰，明也。玄，妙也。令奥妙之理，已焕然明着于前，使后学易晓。

抑又闻心胸病，求掌后之大陵；肩背患，责肘前之三里。冷痹肾败，取足阳明之土；连脐腹痛，泻足少阴之水。脊间心后者，针中渚而立瘥；胁下肋边者，刺阳陵而即止。头项痛，拟后溪以安然；腰脚疼，在委中而已矣。夫用针之士，于此理苟能明焉，收祛邪之功，而在乎捻指。

夫用针之士，先要明其针法，次知形气所在，经络左右所起，血气所行，逆顺所会，补虚泻实之法，去邪安正之道，方能除疼痛于目前，疗疾病于指下也。

玉龙歌

> 扁鹊授我玉龙歌，玉龙一试绝沉疴，
>
> 玉龙之歌真罕得，流传千载无差讹。
>
> 我今歌此玉龙诀，玉龙一百二十穴，
>
> 医者行针殊妙绝，但恐时人自差别。
>
> 补泻分明指下施，金针一刺显明医，
>
> 伛者立伸偻者起，从此名扬天下知。

凡患伛者，补曲池，泻人中；患偻者，补风池，泻绝骨。

> 中风不语最难医，发际顶门穴要知，
>
> 更向百会明补泻，实时苏醒免灾危。

顶门即囟会也，禁针，灸五壮。百会先补后泻，灸七壮，艾如麦大。

> 鼻流清涕名鼻渊，先泻后补疾可痊，
>
> 若是头风并眼痛，上星穴内刺无偏。

上星穴流涕并不闻香臭者，泻俱得气补。

> 头风呕吐眼昏花，穴取神庭始不瘥，
>
> 孩子慢惊何可治，印堂刺入艾还加。

神庭入三分，先补后泻。印堂入一分，沿皮透左右攒竹，大哭效，不哭难。急惊泻，慢惊补。

> 头项强痛难回顾，牙疼并作一般看，
>
> 先向承浆明补泻，后针风府实时安。

承浆宜泻，风府针不可深。

> 偏正头风痛难医，丝竹金针亦可施，
>
> 沿皮向后透率谷，一针两穴世间稀。
>
> 偏正头风有两般，有无痰饮细推观，

若然痰饮风池刺，倘无痰饮合谷安。

风池刺一寸半，透风府穴，此必横刺方透也，宜先补后泻，灸十一壮。合谷穴针至劳宫，灸二七壮。

口眼㖞斜最可嗟，地仓妙穴连颊车，

㖞左泻右依师正，㖞右泻左莫令斜。

灸地仓之艾，如绿豆，针向颊车，颊车之针，向透地仓。

不闻香臭从何治？迎香两穴可堪攻，

先补后泻分明效，一针未出气先通。

耳聋气闭痛难言，须刺翳风穴始瘥，

亦治项上生瘰疬，下针泻动即安然。

耳聋之症不闻声，痛痒蝉鸣不快情，

红肿生疮须用泻，宜从听会用针行。

偶尔失音言语难，哑门一穴两筋间，

若知浅针莫深刺，言语音和照旧安。

眉间疼痛苦难当，攒竹沿皮刺不妨，

若是眼昏皆可治，更针头维即安康。

攒竹宜泻，头维入一分，沿皮透两额角，疼泻，眩晕补。

两睛红肿痛难熬，怕日羞明心自焦，

只刺睛明、鱼尾穴，太阳出血自然消。

睛明针五分，后略向鼻中，鱼尾针透鱼腰。太阳即童子髎，俱禁灸。如虚肿不宜去血。

眼痛忽然血贯睛，羞明更涩最难睁，

须得太阳针血出，不用金刀疾自平。

心血炎上两眼红，迎香穴内刺为通，

若将毒血搐出后，目内清凉始见功。

内迎香二穴，在鼻孔中，用芦叶或竹叶，搐入鼻内，出血为妙，不愈再针合谷。

强痛脊背泻人中，挫闪腰酸亦可攻，

更有委中之一穴，腰间诸疾任君攻。

委中禁灸，四畔紫脉上皆可出血，弱者慎之。

肾弱腰疼不可当，施为行止甚非常，

若知肾俞二穴处，艾火频加体自康。

环跳能治腿股风，居髎二穴认真攻，

委中毒血更出尽，愈见医科神圣功。

居髎灸则筋缩。

膝腿无力身立难，原因风湿致伤残，

倘知二市穴能灸，步履悠然渐自安。

俱先补后泻。二市者，风市、阴市也。

髋骨能医两腿疼，膝头红肿不能行，

必针膝眼、膝关穴，功效须臾病不生。

膝关在膝盖下，犊鼻内，横针透膝眼。

寒湿脚气不可熬，先针三里及阴交，

再将绝骨穴兼刺，肿痛登时立见消。

即三阴交也。

肿红腿足草鞋风，须把昆仑二穴攻，

申脉、太溪如再刺，神医妙诀起疲癃。

外昆仑针透内吕细（太溪）。

脚背疼起丘墟穴，斜针出血实时轻，

解溪再与商丘识，补泻行针要辨明。

行步艰难疾转加，太冲二穴效堪夸，

更针三里、中封穴，去病如同用手爬。

膝盖红肿鹤膝风，阳陵二穴亦堪攻，

阴陵针透尤收效，红肿全消见异功。

腕中无力痛艰难，握物难移体不安，

腕骨一针虽见效，莫将补泻等闲看。

急疼两臂气攻胸，肩井分明穴可攻，

此穴元来真气聚，补多泻少应其中。

此二穴针二寸效，乃五脏真气所聚之处，倘或体弱针晕，补足三里。

肩背风气连臂疼，背缝二穴用针明，

五枢亦治腰间痛，得穴方知疾顿轻。

背缝二穴，在背肩端骨下，直腋缝尖，针二寸，灸七壮。

两肘拘挛筋骨连，艰难动作欠安然，

只将曲池针泻动，尺泽兼行见圣传。

尺泽宜泻不灸。

肩端红肿痛难当，寒湿相争气血旺，

若向肩髃明补泻，管君多灸自安康。

筋急不开手难伸，尺泽从来要认真，

头面纵有诸样症，一针合谷效通神。

腹中气块痛难当，穴法宜向内关防，

八法有名阴维穴，腹中之疾永安康。

先补后泻，不灸。如大便不通，泻之即通。

腹中疼痛亦难当，大陵、外关可消详，

若是胁疼并闭结，支沟奇妙效非常。

脾家之症最可怜，有寒有热两相煎，

间使二穴针泻动，热泻寒补病俱痊。

间使透针支沟，如脾寒可灸。

九种心痛及脾疼，上脘穴内用神针，

若还脾败中脘补，两针神效免灾侵。

痔漏之疾亦可憎，表里急重最难禁，

或痛或痒或下血，二白穴在掌中寻。

二白四穴，在掌后，去横纹四寸，两穴相对，一穴在大筋内，一穴在大筋外，针五分，取穴用稻心从项后围至结喉，取草折齐，当掌中大指虎口纹，双围转两筋头，点到掌后臂草尽处是，即间使后一寸，郄门穴也。灸二七壮，针宜泻，如不愈，灸骑竹马。

三焦热气壅上焦，口苦舌干岂易调，

针刺关冲出毒血，口生津液病俱消。

手臂红肿连腕疼，液门穴内用针明，

更将一穴名中渚，多泻中间疾自轻。

液门沿皮针向后，透阳池。

中风之症症非轻，中冲二穴可安宁，

先补后泻如无应，再刺人中立便轻。

中冲禁灸，惊风灸之。

胆寒心虚病如何？少冲二穴最功多，

刺入三分不着艾，金针用后自平和。

时行疟疾最难禁，穴法由来未审明，

若把后溪穴寻得，多加艾火实时轻。

热泻寒补。

牙疼阵阵苦相煎，穴在二间要得传，

若患翻胃并吐食，中魁奇穴莫教偏。

乳蛾之症少人医，必用金针疾始除，

如若少商出血后，实时安稳免灾危。

三棱针刺之。

如今瘾疹疾多般，好手医人治亦难，

　　　　　　　　天井二穴多着艾，纵生瘰疬灸皆安。

宜泻七壮。

　　　　　　　　寒痰咳嗽更兼风，列缺二穴最可攻，

　　　　　　　　先把太渊一穴泻，多加艾火即收功。

列缺刺透太渊，担穴也。

　　　　　　　　痴呆之症不堪亲，不识尊卑枉骂人，

　　　　　　　　神门独治痴呆病，转手骨开得穴真。

宜泻灸。

　　　　　　　　连日虚烦面赤妆，心中惊悸亦难当，

　　　　　　　　若须通里穴寻得，一用金针体便康。

惊恐补，虚烦泻，针五分，不灸。

　　　　　　　　风眩目烂最堪怜，泪出汪汪不可言，

　　　　　　　　大、小骨空皆妙穴，多加艾火疾应痊。

大、小骨空不针，俱灸七壮，吹之。

　　　　　　　　妇人吹乳痛难消，吐血风痰稠似胶，

　　　　　　　　少泽穴内明补泻，应时神效气能调。

刺沿皮向后三分。

　　　　　　　　满身发热痛为虚，盗汗淋淋渐损躯，

　　　　　　　　须得百劳椎骨穴，金针一刺疾俱除。

　　　　　　　　忽然咳嗽腰背疼，身柱由来灸便轻，

　　　　　　　　至阳亦治黄疸病，先补后泻效分明。

针俱沿皮三分，灸二七壮。

　　　　　　　　肾败腰虚小便频，夜间起止苦劳神，

　　　　　　　　命门若得金针助，肾俞艾灸起遭迍。

多灸不泻。

九般痔漏最伤人，必刺承山效若神，
更有长强一穴是，呻吟大痛穴为真。
伤风不解嗽频频，久不医时劳便成，
咳嗽须针肺俞穴，痰多宜向丰隆寻。

灸方效。

膏肓二穴治病强，此穴原来难度量，
斯穴禁针多着艾，二十一壮亦无妨。
腠理不密咳嗽频，鼻流清涕气昏沉，
须知喷嚏风门穴，咳嗽宜加艾火深。

针沿皮向外。

胆寒由是怕惊心，遗精白浊实难禁，
夜梦鬼交心俞治，白环俞治一般针。

更加脐下气海两旁效。

肝家血少目昏花，宜补肝俞力便加，
更把三里频泻动，还光益血自无瘥。

多补少泻，灸。

脾家之症有多般，致成翻胃吐食难，
黄疸亦须寻腕骨，金针必定夺中脘。
无汗伤寒泻复溜，汗多宜将合谷收，
若然六脉皆微细，金针一补脉还浮。

针复溜入三分，沿皮向骨下一寸。

大便闭结不能通，照海分明在足中，
更把支沟来泻动，方知妙穴有神功。
小腹胀满气攻心，内庭二穴要先针，
两足有水临泣泻，无水方能病不侵。

针口用油，不闭其孔。

七般疝气取大敦，穴法由来指侧间，
诸经具载三毛处，不遇师传隔万山。
传尸劳病最难医，涌泉出血免灾危，
痰多须向丰隆泻，气喘丹田亦可施。
浑身疼痛疾非常，不定穴中细审详，
有筋有骨须浅刺，灼艾临时要度量。

不定穴即痛处。

劳宫穴在掌中寻，满手生疮痛不禁，
心胸之病大陵泻，气攻胸腹一般针。
哮喘之症最难当，夜间不睡气遑遑，
天突妙穴宜寻得，膻中着艾便安康。
鸠尾独治五般痫，此穴须当仔细观，
若然着艾宜七壮，多则伤人针亦难。

非高手毋轻下针。

气喘急急不可眠，何当日夜苦忧煎，
若得璇玑针泻动，更取气海自安然。

气海先补后泻。

肾强疝气发甚频，气上攻心似死人，
关元兼刺大敦穴，此法亲传始得真。
水病之疾最难熬，腹满虚胀不肯消，
先灸水分并水道，后针三里及阴交。
肾气冲心得几时，须用金针疾自除，
若得关元并带脉，四海谁不仰明医。
赤白妇人带下难，只因虚败不能安，
中极补多宜泻少，灼艾还须着意看。

赤泻，白补。

吼喘之症嗽痰多，若用金针疾自和，

俞府、乳根一样刺，气喘风痰渐渐磨。

伤寒过经尤未解，须向期门穴上针，

忽然气喘攻胸膈，三里泻多须用心。

期门先补后泻。

脾泄之症别无他，天枢二穴刺休瘥，

此是五脏脾虚疾，艾火多添病不加。

多灸宜补。

口臭之疾最可憎，劳心只为苦多情，

大陵穴内人中泻，心得清凉气自平。

穴法深浅在指中，治病须臾显妙功，

劝君要治诸般疾，何不当初记玉龙。

拦江赋

担截之中数几何？有担有截起沉疴。我今咏此拦江赋，何用三车五辐歌。

先将八法为定例，流注之中分次第。胸中之病内关担，脐下公孙用法拦。

头部须还寻列缺，痰涎壅塞及咽干。噤口咽风针照海，三棱出血刻时安。

伤寒在表并头痛，外关泻动自然安。眼目之症诸疾苦，更须临泣用针担。

后溪专治督脉病，癫狂此穴治还轻。申脉能除寒与热，头风偏正及心惊。

耳鸣鼻衄胸中满，好把金针此穴寻。但遇痒麻虚即补，如逢疼痛泻而迎。

更有伤寒真妙诀，三阴须要刺阳经。无汗更将合谷补，复溜穴泻好施针。

倘若汗多流不绝，合谷收补效如神。四日太阴宜细辨，公孙照海一同行。

再用内关施截法，七日期门妙用针。但治伤寒皆用泻，要知《素问》坦然明。

流注之中分造化，常将水火土金平。水数亏兮宜补肺，水之泛滥土能平。

春夏井荥刺宜浅，秋冬经合更宜深。天地四时同此数，三才常用记心胸。

天地人部次第入，仍调各部一般匀。夫弱妇强亦有克，妇弱夫强亦有刑。

皆在本经担与截，泻南补北亦须明。经络明时知造化，不得师传枉费心。

不遇至人应莫度，天宝岂可付非人。按定气血病人呼，撞搓数十把针扶。

战提摇起向上使，气自流行病自无。

胜玉歌

胜玉歌兮不虚言，此是杨家真秘传。或针或灸依法语，补泻迎随随手捻。

头痛眩晕百会好，心疼脾痛上脘先。后溪鸠尾及神门，治疗五痫立便瘥。

鸠尾穴禁灸，针三分，家传灸七壮。

髀疼要针肩井穴，耳闭听会莫迟延。

针一寸半，不宜停。经言禁灸，家传灸七壮。

胃冷下脘却为良，眼痛须觅清冷渊。霍乱心疼吐痰涎，巨阙着艾便安然。

脾疼背痛中渚泻，头风眼痛上星专。头项强急承浆保，牙腮疼紧大迎全。

行间可治膝肿病，尺泽能医筋拘挛。若人行步苦艰难，中封太冲针便瘥。

脚背痛时商丘刺，瘰疬少海天井边。筋疼闭结支沟穴，颔肿喉闭少商前。

脾心痛急寻公孙，委中驱疗脚风缠。泻却人中及颊车，治疗中风口吐沫。

五疟寒多热更多，间使大杼真妙穴。经年或变劳怯者，痞满脐旁章门决。

噎气吞酸食不投，膻中七壮除膈热。目内红痛苦皱眉，丝竹攒竹亦堪医。

若是痰涎并咳嗽，治却须当灸肺俞。更有天突与筋缩，小儿吼闭自然疏。

两手酸疼难执物，曲池合谷共肩髃。臂疼背痛针三里，头风头痛灸风池。

肠鸣大便时泄泻，脐旁两寸灸天枢。诸般气症从何治，气海针之灸亦宜。

小肠气痛归来治，腰痛中空穴最奇。

中空穴，从肾俞穴量下三寸，各开三寸是穴，灸十四壮，向外针一寸半，此即膀胱经之中髎也。

腿股转酸难移步，妙穴说与后人知。环跳、风市及阴市，泻却金针病自除。

阴市虽云禁灸，家传亦灸七壮。

热疮臁内年年发，血海寻来可治之。两膝无端肿如斗，膝眼三里艾当施。

两股转筋承山刺，脚气复溜不须疑。踝跟骨痛灸昆仑，更有绝骨共丘墟。

灸罢大敦除疝气，阴交针入下胎衣。遗精白浊心俞治，心热口臭大陵驱。

腹胀水分多得力，黄疸至阳便能离。肝血盛兮肝俞泻，痔疾肠风长强欺。

肾败腰疼小便频，督脉两旁肾俞除。六十六穴施应验，故成歌诀显针奇。

马丹阳天星十二穴治杂病歌

三里内庭穴，曲池合谷接，委中配承山，太冲昆仑穴，

环跳并阳陵，通里并列缺，合担用法担，合截用法截。

三百六十穴，不出十二诀，治病如神灵，浑如汤泼雪，

北斗降真机，金锁教开彻，至人可传授，匪人莫浪说。

三里膝眼下，三寸两筋间，能通心腹胀，善治胃中寒，

肠鸣并腹泻，腿肿膝胻酸，伤寒羸瘦损，气蛊及诸般，

年过三旬后，针灸眼便宽，取穴当审的，八分三壮安。

内庭次趾外，本属足阳明，能治四肢厥，喜静恶闻声，

瘾疹咽喉痛，数欠及牙痛，疟疾不能食，针着便惺惺。

曲池拱手取，屈肘骨边求，善治肘中痛，偏风手不收，

挽弓开不得，筋缓莫梳头，喉闭促欲死，发热更无休，

遍身风癣癞，针着即时瘳。合谷在虎口，两指歧骨间，

头痛并面肿，疟疾热还寒，齿龋鼻衄血，口噤不开言，

针入五分深，令人即便安。委中曲腘里，横纹脉中央，

腰痛不能举，沉沉引脊梁，酸痛筋莫展，风痹复无常，

膝头难伸屈，针入即安康。承山名鱼腹，腨肠分肉间，

善治腰疼痛，痔疾大便难，脚气并膝肿，辗转战疼酸，

霍乱及转筋，穴中刺便安。太冲足大趾，节后二寸中，

动脉知生死，能医惊痫风，咽喉并心胀，两足不能行，

七疝偏坠肿，眼目似云矇，亦能疗腰痛，针下有神功。

昆仑足外踝，跟骨上边寻，转筋腰尻痛，暴喘满冲心，

举步行不得，一动即呻吟，若欲求安乐，须于此穴针。
环跳在髀枢，侧卧屈足取，折腰莫能顾，冷风并湿痹，
腰胯连腨痛，转侧重欷歔，若人针灸后，顷刻病消除。
阳陵居膝下，外廉一寸中，膝肿并麻木，冷痹及偏风，
举足不能起，坐卧似衰翁，针入六分止，神功妙不同。
通里腕侧后，去腕一寸中，欲言声不出，懊恼及怔忡，
实则四肢重，头腮面颊红，虚则不能食，暴瘖面无容，
毫针微微刺，方信有神功。列缺腕侧上，次指手交叉，
善疗偏头患，遍身风痹麻，痰涎频壅上，口噤不开牙，
若能明补泻，应手即如拿。

针内障秘歌

内障由来十八般，精医明哲用心看，

分明一一知形状，下手行针自入玄。

察他冷热虚和实，多惊先服镇心丸，

弱翳细针粗拨老，针形不可一般般。

病虚新瘥怀妊月，针后应知将息难，

不雨不风兼吉日，清斋三日在针前。

安心定志存真气，念佛亲姻莫杂喧，

患者向明盘膝坐，医师全要静心田。

有血莫惊须住手，裹封如旧勿频看，

若然头痛不能忍，热茶和服草乌烟。

七月解封方视物，花生水动莫开言，

还睛圆散坚心服，百日冰轮彻九渊。

针内障要歌

内障金针针了时，医师治法要精微。

绵包黑豆如毯子，眼上安排慢熨之。

头边镇枕须平稳，仰卧三朝莫厌迟。

封后或然微有痛，脑风牵动莫狐疑。

或针或熨依前法，痛极仍将火熨宜。

盐白梅含止咽吐，大小便起与扶持。

高声叫唤私人欲，惊动睛轮见雪飞。

三七不须汤洗面，针痕湿着痛微微。

五辛酒曲周年慎，出户升堂缓步移。

双眸了了康宁日，狂客嗔予泄圣机。

（张　缙　谈太鹏）

第三部分　论文选辑

　　现代研究《针灸大成》的论文有很多，根据我们所查到的资料，最早的是王雪苔教授于1962年发表在《中医杂志》上的《略论＜针灸大成＞》，其后为我和张一民等关于《针灸大成》作者、版本、目录研究的几篇论文，以及台湾针灸学者黄维三先生在《中国医药》杂志、庄兆祥先生在香港《现代中医药》杂志上发表的有关研究杨继洲和《针灸大成》的文章。王雪苔老师的文章对《针灸大成》研究起了很大推动作用。1983年9月在杨继洲故里——浙江衢州召开了一次杨继洲学术思想研讨会，1989年这次研讨会的论文集印出，共收录了36篇文章。2005年6月在浙江衢州召开"纪念杨继洲《针灸大成》404周年学术思想研讨会"，印出论文集收录了有关研究《针灸大成》的论文50篇。据我们不完全统计，1960～1979年有关《针灸大成》的文章有9篇，1980～1989年有33篇，1990～1999年有23篇，2000年以后有57篇。从以上材料来看，《针灸大成》的研究正逐步走向深化，这是前期研究积淀的结果。本书对现代研究《针灸大成》的文章进行选辑以飨读者，且整理有《针灸大成》论文目录，为读者提供查找《针灸大成》相关论文的线索。

论文总览

《针灸大成》论文目录表

　　本文共蒐集研究杨继洲及其《针灸大成》的文章共120余篇。从时间的分布上看，最早的一篇是王雪苔教授发表于1962年7月《中医杂志》上的

《略论＜针灸大成＞》，其后几篇是 1963～1964 年发表在《黑龙江中医药研究》上的关于《针灸大成》作者、版本、目录研究的几篇论文。范行准先生在《秘传常山杨敬斋针灸全书》的跋上对《针灸大成》著者提出质疑后，庄兆祥先生在香港《现代中医药》杂志上著文赞同，庄文发表后，台湾针灸学家黄维三先生著文提出了与庄兆祥相反的看法。此后，20 世纪 80 年代黄维三先生到黑龙江省祖国医药研究所（现黑龙江省中医药科学院）讲学时，才知道我于 1963 年发表之 "《针灸大成》的著者究竟是谁？" 与他的观点不谋而合。黄维三先生返台后，特地将庄文和他自己的文章寄来，我们才有机会看到这两篇原文。在 1985 年以前，研究杨继洲和《针灸大成》的文章有 30 篇左右。

　　1984 年 4 月《针灸大成校释》出版后，梁繁荣教授于 1985 年 6 月著文《简评＜针灸大成校释＞》。此后有关研究杨继洲和《针灸大成》的文章就一天天多起来，截至 2009 年 8 月一共蒐集到 124 篇文章，其目录如下。

序号	名　称	作者	发表刊物	时间	备注
1	略论《针灸大成》	王雪苔	《中医杂志》	1962年7月	
2	《针灸大成》的作者究竟是谁？	张 缙	《黑龙江中医药研究》	1963年	
3	《针灸大成》版本的研究	张 缙	《黑龙江中医药研究》	1964年	
4	《针灸大成》目录的研究	张 缙	《黑龙江中医药研究》	1964年	
5	《针灸大成》经论部分的研究	张 缙 关文秀	《黑龙江中医药研究》	1964年	
6	《针灸大成》禁针禁灸穴位的研究	张 缙 张英超	《黑龙江中医药研究》	1964年	
7	《针灸大成》考误	庄兆祥	《现代中医药》		第八卷 第十期
8	《玄机秘要》考	林伯均	《江苏中医》	1964年12月	
9	《针灸大成》作者杨继洲先生事略	黄维三	《中国医药杂志》	1966年	第五卷 第一期
10	中医名著《针灸大成》利用省馆资料校释完成	洪 晶	《图书馆建设》	1980年8月	

序号	名　　称	作者	发表刊物	时　间	备注
11	略述杨继洲与《针灸大成》	虞孝贞	《浙江中医药大学学报》	1981年6月	
12	诸家得失策	李　鼎	《上海针灸杂志》	1983年7月	
13	杨继洲医案浅析	郑蕙田 黄羡明	《上海针灸杂志》	1983年12月	
14	各家学说杨继洲学术思想讨论	吴绍德	《中医年鉴》	1984年1月	
15	杨继洲针灸医案试析	张　仁	《河南中医》	1984年1月	
16	杨继洲"下手八法"浅释	施延庆	《浙江中医药大学学报》	1984年3月	
17	杨氏医案的启示	吴绍昌	《中医杂志》	1984年3月	
18	杨继洲学术思想讨论会简讯	陈松泉	《上海针灸杂志》	1984年4月	
19	头不多灸策	李　鼎	《上海针灸杂志》	1984年4月	
20	学习《针灸大成·治症总要》的体会	申倬彬	《陕西中医》	1984年4月	
21	杨继洲与《针灸大成》	周一谋	《中国临床医生》	1984年6月	
22	从杨继洲医案探讨其临证选穴的基本特点	王锦槐	《上海中医药杂志》	1984年6月	
23	对杨继洲"针刺有泻无补"的讨论	王樟连	《浙江中医学院学报》	1984年6月	
24	略论杨继洲医案中辨证施治原则的运用	朱　江	《上海针灸杂志》	1984年7月	
25	浅谈《针灸大成》之学术思想	徐宗兰	《山东中医药大学学报》	1984年8月	
26	《玄机秘要》与《针灸大成》——兼论杨继洲的学术思想	吴月琴	《上海中医药杂志》	1984年9月	
27	杨继洲对刺法理论的承前启后	吴绍德	《上海中医药杂志》	1984年10月	
28	杨继洲《针灸大成·医案》简析	吕志连	《吉林中医药》	1984年10月	
29	对《针灸大成》歌赋中有关原穴运用的讨论	黄利民	《云南中医学院学报》	1984年12月	
30	简评《针灸大成校释》	梁繁荣	《黑龙江中医药》	1985年6月	
31	学习杨继洲《治症总要》点滴体会	陈亚芹	《上海针灸杂志》	1985年7月	
32	杨继洲的《卫生针灸玄机秘要》与《针灸大成》	李　鼎	《上海针灸杂志》	1985年7月	

序号	名 称	作者	发表刊物	时 间	备注
33	谈谈《针灸大成》的下手八法	韩永安	《陕西中医学院学报》	1986年3月	
34	杨继洲的针灸学说	魏 稼	《江西中医药》	1986年5月	
35	学习《针灸大成》杨氏下手八法的粗浅体会	白 晶	《新疆中医药》	1986年8月	
36	论杨继洲针刺的"下手八法"	高章营	《中医杂志》	1986年10月	
37	《针灸大成》头痛歌赋方述评	施宽德	《贵阳中医学院学报》	1987年7月	
38	论杨继洲针灸医案的特色	张慰民	《上海针灸杂志》	1987年10月	
39	《针灸大成》俞募穴应用	单秋华	《山东中医药大学学报》	1988年6月	
40	《针灸大成》中俞穴功效的计算机分析	奚永江 杨仁德 王卜雄	《上海针灸杂志》	1988年7月	
41	《针灸大成》针刺深浅论初探	田元生	《中医研究》	1989年4月	
42	杨继洲学术思想形成基础浅析	何 玲	《陕西中医学院学报》	1989年5月	
43	《针灸大成》有关暴痛证治汇析	梁栋富 姚志芳	《福建中医药》	1990年1月	
44	杨继洲中风病防治探要	吴 飞 杨丽华	《四川中医》	1990年4月	
45	《针灸大成》中若干字辞的校正（一）	刘立公 李 鼎 奚永江	《上海针灸杂志》	1990年4月	
46	《针灸大成》中若干字辞的校正（二）	刘立公 李 鼎 奚永江	《上海针灸杂志》	1990年7月	
47	《针灸大成》的学术特点和创见	党 文 刘艳艳	《甘肃中医》	1990年8月	
48	惟得君书胜得药——杨继洲针灸眼病学验举要	肖家翔	《上海中医药杂志》	1991年6月	
49	《针灸大成》中的五脏导引法述要	梁保义	《按摩与导引》	1991年8月	
50	杨继洲医案初探	宋文海	《江苏中医药》	1992年1月	
51	试论下手八法——与高等医药院校教材《针法灸法学》中《针灸大成》论针法之商榷	陈华喜	《中国康复》	1992年7月	
52	从《针灸大成》卷三后四篇看杨继洲的学术思想	唐寒松 施有奇	《安徽中医学院学报》	1992年7月	

序号	名 称	作者	发表刊物	时 间	备注
53	浅谈杨继洲《针灸大成》的学术思想	邬品嘉	《江苏中医》	1992年7月	
54	《针灸大成》处方用穴的计算机分析	沈尔安 王登旗 崔锦裕	《江苏中医》	1992年12月	
55	试谈《大成》论"知为针者信其左"	吕菊梅 徐 宗	《暨南大学学报》	1992年12月	
56	杨继洲针刺运用左手浅析	刘金洪	《新疆中医》	1993年8月	
57	《针灸大成·医案》证治特色探讨	刘金洪	《江苏中医》	1993年9月	
58	《针灸大成》针法医案浅析	贾红玲 张永臣	《甘肃中医学院学报》	1993年10月	
59	杨继洲医案初探	徐向东 冯蓓蕾	《浙江中医杂志》	1994年2月	
60	针方导引两相通——《针灸大成》论导引	李 鼎	《上海中医药杂志》	1994年3月	
61	诵杨继洲"标幽赋"注偶得	周新华	《针灸临床杂志》	1994年6月	
62	关于《针灸大成》针刺有泻无补的探讨	杨元德	《中国针灸》	1994年12月	
63	试论杨继洲的针刺补泻特点	吴月琴	《江苏中医》	1994年12月	
64	浅析杨继洲的中风证治	倪克茜	《福建中医药》	1994年12月	
65	针灸四策析	王 华	《中医杂志》	1996年1月	
66	关于《针灸大成》"诸家刺齐异同"的理解	斋藤宗则 郭宗仁	《北京针灸骨伤学院学报》	1997年3月	
67	《针灸大成·医案》析（续一）	李永方 尚景盛 郑蕙田	《上海针灸杂志》	1997年4月	
68	浅谈《针灸大成》的学术思想	冯玲媚	《贵阳中医学院学报》	1997年6月	
69	《针灸大成·医案》析（续二）	李永方 尚景盛 郑蕙田	《上海针灸杂志》	1997年6月	
70	《针灸大成·医案》析（续三）	张晨光 李永方 郑蕙田	《上海针灸杂志》	1997年8月	
71	针灸大成·医案证治特色探讨	倪夕朗	《针灸临床杂志》	1997年9月	

序号	名　称	作者	发表刊物	时　间	备注
72	《针灸大成·医案》析（续四）	张晨光 尚景盛 李永方 郑蕙田	《上海针灸杂志》	1997年10月	
73	《针灸大成·医案》析（续五）	尚景盛 李永方 郑蕙田	《上海针灸杂志》	1997年12月	
74	《针灸大成·医案》析（续完）	尚景盛 李永方 张晨光 郑蕙田	《上海针灸杂志》	1998年2月	
75	《针灸大成·医案》试析	刘 坚	《针灸临床杂志》	2000年3月	
76	杨继洲刺有大小论探析	盛燮荪	《浙江中医杂志》	2000年7月	
77	《针灸大成校释》摭记	陈增岳	《天津中医学院学报》	2000年9月	
78	杨济时对针灸学的贡献	王晓鹤	《山西中医学院学报》	2000年12月	
79	杨继洲与针灸要籍——《针灸大成》刊行四百周年	傅维康	《上海中医药杂志》	2001年2月	
80	《小儿按摩经》考略	赵 毅	《上海中医药杂志》	2001年8月	
81	《针灸大成》论"井"浅析	陈以国	《辽宁中医杂志》	2002年7月	
82	《针灸大成》论治妇科疾病特点举要	安晓英 廖建钦	《浙江中医杂志》	2002年12月	
83	杨继洲截担补泻法简析	朱 勇 盛燮荪	《针灸临床杂志》	2003年11月	
84	《针灸大成》处方特点	何书斌	《江西中医药》	2004年1月	
85	《针灸大成》医案浅析	尹改珍 王 瑀	《新疆中医药》	2004年2月	
86	《针灸大成·策问》探微	王 继 孙立虹	《中国针灸》	2004年7月	
87	赵文炳与《针灸大成》及《铜人明堂之图》	张 暖 董尚朴	《山东中医杂志》	2004年7月	
88	杨继洲对刺法的学术贡献浅析	袁宜勤 海月明 岳增辉	《中医药学刊》	2004年10月	
89	试析杨继洲临证十要素	尹改珍 宋晓平	《新疆中医药》	2005年4月	
90	杨继洲学术思想研究概况	斋藤宗则 郭宗仁	杨继洲《针灸大成》学术思想研讨会论文集	2005年6月	
91	马丹阳天星十二穴应用体会	刘瑞华	杨继洲《针灸大成》学术思想研讨会论文集	2005年6月	

序号	名　称	作者	发表刊物	时　间	备注
92	执要驭繁、以奇辅正、随证变通——杨继洲临证用穴探析	李　鼎	杨继洲《针灸大成》学术思想研讨会论文集	2005年6月	
93	考古问今论《大成》	王启才	杨继洲《针灸大成》学术思想研讨会论文集	2005年6月	
94	《针灸大成》"玉龙歌"临床应用举隅	冯丽梅	杨继洲《针灸大成》学术思想研讨会论文集	2005年6月	
95	《针灸大成》处方配穴举偶	施孝文	杨继洲《针灸大成》学术思想研讨会论文集	2005年6月	
96	《标幽赋》理论探讨及应用体会	李景云	杨继洲《针灸大成》学术思想研讨会论文集	2005年6月	
97	由《针灸大成·策》浅析杨继洲针灸学术思想	郭楠楠　朱　江	杨继洲《针灸大成》学术思想研讨会论文集	2005年6月	
98	《针灸大成》四策之赏析	牛淑平	杨继洲《针灸大成》学术思想研讨会论文集	2005年6月	
99	《针灸大成》刺灸法思想与贡献之探讨	李志刚　刘书坤	杨继洲《针灸大成》学术思想研讨会	2005年6月	
100	《针灸大成·医案》文献研究浅析	郭长青	杨继洲《针灸大成》学术思想研讨会论文集	2005年6月	
101	《针灸大成》的临床特色	王樟连　陈利芳	杨继洲《针灸大成》学术思想研讨会论文集	2005年6月	
102	《针灸大成》中刺血疗法的统计与分析	刘立公　顾　杰	杨继洲《针灸大成》学术思想研讨会论文集	2005年6月	
103	《针灸大成》学术贡献探析	柴铁劬	杨继洲《针灸大成》学术思想研讨会论文集	2005年6月	
104	浅议杨继洲调气针法	盛燮荪	杨继洲《针灸大成》学术思想研讨会论文集	2005年6月	
105	杨继洲针灸临床诊治特点探析	梁繁荣　夏晓红	杨继洲《针灸大成》学术思想研讨会论文集	2005年6月	
106	杨氏"四策"——论杨继洲学术思想	张　吉	杨继洲《针灸大成》学术思想研讨会论文集	2005年6月	
107	略论《针灸大成》的版本	张　缙	杨继洲《针灸大成》学术思想研讨会论文集	2005年6月	
108	《针灸大成》的版本、构成及其作者	黄龙祥	杨继洲《针灸大成》学术思想研讨会论文集	2005年6月	

序号	名　称	作者	发表刊物	时　间	备注
109	"纪念杨继洲《针灸大成》404周年学术思想研讨会"在浙江衢州举行	郭楠楠	杨继洲《针灸大成》学术思想研讨会论文集	2005年6月	
110	《针灸大成》对针法灸法学的贡献	李志刚	杨继洲《针灸大成》学术思想研讨会论文集	2005年6月	
111	杨继洲针灸医案特色考辨	孙丽娜	《中医药学刊》	2005年12月	
112	论杨继洲的医德医风及治学方法	陈幼楠 郭长青	《中医教育》	2006年5月	
113	论杨继洲对灸法的贡献	高希言 马巧琳	《中国针灸》	2006年6月	
114	《针灸大成》灸法辑要	施　茵 吴焕淦	《辽宁中医药大学学报》	2007年5月	
115	《针灸大成》调神穴位规律探析	伦志坚 邓丽娟 叶继英	《针灸临床杂志》	2007年5月	
116	《针灸大成》中有关中风病的文献研究	崔　海	《浙江中医药大学学报》	2008年7月	
117	杨继洲及其《针灸大成》的学术思想浅析	温红岩	《江西中医学院学报》	2008年8月	
118	《针灸大成》看部取穴的临床应用	李桂芬	《中国实用乡村医生杂志》	2008年8月	
119	《针灸大成》中针灸医案特点分析	卓春萍 邓　伟 李　瑞	《中国针灸》	2008年10月	
120	乳燕飞——福州《针灸大成》《脉经》校释审定会	李　鼎	《中医药文化》	2009年2月	
121	从杨继洲医案看临床思维的培养	夏晓红 胡　玲	《中国针灸》	2009年3月	
122	浅谈杨继洲"通关交经"针法的操作和临证应用	薛宏升 方晓丽	《中国针灸》	2009年3月	
123	杨继洲《针灸大成》医案特点探析	孙立虹 肖红玲 张书义	《四川中医》	2009年6月	
124	从艾灸疗法医案分析《针灸大成》的灸疗学术特点	马力群 许能贵	《长春中医药大学学报》	2009年8月	
125	《针灸大成》艾灸禁忌浅析	刘耀萦	《江苏中医药》	2010年4月	
126	《针灸大成》论治精神疾病探析	李新伟	《浙江中医杂志》	2010年10月	

（王奇峰）

作者争鸣

《针灸大成》的版本、构成及其作者

黄龙祥

（录自《杨继洲＜针灸大成＞学术思想研讨会论文集》，2005 年 6 月）

杨继洲《针灸大成》因其流行极广、对明以后针灸学影响极大，而一直受到针灸界，特别是针灸文献研究者的重视，在相当长的时间内对此书进行了多方面的研究。尽管如此，有关此书的一些基本问题，或关键问题尚未解决：一般认为《针灸大成》系靳贤在杨继洲《玄机秘要》三卷的基础上补辑而成，那么此书究竟是一部文献汇编的性质，还是具有统一的理论框架？如果从文献汇编方面考察，该书究竟实际引用了哪些文献，引用文献的方式又如何？靳贤所做的工作仅仅是增补、类编，还是对于包括杨氏《玄机秘要》在内的文献进行了改编？如果是后者，这种改编主要表现在哪些方面？为什么靳贤要加以改编？如果从学术思想方面考察，杨继洲、靳贤的学术观点主要体现在哪些方面？如果不能探明这些基本问题，就不能正确评价《针灸大成》，更不能正确评价杨继洲的学术思想和学术贡献。近年来，随着研究的不断深入以及新史料的发现，使得研究上述问题成为可能。

一、明万历南北两部《针灸大成》的复杂关系

明万历时期，在中国的北方和南方分别出版一部同名为《针灸大成》的针灸书。北方出版者为山西平阳府官修官刻本，即著名的杨继洲《针灸大成》十卷本；南方出版者为私修坊刻本，即吴文炳编、建阳种德堂刊四卷本。这两种书不仅书名相同，且许多内容（特别是有关腧穴内容）也相同。因此，要正确评价杨继洲及其《针灸大成》学术价值与文献价值，必须首先确认这

两部《针灸大成》的关系。

由于吴氏《针灸大成》无编纂及刊刻年代[1]，只能根据二者的性质、体例等方面加以逻辑判断。首先，吴氏《针灸大成》系私修坊刻；杨氏《针灸大成》为官修官刻。第二，笔者所见现存署名"吴文炳"的医书均为汇编性质（此《针灸大成》也不例外），无序跋。而杨氏《针灸大成》是在明万历八年（1580年）所刊杨氏《玄机秘要》的基础上，由靳贤增补修订而成。第三，吴氏《针灸大成》与其《医家赤帜益辨全书》年代及所辑针灸内容皆相近，而二书对于针灸部所采用文献的说明出入很大，且吴氏《针灸大成》既是"汇编"性质，所辑各篇均不注明出处。杨氏《针灸大成》不仅于篇首详注全书的引用文献，且于目录及各卷各篇下注明文献出处。第四，署名"吴文炳"医书多为明建阳熊氏种德堂刊刻，经笔者考察现存该书坊所刊古籍为万历元年至四十年间。此吴氏《针灸大成》正是明万历熊氏种德堂刊刻。杨氏《针灸大成》原刊于万历八年，再刊于万历二十九年，刊刻年代明确。第五，从内容上看，吴氏《针灸大成》第一篇"针灸总论"——最能体现作者学术思想的重要篇章，经查核，竟然完全从《心印绀珠经》"明形气第三"剪辑而成，完全没有反映全书的实际内容，所谓"攒书"的实质暴露无遗。而杨氏卷十"小儿按摩"内容远详于吴氏《针灸大成》，杨氏原集及靳贤补辑均出自陈氏《小儿按摩经》，李梴《医学入门》也曾引用该书，二者引文可以互证（如靳贤补辑之"五言歌"与《医学入门·小儿门》卷六引"陈氏五脏积惊冷热诗"完全吻合），不可能出自吴氏《针灸大成》。

通过以上五方面考察，可以看出：如果两部《针灸大成》存在抄袭关系的话，吴氏《针灸大成》抄袭杨氏《针灸大成》的可能性要大得多。然而两部《针灸大成》内容相同的部分大多又能够查到更早的文献，难以排除两书皆出自共同的早期文献的可能性。然而两部书的某些穴下的按语，特别是"经外奇穴"篇的篇名、穴数、内容乃至排列次序皆相同，则难以再用这种可能性解释。经过反复比较研究，发现了吴氏《针灸大成》抄录杨氏之书的

---

[1] 事实上，笔者经眼的所有 5 种吴文炳汇编的医书均未注明编纂年代，是书商攒书的一个重要特征。

更多证据。既然存在着"抄袭"的现象，那么是抄自《玄机秘要》，还是杨氏《针灸大成》，应当说前者的可能性更大——如果这一版本确实流行的话。

二、杨氏《针灸大成》版本

《针灸大成》在明代只刻过一次，即万历辛丑（1601 年）赵文炳刻本，这版先后经清顺治、康熙两次重修重印；最早的重刊本即清康熙十九年李月桂刻本；另一官刻本是乾隆二年，知平阳府事章廷珪刻本。以下重点考察这 5 次官刻官印本。

（一）明万历赵文炳刻本

赵文炳作"刻针灸大成序"的时间为万历辛丑（1601 年），而同年赵氏作"重刊铜人图序"曰"委集《针灸大成》一书已付之梓矣"，说明《针灸大成》的初刻本即明万历二十九年赵文炳刻本。至顺治丁酉（1657 年），即初刊后 56 年，"旧版残缺浸湮"，故知平阳府事李月桂加以修补重印（即"重修本"）。康熙三十四年，平阳地震，藏于平阳府中的"重修本"被毁，按察司使管山西平阳府事王辅再次修补，印于康熙三十七年（即"递修本"）。

经实地考察发现，《中医图书联合目录》著录"明万历刻本"皆由"重修本""递修本"改装而成，真正的明万历刊印本至今尚未见到。

（二）明万历刻清顺治李月桂重修本

这里所谓"重修"是指修版，而不是内容的修订。李氏只是将明刊本中个别断版严重、漫漶不清的版片重新修整，然后重印行。

李月桂此次重修补版极少，基本上是据明万历旧版重印。于是有些书商将重印本中的李月桂序撤掉，以充明原刊本。由于未经改装的"顺治重修本"现很难见到，故以此本充明本，很难被察觉。不少图书馆著录的"明万历二十九年赵文炳刻本"《针灸大成》，其断版迹象、残缺部位、补版部位乃至于墨钉均与清顺治重修本同，显然为同一版。而且不少这类所谓"明万历本"的字迹还不如"清顺治本"清晰，某些局部的残缺也更严重，很可能是"顺治本"的后印本。

（三）明万历刻清顺治、康熙递修本

明万历版《针灸大成》经李月桂于清顺治重修再次刷印后，重修版仍藏于平阳府库。康熙三十四年，平阳地区遭地震之灾，此重修版也遭破坏。对这段变故，王辅"重修针灸大成序"有详细记载。从王序可知，此次重修版中，有十分之二四是新补刻。但由于校对不严，补刻错字漏字较多，故此"递修本"既非旧版，又非善本。

此本于康熙三十七年（1698 年）刊印，书签仍题"重修校正针灸大成"，与清顺治李月桂重修本同。这种未经改装的"递修本"也很罕见，新版《全国中医图书联合目录》只著录一部，藏于北京大学图书馆，保存情况很好。笔者另见有一部藏于北京中医药大学图书馆，保存稍差，已有虫蛀残损。其余"递修本"多被书贾将其中李月桂、王辅"重修序"撤掉，以充明万历本。

（四）清康熙李月桂重刻本

框高、宽及行数、每行字数均同李氏顺治重修本，所不同者，康熙重刊本版心上刻有书名"针灸大成"四字，并刻有单鱼尾。卷首依次载康熙庚申（1680 年）李氏"重刊针灸大成叙"、王国光"卫生针灸玄机秘要原叙"、赵文炳"刻针灸大成序"及李氏"前重修针灸大成序"（此序已经过修改润色，与原序出入较大）。

对于此次重校刊工作，李月桂序曰："旧版漫漶，兼多残不全，乃复取原本，手自编摩，细加雠校，按图索解，虽一字一画，不敢少自假易"，将此本与李氏顺治"重修本"初步对照后，李氏的确是按前"重修本"严格校刊的，除个别非常明显的错字加以改正外，其余未轻易改字，甚至连原书中所出现的清代讳字"玄"字也未缺笔，或改字。所不同者，将原书篇目下文献出处标示文字"杨氏""杨氏集""杨氏注解"等分别改作"杨继洲""杨继洲集""杨继洲注解"。另于卷六之首增"脏腑正面图""脏腑背面图"两幅。

由于李氏此重刻本完全比照其顺治"重修本"行款重刻，刻、校俱精，堪称善本，此后的清代重刻本多直接，或间接以此本为底本。

（五）清乾隆章廷珪刻本

版式、行款与李月桂康熙年刻本相同。卷首依次载有乾隆二年章氏"重修针灸大成序"、李月桂"前重修针灸大成序"、赵文炳"刻针灸大成序"，并载有捐修人名氏。卷端题"会稽章廷珪重修""临汾郑维纲、长洲归天镕校雠""翼城李本修督刊"。此本系据康熙十九年李月桂刻本精校重刊，改正了旧本中的明显错字（也有个别校改不当处）；清代讳字"玄""弘"字多缺笔。

（六）人民卫生出版社缩印本

1955 年，人民卫生出版社影印了《针灸大成》一书，其于书前写明"用明刊本影印"。可是与现存各种题作"明刊本"，或"重修本""递修本"本子对照，均不相同。后经多方调查得知：当时出版社影印医书，主要从实用的角度考虑，注重影印本的阅读效果，为此，多采用拼版的方法，即从多部书中将书品好的部分抽出，拼作一部书，再进行一番描补修版工作。由于"递修本"中有近百分之四十的版是康熙三十七年间补刻的，没有断版迹象，书品很好，自然被大量地采用。而康熙年间再修时，因旧版被毁，旧本也未得见，故补版中有不少错字及缺字，这些错字、缺字，在不同本中被不同程度地用不同色笔描改，或添补。原书中这些补版字体与旧版明显不同，很容易识别；那些后人描改、添补的字更是一目了然。而在影印本中所有的缺字均被补齐。由于原书经过数倍缩小影印后，不仅康熙年间补版不易识别，而且那些后人、今人描改、增补字也变得不易分辨，以至于人们一直没有看出其中的破绽，而一再以此本作为点校《针灸大成》一书的底本。

（七）岳麓书社影印本

1993 年，岳麓书社影印了《针灸大成》一书，此本保留了原书的版框、藏书印，是其优于前本之处，但仍然裁去原书版心。其出版"前言"中称系据"上海图书馆馆藏善本明万历刻本"影印，经考察，此本实系清康熙三十七年王辅"递修本"，书商将原本中王辅之序撤去，伪充明原刊本，今人不察而误作原刊本。

从以上考证可知，整理、研究《针灸大成》，在未查及明原刊本的情况下，应选用未经改装的清顺治李月桂"重修本"作底本。现存此本除卷六欠第 82 页外，余无残缺，且未经后人描改、修补。

三、基本构成

靳贤《针灸大成》是在杨继洲《玄机秘要》一书的基础上补辑重编而成，故明刊本《针灸大成》主要包含两个层次。第一个层次为杨氏《玄机秘要》原文；第二个层次为靳贤补辑、校注之文。由于靳贤编《针灸大成》时，于各篇之下多注有出处，故区分书中的两种构成，按理不会困难。但是，靳贤在编辑过程中，对杨继洲原书已进行了相应的校改，而其校改的文字又未加任何标识，不仔细考察，很难识别。试举例说明如下：

此一段手法，详注四卷。

龙虎龟凤等法，亦注四卷。

以上手法，乃大略也，其始末当参考四卷（《针灸大成·金针赋注文》卷二）。

按杨氏《玄机秘要》原书仅三卷，故以上注文当出自靳贤之手或经其改编。此外，注明"杨氏集"的卷六、卷七十四经穴篇中"经穴歌"均系靳贤集自《医学入门》，较《针灸聚英》多出的 5 穴及其主治也系靳贤补辑。

另需特别注意的是，有些注有"杨氏"，或"杨氏集"篇中的某些特征与靳贤编集的篇目中的特点完全相同，例如：卷七"杨氏集"足少阳经目窗穴部位作"临泣后寸半"，而靳贤补辑自《神应经》之"百法穴歌""穴法图"中目窗穴部位，均将原文"一寸"改作"寸半"很难设想，靳贤会为了附和杨氏的学术观点而去径改他书原文，即使存在这种可能，实施起来也极为困难，而要在短时间内按这种方式统稿则几乎是不可能的。所以最大的可能是，靳贤根据其制订的统一体例，删改了杨氏《玄机秘要》原书之文。这一点可以从吴文炳《针灸大成》中找到可靠的旁证。

今《针灸大成》各篇中凡标明"杨氏""杨氏集""杨氏注解""玄机秘要"者，均出自杨继洲《玄机秘要》。此书系杨继洲从大量家传医籍中，选集针灸之法，分图析类，考证异同，并附以己意，编为三卷。也就是说，此书主要是汇集前人医书中针灸精华，类编而成，并不仅仅是杨继洲本人，或其父针灸临证经验的总结（当然其中也反映了杨氏父子的部分学术思想及其治疗经验）。该书刻于明万历庚辰（1580年），全文（包括序文）被靳贤重编收载于《针灸大成》中。将标有"杨氏"的篇章与标有"杨氏集"的原文对照，发现后者均直接抄自别书，而前者则多为杨氏论文，或杨氏改编他书之文。很可能，杨继洲在编《玄机秘要》时，对于其自编，或自著之文与直接抄录他书之文是有所区别的，也就是说杨继洲引用他书之文也注明了出处，故靳贤编《针灸大成》时，得以将杨氏原书中这两部分文字分别标作"杨氏"与"杨氏集"。

应当指出的是，《针灸大成》有些标明"杨氏"的原文实系摘抄，或改编自他书，而非杨氏所撰，例如卷九"治症总要"篇下注有"杨氏"二字，以往人们一直以为此篇系杨氏的针灸临证实录，将其作为考察杨继洲针灸学术的一篇重要文献。其实此篇文字直接抄自明以前的一部针方书——《针灸集成》。又如"骑竹马灸法"篇下也注有"杨氏"二字，文末并有靳贤按曰"此杨氏灸法"，可以排除因靳贤编辑失误所造成的错题。但该篇原文及图与《针灸大全》所载"骑竹马灸法"大同，可见此法并非出自杨继洲。他若卷三"针内障秘歌""针内障要歌"，卷七"经外奇穴"篇也均非出自杨继洲，均只能注作"杨氏集"。这类失误系误在靳贤，还是误在杨继洲，尚难以断定。

此外，卷九"医案"下也题有"杨氏"二字，但目录作"附杨氏医案"，又有一则医案提及刻《玄机秘要》一书之事，大盖此医案部分非出自《玄机秘要》，有可能是靳贤编《针灸大成》时所附。

最后核查结果表明，传世本《针灸大成》集中反映杨氏学术思想的篇章只有"医案"、"策"（杨氏考卷）、"通玄指要赋"（杨氏注解）诸篇。此外标注"杨氏"的篇章，以及注作"杨氏集"的卷六、卷七"考正穴法"篇中少量按语（多数按语系直接抄自或化裁自《针灸聚英》）也体现了杨氏的部分学术观点和临床经验。以往我们将《针灸大成》所有内容皆归于杨继洲名下，是不正确的。

杨氏《玄机秘要》最大的篇幅见于《针灸大成》卷六、卷七腧穴部分。

这部分经对照，主要辑自高武《针灸聚英》，而恰恰是这部分内容经过了靳贤的增补与改编。例如十四经"经穴歌""仰人经穴图""伏人经穴图""十四经脉长短尺寸"等篇均为靳贤补辑。其改编主要表现在以下几方面：

1. 据太医院铜人明堂图、《医学入门》增补"眉冲""督俞""气海俞""关元俞""风市"五穴。

2. 胃经、膀胱经、肾经、三焦经的腧穴排列次序据铜人图改。与《针灸聚英》明显不同。

3. 腹部腧穴距中行的尺寸，据铜人图改。与《针灸聚英》不同。

经考察，《针灸大成》卷六、卷七所载腧穴数目、腧穴定位及排列次序与靳贤通校的《铜人明堂图》相吻合。此套图共四幅，其中前上幅正、背图系据嘉靖时旧版重校刊，后两幅左右侧图系新[1]。而赵文炳"刻针灸大成序"曰："且令能匠于太医院肖刻铜人像，详著其穴，并刻画图，令学者便览见而易知焉。"可见，太医院铜人明堂图成为靳贤统一各家不同腧穴文献关于腧穴定位的依据。

卷六、卷七所集腧穴的部位及排列次序完全依据当时的针灸铜人穴法，他卷所录各家腧穴，有与铜人穴定位不合者，则悉改之。如该书所录《神应经》及《针灸聚英》"目窗"穴部分，原文均为临泣穴后"一寸"，靳贤即据铜人穴法，均改作"寸半"。卷六、卷七所录《针灸聚英》腧穴部位凡与铜人穴不同者，也均改之。

另外需要提出的是，在少量腧穴如"下关""太乙""水道""委阳""阴都""幽门""外关""渊腋""京门""阳交""光明""神道""前顶""上星""水沟""龈交"等穴中，录有《铜人图经》主治病症原文。有些腧穴内容还据《铜人图经》加以改编，而非完全出自高武《针灸聚英》。这些增补、改编的部分在吴文炳《针灸大成》中不见任何痕迹，应当是出于靳贤之手。这提示：不仅杨继洲编《玄机秘要》时没有见到《铜人图经》，可能靳贤在编《针灸大成》之初也未见到，很可能是后期——或者是已经雕版时，才见到明刊三

---

[1] 对此在马继兴先生《针灸铜人与铜人穴法》一书中有详细考证，1993年由中国中医药出版社出版。

卷本《铜人图经》，只能在极少的腧穴中补辑少量《铜人图经》的文字。

四、引用文献及引用方式

《针灸大成》卷首"针道源流"共列有 26 部医书，篇末并注曰"《针灸大成》总辑以上诸书，类成一部为十卷"，但自《神应经》之前 16 部书目内容均直接抄自高武《针灸节要》《针灸聚英》。经考察，编《针灸大成》所采用的直接参考书目实际上只有《医经小学》《神应经》《乾坤生意》《针灸大全》（又作《针灸捷要》）、《针灸聚英》《针灸节要》《古今医统》《医学入门》《小儿按摩经》《素问》《难经本义》及杨继洲的《玄机秘要》，加上未注出处的《奇效良方》《针灸集成》《铜人明堂图》共计 15 种。而采用文献的方式多为转录，抄录原文时有改编之例。

值得注意的是，《针灸大成》所注引文出处有不少与实际引文出处不符。例如卷一除《针道源流》《难经》二目外，共载有 36 篇（总目脱 13 篇），注曰"俱《素问》"。其实只有 17 篇出自《素问》，其余 19 篇均非集自《素问》；正文篇目前冠以《针灸直指》总目，而实际出自该书者仅 4 篇，与实际引文出处出入更大。其他卷所注引文出处错误也不乏其例。需特别指出的是，《针灸大成》总目及卷三分目所载"长桑君天星秘诀歌""马丹阳天星十二穴歌"下标注出自《乾坤生意》，以往国内学者难以得见《乾坤生意》原书，故无法核查此二歌。今检核发现，此二歌非出自《乾坤生意》，实则录自徐凤《针灸大全》，乃靳贤编辑失误而后人一直未能发觉。

五、作者

关于《针灸大成》的作者，国内文献多记作"杨继洲"，也有人认为是靳贤，日本书目多题作"赵文炳"。至于具体编辑者，《针灸大成·针道源流》篇末曰："《针灸大成》总辑以上诸书，类成一部，分为十卷。委晋阳靳贤选集校正。"可见，奉命补辑重编《针灸大成》一书的是靳贤，而不是杨继洲，书中按语、正文及文献出处注文中言及"杨继洲"者均为第三人称。故《针灸大成》的著者项应如下题作"明·杨继洲原著，靳贤补辑改编"。

赵文炳于刻《针灸大成》的同时，为使"学者便览而易知"，又令巧匠摹刻重刊《铜人明堂图》四幅。此套图原刊只有正、背两幅，赵文炳重刊时新增正侧、背侧两幅侧人图。图中腧穴定位均附有文字说明，而靳贤即为此图的校订、监修者，故《针灸大成》所载腧穴数、排列次序、定位均与此套图相同，特别是其第三、第四侧人图所载之穴，皆详注腧穴部位，其文字与《针灸大成》相吻合。这也提示，《针灸大成》是按照靳贤确立的统一体例编纂的，而不只是简单的文献汇编。

六、结语

1.《针灸大成》是按照靳贤确立的统一体例编纂的，而不只是简单的文献汇编。

2. 已知《针灸大成》最早版本为明万历刊、清顺治印本。

3. 已知《针灸大成》直接引用文献共计 14 种、图 1 种。而采用文献的方式多为转录，抄录原文时有改编之例，且文献出处的标注也有错误。

明刊本《针灸大成》主要包含两个层次。第一个层次为杨氏《玄机秘要》原文；第二个层次为靳贤补辑、校注之文。然而第一层次文字已经靳贤改编，非原书旧貌。太医院铜人明堂图为靳贤统一各家不同腧穴文献关于腧穴定位的依据。

传世本《针灸大成》集中反映杨氏学术思想的篇章只有"医案"、"策"（杨氏考卷）、"通玄指要赋"（杨氏注解）诸篇，此外标注有"杨氏"篇章，以及注作"杨氏集"的卷六、卷七"考正穴法"篇中少量按语（多数按语系直接抄自或化裁自《针灸聚英》）也体现了杨氏的部分学术观点和临床经验。

针灸大成作者——继洲先生事略

黄维三

（录自《中国医药》杂志，1966 年第五卷第一期）

作者于幼年时，从师习针灸，命读杨继洲《针灸大成》诸篇歌赋，当时固未注意该书是否为杨继洲亲手所撰者也。嗣精读全书内容，于针灸源流篇，见有"《针灸大成》总辑以上诸书，类成一部，分为十卷，委晋阳靳贤选集校正"之语，每当疑之，岂针灸大成非杨氏之作，而另出诸靳贤之手乎？迨后屡欲加以考证，苦参考资料之不易觅求，终属心余力绌也。前岁，获读香港庄兆祥博士大作《＜针灸大成＞考误》一文，见其洋洋巨著，旁征博引，读后不胜钦仰，唯庄博士主张《针灸大成》非杨继洲撰著，则作者不以为然爰作本文，俾研究针灸者，对杨继洲其人，有所了解。

一、杨继洲之籍贯问题

关于杨继洲之籍贯，其说有三：

1. 为平阳人 据《四库全书总目提要》云："继洲万历中医官，里贯未详，据其版刊于平阳，似即平阳人也。"按：平阳即今山西省临汾。

2. 为衢州人 据《针灸大成·针道源流》所载《玄机秘要》条下，称"三衢继洲杨济时"。又赵文炳刊《针灸大成》书前所载王国光序文中，亦称"三衢杨子继洲云云"。此皆以杨氏为三衢人。按：三衢即今浙江省衢州。

3. 为燕人 《针灸大成》赵文炳序文中，有"于都门延名针杨继洲"之句，是以有人据此称杨氏为燕人，如清朝王鸣盛撰《西庄始存稿》即有此说。按：燕指明朝京城，即今北京。唯王鸣盛书作者未见，在庄博士文中引证颇详。

综上所述，可知杨继洲之原籍，确是衢州；因其祖父及杨继洲本人，曾在太医院任医官多年，早已定居燕京（北京），故亦可谓为燕人；而《针灸大成》一书，其初版、再版皆刊于平阳（山西临汾），故主编《四库全书总目提要》之纪晓岚氏疑杨氏为平阳人也。

二、杨氏世代医家

据《针灸大成·针道源流》，知杨氏名济时，继洲为其别字。又据《针灸大成》王国光序文谓："杨子继洲，幼业举子，博学绩文，一再厄于有司，遂弃其业业医，医固其世家也。祖父官太医，授有真秘，纂修集验医方进呈，上命镌行天下。且多蓄贮古医家抄籍，杨子取而读之，积有岁年，寒暑不辍，倬然有悟，复虑诸家弗会于一，乃参合指归，汇同考异，手自编摩，凡针药调摄之法，分图析类，为天地人卷，题曰《玄机秘要》。"从此可知杨继洲乃医学世家，儒而通医。复考《针灸大成》载杨氏医案，知杨氏奉扁鹊为先师，治病之时，或单用药饵，或针灸与药物并进，并非仅知针灸者流，盖上古名医，若和缓扁鹊华佗仲圣，类皆如是也。

三、杨继洲曾任太医院医官

1. 赵文炳刊本《针灸大成·请益》篇，其中一条称"太医院医官继洲杨氏云"。据王国光序文中，知世宗朝命大宗伯试异选，杨继洲曾获选，入侍内廷，功绩懋著。《针灸大成》卷三则载有对策四题，题下注明为"杨氏考卷"，想此四策，当是杨氏应试医官时所作之考卷也。

2. 《针灸大成》所载杨氏医案第二十二案，记录杨氏隆庆（穆宗年号）二年四月初四日，曾奉圣旨看徐阁老病。

3. 纪晓岚《四库全书总目提要》谓："继洲万历（神宗年号）中医官。"

观此，则杨继洲任明朝太医院医官，已历世宗、穆宗、神宗三帝，至少有四五十年矣。

四、杨继洲有子名承祯

《针灸大成》杨氏医案第二十七案云："己巳岁，蔡都尉长子碧川公患痰火，药饵不愈……予针肺俞等穴愈，后其女患风痫甚危……邀予治之，乃针内关而苏，以礼厚赠，予固辞不受，遂以女许聘豚儿杨承祯焉。"由此案可知杨继洲有子名承祯。

此段医案，在庄博士考误文中亦曾引列，唯庄博士因此又推论杨氏有子侄辈名杨承学，作者略表异议。缘针灸大成所载对策四题，在赵文炳刊本注明为"杨氏考卷"，而章廷珪本则作"杨承学试卷"，庄博士因谓："继洲有子名承祯，则承学或是他的子侄辈，可能是学习针灸时，继洲考问及答案。"

作者按：策问为科举时代开科取士之试题，杨继洲会应世宗朝医官考试，故特保留其得意试卷，著录于书中。至于章廷珪刊本改作"杨承学试卷"者，实因误会于杨氏对策文中有"执事发策……下询承学"之句，殊不知"承学"二字，不过为继承先圣绝学之意，乃对策人自称口气，非人名之属。章廷珪刊本之改，已为蛇足，自不宜据此将杨氏考卷移指为其子侄辈之作品也。作者在此特别声明，并非有意对庄博士之考证故作挑剔，只不过主张该杨氏考卷应属于杨继洲本人之著作而已。

五、针灸大成编著经纬

1. 编印《针灸大成》之缘起　据赵文炳"刻《针灸大成》序"文云："余承乏三晋，值时多事，群小负嵎，万姓倒悬，目击民艰，弗克匡济，由是愤郁于中，遂成痿痹之疾，医人接踵，日试丸剂，莫能奏功。乃于都门延名针杨继洲者，至则三针而愈，随出家传秘要以观，乃知术之有所本也。将付之梓人，犹以诸家未备，复广求群书，若《神应经》《古今医统》《乾坤生意》《医学入门》《医经小学》《针灸节要》《针灸聚英》《针灸捷要》《小儿按摩》，凡有关于针灸者，悉采集之。更考《素问》《难经》以为宗主，针法纲目，备载之矣。且令能匠于太医院肖刻铜人像，详著其穴，并刻画图，令学者便览而易知焉。"

在上面序文中，已明白说出赵氏编印《针灸大成》之动机，系为酬答杨继洲为其治愈痿痹之疾，但赵氏身为巡按山西监察御史（见原序署名），并非医家，此时杨继洲谅已早被送返都门，故赵氏于广求群书以后，其实际之选辑工作，乃就近委托山西晋阳之靳贤代为完成，此所以在《针灸大成·针灸源流》篇中谓"《针灸大成》总辑以上诸书，类成一部，委晋阳靳贤选集校正"也。

2.《针灸大成》书名之由来　关于本书书名之来历，亦可从上面文中窥其端倪，盖当赵文炳氏接受杨氏家传《玄机秘要》后，原疑照样代为翻刻，待将付梓之时，又感觉到一家之言，未能书尽赅针灸医术之全貌，遂广求群书，备采有关针灸部分，并绘制铜人经穴图像，编成一部针灸专著定名为《针灸大成》。

从此更可知《针灸大成》此书，原系由"杨子继洲手自编摩"之《玄机秘要》扩编而来，而《玄机秘要》则又系杨氏祖传真秘纂修集验医方之增编，其说并见本文引录王国光序文中，兹不重述。《集验医方》与《玄机秘要》二书，今已不可得见，然顾名以思义，《针灸大成》与二书重大之区别，可能为此二书之内容，为针灸与医方并重之书，而经扩编后之《针灸大成》，则悉以针灸为主，是亦本书命名之由来。

3.《针灸大成》之内容与评价　据上所述,《针灸大成》系由杨氏家传著书,一再扩编而成,其搜罗丰富,堪称针灸学之空前巨著,所选录之针灸书籍约有二十余种之多,内容包括下列各项:① 针灸源流;② 针灸理论;③ 经络起止;④ 考正穴法;⑤ 经穴图表;⑥ 穴名考共;⑦ 诸家针法;⑧ 各种灸法;⑨ 分病针灸;⑩ 各科针灸治法;⑪ 针灸歌赋;⑫ 针灸医案;⑬ 针灸医话。

唯考该书编著之宗旨,仅系选集性质,所采录诸书之资料,虽被保存原来之面目,但未能析类剖疑,使归于一,是为美中不足,故四库提要纪氏评议该书谓:"立说亦颇详赅,惟议论过于繁冗。"至于如何取精用宏,则端赖学者之善读是书也。

六、杨继洲仍应为针灸大成之作者

《针灸大成》之撰著经过,业如上述,按是役也,杨继洲本人并未参与实际之编辑工作,是以庄博士考误文中,直谓"《针灸大成》不是杨继洲撰著",自然不能谓为不当。但后世均以杨继洲为《针灸大成》之作者,愚见认为亦有相当理由:

1. 此系出于赵文炳之旨意,如前所述,《针灸大成》是由赵文炳氏委任靳贤总辑诸书而成。书既成,赵氏因此举系为酬答杨继洲而作,且系以杨氏手著之《玄机秘要》为其蓝本,故对该书之作者问题,乃决定尊杨继洲为著作人,靳贤为选集校正人,赵氏自居出版人之地位。观赵文炳刻印《针灸大成》,于卷首独列载《卫生针灸玄机秘要》之原叙,当可窥知其旨意。

2. 本书内容大部分为杨氏著集,谓《针灸大成》为杨继洲著之第二理由,因《针灸大成》全书之内容,大部分为杨氏所著集,兹就赵本大成全书十卷之总目,统计杨氏著作篇目如后。

第一卷——无杨氏著作。

第二卷——有标幽赋注解、金针赋注解、通玄指要赋注解、兰江赋。

第三卷——有玉龙歌注解、胜玉歌、针内障秘要歌、诸家得失策、头不多灸策、穴有奇正策、针有浅深策。

第四卷——有三衢杨氏补泻、经络迎随设为问答。

第五卷——有十二经井穴图、十二经治症主客原络图、八脉图并治症穴

（此篇注明徐氏杨氏合著）。

第六卷——包括五脏六腑图、经穴起止歌、十四经考正穴法等篇，全部为杨氏著集。

第七卷——有十四经考正穴法续（占全卷之过半）、经外奇穴。

第八卷——无杨氏著作。

第九卷——有治症总要、针邪秘要、骑竹马灸法。

灸劳穴法以下至《宝鉴》发灸法共十三条（据庄氏考证原是《聚英》原文，本书目误为杨氏），又艾叶以下至灸后调摄法共十三条（据庄氏考证是《古今医统》原文，本书目误为杨氏）。

第十卷——仅新增请益篇有杨氏医话一条。

综观上表，可见针灸大成书中载录杨氏之著作，或为注解古人歌赋，或为自己创作，其分量约占全书之大半，故赵氏尊杨继洲为《针灸大成》之作者，杨氏亦当之而无愧。

《秘传常山杨敬斋针灸全书》跋

范行准

秘传常山杨敬斋先生《针灸全书》二卷，题建阳九十翁西溪陈言著，御医直隶长州怀仁张应试校正，江右安福县怀洲欧阳惟佐录。没有序跋但这却是一部从未见过著录的针灸书，它的内容大致与明徐凤《针灸大全》相同。我也有一部徐氏《针灸大全》，是明末镌刊而清初三多斋印刷的本子，同样是没有序跋的。而且由于风伤，和经过几次借出展览之故，那一张插图的扉叶也破碎了，连带把徐凤的里贯也破损了，剩下的只有"石塘徐凤廷瑞编次"的几个字，石字以上无从推测它是什么字。但从旧题杨继洲的《针灸大成》中所记录徐氏之书，知是燕山人。燕山是今之河北玉田县西北二十五里的地方。

现再来讨论本书著作者的姓名问题。本书虽题陈言著，从书名看来，恐怕还是杨敬斋的书，或者是杨氏传授陈言的。但敬斋似为杨氏之"号"或"斋"名，他的名字无从考查，匆促间检了一下常山县志方技门，也没有他的名氏。按杨继洲《针灸大成》在杨济时《玄机秘要》下有云："三衢继洲杨济时家传著集。""济时"盖即"继洲"之名，唯其书末见。今万历刊本《针灸大成》前有王国光序《玄机秘要》云："三衢杨子继洲……祖父官太医，授有真秘，纂修集验医方进呈，上命镌行天下。"又云："世宗朝命大宗伯试异选，侍内廷。"则杨济时之祖是明嘉靖时的御医。赵文炳在万历二十九年序《针灸大成》有云："余承乏三晋，值时多事……弗克匡济，由是愤郁于中，遂成痿痹之疾，医人接踵，日试丸剂，莫能奏效。乃于都门延名针杨继洲者，至则三针而愈。"那么撰《针灸大成》的杨继洲，即撰《针灸玄机秘要》的杨济时。《四库全书提要》作者纪昀之流说："继洲万历中医官，里贯未详，据其版刊于平阳，疑继洲为平阳人也"，似误。因王国光序和《针灸大成》中并著继洲为三衢人，继洲的里贯固可考见的。

但又有问题发生的是本书末尾行书肆莲花木牌子刻着"万历辛卯仲冬月书林余碧泉刊行"二行文字，辛卯即万历十九年，较赵文炳序《针灸大成》时适早十年，而本书《金针赋》《标幽赋》等注文略与《针灸大成》之杨继洲注解略同（与徐氏《针灸大全》完全相同）。且《针灸大成》卷一针道源流中也引用《玄机秘要》之书，更明标"三衢继洲杨济时家传著集"之文。因此我很疑心《针灸大成》一书，并不是杨继洲的书，而应当是晋阳靳贤的书。证据也是根据《针灸大成》卷一针道源流之后的结语："《针灸大成》总辑以上诸书，类成一部，分为十卷，委晋阳靳贤选集校正。"再王宏翰《古今医史》也不言继洲曾著《针灸大成》。

因而我疑心本书倒是杨氏家传的书，敬斋可能是济时祖弥。所谓建阳九十翁陈言著者，或因就杨氏原书重加编次、图绘而居其名，或竟为书肆余碧泉嫁名陈言，均未可知。

再从本书与徐氏《针灸大全》作一比勘，可知二书内容除各图外大致相同。本书上卷第一篇是《周身经穴赋》，以下就是论一穴有二名、三名以至六名，及论一名二穴。而以《梓歧风谷飞经走气摄要金针赋》《流注指微赋》

《通玄指要赋》《灵光赋》《席弘赋》（注一）、《标幽赋》（注二）六种赋文厕其后。卷下则于各种经脉、经穴、脉络及禁针孔穴、时日、九宫、太乙神人禁忌与论子午流注法，窦文真公《八法流注》等文之后，有十二经流注图，及头部孔穴正侧四图，以下又杂厕背、颈、膺、腹等十四图，而以诸病孔穴图占全书一半的篇幅。在诸病图中，又以伤寒图居其大半，最后为崔氏《取四花穴法》及《骑竹马灸法》等图，为宋元以下针灸书中所习见。

前已提到，本书大致与徐氏《针灸大全》相同，仅有篇目次第前后略有出入而已，如《金针赋》诸穴一名至六名等，本书在上卷，而徐书居于第六卷之末。唯此书把诸病穴之法，并绘制为图像，徐书却都没有，此其最异之点。而本书一病一图或更把一病的每一证候也绘制为图，尤为前此针灸书所未见。不能不说是本书所首创的特点。

至此书与徐书究竟谁抄谁曲，现尚难断言，虽《针灸大成》把徐氏之书列于杨氏《玄机秘要》之前，和徐书卷六"定取四花六穴之穴"（注三）小引有"廷瑞谨识"字样，仍然断定出于徐书，因此类文字，也见于他书。

我们更从本书的渊源来看，它是撷取元明以来针灸书中的重要文字，为学习针灸者诵读便利，对穴下针而作，故多录取歌赋一类的文字和绘制多幅图像，而许多亡佚了的书实际也无形中被它保存下来。如《医藏书目》著录之窦文真公《八法流注》之文，实即本书窦文真公《八法流注》之文。按窦文真公，即窦杰的谥号，他后来改名默，字汉卿，以针术显名于金元之交。"子午流注"之说或是他所倡导的，成为针灸史上一突出的史绩，也是以前针师所未见。

注一：《针灸大成》作强。

注二：《针灸大成》诸书作幽，唯徐氏《大全》亦作由。

注三：据本书当作"定取四花六穴法"。

按："子午流注"之义，本书卷下第十三页下已有说明，说是"子时一刻乃一阳之生，至午时一刻乃一阴之生。故以子午分之，而得乎中也"。又云，"流者，往也，注音住也"。盖窦本邱长春处机的弟子，其解释子午之义如此，而子午之名，实首见《汉书王莽传》，其说本于纳音家言，故本书中有"甲与乙合"及"戊方阳为兄，己属阴为妹，戊兄将己妹嫁与甲为妻"等话，作为针灸时日宜禁之本，而与汉晋明堂针灸家，用月廓之盈虚，蛤蟆的消长，而定其数之多寡，与投针下艾之宜禁的原则已有基本上的差异了。所以我说它给金元以后针灸史的面目变更，是很大的。

思想探微

《针灸大成》考误

庄兆祥

［节录自香港《现代中医药》杂志，第八卷第十期（总第九十四期）］

凡是学过针灸的人，相信没有一个不知道明朝出版的《针灸大成》这书，而且，在临症施术方面，总会参考他的学理，来确立治病方针，因为这书不独抄载有《黄帝内经》《难经》《针灸甲乙经》《针经指南》《神应经》《针灸聚英》等，许多历代针灸专书的精彩章句，连到不是专书而只是附录有针灸一篇的医籍，如《千金方》《外台秘要》《古今医统》（明朝，徐春圃撰）等，也全部转录过来，真可说是现存比较容易购得的最完备的参考书了。最难得的就是《针灸大成》里面还载有著者（据传是明朝针灸专家杨继洲）多年苦心录存的个人针治医案三十段，虽然诊疗范围不阔，但也是空前未有的宝贵参考资料了。

当我读了《针灸大成》几次，把全书内容，逐章详细考证一番之后，使我对这书发生了下述四点疑问。我所看的本子是 1955 年北京版的影印本，因为是影印的关系，这和原本定是相同无误的。

第一，卷首的王国光序文与赵文炳刻印时的序文，年代相隔未免太远。王国光写序文时的官衔是太子太保吏部尚书，那是在明朝万历五年至八年即公元 1577 至 1580 年（参考《明史》列传卷二百二十五，王国光本传），而赵文炳作序刻书却是万历辛丑即公元 1601 年，相隔二十多年了。

第二，杨继洲既然是撰著针灸大成，为什么要在许多篇目下，特别注明"杨氏集"（例如第二卷的兰江赋、第三卷的胜玉歌等）或"杨氏注解"（例如第二卷的标幽赋、第三卷的玉龙歌等）的字样呢？

第三，标幽赋、金针赋等原为便利初学针灸疗术者而作的歌诀，明朝出版的针灸专书中多有收载，前者是元朝针灸专家窦汉卿所著，早已有王开、祝定、王国瑞诸人的注解，明朝徐凤撰《针灸大全》也有转录，而杨继洲却加上"杨氏注解"四字，但其文句则大略与徐凤的相同，至于金针赋在别的书本原有一段前序，而杨氏则完全删去，莫明其故。

第四，这书的原本虽然是木版刻印，但错漏很多，现行北京影印本卷尾印有一勘误表，订正了一百零四条的单字，但是经我详细校勘的结果，全书所载穴位经络名称较少弄错，其他字句错的可不少，有些地方竟印漏了一两句话，譬如卷六手太阳小肠经穴歌的"阳谷"条下，最后"小儿瘕疭"后，别本多印有"舌强不嗍乳"一句，但现行影印本却空了一行没印出，这表示原书也没有此句了。又如卷四"经络迎随设为问答"的"问针头补泻如何"条，最后云"知为针者，信其左"下面，别本另有"不知为针者，信其右也"两句，而现行本原书则无。不知道为什么这样重要的针灸专书，在那时印刷得如此马虎呢？

由于以上四点的怀疑，使我想象到，关于这书有下列四个需要解决的问题；

1.《针灸大成》可能不是杨继洲刻印，他自己刻印的是另外一本针灸专书。

2.杨继洲可能不是《针灸大成》的编撰人。

3.杨继洲可能抄袭了别人的一部分文章，攘为已有。这也是常有的事，不足为奇。

4.《针灸大成》需要根本校正一番，以免后学者误用。

为了研究这些问题，我特别参考几种有关书籍，分别考据如后。

一、《针灸大成》不是杨继洲刻印的书

如前段所说，《针灸大成》卷首载有两篇序文：王国光序的题名"《卫生针灸玄机秘要》序"，是篇在万历五年至八年，赵文炳序的题名既不同，年代也相差二十多年，而且《卫生针灸玄机秘要》只得三卷（按：王国光序称

"分图析类，为天地人卷"）《大成》却有十卷，可见两书是截然不同。如果我们再去探究杨继洲在世享寿的年岁和参考其他书籍记载关于该书出版的情形，则更可以证明他没有刻印《针灸大成》一书了。

第一，杨继洲活多久？虽然我未能找出他的生卒年岁，因为史书上没有提到他的姓名事迹，或许他是一生过着平淡的生活，没有特殊可记，但是，我们可以根据他任职太医院的时期，和写下来的医案纪录，约略看得出他活多久。据王国光序云：

"三衢（今浙江衢州）杨子继洲，幼业举子，博学绩文，一再厄于有司，遂弃其业业医，医固其世家也……且多蓄贮古医家抄籍，杨子取而读之，积有年岁，寒暑不辍……世宗（按：即嘉靖皇帝）朝命大宗伯试异选，侍内廷，功绩懋著，而人以疾病庀疡造者，应手奏效，声名藉甚。会在朝善杨子，究其自出是编（按：即《卫生针灸玄机秘要》)，诸公嘉之，为寿诸梓，以惠后学，请序于余。"

从上序，可知继洲考过几次举子，失败后，再学习医业几年，在世宗朝代，经过考验，被选入做内廷医官（太医），虽然没有记录他如何侍奉皇帝左右，但起码也是专门奉命替达官显爵治疗的官职，相信当得起这种太医官的人，一定要老成练达，医学湛深，才有资格入选可能，假定杨继洲这时是四十至五十岁之间的话，根据他所写的针灸医案有：

"隆庆二年（按：即公元 1568 年）四月初四日，奉旨传与圣济殿，着医去看徐阁老病，钦此，臣等谨钦遵前至徐阁老私家……（按：阁老是官职尊称）"

"戊午（按：即 1558 年）春，鸿胪（官名）吕小山患结核在臂，大如柿，不红不痛。医云是肿毒。予曰：此是痰核结于皮里膜外，非药可愈。后针手曲池，行六阴数，更灸二七壮……"

观上，可知继洲在 1558 年，已经替达官治病，这是最早期的医案记录，相当于世宗皇帝的嘉靖三十七年，假定他在这年头被选入当太医，而年龄是 45 岁，后来他的晚年医案有：

"庚辰（1580 年）岁，过扬（扬州），大尹（官名）黄缙庵公昔在京，朝夕相与，情谊甚笃，进竭留疑，不忍分袂，言及三郎患面部疾，数载不愈，甚忧之……予针巨髎、合谷等穴，更灸三里，徐徐调之而愈。时工匠刊书，多辱蟹（按：别本作"薪"字）米之助。"

庚辰岁是万历八年（1580 年），正是王国光写《卫生针灸玄机秘要》序文的时期，继洲所称"工匠刊书"或即是指刻印这部书，而不会是指《针灸大成》。如照前，以继洲在 45 岁时入太医院任职，则此时应该是 67 岁的暮年，但由于他自此以后，并无医案记录，可想见他可能因年老而隐退。到了赵文炳刻书作序的万历二十九年辛丑，继洲如果还活着的话，应当是 88 岁的老翁。但或许已经不在人世，所以不独没有看到《针灸大成》的竣工，连序文也没有写呢！

第二，赵文炳刻《针灸大成》序文中，载有杨继洲给他治痿痹证的记事，他说：

"余承乏三晋，值时多事……由是愤郁于中，遂成痿痹之疾，医人接踵，日试丸剂，莫能奏功。乃于都门延名针杨继洲者，至则三针而愈，随出家传秘要以观，乃知术之有所本也。将付之梓人，独以诸家未备，复广求群书，若《神应经》《古今医统》……"

但是，杨氏医案中，没有赵文炳的名字，不晓得是否因为赵的官职较低（按：赵是巡按山西监察御史，属外官，不是京官），或者赵氏故意删去不录，否则，杨氏由北京跑到山西省平阳府替他施针，这段路程相当遥远而艰苦，治疗成绩如何，杨氏应该也有记录下来的。继洲拿出来给赵文炳看的所谓家传秘要，当然是指前述在 1580 年刻印的《卫生针灸玄机秘要》，故此，文炳请继洲施针的时期，可能是在 1580 年以后。至于文中所称"将付之梓人，独以……"到底是指杨氏或赵氏所为，则颇难决定，而清朝考据家王鸣盛氏撰《西庄始存稿》（见《四部总录》医药编，丁福保、周云青合著）中，有"《针灸集成》序"（按：此"集"字疑是"大"字之误写，因《针灸集成》另有其书，是清朝廖润鸿氏编写的，不是题名杨继洲撰）一文，则直指是赵文炳自己广集群书，采录付梓，他说：

"明万历间，巡按山西侍御赵君文炳有痿痹疾，医者罔效，乃延燕人

（按：继洲乃三衢人，不是燕人，王鸣盛说误）杨继洲至，三针而愈，叩其术，出所著《针灸秘要》一编，侍御犹以为未备，广集群书，俾取有关于针灸者，采（庶旁才）编次，勒为十卷，命曰《针灸集成》，镂版置平阳郡齐，后岁久，版皆刊阙，乾隆二年（一七三七），知府事会稽章君（按：姓章，名廷珪）念是书不可无传，重为校刊，以惠来者。"

又，《四库全书总目提要》（清朝，乾隆四十七年公元一七八二，纪昀等奉敕撰）解说《针灸大成》是赵文炳所补刻；

"《针灸大全》（按：'全'字想是'成'字之误，因明朝徐凤另撰有《针灸大全》七卷，与《大成》稍异，见后文），内府藏本，明杨继洲编是书，前有巡按山西御史赵文炳序，称文炳得痿痹疾，继洲针之而愈，因取其家传《卫生针灸玄机秘要》一书，补辑刊刻，易以今名。本朝顺治丁酉（一六五七），平阳知府李月桂，以旧版残缺，复为补缀。"

以上，可知所谓杨继洲编撰《针灸大成》的书名，各家所记不同，但认为是赵文炳增补而刻印者则一致无异词，可见杨继洲所刻的只是《针灸玄机秘要》，不是《针灸大成》。

二、《针灸大成》不是杨继洲撰著

杨继洲不独没有刻印《针灸大成》，并且没有撰编这书，此事我们由前段说明也可以看出多少，现在我再举一些具体的证据来使大家明白一点。

最近，医书考据家范行准氏在新翻刻的《杨敬斋针灸全书》（原名《秘传常山敬斋杨先生针灸全书》。1957 年，上海新华书店印售）卷尾跋文说：

"因此我很疑心《针灸大成》一书，并不是杨继洲的书……因而我疑心本书（按：即《杨敬斋针灸全书》）倒是杨氏家传的书，敬斋可能是济时（按：济时即杨继洲别名）祖弥。"

上段范氏所说极为正确，实获我心，《针灸大成》实在不是杨继洲所著，他不过编撰有一些针灸论文，连同他祖父撰的《玄机秘要》一并给赵文炳收集入《针灸大成》内，但文炳不是医药专家，当时可能只是交代他的属吏或友人编辑的，这编辑人就是靳贤，因为《针灸大成·卷一》的"针道源流"项下，列举古今针灸有关提要解说的最尾一段有：

"《针灸大成》总辑以上诸书，类成一部，分为十卷，委晋阳（今山西省太原）靳贤选集校正。"

靳贤是什么人呢？因为其名不见于史籍书志，不得而知，但想来不失为一位对针灸很有研究的专家，否则他也不能够负起校正增补这名著的艰巨责任？照理，文炳编印这书时，原本叫杨继洲本人或其子嗣自行校正比较妥善，但这时相信继洲已不在世，而他的儿子杨承祯（其名见《针灸大成》卷九杨氏医药案"己巳岁，蔡都尉长子碧川公患痰火……遂以女许聘豚儿杨承祯"）恐怕也不精于此道，故此就地取材，委托山西籍专家来校编。后来，乾隆年间，章廷珪重修刻印（见上文）时，委任临汾郑维纲、冀城李本修等校雠督刊（按：临汾、冀城都属山西省），也是这意思，大抵这书初版翻版都是在山西平阳府（因此，纪昀等撰《四库全书总目提要》时，误认为杨继洲是原籍山西），因此，委托本地人校编或许较为便利呢。

那么，赵文炳本人实际有没有参与编写《针灸大成》的内容呢？因为书无明文，不得而知，但想来，他深深有感于杨氏施针妙术治愈他的顽症，至少对杨氏著作一定极力搜罗，指示编纂方针给靳贤。今考书中标明杨氏撰注的篇目有下列十余项：

1. 杨氏注解者有：标幽赋、金针赋、通玄指要赋、玉龙歌。

2. 杨氏集者最多，有：兰江赋，胜玉歌，针内障秘及要歌，诸家得失策，头不多灸策，穴有奇正策，针有浅深策，经络迎随设为问答，十二经井穴图，十二经治症主客主图，八脉图并治症穴（按：此书注明是杨氏与徐凤两人合编），五脏六腑、三焦、心包络、任督脉诸图及手足三阴三阳经穴主治（按：此篇占原书六七两卷过半），经外奇穴，治症总要，针邪秘要，骑竹马灸法。

3. 杨氏自撰医案三十段。

4. 标名杨氏集而实非者，有第九卷灸劳穴法以下至《宝鉴》发灸法共十三条，原是《针灸聚英》原文，又艾叶以下至灸后调摄法共十三条是《古今医统》（明朝，徐春圃撰）原文，都不是杨继洲撰，赵文炳及靳贤编目录时误写杨氏。

又，杨氏集诸家得失策（见卷三）一章 原书题下作"杨氏考卷"，但章廷珪翻刊本（见上文）作"杨承学试卷"，杨继洲有子名承祯，则承学或是他的子侄辈，可能是学习针灸时，继洲考问及答案。又，五脏六腑诸图及经穴主治篇内，有手足三阴三阳经穴歌，原是《医学入门》（明朝，李梴撰）原文，或者杨氏加以注释也未可知。

以上是《针灸大成》所收载有关杨继洲著作的全部目录，王国光、赵文炳两序中所称《针灸玄机秘要》，大概内容就是指这类针灸专论，其余都是文炳及靳贤抄集古今专书增添上去的，由此，可见《针灸大成》不是杨继洲所著，只是书中采录有杨氏所撰集论著很多而已。杨氏本人论著中，既然没有提到编撰《针灸大成》这事，《明史艺文志》（清朝，张廷玉等奉敕撰）里面，也没有记载杨继洲著这书，而范行准氏（见上文）更说"王宏翰撰《古今医史》，也不言继洲曾著《针灸大成》"，联合诸点看来，所谓杨继洲著《针灸大成》这事，恐怕是赵文炳感激继洲替他治愈顽症之余，在补刻全书后，特地加上继洲编著的字眼，以酬谢他的功劳也未可知，杨氏实未参与其事。

三、《针灸大成》与徐凤著《针灸大全》及《杨敬斋针灸全书》的关系

上文已经提过，明朝出版重要的针灸专书，除《针灸大成》外，尚有《针灸大全》和《杨敬斋针灸全书》等两种，后两种的内容虽然是几乎全部收载于《针灸大成》里面，但也颇有异同，到底是谁抄袭谁这事，因为作者的籍贯年代不详，要经过一番很详细的考据，然后获得解决，或许有时解决不来也未可知，现在我不过根据个人所获有限资料，作一个分析考据罢了。由于前说杨继洲有一部家传《针灸秘要》，使我怀疑《针灸全书》的撰人杨敬斋是否是杨继洲的祖父？关于此点，上文范行准氏已经说过，敬斋可能是杨济时（即继洲）的祖祢，而《敬斋针灸全书》可能即杨氏家传的书，我很同意范氏此说，理由有三：

1. 敬斋与继洲两人都是浙江衢州人。前记王国光序《卫生针灸玄机秘要》云"三衢杨子继洲，幼业举子……"，三衢即浙江省衢州府，《元和郡县志》（唐朝，李吉甫撰）云"衢州以州有三衢山故名"。又，敬斋原籍常山县亦属衢州府，虽然以山岳名称来说，则常山是在常山县东三十里，三衢山在常山县北二十五里，相隔很远，但照古来写人名籍贯例，不会用山名加在人名上，相信都是府县名称，则两人是同属一府县了。

2. 杨敬斋是生在继洲前代的名医。王国光序说继洲的祖先云："祖父官太医，授有真秘，纂修集验医方进呈，上命镌行天下，且多蓄贮古医家抄籍，杨子取而读之。"则继洲的祖父是前朝的太医，而且撰有专著行世。《杨敬斋针灸全书》原名《新刊秘传常山敬斋先生针灸全书》共二卷，署名陈言著，并注明由御医张应试校正，万历辛丑卯（1591）由书林余碧泉刊行。如此写法，可知这书已不是初版，而是校正翻印版，初版可能是在很早期，陈言不知是何人，或许是敬斋的学生，又或许只是对敬斋的著作深感兴趣而翻印的读者，御医张应试可能是敬斋的同事或友人，在敬斋死后替他校正这书的。但，此书的错漏字句颇多，旧版印刷也劣，想或是传抄翻版很多次了。综合以上所见，可能敬斋是较继洲老一两辈的人，作为他的祖父，相信不会有矛盾。可惜敬斋只是别号，其原名不得而知。

3. 如果杨敬斋即明朝的针灸撰述专家杨珣，则这问题似乎更易解决，因为杨珣撰有《针灸集书》二卷，《针灸详说》二卷及《伤寒撮要》《丹溪心法类集》等书（见《明史艺文志》及日本前代医家丹波元胤氏撰《医籍考》），又是太医院出身，其《针灸集书》的内容又颇似《杨敬斋针灸全书》，杨珣自序说："岁在壬申（按：此壬申惜未详何朝，如系正德壬申，则当1512年，嘉靖壬申则为1572年），都察院右副都御史古井耿公奉命来镇关陕，便宜行事，政暇，集珣问曰，用药必先明脉理，针灸在乎知穴法，此医道之常然……知子由太医院出，亲灸当代名人，博览群籍，必得其旨要，当著《伤寒撮要》等书，已行于世，子何不详考诸说，立成经络起止绘图，分注腧穴，各归所属经，分类而集之……珣既承教，不敢固辞，乃取《素问》《铜人》诸书，参互考订，分为经络起止，灌注交会，腧穴寸数，度量取穴之法，兴夫针灸补泻，治病腧穴，次音括诀，悉类而集之于正侧仰俯所戴之穴，各附本经，并督任二脉之穴，绘于图像，举始见终，观者了然心目，集为一佚，凡二卷，名之曰《针灸集书》。"以上不过是推测杨敬斋可能即是杨珣而已，在没有确知杨珣的籍贯和年代以前，当然不是定论。

4.《敬斋针灸全书》内容颇似继洲集注的论著。虽然在明朝时期出版的针灸专书多半是互相抄袭，内容不免大同小异，但《敬斋针灸全书》除了是特色的按照每病绘经穴图之外，其余内容差不多全被收载于《针灸大成》里面，而且多数是杨继洲选集的论著，可能是即所谓杨氏家传的《针灸玄机秘要》，至于敬斋特有的按病绘经穴图或许是赵文炳等校编时，省去不录也未可知，因为这种经穴图太过简略，而且印刷不佳，大可包括于《针灸大成》六、七两卷的五脏六腑经穴图内。以上是我推测杨敬斋是继洲的祖父，其《针灸全书》即杨氏家传《玄机秘要》的主要根据理由，至于是否无误，还要今后多集一点有关的参考资料才能确定。

四、《杨敬斋针灸全书》与徐凤《针灸大全》

与其说《敬斋针灸全书》内容极似《针灸大成》，毋宁说他酷肖徐凤撰的《针灸大全》，是更为正确，因为这两书真的除了按病绘经穴图之外，完全相同，只是篇目次第稍有不符而已。譬如，金针赋在《针灸全书》，是在上卷的第二项（第一项是周身经穴赋），而《针灸大全》则在第五卷。又如前者窦文贞公八法流注放在下卷，而后者则在第五卷。到底这两书是谁抄谁，哪一种先出版，这问题也颇难解决，因为两书的卷首卷尾都没有序文或跋语，无从得知其正确编印年代。

奇怪的是，上述三种针灸专书之中，在明末清初时期，徐凤撰的《针灸大全》似乎是特别知名，《针灸大成》与《针灸全书》都不甚为人所记忆的样子。徐凤究竟是什么时候人，不得而知，根据《针灸大成》卷首的针灸源流篇里面说"《针灸捷要》，燕山廷瑞徐凤著集"，而明史也最先收载他的《针灸大全》（即《捷要》），因此我们只知道他是明朝的燕人（燕山属河北省近北平），其详细始末不可考，因为别的经志甚至医史也没有记录他的事迹，但想来当是一位针灸术相当湛深的专家。徐凤《针灸大全》早已被收载于好几种史书中，例如：

1.《明史》卷九十八，艺文志，医术类云："徐凤《针灸大全》七卷。"

2.《医藏书目》（明朝，殷仲春撰）云："廷瑞（按：即徐凤的别号）《针灸捷要》（按：即《针灸大全》的别名）六卷。"

3.《类经图翼（附类经附翼）》（明朝，张介宾撰），附翼卷四云："灵光赋抄《针灸大全》。席弘赋抄《针灸大全》。"

4.《千项堂医目》（清初，黄虞稷撰）卷十四，医家类云："徐凤，《徐氏针灸》六卷，又《针灸大全》七卷。"

5.《古今书刻》（明朝，周弘祖撰）云："福建书坊（刻），医卜星相堪与玄修等类，徐氏针灸"（按：针灸专书撰人姓徐者少见，此书疑是徐凤撰，灸字下疑漏去"大全"二字）。

上列五种书志都是只收载《针灸大全》，不收其他两书，而且张介宾撰《类经图翼》是在万历壬子（1612 年），殷仲春撰《医藏书目》是在万历戊午（1618 年），两者都在《针灸大成》（初版序是在 1601 年）和《杨敬斋针灸全书》（翻印在 1591 年）刻印之后，由此可知徐凤的《针灸大全》在当时一定是比较通行的针灸专书，故常为藏书家及著作家所录，更可能是这书比较那两种出版得很早，为人所共知的缘故。如果这个推测是没有错的话，则徐凤撰《针灸大全》是最先出版的原书。

《杨敬斋针灸全书》是抄录徐氏全文，加上治病经穴图片一百零四幅和头胸腹背诸穴道图而成的。杨继洲撰的《卫生针灸玄机秘要》是收载敬斋的全文，即所谓家传秘要，加上他自己撰编的文稿而成的。

《针灸大成》是把继洲的全稿适宜加以改编，兼采集许多针灸专书而成的。

略论《针灸大成》

王雪苔

自宋代以来，针灸学有了进一步发展，尤其有明一代，针灸家辈出，著书立说者颇多。在这种情况下，就产生了汇集针灸文献的实际需要，明《秘阁书目》著录的《针灸集成》、徐凤的《针灸大全》、高武的《针灸聚英》、吴崑的《针方六集》等，就都是适应这种需要而编撰的。特别是公元 1601 年刊印的《针灸大成》一书，资料更为丰富，流传也较广，一向被针灸医者欢迎。因此，本文就对这部书做些考查和介绍。

一、从杨继洲的《卫生针灸玄机秘要》说起

《卫生针灸玄机秘要》三卷，是经杨继洲的手编撰的，此书后来成为编辑《针灸大成》的主要资料来源。

关于杨继洲的身世，没有专传可查。但从明王国光为《卫生针灸玄机秘要》做的序及《针灸大成》中收载的针道源流、杨氏医案等篇中，略可考见。杨氏名济时，继洲可能是他的字（或号），三衢人（今浙江省衢州一带）。"幼业举子，博学绩文，一再厄于有司，遂弃其业，业医"。医案载他于嘉靖"乙卯岁，至建宁"（今福建省建顾县）为人治病，可见至迟在公元 1555 年已开始行医了。据王国光序，"世宗朝命大宗伯试异选"，杨氏被选中了，得"侍内廷"。再看杨氏的早期医案，嘉靖"戊午春，鸿胪吕小山患结核在臂"，杨氏为之治愈。按：鸿胪寺是专司典礼仪式的衙门，例无外任，足证杨氏在公元 1558 年已来北京太医院供职了。直至公元 1601 年左右（曾去山西给赵文炳治病），一直没有变动，前后 40 余年。

杨氏学医，有其家世渊源。他的祖父做过太医，有著作，还留下很多医家抄本，杨氏钻研了这些书籍，在医学上得以有了较深的造诣。后来，他"复虑诸家书弗会于一，乃参合指归，汇同考异，手自编摩，凡针药调摄之法，分图析类，为天地人卷，题曰《玄机秘要》"。针道源流题该书为杨氏的"家传著集"，是因为他主要取材于其祖父留下的书籍和笔记，而书的编撰者是杨继洲本人。从《针灸大成》中收载的《玄机秘要》内容来看，其中很大一部分确也包括着杨继洲自己的经验和心得。

杨氏由于职务关系，接触统治阶级的上层人物较多，王国光就是其一。医案载"（隆庆）壬申夏，户部尚书王西翁患痰火"云云，就是说的王国光。所以，《玄机秘要》由王国光作序，自在情理之中。王国光序该书时，正任

吏部，序言结尾题为"赐进士第太子太保吏部尚书获泽疏庵王国光书"。考《明史》第一一二卷七卿表，王国光自万历五年（1577）十月任吏部尚书，七年（1559）十二月加太子太保，至万历十年（1582）十月免职，此序分明是在公元 1579 年终至 1582 年之间写的。再从杨氏的 30 条医案来看，止于公元 1580 年（万历庚辰），有一条还提到"庚辰岁，过杨，大尹黄缜庵公昔在京朝夕相与，情谊甚笃……时工匠刊书，多辱蟹（可能是'斛'字误刻）米之助"。证明《玄机秘要》是于公元 1580 年定稿开雕的，王国光的序也可能作于这一年或下一年，比之《针灸大成》的问世约早 20 年。至于该书最后是否刊竣，不太清楚，世无传本，也未见到藏书家著录。

二、《针灸大成》的编辑始末和编者

《四库提要》谓《针灸大成》（原题《针灸大全》，笔误）为"明杨继洲编"，是因为仅看到两篇序言中都提到了杨继洲，而未从内容上细考。后来的著录也多因袭此说，几乎众口一词。

按《针灸大成》的明刊本，是公元 1601 年（万历辛丑）在山西平阳府刊刻的。当时出任山西的监察御史赵文炳在《刻针灸大成序》中，已大体说明了始末。原来杨继洲应邀从北京去山西给赵文炳治病，使赵文炳看到了《玄机秘要》。赵文炳原拟帮助付刊，但又考虑"诸家未备"，于是就以《玄机秘要》为基础，"复广求群书……凡有关于针灸者，悉采集之；更考《素问》《难经》，以为宗主"；"且令能匠于太医院肖刻铜人像，详著其穴，并刻画图"，终于辑为《针灸大成》十卷。赵文炳在与《针灸大成》合刻的《铜人明堂图》序中也曾提到"古之名医，率先针灸……余惧失其传，委集《针灸大成》一书"。显然，赵文炳是编辑此书的主持者，而具体编辑工作则委之于他人。当时杨继洲至少已是七八十岁的老人了，给赵文炳治病又是客情，假如是自己在原撰《玄机秘要》的基础上加以增辑而成为《针灸大成》的话，就根木谈不到赵文炳"委集"。再看《针灸大成》卷十最后一条载"太医院医官继洲杨氏云……"，也分明不是杨氏自己的口气。那么，编者是谁？针道源流中已载明了"《针灸大成》，总辑以上诸书，类成一部，分为十卷，委晋阳靳贤选集校正"。原来，在赵文炳属辖之下的靳贤是此书编者，这就无怪乎赵文炳以主持人自居了。

三、《针灸大成》的集用文献

《针灸大成》虽然是经靳贤重新类集的，但因为此书导源于《玄机秘要》，所以书中采用《玄机秘要》的内容最多。除此之外，还直接选集了其他 11 种文献，这是在赵文炳序中已经指出了的。现将这些直接集用书目及其在《针灸大成》中所占的比率（以全书作为 100%），列表于次：

书名	撰者	比率	附注
《内经》	西汉以前，撰人不详	3.8	原标引《素问》，实则也有《灵枢》。卷一、卷四之经文有从《针灸聚英》《节要》《医统》转引者，不计入此项
《难经本义》	（元）滑寿	2.2	书中标《难经》，目录则标为《难经本义》
《医经小学》	（明）刘纯	0.9	
《乾坤生意》	（明）朱权	0.8	
《神应经》	（明）刘瑾	9.2	
《针灸大全》	（明）徐凤	5.2	或作《徐氏》，针道源流篇则作《针灸捷要》
《针灸节要》	（明）高武	1.8	今名《针灸素难要旨》
《针灸聚英》	（明）高武	9.5	
《玄机秘要》	（明）杨继洲	43.9	或作"杨氏"
《医学入门》	（明）李梴	3.1	
《古今医统》	（明）徐春甫	5.7	卷八标为"徐氏书"
《小儿按摩经》	（明）陈氏佚名	8.9	
其他		5.0	包括序言，目录及针道源流篇

上列 12 部书，有一部分是佚传的，如《玄机秘要》和《陈氏小儿按摩经》就没有传本，《乾坤生意》现在也只有残本，《针灸大成》中给我们保留了这部分书的内容，是值得珍惜的。再者，《针灸大成》直接集用的书虽然仅只 12 部，因为它是在《难经本义》《针灸聚英》《针灸大全》《玄机秘要》等汇集文献的书的基础上再加以汇集，所以转引的文献却很多，这就是它资料丰富的原因。转引文献有多少？这很难说，因为除第二手资料外，还有第三手、第四手资料，混淆不清。以《明堂上经》《明堂下经》为例（现存），《资生经》集用了这两书，《针灸聚英》又集用了《资生经》，《针灸

大成》则是从《针灸聚英》中引出这两部书的。为了便于读书时究寻根底，我初步查对了《针灸大成》转引的文献，约有以下 20 余种，即《千金方》和《千金翼方》（孙思邈）、《素问玄机原病式》（刘完素）、《脾胃论》李杲、《卫生宝鉴》（罗天益）、《甲乙经》（皇甫谧）、《资生经》（王执中）、《子午流注针经》（何若愚）、《针经指南》窦杰、《十四经发挥》（滑寿）、《济生拔粹》（杜思敬）、《针灸玉龙经》（王国瑞）、《神农本草经》、《证类本草》、《导引本经》、《项氏家说》（项平庵）、《难经说》（谢缙孙）、《难经辨疑》（陈瑞松）、《难经本旨》（袁坤厚）等。至于转过几道手的文章，则无法计算。

说到这里，我想再谈谈靳贤集的针道源流一篇的问题。靳贤在该篇举出 26 部古医书名，并且说《针灸大成》是"总辑以上诸书，类成一部"，似乎这都是靳贤集用的文献。其实，有些书如《明堂针灸图》《存真图》《膏肓灸法》《金兰循经》等，靳贤既未见到，也未转引。这一篇的书目提要，多数是从高武的著作中抄来的（其中的《素问》《难经》两则，又是高武从《九灵山房集》中转吕复的）。靳贤的编辑工作并不能令人满意，可能把出处标错（如卷七之奇经八脉，本来出自《聚英》，而却标为《节要》）。而且资料庞杂，玉石相混，缺乏综合评述，往往使人莫知所从。因此，读《针灸大成》者置此一部，固可扩充眼界；而如欲深入钻研，则非直接参阅其原来集用诸书不可。

四、《针灸大成》的内容简介

此书在编辑工作上虽然存在上述缺点，但其所集入的文献资料，多数是可取的。特别是前面所说的佚书，正是通过此书保存了大部内容。

此书明刊本分为十卷，人民卫生出版社已影印出版，现将其各卷内容概括如下：

卷一：为《内经》《难经》摘录，读此可约略窥见医经中有关针灸之论述。但其中刺法论一篇，乃后世假托者，内容也太玄虚。

卷二、三：为针灸歌赋，颇多可取。其中的标幽赋、马丹阳十二穴歌，也一向脍炙人口。卷三后附杨继洲考卷（策）四则，议论精深，为他书所未见。

卷四：为针法，继《内经》《难经》以后发展的各家补泻手法，基本都包罗进来了。此卷还有杨氏问答三十余则，多为心得之谈。

卷五：为子午流注及灵龟飞腾八法。

卷六、七：为经络、经穴及经外奇穴，多为杨氏所集。其论述十四经脉，多引内功文献以资说明；经穴的主治也比他书有所补充。

卷八：为诸症治法，主要集用《神应经》，条理明晰。

卷九：为名医治法及灸法等，足资参考。杨氏的151条治症总要及东垣针法，简明而又切合实用，对学者颇有帮助。尤其所附杨氏医案30条，有论有法，脉症俱备，情节分明，实为针灸书中之不可多得者。

卷十：为陈氏《小儿按摩经》，似乎是全书录入的，小儿按摩专书当以此为最早了。

另外，赵文炳主持刊书时，还合刻了《铜人明堂图》两大幅，分正面、背面人形，与《针灸大成》并行。后来，清初林起龙又补刊了侧面人形两幅。此四幅图，在清代以后的各种《针灸大成》版本中，有与之合刻者，有被漏掉者，现在的影明刻本也缺少此图。

浅谈《针灸大成》的学术思想

贵阳中医药大学二附院　冯玲媚

《针灸大成》是一部针灸名著。编著者杨继洲是我国明朝杰出的针灸学家。所著《针灸大成》十卷，可谓集明以前针灸学术之大成。由于该书"博大精深，故三百八十年来，凡行针者莫不以此书为本"。可见影响之深远。

杨氏学术思想，上溯了《素》《难》，旁及诸家。他指出"溯而言之，则《素》《难》为最要。盖《素》《难》者，医家之鼻祖，济世之心法。垂之万世而无弊也"。不溯其源就不能掌握针灸学发展规律，他崇古而不泥，主张"随时变化而不泥于成教"。

1. 重视脏腑经络理论，强调辨证施治　杨氏认为针灸治疗疾病，不能脱离脏腑经络理论。杨氏在"头不多灸策"中指出,"内而五脏六腑,外而四肢百形,表里相应,脉络相通"。"人之元气有阴阳,而阴阳之远有经络,循其经而按之,则气有连属,而穴无不正,疾无不除"。"欲知脏腑之虚实,必先诊其脉之盛衰,知脉之盛衰,又必辨其经脉之上下"。杨氏进一步强调辨证施治,以为"辨证精确,方能选穴简要中启","不得其要,虽取穴之多,亦无济于人,反之,苟得其要,则会通之简,亦足以成功。"因此,他在"诸家得失策"中指出:"探经络,索营卫,诊表里,虚则补之,实则泻之,热则凉之,寒则温之。或通其气血,或维其真元",针灸医者必须掌握的治疗原则。正如杨氏指出的"得之则为良医,失之则为粗工",是衡量医者医疗水平高低的标准。

2. 病以人殊,治以疾异 杨氏在临床治疗中,重视辨证分析,审因论治,他虽擅长针灸疗法,往往因"民之受疾不同,故所施之术或异"。他尊古人之意,视病情之需要,恰当地运用中医其他疗法。如"诸家得火策"中说:"有疾在腠理者焉,有疾在血者焉,有疾在肠胃者焉,然疾在肠胃,非药饵不得济,在血脉,非针刺不能及;在腠理,非熨焫能以达;是针灸药者,医家不可缺一也。"从杨氏全部医案中可以看出,他在掌握适应证,使用针灸治疗或药物治疗,或针药相互配合使用方面,都是运用得恰到好处的。书中 31 例医案中全部都用过针刺,其中应用灸法者 15 例,使用药物者 11 例,尚有针灸药皆可并用者。在"穴有奇正策"中指出:"治法因乎人,不因乎数,变通随乎症,不随甲法……譬之老将用兵,运筹攻守,坐作进退,皆运一心之神"。杨氏在临床治疗中,视病情的需要,恰当地选用各种疗法。或针,或灸,或针灸并用,或针药相辅,灵活机动,充分体现了他各取所长的学术思想。

3. 论刺法原理,补泻有大小之别 杨氏在《大成》中,将有关刺法补泻理论设为问答,用以阐明其应立义和操作方法。他在经络迎随设为问答中,对《难经·二十七难》论述的"能知迎随之气,可令调之。调气之方,必在阴阳。所谓迎随者,知荣卫之流行,经脉之往来也。随其逆顺而取之,调气之方,必在阴阳,知其内外表里,随其阴阳而调之"解释说:夫荣卫者阴阳也，经言：阳气受于四末，阴气受于五脏，故泻者先深而后浅。以内引持而出（阴气生于内，故泻法要使阴气外出）。补者先浅后深，从外推内而主之（阳气生于外，补法应使阳气入于内），乃是因其阴阳内外而进退针耳。至于经脉流行之道，手三阳经，从手走头；手三阴经，从胸走手；足三阳经，从头下足；足三阴经，从足走腹。故手之阳泻法者，针芒向外，逆而迎之，补者针芒向内，顺而追之，余皆仿此。乃是因其气血往来顺逆行针也。"大率言荣卫者，是内外元气出入，言经脉者，是上下之气往来，各随所在顺逆而为刺也。故迎（泻）随（补）耳"。杨氏认为补泻方法都离不开荣卫之气的深浅出入和上下往来，以顺气为补，逆气为泻，营卫是补泻理论的基础。杨氏在皮肉筋骨脉病问指出："是以刺法中但举营卫，以此思之，至于部分有深浅之不同，都要下针无过不及微妙也。"他在这里指出针刺深浅问题，其真正含义"刺有大小问"中可以清楚了解到，是讨论针刺补泻"量"的问题，他说，刺有平补平泻，谓其阴阳不平而后平也。但得内外之气调则已；有大补、大泻。唯其阴阳俱有盛衰，内外于天（浅）地（深）部内，俱补俱泻在此。他用提插补泻为例，将补泻分为"平补平泻""大补大泻"两类以分析针刺补泻中"量"的大小问题。所谓大补大泻，则是一种刺激量较大、较重的补泻手法，是针对阴阳二气乖常比较严重的病理情况而设置的。施术时，针刺必须在天（浅）地（深）部内，进行较大幅度的上下插运动，比较大刺激量达到大补泻的需要。杨氏在继承前人经验的基础上，又结合个人的体会经验，将刺法理论向完善、成熟推进了一步。

4. 立法严谨，选穴少而精　杨氏在针灸临床治疗中，强调辨证，要求审证周详，立法严谨。选穴配方力求掌握要领及腧穴性能。尽量做到取穴少而精。"头不多灸策"中说："故三百六十五络，所以言其繁也，而非要也。十二经穴所言其法也，而非会也。总而会之，则人身之气自阴阳，而阴阳之远有经络，循其经而按之，则气有连属。而穴无不正，疾无不除。譬之庖丁解牛，会则凑，通则其虚，无假斤断之劳，而顷刻无全牛焉。何也？彼因得其要也。故不得其要，虽取穴之多，亦无以济人；苟得其要，则虽会通之简，亦足以成功。"杨氏在注释《标幽赋》时，对诸如门、海、俞、募、原、别（络）、交（会）会（入会）等穴总结为"五脏六腑之有病必取门、海、俞、募之最微妙。经络气血凝结不通者，必取此原、别、交、会之穴而刺之"，这些论述，对于后世掌握《内经》取穴要领，灵活应用特定穴，起了非常重要的启发和推动作用。

虽然本书章法分明给查阅带来了方便，但由于本书所括内容跨年久远，故每卷之中内容难免流于庞杂。又明人多热衷汇集，剿改成风，故本书取舍亦多有不当之处，这都是我们在阅读本书时，应予注意的。

总之，《针灸大成》一书，对针灸学的贡献是无与伦比的，示人以规矩，开人以思路，使我们在临床上借以触类旁通，左右逢源。

浅谈杨继洲《针灸大成》的学术思想

吴江市震泽中心卫生院　邬品嘉

杨继洲（1522~1620 年），名济时，浙江衢州人。出身于世医之家，明世宗时被选为嘉靖侍医。1601 年著成《针灸大成》，这是继晋·皇甫谧于256 年著成《针灸甲乙经》之后的又一次大总结。数百年来，凡业针灸者，奉为圭臬，盛传不衰。并被国际针灸学家，译成法、德、日等文字，使之在国外也有很大的影响。本文试就杨继洲《针灸大成》的学术思想，讨论如下，然否，请指正。

学宗《内》《难》，涉猎百家

杨继洲家学渊源，不但是一位对祖国医学造诣颇深的理论学家，而且是一位具有精湛针灸治疗技术、经验丰富的临床学家。他的不朽名著《针灸大成》，吸取了明代以前所有关于针灸学说的精华部分，并增注歌赋 20 余首，又搜集了当时民间流行的治疗方法，特别卷末附有四明陈氏的《小儿按摩经》。考按摩技术，也是我国早期发明的一种有效治病方法，通过杨氏介绍，使之进一步得到推广和应用。

《针灸大成》的特色，不仅在于集明以前针灸之大成，并有家传《卫生针灸玄机秘要》的内容，如肩井穴，《内经》云禁灸，家传可灸七壮（见《玉龙歌》注）。更多的是杨氏把自己的宝贵经验和独特见解作为注释和按语，分门别类，详尽列举。对腧穴的考正，更作了大量的校对，并把每一经的常用药物和使用方法扼要加入，让读者有所借鉴。诸如《策论》《治症总要》《医案》等，均是杨氏学术上的珍品。

杨继洲学宗《素问》《难经》，他在《策论》中称"《素》《难》为最要，盖《素》《难》者，医家之鼻祖，济世之心法，垂之万世而无弊者也"。同时，涉猎百家，尤服膺东垣学说，专列东垣针法。杨氏在《五脏六腑·脾脏图》中指出："凡治疾，必须先扶植脾胃，诚不刊之妙典……万物从土而归出，补肾又不若补脾。"对各家之长也兼收并蓄。在《考正穴法·肓俞》按语中指出："诸家俱以疝主于肾，故足少阴经俞穴。灸兼治疝，丹溪以疝本肝经，与肾绝无相干，足以正千古之讹。"杨氏没有门户之见，对前贤学说，既不全盘吸收，又不盲目排斥，客观地予以评述。如他在《金针赋》"气分上下男女"的按语中指出："卫气之行，但分昼夜，未闻上下男女、脏腑经络、气血往来未尝不同也，今分早晚何所依据？"对有关人神避忌问题，认为"俱不合《素问》……唯避此及尻神遂日人神可耳。若急病，虽人尻神，亦不可避也"（见《人神禁忌》）。这在当时的历史和环境条件下，杨氏的见解是相当科学进步的。

杨继洲上承轩岐，下及百家，但不尚浮华，慎于立说，他在《手少阳三焦经穴歌》结束后语自称："聊著述于前篇，俟同志之再辨。"对难以肯定的地方，不武断附会，如《通玄指要赋》中，对髋骨穴位一说在委中上三寸，一说在膝膑上一寸，认为"按此两解，俱与经外奇穴不同，并存以俟知者"。对有争议的若干论点，列《附辨》于书后，例"或问用针浑是泻而无补"的看法，不妄加指责，让后人自己去体会。杨氏治学之严谨，由此可见一斑。

注重养生，主张未病先防

杨继洲接受古人"不治已病治未病"的正确启示，具有高度的预防思想，注重养生之道，认为精、气、神是人生三宝，"精全不思欲，气全不思食，神全不思睡"（见《足少阴肾经主治》）。指出"六害"：名利、身色、货财、滋味、虚妄、嫉妒；"十多"：思、念、笑、言、饮、怒、乐、好、愁、机；"伐人之生，甚于斧斤；蚀人之性，猛于豺狼"（见《任脉主治》）。懂得摄生，才能尽终天年。"美色在前，不过悦目畅志而已，奚可姿情丧精，所谓油尽灯灭，髓竭人亡……卫生之法，先此而已"（见《足少阴肾经主治》）。同时也教育人们要适应自然界的变化，"秋当温足凉头，其时清肃之气，与体收敛也。自夏至以来，阴气渐旺，当薄衽席，以培寿基"（见《手太阴肺经主治》）。杨氏慈航普济，一片热诚跃在纸上。

对于精神疗法，杨氏亦颇有建树。他在《医案》中写道："悲可以治怒……喜可以治悲……恐可以治喜…… 怒可以治息…… 思可以治恐……凡此五者，必诡诈谲怪，无所不至，然后可以动人耳目，易人视听。"在《考正穴法·大肠》一节中又说："独处一室，扫空万缘，静坐月余，心疾如失。"这些都是他真实的体会。

无病早防、有病早治的阐述，在《针灸大成》中比比皆是，贯穿始终。他引《千金灸法》说："官游吴蜀，体上常须三两处灸之，切令疮暂瘥，则瘴疠温疟毒不能著人，故吴蜀多行灸法。"语曰："若要安，三里常不干。"这些方法与现代医学的病因预防，包括提高免疫力、预防接种等形式颇相吻合。又如在《治症总要》中说："但未中风时，一两月前，或三四个月前，不时足胫上发酸重麻，良久方解，此将中风之候也，但急宜灸三里、绝骨四处。"体现了现代发病学预防的精神，力争做到早期发现，早期诊断，早期治疗。至于病残的预防、防止后遗症的发生、早期监护、早期康复以及防止衰老等实例，在《针灸大成》里也俯抬可有，不再赘述。

精选腧穴，强调手法操作

赵文炳感杨继洲愈病之德，在为《针灸大成》写的序言中说：因患"痿痹之疾，医人接踵，日试丸剂，莫能奏功，乃于都门延名医杨继洲者至，则三针而愈"。由此可见杨氏使用针灸治疗的特点之一，即是对腧穴的精选。在《医案》中几乎没有一例超过 10 个腧穴，大都是 2~6 个，如治王念颐的咽喉之疾，取膻中、气海、足三里；夏中贵的瘫痪，针刺环跳，一针而愈。杨氏的又一特点是重视单穴的应用，在《医案》中，内关穴的验案就有三则，一是王会泉夫人患危异之疾，半月不饮食，目闭不开已久，六脉似有如无，针内关穴，目即开，即能饮食，徐以乳汁调理而愈。二是夏梅源患伤寒，六脉微细，阳证得阴脉，针内关穴，六脉转阳，辅以汤散而愈。三是蔡都尉之女，患风痫甚危，针内关穴而苏。

杨继洲所以能做到"兵惟不动，动然克敌；医惟不施，施必疗效"（见《策论》）。穴少而效彰，主要是辨证确切。他在《策论》中又指出："治法因乎人，不因乎数；变通随乎证，不随乎法。"同时，一再强调手法操作的重要意义，诚恳告诫用针之士，贵乎专心诚意，对于要害部位的下针，尤宜小心谨慎，如："凡学针人眼者，先视针内障羊眼，能针羊眼复明，方针人眼，不可造次"（见《经外奇穴》）。他又在注释《通玄指要赋》中说："夫用针之法，要在识其通变，捷而能明，自然于迎随之间，而得施之为妙也。"他倡导的针刺技术基本操作是爪切、指持、温针（现已改进为艾绒烧针柄）、进针、指循、爪摄、退针、指搓、指捻、留针、摇针、拔针等十二手法。又可以归纳为揣、爪、搓、弹、摇、扪、循、捻，即著名的杨氏下手八法。

下手八法是针刺前后手法的总称，包括针刺前的准备，如病人的位置，也很注重，杨氏针刺环跳采取侧卧屈膝。同时又主张"取五穴用一穴而必端，取三经用一经而可正"（见《标幽赋》）。针刺过程中必须双手配合，"左手按穴令定，象地而不动，右手持针，法天之运转"，以气至为度，"针下气至，当察其邪正，分其虚实"（见《经络迎随问答》），而行补泻。这些都是针灸治疗的关键，历来为临床医生所重视。

关于烧山火、透天凉、阴中隐阳、阳中隐阴、苍龙摆尾、赤凤摇头、龙虎交战等，是在于能够熟练地掌握上述各法后，或分，或合，或分而合，或合而分，演变而来的一些操作手法，可以随证选用，增强疗效。

谨察病源，针药有机结合

唐代孙思邈铭言："若针而不灸，灸而不针，皆非良医也；针灸而不药，药而不针灸，尤非良医也；知针知药，固是良医。"这种整体综合的治疗思想，现在看来，仍然是先进的，值得进一步探讨和研究。

杨继洲继承和发扬前人的优良传统，治病中也不拘于一针一灸，他在

《策论》中说："其致病也，既有不同，而其治之，亦不容一律，故药与针灸，不可缺一者。"接着又指出："夫何喜怒哀乐，心思嗜欲之滔于中；寒暑风雨，温凉燥湿侵于外；于是有疾在腠理者焉，有疾在血脉者焉，有疾在肠胃者焉。然疾在肠胃，非药饵不能济；在血脉，非针刺不能以及；在腠理，非熨焫不能以达；是针灸药者，医家之不可缺一者也。"尝观《医案》33 例，其中用针者 9 例，用灸者 1 例，用药者 4 例，针灸合用 13 例，针药合用 3 例，针灸药物合用 2 例，手法药物合用 1 例。杨氏治法之运用恰到好处，主要在于谨察病源，针药有机结合。如《医案》首例滕柯山之母，手背不举，背恶寒而体倦困，虽盛暑喜穿棉袄，诸医俱作虚冷治疗，杨氏诊其脉象沉滑，断为痰在经络，针刺肺俞、曲池、三里，药投除湿化痰之剂而愈。若作虚寒，愈补而痰愈结，不可不慎。

杨氏对于小儿之疾也很有心得，认为"并无七情所干，不在肝经，则在脾经；不在脾经，则在肝经；其疾多在脾肝二脏，此要诀也"（见《保婴神术按摩经》）。可见杨氏之学，博而纯；杨氏之论，精而当；用针遣药，颇多效验，成为杰出的一代名医，绝非偶然。

《针灸大成》学术贡献探析

广州中医药大学针灸推拿学院　　柴铁劬

《针灸大成》为明·杨继洲（济时）（1522~1620 年）撰著，杨氏生于世医之家，"幼业举子，博学绩文，一再厄于有司，遂弃其业业医，医固其世家也，祖父官太医"。《针灸大成》原书 10 卷，初刊于明万历二十九年（公元 1601 年），题为杨继洲撰著，实为山西御史赵文炳"广求群书，若《神应经》《古今医统》《乾坤生意》《医学入门》《医经小学》《针灸节要》《针灸聚英》《针灸捷要》《小儿按摩》，凡有关针灸者，悉采集之"（见赵文炳《刻针灸大成序》）。并且"《针灸大成》总辑以上诸书，类成一部，分为十卷，委晋阳靳贤选集校正"，杨氏家传《玄机秘要》仅占《针灸大成》不足一半的内容。可见，本书实为赵文炳印行、靳贤选集，内有杨继洲《卫生针灸玄机秘要》的一部著作。本书全面总结了明以前针灸学成就，是针灸学中流传最广、影响最大的著作之一，初探其学术贡献如下。

一、重视特定穴应用

统计《针灸大成》全书，共用穴 228 个计 3069 次，其中特定穴的使用占全部经穴的 57.3%。

1. 拓展井穴理论 最早记载井穴的是《灵枢·九针十二原》《灵枢·本输》《灵枢·顺气一日分为四时》等篇，详细记载了井穴的名称、位置、生理功能、主治作用，经《针灸甲乙经》补充后井穴内容更加完善。《针灸大成》将井穴列于十二经穴之首，置专章讨论，且论述方式按气血流注运行次序先论肺经少商穴，最后论述肝经的大敦穴，以突出和强调井穴在全身穴位中的重要意义。

井穴治络病：《灵枢·顺气一日分为四时》篇提出井穴主治五脏病，"病在脏者取之井"。《难经·六十八难》云："井主心下满。"《针灸大成》明确提出井穴主治络病，"十二经井穴图"中详细论述了十条经脉的井穴主治。

井穴的配伍运用及井穴刺法：《针灸大成》对井穴的使用有单侧井穴、双侧井穴、与其他穴配用多种选穴方法。如《针灸大成·卷五·十二经井穴图·足太阴井》"可初刺足太阴脾隐白，二刺足少阴肾涌泉，三刺足阳明胃厉兑，四刺手太阴肺少商，五刺手少阴心少冲，五井穴各二分……不愈，刺神门"的记载。针刺深度有一、二、三分深，和深度不做具体规定的针刺方法；并且有以泻法为主，"左病取右，右病取左"的缪刺法。总之，在前人基础上，将井穴作用具体化，强调了井穴在全身穴位中的作用，是现存对井穴论述最全面的针灸典籍。

2. 创对穴先河——四关穴 四关穴为对穴范畴，首见于《针灸大成》"四关、四穴，即两合谷、两太冲穴是也"，具有通调气机、镇静解痉的作用。本书中诸多文献均对四关穴有较多论述，《针灸大成》："六脏有十二原，出于四关。"《标幽赋》："寒热痹痛，开四关而已之。"《席弘赋》："手连肩背痛难忍，合谷针进要太冲。"《杂病穴法歌》："鼻塞鼻痔及鼻渊，合谷太冲随手取。"《玉龙歌》："头面纵有诸般证，一针合谷效通神。"四关穴临床应用范畴涉及神经系统疾病、痹证、心血管系统疾病、精神疾病、呼吸道疾病、肝胆疾病、胃肠道疾病、皮肤病等丰富多彩的病种。

二、集手法之大成

1. 独具特色的杨氏下手八法 杨氏下手八法为揣、爪、搓、弹、摇、扪、循、捻，是针刺手法中最基本的施术手法，"揣而寻之。凡点穴，以手摸其处……以大指爪切掐其穴，于中庶得进退，方有准也。……此乃阴阳补泻之大法也"。"爪而下之，此则《金针赋》曰：左手重而切按，欲令气血得以宣散是不伤荣卫也。右手轻而徐入欲不痛之因，此乃下针之秘法也"。"循而通之。经曰：凡泻针必以手指于穴四傍循之，使令气血宣散，方可下针，故出针时不闭其孔，乃为真泻。此提按补泻之法……""搓而转者，如搓线貌，勿转太紧……以大指次指相合"。"弹而努之，此则先弹针头，待气至，却退一豆许，先浅而后深，自外推内补针之法也"。"摇而伸之，此乃先摇动针头，待气至……故曰针头补泻"。"捻者，治上大指向外捻，治下大指向内捻……如出针，内捻者令气行至病所，外捻者令邪气至针下而出也"。"扪而闭之。经曰：凡补必扪而出之。故补欲出针时就扪闭其穴，不令气出，使血气不泄，乃为真补"。杨氏八法为临床常用之针刺手法，分别施用于针刺的不同阶段，有不同的作用和目的。

2. 大小补泻法开手法定量之先河 《针灸大成·针刺补泻有大小》："有平补平泻，谓其阴阳不平而后平也。……但得内外之气调则已：刺有大补大泻，惟其阴阳俱有盛衰，内针于天地部内，俱补俱泻。"大补大泻是在腧穴规定的针刺深度内，做大幅度上提下插，平补平泻是提插幅度适中、刺激量较为平和的一种补泻手法。前者是一种刺激量较大的补泻手法，后者是一种较为平缓的补泻手法，杨氏使前人补泻理论与操作更趋于完善与成熟。

3. 完善截担补泻法 此是一种配穴法，明代多部针灸医籍中均有论述，如《兰江赋》："担截之中数几何，有担有截起沉疴。"《马丹阳天星十二穴诀》："合担用法担，合截用法截。"截法是单取一肢体一侧一个穴位从中间独截阻断病势。担法是取肢体双侧各一穴或上肢一穴、下肢一穴，使二穴相呼应。

但《针灸大成》对本法操作进行了详尽的论述，该法由呼吸、提按、九六、针芒及天地人三才法组成，每部均需捻九撅六或捻六撅九。

4. 发展透穴法 杨氏在元代王国瑞《扁鹊神应针灸玉龙经》对偏头痛一针两穴基础上，发展了多种透穴针法。《玉龙歌》云："偏正头风痛难医，丝竹金针亦可施，沿皮向后透率谷，一针两穴世间稀。"偏头痛用"风池刺一寸，透风府穴，此必横刺方透也"；止头痛用"合谷穴针至劳宫"；对两膝疼痛膝部红肿者，采用针刺膝关穴"横针透膝眼"；手臂红肿透腕疼痛者，用"液门沿皮针向后，透阳池"的透针法等。

5. 对缪刺法的完善 《素问·缪刺论》首载缪刺法，又称交经缪刺。巨刺刺经，缪刺刺络，以浅刺井穴和呈现瘀血的络脉病为主，治疗络脉病。《针灸大成·附辩》载有："病在气分，游走不定；病在血分，沉着不移。以积块言，腹中或上或下，或有或无者，是气分也；或在两胁，或在心下，或在脐上下左右，一定不移，以渐而长者，是血分也。以病风言之，或左手移于右手，右足移于左足，移动不常者，气分也；或常在左足，或偏在右手，着而不走者，血分也。凡病莫不皆然，须知在气分者，上有病下取之，下有病上取之，在左取右，在右取左。在血分者，随其血之所在，应病取之。苟或血病泻气，气病泻血，是谓诛伐无过，咎将谁归！"其缪刺法多用于气分病。

此外，尚有阳中隐阴法、阴中隐阳法、平泻法、平补法、平补平泻法等多种针刺手法。

三、载医案33例，针药灸法并重

本书载有医案 33 则，包括内外儿妇各科，是杨氏临证效验的典范，为历代医家所重视，是杨氏临床辨证思想的结晶。

1. 熟读经典，取法内难 杨氏临证以《内》《难》为准绳，多获良效。如治"武选王会泉公亚夫人，患危异之疾，半月不食，目闭不开久矣"。对此，杨氏认为乃"七情交战于中……此轩岐所以论诸痛皆生于气，百病皆生于气，遂有九窍不同之论……怒、喜、悲、恐、寒、热、惊、思、劳也。……怒气所致，为呕血，为飧泄，为煎厥，为薄厥，为阳厥，为胸满痛，食则气逆而不下……窃又稽之《内经》治法，但以五行相胜之理，互相为治。……凡此之症,《内经》自有治法,业医者,废而不行,何哉？附录宜知所从事焉。"对为医者可谓谆谆告诫。

2. 精辨脉理,以证论治 杨氏对脉诊深知古典真义,把脉诊用为审病因、察病机、定治则、用针药的重要方法。如"李渐庵公祖夫人患产后血厥,两足忽肿大如股……诊其脉芤而歇止,此必得之产后恶露未尽,兼风邪所乘,阳阴邪正激搏,是以厥逆。……针足三阴经,可以无虞"。再如"大理李义河翁,患两腿痛十余载,诸药不能奏效。……诊其脉滑浮,风湿入于筋骨,岂药力能愈,须针可痊。即取风市、阴市等穴针之。官至工部尚书,病不再发"。如此类以脉定针,针如桴鼓者,比比皆是。

3. 辨证审因,重视脾胃 杨氏医案的又一特点是重视审因,或偏于治标,或偏于治本,或标本皆治。如治"员外熊可山公,患痢兼吐血不止,身热咳嗽,绕脐一块痛至死,脉气将危绝。……而胸尚暖,脐中一块高起如拳大……急针气海,更灸至五十壮而苏,其块即散,痛即止"。急针气海,"气得以疏通而痛止脉复矣。正所谓急则治标之意也"。如治小儿疳疾,"此子形羸,虽是疳疾,而腹内有积块,附于脾胃之旁,若徒治其疳,而不治其块,是不求其本,而揣其末矣。治之之法,宜先取章门灸针,消散积块,后次第理治脾胃,是小人已除,而君子得行其道于天下矣。果如其言,而针块中,灸章门,再以蟾蜍丸药兼用之,形体渐盛,疳疾俱痊",是运肝脾之气散积消块而疳疾得愈。杨氏尤重脾胃,认为"脾胃乃一身之根蒂,五行之成基,万物之父母,安可不由其至健至顺哉？苟不至健至顺,则沉疴之咎必致矣"。临床无时无刻不以脾胃为念,如"吕小山患结核在臂,大如柿,不红不痛。医云是肿毒。予曰:此是痰核结于皮里膜外,非药可愈。后针手曲池,行六阴数,更灸二七壮,以通其经气,不数日即平妥矣。若作肿毒,用以托里之剂,岂不伤脾胃清纯之气耶"。因"脾喜甘而恶苦湿,药热则消于肌内,药寒则减于饮食"。重视以针灸调补脾胃,"张相公长孙患泻痢半载……针灸中脘、章门,果能饮食"。

4. 取穴精简,灸药并用 杨氏医案治疗的病种共二十多种,仅用腧穴23穴,近半数医案仅用一或两个穴位。《头不多灸策》中说:"不得其要,虽取穴之多，亦无以济人；苟得其要，则虽会通之简，亦足以成功。"杨氏主张急重之症多用针治，慢性疾病针灸药三者结合。《诸家得失策》载："有疾在腠理者焉，有疾在血脉者焉，有疾在肠胃者焉。然而疾在肠胃，非药饵不能以济；在血脉，非针刺不能以及；在腠理，非熨炳不能以达，是针灸药者，医家之不可缺一者也。"《穴有奇正策》："故有善业医者，苟能旁通其数法之原，冥会其奇正之奥，时可以针而针，时可以灸而灸，时可以补而补，时可以泻而泻，或针灸可并举，则并举之，或补泻可并行，则并行之。"

除此之外，《针灸大成》尚有诸多针方导引的记载并保留了众多古典医籍，也是本书重要学术贡献的组成部分。

考古问今论《大成》

南京中医药大学　王启才

《针灸大成》是明代针灸学家杨继洲的传世之作，内容宏富，兹考评如下。

本《内》《难》，宗诸家，勘求古训

《针灸大成》一书是在杨氏家传《玄机秘要》的基础上编撰而成，它以《素问》《难经》之针灸内容为其宗旨，博采《针灸聚英》《神应经》《针灸大全》《医学入门》《古今医统》《小儿按摩经》等书中有关针灸的精粹部分，重新增订 直接选用了包括《玄机秘要》在内的共十二部医书，转引的文献也不下二十余种，汇集了历代针灸医家的重要论著，并有不少自己的学习心得和临证体验，为清代以前最完备的综合性针灸文献。所谓"集针灸之大成"，名副其实。

该书首卷，精选《内》《难》针灸理论之原文，并加按语，为本书之理论中心。卷二、卷三全面收集历代针灸歌赋，对重要歌赋加以注释，以促进流传。其中《胜玉歌》《针内障秘要歌》为杨氏所作。另有《策问》(即《医之考卷》)为杨氏经验之谈，文辞脍炙人口，论理透彻精深。

审经脉，定腧穴，融会奇正

《针灸大成》第六、七两卷，首先介绍人体解剖知识和脏腑的生理病理，其次论述经脉的流注，最后阐明腧穴定位、主治、操作等。其论述经脉的顺序如下：首先论述每条经脉的经脉循行和气血流注，其次讨论该经脉的生理作用和病理表现，最后从药物归经和临床经验方面介绍经脉病证的药物治疗。

杨氏对经脉的研究是很精深而又实际的，他所总结的"宁失其穴，勿失其经"的学术观点，已成为针灸名言。在《针经指南·标幽赋》中有这样两句话："阳跷、阳维并督脉，主肩背腰腿在表之病；阴跷、阴维任冲带，去心腹胁肋在里之疑。"徐凤在《针灸大全》曾注云："奇经三脉属阳，主治肩背腰腿在表之疾也。奇经五脉属阴，能治心腹胁肋在里之疾也。"而杨氏在《针灸大成》中所录《标幽赋》将两句中的"脉""带"二字互易，并由此而提出"奇经四脉属阳，四脉属阴"的见解。笔者认为，杨氏这一字之变，确属真知灼见，因为人之一身，脏腑十二有六阴六阳，经脉十二，也有六阴六阳，此即"阴平阳秘"之生理平衡。那么奇经八脉何言三脉属阳而五脉属阴呢？这显然不合经脉阴阳平衡之理。《标幽赋》原意是谈八脉交会穴的临床应用，无论是从历代文献对带脉病候的记载，还是带脉所通足少阳胆经足临泣穴的主治范围，也都是以头面、四肢、腰背疾患为主的。均足以说明带脉应属阳脉之列，而非阴脉范畴。事实上，奇经八脉中的任脉和督脉、阴维和阳维、阴跷和阳跷，就是三对阴阳相合的脉。剩下冲脉和带脉，也当是一阴一阳才合乎经脉阴阳平衡之理。

在腧穴方面，《针灸大成》还专列了《考正穴法》一项，除考正十四经腧穴定位、取法之外，对许多腧穴的主治作用还有所补充。对腧穴的运用，杨氏尤其注重特定穴。如在卷五之首，就详细介绍各经井穴的定位主治和刺灸方法，反映出杨氏在运用井穴治病方面的特点和经验。对原穴和络穴，则又以歌诀的形式提出了十二组"主客原络配穴法"所适应的十二经病证。

杨继洲还十分注重经外奇穴的整理、运用。腧穴数目的不断增加，是针灸医学发展的必然趋势，是因治病需要产生的，而不是任意增加的，因此，杨氏搜集、整理经外奇穴是很慎重的。唐代《千金方》曾载经外奇穴159 个，杨氏经过认真筛选，在《针灸大成》卷七正式节录了 34 个。有人认为《针灸大成》所集经外奇穴远远不及《千金方》，说明杨氏所认识的经外奇穴太贫乏了，这是不公正的说法。1949 年之后，特别是 1966 年以来，奇穴和新穴越来越多，其数目已超过十四经穴的 4 倍还多，但其中绝大部分并没有超出十四经穴的范围，这么多经外奇穴的出现，并没有什么实质性价值，严格筛选、慎重录用经外奇穴，恰恰体现了杨继洲严谨的治学态度。

重手法，明补泻，造诣精深

杨氏十分注重各种针刺手法的具体实施，他结合自己的临床心得体会，将繁杂的针刺手法整理、归纳为十二法，后又精简为揣、爪、搓、弹、摇、扪、循、捻八法，另有复式手法二十四种，方法全面，分类清晰，其中有许多独到之处，并反对将针刺手法神秘化，主张将针刺手法公开传人，《针灸大成》卷四所载杨氏家传针刺手法，实际上就是一套完整的针刺操作规程。36 则"经络迎随设为问答"多为杨氏在针刺手法方面的经验之谈和精华所在。如在"问迎随之法"中，完整地记叙了进针、得气、补泻的全过程；在"问刺有大小"中，提出针刺有平补平泻、大补大泻之分，这种见解与现今所言刺激强度、刺激量的大小是一致的。杨氏的"平补平泻"与《针灸大全》徐凤所创"平补平泻"有异，而与现今中等刺激相似。

杨氏用针，特别强求得气，在子午流注针法盛行的当时，他仍然主张："宁失其时，勿失其气。"在"经络迎随设为问答"中强调："用针之法，候气为先""察其气以为补泻……候气至，然后迎之、随之"。在注解《标幽赋》中明确提出："气之未至，或进或退，或按或提，导之引之，候气至穴而方行补泻。"

取穴少，治法多，精于辨证

《针灸大成》所录杨氏"治症总要"115 条，主要论述针灸临床各种疾病的病因病机、证候、治法和疗效等。首论中风，强调中风证的防治，提出"但未中风时，一两月前，或三四月前，不时足胫上发酸重麻，良久方解，此将中风之候也，便宜急灸三里、绝骨四处，各三壮"，对预防中老年人中风的发生起到了积极的作用。在分析中风针刺及针后复发的原因时，总结了针不知分寸、针力不到、虚实不分、补泻不明，或去针太速，或不禁房劳、不节饮食等因素，使临证时注意避免，以增加和巩固疗效。对其他内、外、妇、儿、五官各科常见疾病，也是先论病因、病证，而后处方配穴，再议复发原因，补充列出 1~2 穴，以供前穴不效时备用，这种方法为其他针灸文献所少见。

杨氏自己临证施治的 30 则医案，莫不脉证俱备，有理有法，简明而又切合实际，达到了取穴少、处方精、疗效佳的境地，为后世积累了极为宝贵的针灸治疗经验。如治赵文炳身患痿痹，仅三针（三次）而愈；治夏中贵因瘫痪而不能行步，杨氏仅针环跳一穴；治许鸿宇患两腿风，卧床月余，针环跳、绝骨二穴，数次而愈，等等。杨氏高超的针灸技术，由此可见一斑。

不拘经，不泥古，勇于创新

杨继洲不但是一位理论造诣精、实践经验丰富的针灸名家，而且还具有一定的革新思想，对针灸学术中的许多问题，有着自己独到的见解。他能冲破前人立法定数的局限，取穴随证增减，刺法因人而异，不机械死守固定的法度不变。这种临床着眼于不同的病人和具体的病证，不受定数死法限制，而是在理论原则的指导下，灵活运用，只要是确有其效，于病有利，就不在乎它是经穴还是奇穴，这种实事求是的治学精神是难能可贵的。

杨氏对于前人留下来的史料遗产，能以求实的态度取其精华，去其糟粕。如对《金针赋》中，气分男女上下之说，敢于大胆质疑；还抨击关于人神禁忌。这些恰当中肯的评议，不论是对于纠正当时的学术风气，还是启发后学，都起到了积极作用。

杨氏在家传针灸医技的基础上，制定出许多针灸补泻治法。对古代文献所记某穴针几分，留几呼，杨氏认为"不如是之相拘也，盖肌肉有浅深，病去有迟速，若肌肉厚实处则可深，浅薄处则宜浅。病去则速出针，病滞则久留针"。在家传《胜玉歌》中，对禁灸穴鸠尾、听会、阴市等，也照样施以灸法。正因为杨继洲具有不拘经、不泥古、勇于创新的进步思想，所以，他在几十年的行医生涯中，钻研经络，考正腧穴，探求手法，总结了许多符合针灸临床实际的心得体会。

当然，由于历史的局限，《针灸大成》一书也并非完美无缺，难免也存在一些不足之处。如书中一味贪多求全，选材广而欠精，有石玉相兼、鱼龙混杂之感。杨氏的学术观点在某些方面也还摆脱不了陈旧之见。如"口中温针法"现在看来就不足取；在转录前人文献的过程中也出现过一些错误，如卷三将《百症赋》"胸胁支满何疗？章门、不容细寻"一句中的"不容"穴错误地抄录为"不用"，直到现今针灸教材也如此转录，以致引起业医者极大的误解。追根溯源，就是从《针灸大成》开始的〔见《湖北中医杂志》1984，（4）：31〕。《胜玉歌》中误将经外奇穴"中空"与经穴"中髎"混为一谈。卷七《经外奇穴》云："二白四穴即郄门也。……百虫窠二穴即血海也。"并将"四关"（合谷配太冲）列为奇穴。卷九"骑竹马灸法"也欠准确；还将《千金》灸法中"勿令疮暂瘥"误为"切令疮暂瘥"，使原义全反，而下接"若要安，三里常不干"一语，又致前后矛盾。尽管如此，杨继洲仍然堪称我国医学史上一代针灸巨匠，《针灸大成》仍不失为一部闪耀着光辉的针灸典籍。

《针灸大成》四策之赏析

安徽中医药大学 牛淑平

《针灸大成》是明代杨继洲所著的汇编性著作，收入其中的四策，包括诸家得失策、头不多灸策、穴有奇正策、针有深浅策。"策"，是杨氏之心得之作。所以针灸专业的教学安排了这四策内容。古代朝廷选拔人才时用"策问"形式，这四篇"策"就是策问体，有较强的文学色彩。

一、骈散兼行之"体"

古代朝廷选拔人才时常用"策问"形式。策问，又称制策或试策，是一种以经义、政事咨询士子，要求士子发表识见的文辞。

六朝时期，骈体文盛行，朝廷策问，往往令能文之士以骈体撰写。策问体虽为试题性质，但也要讲求立意不苟，结构精审，善于设问。《针灸大成》为明代作品，其四策却沿用了六朝策问体，虽不是严格的骈体文，但却是在散文中穿插了大量的对偶文。

骈体文是汉以后产生的一种特殊的文体。南北朝是骈体文的全盛时代，这时候，骈体文成为文章的正宗。唐宋以后，骈体文的正统地位被"古文"代替了，但是仍旧有人写骈体文。骈体文的语言有三方面特点：第一是语句方面的特点，即骈偶和"四六"；第二是语言方面的特点，即平仄相对；第三是用词方面的特点，即用典和藻饰。

两马并驾叫做骈，两人在一起叫做偶，两两相对。古代宫中卫队的行列叫仗（仪仗），仪仗是两两相对的，所以骈偶又叫对仗。骈偶、对仗都是比喻的说法。骈体文一般是用平行的两句话，两两配对，直到篇末。下面举一些四策中的骈偶例子：

《易》曰：大哉乾元，万物资始；至哉坤元，万物资生。

虚则补之，实则泻之；热则凉之，寒则温之。

得之则为良医，失之则为粗工。

刻舟而求剑，胶柱而鼓瑟。

阳主生，阴主杀。

兵惟不动，动必克敌；医惟不施，施必疗疾。

然而气之运行也，不能无愆和之异；而人之罹之也，不能无寒热之殊。

养灵泉于山下出泉之时，契妙道于日落万川之中。

与其治病于已病之后，孰若治病于未病之先。

病之在夫人也，有寒热先后之殊；而治之在吾人也，有同异后先之辨。

一般情况，骈偶在句法结构、词性相互配对的原则下，上下联的字数自必相等。但是句首句尾的虚词以及共有的句子成分（主语、动词、助动词等）不算在对仗之内。例如：

天地之道，阴阳而已矣；夫人之身，亦阴阳而已矣。

阴阳者，造化之枢纽，人类之根柢也，惟阴阳得其理则气和，气和则形亦以之和矣。

然而吾人，同得天地之理以为理，同得天地之气以为气。

故不溯其源，则无以得古人立法之意；不穷其流，则何以知后世变法之弊。

夫即由《素》《难》以溯其源，又由诸家以穷其流。

夫人与其治病于已病之后，孰若治病于未病之先，其寒热之谓欤？

初期的骈体文，不仅不十分讲究工整，而且有骈散兼行的做法，这就是说，在骈偶中掺杂一些散句。《针灸大成》之四策也皆为骈散兼行体，有少数整段皆散，有整段皆偶，有散中夹偶，有偶中参散。例如：

人之一身，犹之天地，天地之气，不能以恒顺，而必待于范围之功；人身之气，不能以恒平，而必待于调摄之技。（散句在前，引起下文，骈句是复句对复句。）

故其致病也，既有不同，而其治之，亦不容一律，故药与针灸，不可缺一者也。（散句在后，结束上文。）

散句的作用在于引起下文或结束上文。这样，文气才容易通畅。

运用对偶，一定要服从内容的需要。《针灸大成》毕竟是科技文章，漂亮的文辞最根本是要服务于医学原理的阐述，有时为照顾医学内容，骈句中内部结构有些参差不齐的，也多常见：

在造化不能为天地立心，而化工以之而息。在夫人不能为生民立命，而何以臻寿考无疆之休哉。（前半句绝对对称，但后半句不对。）

然《灵枢》之图，或议其太繁而杂；于《金兰循经》，或嫌其太简而略；于《千金方》，或诋其不尽伤寒之教；于《外台秘要》，或议其为医之蔽；于《针灸杂集》，或论其未尽针灸之妙。（举各书名，然后评议，很有规律的排比句，但不尽整齐。）

以律天时，则春夏刺浅，秋冬刺深也。以袭水土，则湿致高原，热处风凉也。以取诸人，肥则刺深，瘠则刺浅也。（排比句内套骈句，各骈句是对称的，如"春夏刺浅，秋冬刺深"，但排比句间，内部的结构根据阐述内容不同有出入。如"春夏刺浅"与"湿致高原"。）

故仰观于天，其星辰之奠丽，不知其几也，而求其要，则惟以七宿为经，二十四曜为纬；俯察于地，其山川之流峙，不知其几也，而求其要，则惟以五岳为宗，四渎为委，而其他咸弗之求也。（几乎完全对称的两个骈复句，仅"二十四曜为纬"与"四渎为委"，因内容而字数有出入。最后"而其他咸弗求也"是散文。）

三百六十五络，所以言其繁也，而非要也；十二经穴，所以言其法也，而非会也。（"三百六十五络"对"十二经穴"，不尽工整。）

静养以虚此心，观变以运此心，旁求博采以扩此心。（"旁求博采"比"静养""观变"多两字。）

以上例句，上下联在句法结构方面都有些差异，有些看来似乎是半对半不对，但总的看来，仍然是对称的。

二、行云流水之韵

对偶句结构整齐匀称，读来琅琅上口，听来和谐悦耳。由于四策中穿插了大量的对偶句，有正对："兵惟不动，动心克敌；医惟不施，施必疗疾。"更有诸多反对："得之则良医，失之则粗工。"尤其穿插了大量两个以上的意思平列的、成排比性的流水对文，读起来尤其让人感受如行云流水的韵味，如：

行而为阴阳，布而为五行，流而为四时。（《诸家得失策》）

然而疾在肠胃，非药饵不能以济；在血脉，非针刺不能以及；在腠理，非熨焫不能以达。（《诸家得失策》）

探脉络，索荣卫，诊表里。（《诸家得失策》）

以律天时，则春夏刺浅，秋冬刺深也。以袭水土，则湿致高原，热处风凉也。以取诸人，肥则刺深，瘠则刺浅也。（《诸家得失策》）

阴阳和，五气顺，荣卫固，脉络绥。（《诸家得失策》）

渍以露水，熨以热履，煤以赤葱。（《头不多灸策》）

静养以虚此心，观变以运此心，旁求博采以扩此心。（《头不多灸策》）

任之承浆也，督之脊中也；手之少冲也，足之涌泉也。（《穴有奇正策》）

时可以针而针，时可以灸而灸，时可以补而补，时可以泻而泻。（《穴有奇正策》）

自人之荡真于情窦也，而真者危；丧志于外华也，而醇者漓；眩心于物牵也，而萃者涣；汩情于食色也，而完者缺；劳神于形役也，而坚者瑕。（《针有深浅策》）

《针灸大成》四策中也有少数整段皆骈偶的情况。如《头不多灸策》中有一段就是一层扣一层的骈句累叠：

尝谓穴之在人身也，有不一之名；而灸之在吾人也，有至一之会。（点题：穴和名、灸和会的关系。）

盖不知其名，则昏谬无措，无以得其周身之理；不观其会，则散温靡要，何以达其贯通之原。（论述一：穴重在知名，灸重在知会。）

故名也者，所以尽乎周身之穴也，固不失之太繁，会也者，所以贯乎周身之穴也，亦不失之太简。（论述二：名繁，会简。）

人而知乎此焉，则执简可以御繁，观会可以得要，而按经治疾之余，尚何疾之有不愈，而不足以仁寿斯民也哉。（结论：执简可以御繁，观会可以得要。）

韵味还体现在：骈体文一般是用四字句和六字句。《文心雕龙·章句》说："四字密而不促，六字格而非缓；或变之以三五，盖应机之权节也。"柳宗元《乞巧文》说："骈四俪六，锦心绣口。"都是对骈体文这一特点的说明。

"四六"的基本结构有五种：①四四；②六六；③四四四四；④四六四六；⑤六四六四。这五种基本结构是由对仗来决定的：四字句和四字句相对为四四；六字句和六字句相对为六六；上四下四和上四下四相对为四四四四；上四下六和上四下六相对为四六四六；上六下四和上六下四相对为六四六四。举例如下：

（1）四四

诸阳之会，百脉之宗。

太朴未散，元醇未漓。

春夏刺浅，秋冬刺深。

（2）六六

执简可以御繁，观会可以得要。

得之则为良医，失之则为粗工。

因法以详其数，缘正以通甚奇。

（3）四四四四

《易曰》：大哉乾元，万物资始；至哉坤元，万物资生。

兵惟不动，动必克敌；医惟不施，施必疗疾。

（4）四六四六

先儒曰：吾之心正，则天地之心亦正，吾之气顺，则天地之气亦顺。

（5）六四六四

尝谓穴之在人身也，有不一之名，而灸之在吾人也，有至一之会。

自人之荡真于情窦也，而真者危；丧志于外华也，而醇者漓；眩心于物牵也，而萃者涣。

汨情于食色也，而完者缺；劳神于形役也，而坚者瑕。

四字句的节奏一般是二二（"太朴未散，元醇未漓"）。六字句的节奏主要有三三（"酌贪泉而觉爽，处涸辙以犹权"）、二四（"执简可以御繁，观会可以得要"）两种。三三的句式，一般是第四个字用虚词，也可以划分为三一二。二四的句式，是以二字为基础的，也可划分为二二二。

骈体文中，除四六句以外，还有五字句和七字句。骈体文的五字句和诗句的节奏不同：诗句的节奏一般是二三（如：床前明月光，疑是地上霜）；骈体文五字句的节奏一般是二一二或一四。例如：

医家之鼻祖，济生之心法。

刻舟而求剑，胶柱而鼓瑟。

或通其气血，或维其真元。

第一、二两例是二一二的五字句，这种格式大多是四字句中间插进一个虚词；第三例是一四的五字句，这种格式大多是四字句的前面加一个连词或别的虚词。

骈体文的七字句也和诗句的节奏不同：诗句的节奏一般是四三（如"两岸猿声啼不住，轻舟已过万重山"）；骈体文七字句的节奏一般是三四、三一三、二五、四一二、二三二等。如：

然而疾在肠胃，非药饵不能以济；在血脉，非针刺不能以及；在腠理，非熨焫不能以达，是针灸药者，医家之不可缺一者也。（三四）

夫即由《素》《难》以溯其源，又由诸家以穷其流。（三四）

又由是而施之以动摇进退、搓弹摄按之法，示之以喜怒忧恐、思劳醉饱之忌。（二五）

四六还讲求平仄相对，尤其节奏点的平仄最严格。四字句的第二第四字是节奏点；六字句如果是二四式，第二第四第六字是节奏点，如果是三三式，第三第六字是节奏点。五字句和七字句也可由此类推。五字句如果是二一二式，节奏点就是第二第五字，如果是一四式，节奏点就是第三第五字。七字句如果是三四式或三一三式，节奏点就落在第三第七字；如果是二五式或二三二式，节奏点就落在第二第五第七字；如果是四一二式，节奏点就落在第二第四第七字。由于四策并非严格的骈体，这里就不多说了。

三、易记上口之用

也正因为对偶句的齐整匀称，读来流畅上口，所以非常便于记忆和传诵。

骈偶（对仗）的基本要求是句法结构的相互对称：主谓结构对主谓结构，动宾结构对动宾结构，偏正结构对偏正结构，复句对复句。古代虽没有这些语法术语，但事实上是这样做的：

（1）主谓结构对主谓结构

元阳丧，正气亡。

阳主生，阴主杀。

人无夭札，物无疵厉。

执简可以御繁，观会可以得要。

（2）动宾结构对动宾结构

通其气血，或维其真元。

探脉络，索荣卫，诊表里。

不溯其源，则无以得古人立法之意；不穷其流，则何以知后世变法之弊。

（3）偏正结构对偏正结构

造化之枢纽，人类之根柢。

医家之鼻祖，济生之心法。

穴之在人身也，有不一之名，而灸之在吾人也，有至一之会。

（4）复句对复句

虚则补之，实则泻之；热则凉之，寒则温之。

刻舟而求剑，胶柱而鼓瑟。

兵惟不动，动必克敌；医惟不施，施必疗疾。

如果进一步分析，骈偶不仅要求整体对称，而且上下联内部的句法结构也要求一致：主语对主语，谓语对谓语，宾语对宾语，补语对补语，定语对定语，状语对状语。例如：天地之气，不能以恒顺，而必待于范围之功；人身之气，不能以恒平，而必待于调摄之技。（"天地之气"对"人身之气"是主语对主语，而主语中的"天地"对"人身"则又是定语对定语。"不能以恒顺"对"不能以恒平"是谓语对谓语，其中谓语成分的内部也是绝对对称一致的。"而必待于范围之功"对"而必待于调摄之技"是复句对复句。）

不溯其源，则无以得古人立法之意；不穷其流，则何以知后世变法之弊。

即由《素》《难》以溯其源，又由诸家以穷其流。

严格地说，骈偶在达到上面所说的基本要求以后，进一步要求对仗工整。即不以句法结构和词性相对为满足，还要求分别"事类"。一字扣一字地同类概念相对。《针灸大成》之四策因并不是专门的骈体文，所以其骈句并不十分讲求工整。

过于要求工整，就会用同义词配对（以"异"对"变"，以"将"对"欲"，以"观"对"览"）。同义词用得太多，就显得重复，是骈体文的毛病。与同义词配对相反，用反义词配对，内容既充实，又显得很工整。例如：

得之则为良医，失之则为粗工。

仰观于天，俯察于地。

阳主生，阴主杀。

数目对和颜色对是工整的典型，骈体文在这一点上尽可能做到。例如：

内而五脏六腑，外而四体百形，表里相应，脉络相通。

夫热而益炽，则变而为三阳之症，未可知也。夫寒而益惨，则传而为三阴之症，未可知也。

数目中的"一"字又用作一般的副词，所以能和副词相对，例如《哀江南赋序》"将军一去，大树飘零；壮士不还，寒风萧瑟"。"一"字和副词"不"字相对。同样：

故其致病也，既查不同，而其治之，亦不容一生，故药与针灸，不可缺一者也。

尝谓穴之在人身也，有不一之名，而灸之在吾人也，有至一之会。

骈体文的对仗是逐渐工整起来的。初期的骈体文，一般只要能对就行，不避同字对，不十分讲究工整；后期的骈体文则力求避免同字对，力求工整和精巧。因此有人能把对仗分成联绵对、双声对、叠韵对等二三十类。这里没有必要细说。

四、用典藻饰之巧

对偶和四六，能使文章产生整齐的美感；用典容易引起联想，并使文章变得典雅；用典，古人叫做用事，《文心雕龙》有《事类》一章是专讲用典的。不论什么文章，完全不用典是很难的。用典的目的是援引古事或古人的话来证明自己的观点是古已有之，自己的话是正确的。四策中多处用典，如：

"愚尝观之《易》曰：大哉乾元，万物资始；至哉坤元，万物资生。是一元之气，流行于天地之间，一阖一辟，往来不穷。行而为阴阳，布而为五行，流而为四时，而万物由之以化生，此则天地显仁藏用之常，因无庸以赞助为也。然阴阳之理也，不能以无愆，而雨旸寒暑，不能以时若，则范围之功，不能无待于圣人也。故《易》曰：后以裁成天地之道，辅相天地之宜，以左右民，此其所以人无夭札，物无疵厉，而以之收立命之功矣。(《诸家得失策》)"为了说明天地一元之气是万物之根本，两引《易经》所言，表明这个观点有所本。

"譬之庖丁解牛，会则其凑，通则其虚，无假斧斫之劳，而顷刻无全牛焉。何也？彼固得其要也。(《头不多灸策》)"引《庄子》庖丁解牛的故事，说明针灸宜得其要领的重要意义。

"若夫灸之宜发，或发之有速而有迟，固虽系于人之强弱不同，而吾所以治之者，可不为之所耶？观东垣灸三里七壮不发，而复灸以五壮即发，秋夫灸中脘九壮不发，而渍以露水，熨以热履，熯以赤葱，即万无不发之理，此其见之《图经》《玉枢》诸书，盖班班具载，可考而知者。(《头不多灸策》)"引东垣和秋夫的用灸之事实来证明灸之宜发的道理。

"然则善灸者奈何？静养以虚此心，观变以运此心，旁求博采以扩此心，使吾心与造化相通，而于病之隐显，昭然无遁情焉。则由是而求孔穴之开合，由是而察气候之疾徐，由是而明呼吸补泻之宜，由是而达迎随出入之机，由是而酌从卫取气，从荣置气之要，不将从手应心，得鱼兔而忘筌蹄也哉！此又岐黄之秘术，所谓百尺竿头进一步者，不识执事以为何如？(《头不多灸策》)"前面是几个"由是"的排比文，描述"求孔穴""察气候""明呼吸""达迎随"等治病手段，紧跟再引《庄子》寓言典故比喻为了达到目的。

"自人之荡真于情窦也，而真者危；丧志于外华也，而醇者漓；眩心于物牵也，而萃者涣；汩情于食色也，而完者缺；劳神于形役也，而坚者瑕。元阳丧，正气亡，寒毒之气，乘虚而袭。苟能养灵泉于山下出泉之时，契妙道于日落万川之中，嗜欲浅而天机深，太极自然之体立矣。寒热之毒虽威，将无隙之可投也。譬如墙壁固，贼人乌得而肆其虐哉？故先贤有言曰：夫人与其治病于已病之后，孰若治病于未病之先，其寒热之谓钦？(《针有深浅策》)"前面是行文流畅地描述养生防病的方法，最后进一步引先贤之说以证明"治未病"重要意义。

骈体文用典的目的，更主要的还在于使文章委婉、含蓄、典雅、精炼。例如：

"孟子曰：离娄之明，不以规矩，不能成方圆；师旷之聪，不以六律，不能正五音。若古之方书，固离娄之规矩，师旷之六律也。(《诸家得失策》)"为了强调针灸必须有规范，引离娄之明、师旷之聪，以说明《素问》《难经》

是医家圭臬，寓意深远。

"今之人徒曰：吾能按经，吾能取穴。而不于心焉求之，譬诸刻舟而求剑，胶柱而鼓瑟，其疗人之所不能疗者，吾见亦罕矣。(《头不多灸策》)"两引《吕氏春秋》寓言典故以强调要灵活掌握按经取穴原则。

骈体文用典，往往不指明出处，最讲究剪裁融化。剪裁是裁取合乎本处属对所需的古事古语，融化是把裁取的古事古语加以改易，使它同文中的本意相合。例如：

"故仰观于天，其星辰之奠丽，不知其几也，而求其要，则惟以七宿为经，二十四曜为纬；俯察于地，其山川之流峙，不知其几也，而求其要，则惟以五岳为宗，四渎为委，而其他咸弗之求也。(《头不多灸策》)"用的是古语或古事，表达的却是作者的思想感情。

藻饰就是追求词藻华丽。诸如颜色、金玉、灵禽、奇兽、香花、异草等类的词。《针灸大成》毕竟是科技文，语词相对要朴实，但于朴实中也常常是细腻写景，婉转地抒情，精密地说理。如：

"自人之荡真于情窦也，而真者危；丧志于外华也，而醇者漓；眩心于物牵也，而萃者涣；汩情于食色也，而完者缺；劳神于形役也，而坚者瑕。元阳丧，正气亡，寒毒之气，乘虚而袭。苟能养灵泉于山下出泉之时，契妙道于日落万川之中，嗜欲浅而天机深，太极自然之体立矣。寒热之毒虽威，将无隙之可投也。譬如墙壁固，贼人乌得而肆其虐哉？故先贤有言曰：夫人与其治病于已病之后，孰若治病于未病之先，其寒热之谓欤？"

总之，《针灸大成》之四策，不仅是针灸学史上的重要文献，更是神韵十足，读之让人赏心悦目的佳作。

杨继洲的《卫生针灸玄机秘要》与《针灸大成》

李　鼎

明代著名针灸学家杨继洲，名济时，衢州人。因境内有三衢山，故又称衢州为"三衢"。其祖、父先后任太医，家多抄本医籍。他研习并行医多年，曾参考各书，"凡针、药、调摄之法，分图析类"，编成《卫生针灸玄机秘要》三卷。嘉靖时，杨氏经选试至北京，任职太医院（见王国光序）。在《针灸大成》中，载有他 1556~1580 年间的医案，时经嘉靖、隆庆、万历三朝，治例中多官场人物。1601 年（万历辛丑），在山西做官的赵文炳因病请杨氏针治，经三次治愈。杨氏出示所编的书，赵知他"术之有所本"，原准备付刻，又觉得内容不够全，因再"广求群书"，委交晋阳靳贤选集校正，成为《针灸大成》十卷（见赵序及"源流"）。说明《针灸大成》是以杨氏《卫生针灸玄机秘要》为基础经扩充而成，这是在高武《针灸聚英》以后的又一次关于针灸文献的汇集。

在赵文炳委交靳贤选集的各书中，有明·刘纯的《医经小学》，陈会、刘瑾的《神应经》，朱权的《乾坤生意》，徐凤的《针灸捷要》（即《针灸大全》），高武的《针灸节要》（《针灸素难要旨》）、《针灸聚英》，徐春甫的《古今医统》，陈氏的《小儿按摩经》等。其中以《针灸聚英》最为重要，因为《聚英》对以前的著作多少已加引用，其后的《医统》和《小儿按摩》则不属针灸专著。我们如将《大成》与《聚英》作一对勘，可以看出，其承袭《聚英》的内容是相当多的。如卷一"针道源流"，内容即抄自《聚英》的"集用书目"和《素难要旨》，只增补了《神应经》以后几段文字。《玄机秘要》也列作引用书目之一，说是"三衢继洲杨济时家传著集"，可知这是出于编选者的语气。

《大成》所载各歌赋，标明"杨氏注解"的有《标幽赋》《金针赋》《通玄指要赋》《玉龙歌》，其注解与徐凤《针灸大全》所载略同。标明"杨氏集"的有《兰江赋》，"集"是编集的意思，此赋即《聚英》所载的《拦江赋》，"兰"应以作"拦"为是。标明"杨氏"的则有《胜玉歌》《针内障秘要歌》以及四篇针灸试卷"策"，可知这几篇都是杨氏所作，这是最能代表杨氏学术思想的文字。《胜玉歌》，意思是胜过《玉龙歌》。其开头说《胜玉歌》兮不虚言，此是杨家真秘传……"歌中多载杨家的针灸经验，如鸠尾治痫、"髀疼"针肩井、眼痛取清泠渊、项强取承浆等，对临床配穴大有启发意义。针拨内障，是古代针家的重要创造。歌中所说："弱翳细针粗拨老，针形不可一般般"。"分明一一知形状，下手行针自入玄"。在"睛中"一穴下还作了具体介绍。杨氏的四篇《策》，就针灸基础理论、针法、灸法和用穴分别作了阐述。他强调"病以人殊，治以疾异"，指出"治法因乎人，不因乎数；变通随乎症，不随乎法"。能着眼于"人"和"症"，反对一成不变的治疗观点。他还认为奇穴的增多，并不是"故为此纷纷"，而是"势之所趋"。能从发展变化看问题，这种思想是有进步意义的。

有一篇《三衢杨氏补泻》标明引自《玄机秘要》，其中有"巧妙玄机在指头""针法玄机口诀多""妙理玄机起疲癃""返复玄机随法取"等语。可以看出，所说"玄机"主要是指针刺手法的灵妙。此外，在督脉经穴歌项下也提到"玄机"："督任原是通真路，丹经设作许多言。予今指出玄机理，但愿人人寿万年。"可见玄机还指养生的机理。书中标明"杨氏"的，还有《经络迎随设为问答》（内容有采自汪机《针灸问对》，此书在书目中未指明，即靳贤选集时未直接引用）、《十二经治症主客原络图》以及八脉八穴的补玄治症等。各篇有理有法，说明其针灸学术的确是"有所本"的。

十四经穴主治都是"杨氏集"，各穴主治症即承袭《聚英》。各经载有脏腑经络图外，还综述有关药物及"导引"的内容，与王序"凡针、药、调摄之法，分图析类"的说法符合，可能这是《卫生针灸玄机秘要》原来所有。就此，我们对"卫生针灸"的题名也可以理解，它是包括"针、药、调摄之法"而言。如脾经项下有说："善卫生者养内，不善卫生者养外。养内者安恬脏腑，调顺血脉；养外者，极滋味之美，穷饮食之乐，虽肌体充腴，而酷烈之气内蚀脏腑矣。"可知他所说"卫生"特别注重内养。在心、肝、脾、肺、肾五阴经下各有"导引本经"一段文字，也可说是关于五脏的调摄法。"导引本经"，意指调摄这一经，作为题首，近人有把它看作书名，似不能认可。因为：（一）《大成》引用文献，大都见于卷一的引用书目；（二）各家书目未见有《导引本经》一书，而且作为书名，理应称《导引经》，而不宜称《导引本经》（在医书中《本经》是作为《本草经》简称）；（三）古人引书，一般于书名下称"曰"称"云"，而此下却无有。可见"导引本经"只能看作题首，而不能目作书名。

经穴之后的《经外奇穴》部分也是杨氏所集，此外还有《治症总要》《针邪秘要》及各类灸法，最后附有《杨氏医案》。从《医案》的记载，大致可了解杨氏的交游和医事活动。

1555 年（乙卯），杨氏去过建宁（福建建瓯），为滕柯山之母治病。其地靠近衢州，这应是他在故乡行医时的事。1558 年（戊午）春，给京官（鸿胪）吕小山治病，证明此时已在北京太医院任职。1569 年（己巳），为蔡氏女治病，后许配其子杨承祯为妇。1572 年（壬申），他曾给王国光（疏奄）治病，王后来给写《玄机秘要》序，其时约在 1580~1582 年间（任太子太保吏部尚书时）。1579 年（己卯），去过磁州（河北磁县），经汤阴拜谒过扁鹊墓。1580 年（庚辰），回南经过扬州，访黄缜奄，说"时工匠刊书，多辱蟹米之助"，当是指刻《玄机秘要》，其地点也许就在扬州。此后至 1601 年（辛丑），赵文炳作刻《针灸大成》序之前二十年间，无医案记载。《玄机秘要》内容除见于《大成》之外，别外传本可考。假定 1558 年杨氏为三十岁上下，至刻成《大成》时，当已是七十多岁。

在《医案》中，杨氏提到其子承祯；近人论文有称杨氏另有一子名"承学"，未明何据。假如以杨氏《头不多灸策》《穴有奇正策》中"下询承学"一语作为佐证，则是一种误解。"承学"原属杨继洲回答主考者询问的谦称。据《增补金壶字考》载："《董仲舒传》：'留听于承学之匠。'言转承师说而学，是谦辞也。"类似的谦称还有"后学""晚学"等。将"承学"误解作人名，就不免将杨继州本人的试卷误认为是他儿子的试卷，四篇《策》的作者也换了人了。这是难以置信的。

《大成》书后的《附辩》系编集者引自徐春甫的《古今医统》，实则出自《聚英》（计二条）和《问对》（计四条）。末后，编集者又补（"益"）了三条。最后一条说："太医院医官继洲杨氏云……"，同样出自编集者的语气。上述《大成》中有关杨氏的内容，除了转引自《玄机秘要》之外，有的则出自编集者靳贤所补辑。

《针灸大成》为靳贤所选集,其主要内容则来自杨氏,所以历代相传将《针灸大成》看成是杨继洲的著述,作为学习针灸的主要参考书籍。此书的特点是资料丰富,对于明代以前的针灸文献,真可说是"集其大成"。针灸之外,如四明陈氏的《小儿按摩》一书也赖以保存下来。假如说,明代是我国历史上针灸学术最昌盛的时期,那么《针灸大成》就是这一时期的总结性著作。而杨氏以其家学渊源,长期重视针灸并任职太医院多年,自然是这方面的代表人物。就针灸专业的实践经验来论,与同时期的高武、汪机、徐春甫、钱雷等人相比,杨氏是大有过之的。

〔附〕**杨继洲医事活动年表**

1522 年壬午(嘉靖元年)

1530 年庚寅—汪机《针灸问对》刊行

1537 年丁酉—高武《针灸素难要旨》成。

1546 年丙午—高武《针灸聚英》成。

1555 年乙卯—杨至建宁,治滕柯山母臂疾。

1556 年丙辰—徐春甫《古今医统大全》成。

1558 年戊午—杨于北京治吕小山臂疾。

1561 年辛酉—治夏中贵瘫痪。

1562 年壬戌—治许敬庵腰痛。

1568 年戊辰—杨治杨后山子疳疾,李邃麓胃旁痞块,王缜庵弟痫,徐阆老痰病。

1569 年己巳—治李渐庵妻产后血厥,王西女颈核,张肛疾,毛介川痢,蔡碧川痰火。

1571 年辛未—治王念颐咽疾,王会泉姜异疾,郭黄厓便血。

1572 年壬申—治陈孙痰结,夏梅源伤寒,虞绍东膈气,王疏庵(国光)痰火臂难伸。李时珍《奇经八脉》成。

1573 年癸酉—(万历元年)治李义河两腿痛。

1574 年甲戌—治熊可山患痢、吐血,田春野父胃疾。

1575 年乙亥—治李户侯妻怪症。李梴《医学入门》成。

1576 年丙子—徐师鲁《经络全书》成。

1577 年丁丑—治张少泉妻痫症。

1578 年戊寅—治张孙患痢。

1579 年己卯—杨去磁州。治宋子痞疾，汶上箕川女惊风，张靖宸妻血崩。

1580 年庚辰—治许鸿宇两腿风。杨路过扬州，虞绍东任扬州府太守。治黄缤庵子面疾。时工匠刊书。治桑南皋妻头眩。

1586 年丙戌—吴崐作《脉语》。

1591 年辛卯—冬，余碧泉刊行建阳陈言著《常山杨敬斋针灸全书》。

1594 年甲午—吴崐作《注素问序》。

1596 年丙申—李时珍《本草纲目》刊行。

1601 年辛丑—秋，赵文炳作《刻针灸大成序》。

1606 年丙午—钱雷刻《人镜经》。

《玄机秘要》与《针灸大成》

——兼论杨继洲的学术思想

浙江省金华卫生学校　吴月琴

《针灸大成》在明代中叶成书，至今已有三百八十余载。这是一部辑集我国古代针灸术的名著，在指导临床实践和学术研究上都有较高的价值。关于本书一般均认为系明代杨继洲据其家传《玄机秘要》辑成，但也有不同的看法，因此有必要作些探讨。

一、《针灸大成》的刊行与署名

《针灸大成》刊于明代万历辛丑年间（万历二十九年）。署名三衢杨继洲。据《刻〈针灸大成〉序》和《针道源流》的记载：万历年间，巡按山西监察御史赵文炳，因患痿痹之疾，医人接踵，日试丸剂，莫能奏功。后于京都请杨继洲来治疗，至则三针而愈。随出家传《玄机秘要》，赵文炳见了即欲刊行，但又觉得所收集的诸家论著未备，于是，以杨氏家传《玄机秘要》天、人、地三卷为基础，参考《神应经》《古今医统》《乾坤生意》等二十余种书籍的有关论著，编集成《针灸大成》十卷。由晋阳（今太原）靳贤选集校正，至万历辛丑年（公元 1601 年）刊行于山西平阳。

因此，《针灸大成》的作者虽署名为杨继洲，但它既不是杨氏一人的专著，也不是杨氏亲手所辑集的。范行准先生早就说过："我很疑心《针灸大成》一书并不是杨继洲的书，而应当是晋阳靳贤的书。"因此有必要弄清楚本书作者的署名问题。为什么仅署杨继洲一人？兹分析如下：

1. 刊书的目的是为了传播杨氏的针灸经验。在《刻＜针灸大成＞序》中赵文炳清楚地谈到，自己因愤郁而致痿痹之疾，延请杨继洲治之，"三针而愈"。因刻是书，传播宇内，必有仁人君子，诵而习之，精其术以寿斯民者。因为杨氏针术高明，为了酬谢杨氏治疾之劳，把杨氏高明的针术传播于世，所以仅署杨继洲之名。

2.《针灸大成》的主要内容是杨氏的《玄机秘要》。它约占全书的 43% 有余。其他辑集的内容，按可查证的虽有十一余种，而其中最多的只占全书的 9.5%，所以尽管总辑众家针籍之大成，但仍以杨氏《玄机秘要》为主。

3. 参与《针灸大成》的编辑工作者，从《序》和《针道源流》中可以查见，共有三人。其中赵文炳为巡按，且非医生，仅是该书编辑工作的组织者；靳贤是受赵的委托，在《玄机秘要》的基础上负责辑选，自己并无著述，故仅是辑集整理者；而杨继洲是《玄机秘要》的作者。尽管《玄机秘要》属其家传，但它已经杨继洲亲自"参合指归，汇同考异，手自编摩"，是一部能代表杨氏学术思想和经验的著作，故作为《针灸大成》的作者，也是理所当然的。

4.《针灸大成》刊行于万历辛丑年仲秋，离杨氏物故尚有十余年，此时他虽已年迈，但也有可能由他主持和授意《针灸大成》的编辑工作，

二、《玄机秘要》的刊行

《玄机秘要》原名为《卫生针灸玄机秘要》，在万历年初已刊印成书，并请吏部尚书王国光为之作序。说明在《针灸大成》问世之前，《玄机秘要》

已有刊本。虽然范行准曾说:"我疑心本书倒是杨氏家传的书,敬斋可能是济时祖祢",这里的"本书"指的是《杨敬斋针灸全书》。范行准怀疑《杨敬斋针灸全书》即是《玄机秘要》。但据《明史·七卿年表》记载:王国光任吏部尚书是在万历五年至十年间,因此可以推测《玄机秘要》是在万历五年至十年间刊行的,比《杨敬斋针灸全书》成书于万历十九年,要早十年左右。《玄机秘要》不可能是《杨敬斋针灸全书》,杨敬斋也不可能是杨继洲的祖祢。

至万历年中期,时隔二十年左右,赵文炳为何又要再刊呢?为什么要将其增辑改编为《针灸大成》呢?推其原因:一则《玄机秘要》由万历初刊出后,经过二十年左右,杨继洲的医术又有了新的进展,积累了很多临床经验,无疑有很多方面需要充实。这种推论我们可以从《针灸大成》的"医案"中找到根据。在杨氏 31 例医案,考其记载时间,世宗嘉靖时医案只有 3 例,而穆宗隆庆时的医案有 18 例,另 10 例则为神宗万历时的医案,可见《针灸大成》所录的部分"医案",是在万历初刊出的《玄机秘要》之后所补充的。再则赵文炳为杨继洲精湛的针术所倾倒,"因刻是书,传播宇内",故重行再刊,使杨氏针灸医术上所积累的新经验得以及早流传,也是完全可以理解的。

可是在再刊时,赵感到有备针灸的必要,所以才在《玄机秘要》的基础上,扩大刊书的辑录范围。编成《针灸大成》一书,这是古人刊书求全求备的通常做法。

三、从《玄机秘要》中探求杨继洲的学术思想

《针灸大成》中所收录的《玄机秘要》,既是杨继洲的著作,又是该书的主体,要研究杨氏学术思想,应当着重研究《玄机秘要》。当然《玄机秘要》的传本尚无查考,《针灸大成》中是否将其全书辑录,也无详细记载,但可从散在《针灸大成》各卷中署名为杨继洲的篇目进行分析。

在《针灸大成》中署名为杨继洲的篇目有 **15** 篇

篇目	字数
1. 标幽斌（杨氏注解）	9458
2. 金针赋（杨氏注解）	2016
3. 通玄指要斌（杨氏注解）	4032
4. 玉龙歌（杨氏注解）	3276
5. 胜玉歌（杨氏）	936
6. 针内障秘歌（杨氏）	168
7. 策四则（杨氏考卷）	4368
8. 三衢杨氏补泻	5376
9. 经络迎随设为问答（杨氏）	7392
10. 十二经井穴（杨氏）	4032
11. 十二经治症主客原络（杨氏）	3360
12. 督任要穴（杨氏）	144
13. 经外奇穴（杨氏）	2016
14. 治症总要（杨氏）	10752
15. 医案（杨氏）	5526

从上述各篇，探其学术思想，主要可概括为以下几点：

1. 主张"针、灸、药三者不可缺一" 杨氏在《诸家得失策》中说："疾在肠胃，非药饵不能以济；在血脉，非针刺不能以及；在腠理，非熨烔不能以达，是针、灸、药者，医家之不可缺一者也。"这个思想在杨氏医案中有充分的体现：31 例医案每案每例都用过针术，其中应用灸法的有 15 例，应用药物的有 11 例，有时同一病人针、灸、药三者并用。真所谓"药之不及，针之不到，必须灸之"。体现了杨氏在临床实践中，针、灸、药三者灵活应用，各取所长的学术思想。

2. 重视经络 杨氏认为针灸治病离不开经络。在《头不多灸策》中提到："人身之气有阴阳，而阴阳之运有经络，循其经而按之，则气有连属，而穴无不正，疾无不除。"《经络迎随设为问答》中体现最突出，此文共设为 36

个问答，无不涉及经络，即使是谈针法补泻，也离不开经络。

从《针灸大成》的15篇文章来看，始终贯串着以经络理论为指导，或进行辨证，或进行取穴，或施以补泻。

3. 取穴少而精 在杨氏"治症总要"的151个病症中，大都是取3~4穴，少则2穴，多则5~6穴，体现了他"取穴少而精"的特点。

在杨氏31例医案中，也充分显示了这一特点。据统计，其中取1穴而治愈的有11例，取2穴治愈的有8例，取3穴治愈的有5例。最典型的要数辛酉年，一针而愈夏中贵的瘫痪之疾。

4. 讲究针刺操作，重视补泻手法 杨氏认为："巧妙玄机在指头"，"针法玄机口诀多"。他在临床实践中将前人针刺"十四法"总结概括为"十二字手法"以后，精简为"下针八法"。所谓"十二字手法"是从持针下手开始，至出针为止的过程，将手法概括为"爪切、指持、口温、进针、指循、爪摄、针退、指搓、指捻、指留、针摇、指拔"十二种。"下针八法"则是催气法和通经接气法的具体化应用，有"揣、爪、搓、弹、摇、扪、循、捻"之分。这是杨氏经验总结，很有实用价值。

杨继洲还很重视针刺的补泻，认为"欲疗营卫，必加补泻"。对于补泻，杨氏强调以下几个问题：呼吸、深浅、经脉顺逆、补泻可分大小等。

5. 强调得气，倡用调气之法 《灵枢·刺节真邪》篇曰："用针之类，在于调气。"要达到调气，首先必须得气。杨氏在《经络迎随设为问答》中认为："只以得气为度，如此而终不至者，不可治也。"如何才能得气，得气的部位，杨氏都有详细的记载，谈了许多体会和方法，并提出了"有病远道者，必使气行至病所"等见解，是调气（或称行气）手法的具体倡用者。

6. 注意辨证施治 "辨证施治"是中医的精髓，历代名家无不以此作为治病的核心。杨氏治病也不例外，对于每一病症都要进行辨证分析，审因论治。如《治症总要》151症的治疗，都有详细、完整的分析，然后提出治法和取穴。31例医案，也是杨氏临床重视辨证论治的具体证例。

总之，杨氏的《针灸大成》，内容十分丰富，实在应该精读、细读。其中对针灸理论和实践最有价值的是四则"策论"和31例完整的有名有姓的典型"医案",这是针灸古籍中极为罕见的。这 31 例医案,有的是我们平时临床中能见到的,有的则属疑难病症,经杨氏一一治愈,可以作为我们师法的典范,值得珍视和继承。

《玄机秘要》著者考

天津中医药大学　斋藤宗则(导师:郭宗仁)

《针灸大成》(以下《大成》)是明代末年问世对后世影响很大的针灸专著。该书是杨继洲在《卫生针灸玄机秘要》的基础上撰著,经赵文炳委托给靳贤选集校正而成的。《玄机秘要》是《大成》的主要内容来源,占该书的 43.9%[1]。对其作者有两种看法,一是杨继州家传的,一是杨继洲自己写的。笔者认为如果《玄机秘要》是杨氏家传的话,就等于《大成》里没有杨氏本人的著作了。为了要明确这一点,探讨如下。

一、目前情况

(一)国内期刊论文

1949 年以来有关《大成》的论文约有 60 篇。其中认为家传的有 10 篇,但是一般都未提根据和理由。其中吴氏[2]根据序和针道源流的记载,认为"尽管《玄机秘要》属其家传,但它已经杨继洲亲自'参合指归,汇同考异,手自编摩',是一部能代表杨氏学术思想和经验的著作"。

认为杨氏自己写的有 5 篇,一般都根据《玄机秘要》叙,其中王氏[1]认为"针道源流题该书为杨氏的'家传著集',是因为他主要取材于其祖父留下的书籍和笔记,而书的编撰者则是杨继洲本人"。

(二)校勘《大成》的书中的看法

虽然校勘《大成》的书很多,但是注解其内容的并不多。如《针灸大成校释》,它在校释说明中认为"在其家传《卫生针灸玄机秘要》的基础上",但是在注释《卫生针灸玄机秘要》叙中"参合指归"时,认为"杨氏著《玄机秘要》时参考",又在注释针道源流中的《玄机秘要》时,认为"杨继洲在其祖传专著的基础上"，可以看出存在着"家传"和杨氏著两个相反的看法，或者同样指取材资料而说"家传"。

《新针灸大成》也有两个看法，就是在黄序中认为"考《玄机秘要》一书，原系杨继洲之祖父所著之《真秘纂修集验医方》，经杨继洲扩编为天地人三卷，更名为《卫生玄机秘要》"，又在自序中认为"在其家传《卫生针灸玄机秘要》的基础上"。也同样存在着两个看法。

（三）辞典类的论述

有《中国医学大辞典》《中医大辞典》《中国医学人名志》《中医人物词典》《中医人名辞典》《中国历代医家传录》等等。

如《中医人物辞典》认为"祖父曾任太医，纂修《集验医方》。……曾以家传集验医方与诸家针书参合汇考，编著《卫生针灸玄机秘要》三卷（约1580年刊）"。

（四）目录书的介绍

有《四库全书总目》《中国医籍考》《中国分省医籍考》《三百种医籍录》《中国医籍提要》《全国中医图书联合目录》《贩书偶记续编》《医家与医籍》等等。

如《四库全书总目》认为"因取其家传《卫生针灸玄机秘要》一书……"

二、有关记载

现代关于杨继洲的论述虽然很多，一般没提其根据，因此不能把它们作为依据，但是从其内容上可以看出，其根据不外乎以下三个方面。

（一）王国光《＜卫生针灸玄机秘要＞叙》

三衢杨子继洲，幼业举子，博学绩文，一再厄于有司，遂弃其业业医，医古其世家也。祖父官太医，授有真秘，纂修集验医方进呈，上命镌行天下。且多蓄贮古医家抄藉，杨子取而读之，积有岁年，寒暑不辍，倬然有悟。复虑诸家书弗会于一，乃参合指归，汇同考异，手自编摩，凡针药调摄之法，分图析类，为"天""地""人"卷，题曰《玄机秘要》。

（二）赵文炳《刻＜针灸大成＞序》

杨继洲者，至则三针而愈，随出家传《秘要》以观，乃知术之有所本也。

（三）靳贤《卷一·针道源流》

《玄机秘要》，三衢继洲杨济时家传著集。

从以上记载可以看出，认为家传的根据是赵文炳和靳贤的论述，认为杨氏本人的根据是王国光的论述。

其他有关记载则难以找到，因此一般都以上述记载作为证据。

三、讨论

（一）关于"家传"

所谓"家传"有哪些含义？《辞源》认为有两个意思，一是子孙叙述其父祖事迹的传记，一是一家世代相传。由于《玄机秘要》不是叙述事迹的书，因此"家传"理解为一家世代相传之意则较妥。依此赵文炳之该段可以理解为杨氏有其家世代相传的《玄机秘要》，而靳贤的论述可以理解为《玄机秘要》是杨氏家世代相传著作的集子。

（二）王国光叙的可靠性

从王国光的叙来看，不仅述及杨氏业医的背景且言及家祖及其撰写《玄机秘要》的经过，表明他与杨氏家的密切关系。也可以说他很了解杨继洲这个人。赵文炳则虽然谈到和杨氏是怎么认识的，但除了"知术之有所本"以外，未提其他有关杨氏的事，靳贤也同样未提，从而表明这两个人似乎不如王国光更了解杨氏。所以笔者认为关于《玄机秘要》成立的问题，比较起来了解杨氏家的王国光的论述值得相信。

（三）《玄机秘要》的成立过程

根据王国光叙，"授有真秘，纂修集验医方进呈，上命镌行天下"，可以看出其祖父似乎有著作而奉献，奉行雕刻过，但该书则未传。"多蓄贮古医家抄籍，杨子取而读之，积有岁年，寒暑不辍，悼然有悟"。他刻苦努力地学习了家藏的古医籍。"复虑诸家书弗会于一，乃参合指归，汇同考异，手自编摩，凡针药调摄之法，分图析类"。他反复考虑把在家藏的古医籍汇总为一，因此自己认真进行编写工作而成，其内容有针灸药物养生之法，到此很明确是杨氏编写该书。且杨氏并非但收集古医籍，而是经过他本人的深思熟虑而成书的。所以《玄机秘要》的来源虽然依靠"家传"书籍，却不应该把此书本身看成"家传"。

（四）再谈"家传"

《大成》里被认为来自《玄机秘要》的大体有四个标志，即杨氏（《胜玉歌、经络迎随设为问答》等）、杨氏注解（标幽赋、金针赋等）、杨氏书（兰江赋）、杨氏考卷（四个策）和其他（八脉图的杨氏治症、骑竹马灸穴法的杨氏灸法、请益的太医院医官继洲杨氏云等）。靳贤在《大成》最后的"请益"里说"太医院医官继洲杨氏云"，此处杨氏就是杨继洲，且因有年号无疑杨氏本人的著作"医案"也冠"杨氏"，可以看出《大成》里所说的"杨氏"指的是杨继洲本人。因此《玄机秘要》是被杨氏撰著的，靳贤已经承认该书是杨继洲所写。

那么靳贤为何用"家传"这个词呢？笔者认为主要依照王国光叙"祖父……杨子取而读之"这一段文字，杨氏的资料来源主要是祖父的著作和所藏的书籍，但靳贤无法指出来哪个是杨氏本人的，哪个不是他的，所以用了"家传"一词，在"针道源流"里可见。其"家传"概念的形成，是因杨氏出身医学世家，继承这些宝贵的东西有其便利的条件，而这些经验又无须从头积累，即便是杨氏的学术观点，也只不过是在"一家世代相传"的基础上发展而已。

根据靳贤"针道源流"：①《玄机秘要》属于"著集"，体例与《大成》相似的《聚英》是"高武纂集"，那么著集和纂集有什么区别呢？前者是撰著的集子，后者是加以编纂了的集子。靳贤自己也说："《针灸大成》总辑以上诸书……靳贤选集校正。"按靳贤的说法，《大成》也属于"纂集"。如果杨氏无著作，而且把"复虑诸家书弗会于一，乃参合指归，汇同考异，手自编摩"的编写工作看成编辑的话，靳贤也应该用杨氏"纂集"词而不用"著集"词，因此他还是承认《玄机秘要》里有杨氏本人的著作。②又体例与《大成》类似的《针灸捷要》（即《针灸大全》）则有"燕山廷瑞徐凤著集"语，而家世不详的徐凤无"世代相传"的基础，因此"著集"之前未冠"家传"词。《针灸节要》及《聚英》是"四明梅孤子高武纂集"，而高武的世系也不详，所以亦无"家传"词。

从上述可见，靳贤之所以用"家传"一词，主要是表明了杨氏学术思想的渊源，但对杨氏著《玄机秘要》还是不得不承认的，只不过没有明确说明而已。

（五）关于以《浙江通志》作为根据

《中国分省医籍考》等书虽于《玄机秘要》后注"明·杨济时"，但又依据了《浙江通志》的"三衢杨济时家传著集"。《浙江通志》依据的是《大成》，其记载和靳贤的"《玄机秘要》，三衢继洲杨济时家传著集"很相似，除了无"继洲"二字，其他完全一样。而且其他古医籍的记载，与"针道源流"的记载略同，表明《浙江通志》是以靳贤的论述为依据的。因此不能以此书作为依据。

四、结语

从以上的讨论表明，根据王国光叙，《玄机秘要》的作者是杨继洲本人。引起"家传"这个歧义的由来，主要是杨氏编写此书时在"家传医家抄籍"的基础上参考了很多世代相传的资料。从杨氏的人品[3]推测，可能是杨氏在请赵文炳作序时客气地说是"家传"或者说以"家传"为主，因此赵文炳序中才有"（以）家传（为主的）秘要"语。笔者认为是杨氏自谦谓其"家传"所致，因此赵文炳和靳贤才有所谓的"家传"之说，乃至后世期刊报道及校释的歧义。

以上内容妥否，请乞同道斧正。

参考文献

[1] 王雪苔.略论《针灸大成》.中医杂志，1962，（7）:28-30

[2] 吴月琴.《玄机秘要》与《针灸大成》.上海中医药杂志，1984，（9）:43-44

［3］周一谋.杨继洲与《针灸大成》.中国农村医学，1984，（6）：55-56

简评《针灸大成校释》

梁繁荣

《针灸大成校释》以下简称《校释》一书是黑龙江省祖国医药研究所张缙主编。张缙老师从事针灸医疗、教学和科研工作已三十余年，现任黑龙江省祖国医药研究所所长、副研究员、全国针灸学会常务委员、黑龙江省针灸学会主任委员等职。张缙老师业医较早，于弱冠之年，即潜心攻读针灸名著——《针灸大成》。初览之余，每每为其搜集之密、论述之精辟所折服。然随着时间推移，学识增长，他发现，是书尚有言之欠妥之处，且其内容庞杂，博而寡要，精粗杂见，遂起校勘注释之心。从 1963 年开始，乃博览群书，参讨古今，引九流百氏之言，几经雠校，经过二十余年的努力，在张英超等七位同志的协助下，于 1984 年 4 月终于脱稿付梓。其所注释，别具一格，精义灿然，为学习《针灸大成》较好的范本。兹就笔者管见，对是书作一简评，不妥之处，敬希同道指正。

析理精深　时有卓见

《针灸大成》一书是在明代针灸学家杨继洲（济时）所著的《卫生针灸玄机秘要》基础上，经晋阳靳贤选集明代以前的重要针灸论著编撰而成，是对我国明末以前针灸学发展的总结。由于"内容涉猎广博、语词古奥，医理难明之处颇多"（见《校释》校释说明），因此，如何使其容易理解，利于学人应用，显然是一个值得重视的课题。在这方面《校释》为我们提供了方便。本书按《针灸大成》原书，从卷一"针道源流"始，至卷十"小儿按摩"，凡十卷二百零七篇，每篇篇首，扼要地介绍了全篇大意，篇末又系统地小结了全篇内容，有的还附有比较归纳表，以便于读者系统学习，全面掌握。每条原文，均作了校勘、注释和语译，并对原文的出处和有争议的问题附加了语按。其注释，引证确凿，析理精深，哲理深邃而晓畅，文字俊秀而质朴，对后学启发尤多。兹摘引两条，以见一斑。卷三"行针指要歌"："或针吐，中脘、气海、膻中补。"《校释》谓："吐是胃失和降，气逆于上所致。本文取中脘、气海、膻中来治疗，乃三焦并治之法，上取膻中为心包络之募穴，又为气会，可总上焦之气机；中取中脘，可统治中焦脾胃一切积滞之疾患，以和胃消积；下取气海，可促使气机旺盛，温脾肾之虚寒，益火以生土。三穴相配，可相辅相成。"《校释》抓住胃气以和降为顺、气机以畅达为宜的理论，说明了治吐的原理和选穴配方的奥义，足资启悟。又如卷五"徐氏子午流注逐日按时定穴歌"，对其中"徐氏"所指为准，历代多所争论，《校释》据近人孔最的论点指出"关于本篇作者'徐氏'，说是徐凤的依据比较充分：①《针灸大成》中引文称有'徐氏'两字者都是出自《针灸大全》，本篇标题前加有'徐氏'二字，而且其内容的全文也是录自《针灸大全》；②本篇用七言叶韵的歌诀体例写成，是明代通用的文体，这与南北朝时期的文体也不符合；③《针灸大全》卷五在本歌后有'余今将流注按时定穴，编成歌括一十首，使后之学者，易为记诵，临用之时，不待'思忖'一段文字，文中的'余'当然也应当是指徐凤本人。"可见《校释》说理透彻，言而有据，训释精当，非浸淫日久，学验俱丰者，不能至此。

博览各家　择善而从

《针灸大成》本身就是一本集成性的著作，即从十二部针灸典籍中撷取而成。因此，书中资料上迄先秦，下逮明末，十分广博，加之内容庞杂，涉猎面宽，这无疑给校勘、注释带来不少的困难。《校释》作者博览各家之说，参考引用的文献达一百二十六种，如卷四《内经》补泻："男内女外，坚拒勿出，谨守勿内，是谓得气。"《黄帝内经注评》认为："是指男子忌入内室，女子忌出外房，勿失其真气，就易于得气了。"张志聪曰："男为阳，女为阴，阳在外故使之内，阴在内故引之外，谓和调外内阴阳之气也，坚拒其正气，而勿使之出，谨守其邪气，而勿使之入，是谓得气。"《校释》谓：将其解释为男女隔房，有许多牵强之处。因为针刺得气，就是调和阴阳之气，但要十分谨慎，勿使正气出于外，也勿使邪气入于内，张注立意较新，于题亦切，故本书从此，其择甚善。又如：卷五九宫图有"戴九履一，左三右七，二四为肩，八六为足，五居于中，寄于坤局"，其中"五居于中"一句，《针灸大成》赵本及李本均作"五木居中"，章本及人民卫生出版社六三年本作"五十居中"，《针灸大全》卷四亦作"五十居中"。《校释》认为"五木居中"费解，"五十居中"则是指"河图"而言，《类经图翼》卷一医易所载的河图数是"一六居下，二七居上，三八居左，四九居右，五十居中"，为了避免与河图数相混，故不宜作"五十居中"，今据《类经图翼》卷一气象统论改。作者如此校勘注释，颇能把握文意，探得真谛，有裨后学，足资我们取法。

拾遗补闲　别裁精当

《针灸大成》自 1601 年刊行以来，迄今三百余年，抄刻不下数十次，现在尚存的版本就有 47 种，加之年远兵燹，遗夺残缺，流弊滋甚，而精意难传，且能无亥豕之讹？《校释》乃考据诸家之说，结合作者自己渊博的理论知识和丰富的临床经验，予以拾遗补阙，使本书益臻完善。如卷九名医治法："东垣曰：五脏上注于目而为之精。"后世医家少有校正补缀。《校释》依据《兰室秘藏》《玉机微义》等书，认为在"五脏"下当有"六腑之精气，皆"六字，这样"五脏六腑之精气，皆上注于目而为之精"与《灵枢·大惑论》《针灸甲乙经》及《黄帝内经太素》吻合，使词义明达，殊令人折服。又如卷五八法交八脉篇："临泣二穴，男，通会带脉；外关二穴，女，通阳维脉。"历代医家均以顺文随释。《校释》指出："外关穴的八卦属性为震，临泣穴为巽，《周易》称震为三男，巽为幼女，故外关的属性为男，临泣穴的属性为女。"因此，原文当为"外关二穴，男，通阳维脉；临泣二穴，女，通带脉。"如此震与巽配，男与女对，性质相符，丝丝入扣，精细入微，可谓别裁精当。类似例子甚多，全书据以勘定、改补 1100 余条，凡所勘定较雠，除有文字、音韵和训诂上的依据外，还有版本的依据，一事一字必求其是，反映了该书的客观性和科学性。

切合临床 阐发蕴义

《校释》的精华所在，还在于作者以本人的临床经验，说明原文的临床具体应用，阐发其蕴义，提出了许多精辟的见解。如卷四《内经》补泻篇在注解"徐疾"补泻时，《校释》指出："小针解对'徐疾'的解释，是值得注意的，它说：'徐而疾则实者，言徐内而疾出也；疾而徐则虚者，言疾内而徐出也。'这种解释是说徐缓进针、快速出针为补，快速进针、缓慢出针为泻。小针解的这段解释，从现代对烧山火（热补法）和透天凉（凉泻法）的研究中得到了证实，徐内而疾出的要点在'徐内'（慢内）上，慢进针是求热的有效方法，当可属于热补；疾内而徐出的要点在'徐出'（慢出）上，慢出针则是求凉的有效方法，当可属于凉泻。"揆诸临床，甚有至理。又如卷三四总穴歌："肚腹三里留，腰背委中求，头项寻列缺，面口合谷收。"《校释》认为："用此四穴分治头项、面口、肚腹、腰背等疾患，是符合经络理论的。足三里为足阳明胃经的合穴，其循行经全腹，故可主治肚腹诸疾；委中为足太阳膀胱经的合穴，膀胱经直贯脊背及腰，故可主治腰背各痛；列缺属手太阴肺经，是八脉交会穴之一，又是手太阴肺经的络穴，太阴经通过列缺与大肠相连，大肠经为手之阳经，可经项直上头面部，列缺治头项病，其理当在于此；合谷为手阳明大肠经原穴，大肠经上行于面，故本穴可主治面口病患。四总穴中临床上以三里与合谷为多用，习惯用法是足三里治膈以下疾病，合谷则用于膈以上疾病。"寥寥数语，探幽摘邃，说明了四穴的临床应用，堪为临证要诀。

总之，笔者认为《针灸大成校释》是一本比较好的《针灸大成》注本，足资从事针灸医学者学习和师法。特别是对于这样一本在针灸界流传最广，内容较杂，而又无人整理过的著作，首次校勘注释即能取得如此成功，也可以看出《校释》作者在医学上的精湛造诣与丰厚学力。当然本书亦并非完美无缺，书中尚有一些有待进一步阐述引申的地方。如卷八治疗诸篇，若能将作者的临床验案寓于按语之中，从原文引出验案，用验案说明原文，将更有裨于读者。同时笔者认为，除对《针灸大成》进行校勘注释外，还有必要从临床实际出发，从《针灸大成》中选出有关内容，整理成《针灸大成》节本，出版发行。另外还有必要把作者几十年来研究《针灸大成》的资料（如《<针灸大成>的编著者究竟是谁？》《略论<针灸大成>的版本》等）专著汇编成研究专集出版，更将有利于发挥《针灸大成》对针灸临床的指导作用，促进针灸医学的提高和发展，也是十分必要的。

《针灸大成校释》摭记

浙江中医药大学　陈增岳

明杨继洲之《针灸大成》，今人为之整理校注者，当推《针灸大成校释》，此书诠释针理，丝丝入微，其嘉惠于习针研医者可谓良多，偶感书中尚有微瑕，不揣昧陋，缀述于此，以善其工。

1. 卷四《八法流注要诀》："脉外阳行是卫气，脉内阴行是荣血。虚者徐而进之机，实者疾而退之说。补其母者随而济，泻其子者迎夺挈"。校注："挈：作'缺'解。《史记》司马相如列传：'挈三神之欢。'《集解》行韦昭云：'缺也。'为与上句协韵用此字。上句'随济'为补；此句'夺挈'为泻。"

按：注说可疑。卷四《经络迎随设为问答》："经曰：随而济之是为补，迎而夺之是为泻。"原句当以"随济""迎夺"对看，不应以"夺挈"连语而释之，"迎夺"方为泻。下文云："但分迎夺与济随，实泻虚补不妄说"，据此可明。

注中"挈三神之欢"之"挈"，《广韵》诘计切，去声字，而原文"说""截""热""血"，俱为入声字，若依注义，反而不能协韵。文中"挈"，不应解为"缺"，当读为苦结切，意为提举。句谓欲泻其子，当举用迎而夺之的方法。

2. 卷二《流注指微赋》："躁烦药饵而难拯，必取八会；痛肿奇经而畜邪，先获砭瘳。"校注："先：原作'歼'，据《普济方》卷四〇九改。获：原作'馘'，字书无。《针灸大全》及《针灸聚英》均作'馘'。《尔雅·释诂》'馘获也'。

'戬''获'二字可通用，故据改。"

按：言"戬"字书无，此非"戬"与"戬"字同，本作戬，说可参慧琳《一切经音义》卷八十三。原校改戬为获，亦无据。《尔雅·释诂下》："戬，获也。"郭璞注："今以获贼耳为戬。"则知戬、获不能通用，不能以"获"易"戬"。

原文"歼戬"当无误，二字近义连文，戬亦歼灭之意，引申为祛邪除疾，句谓"痈肿奇经而畜邪"之类的病证，用针刺祛除邪即可痊愈。

3. 卷九《医案》："但时值公兄，不暇于针灸，逾数载，坠工部尚书，前疾大作，始知有痔隐于肛门之内，以法调之愈。"

按："时值公兄"之"公兄"不辞，当作"公冗"，意谓公事繁多。又"坠工部尚书"，"坠"不可解，当作"升"，二字形近而讹。

4. 卷十《诸症治法》：伤积："头疼身热腹微胀，足冷神昏只爱眠，因食所伤脾气弱，不宜迟缓表为光。"

按：最后一字"光"，与"眠"不协韵，当作"先"，字讹。又此条下文："脐突：孩儿生下旬余日，脐突光浮非大疾；"又"夹惊：……此是伤风感寒证，亦宜光表次宁心。"文中两个"光"字不顺，均应作"先"，乃先讹作光。

5. 卷七《手厥阴心包络经穴歌》："九穴心包手厥阴，天池、天泉、曲池深，郄门、间使、内关对，大陵、劳宫、中冲侵。"

按：原文无校，文中"曲池"当作"曲泽"。下文云："此一经起于天池，终于中冲，取中冲、劳宫、大陵、间使、曲泽，与井荥输经合也。"正作"曲泽"。又后文分述诸穴，云："曲泽，肘内廉陷中，大筋内侧横纹中动脉是。心包络脉所入为合水。"可明。

6. 卷四《南丰李氏补泻》："盖左为阳、为升、为呼、为出、为根、为午前，为男子之背：右为阴、为降、为吸、为入、为插、为午后，为男子之腹。"

按：此句原无校，文中"根"字当作"提"，提插恰好相对。前文："提者自地部提至人部天部，插者自天部插至人部地部。病轻提插初九数，病重者或少阳数、老阳数，愈多愈好。"亦可知。

《针灸大成》刺灸法思想与贡献之探讨

北京中医药大学　李志刚　刘书坤

2005 年是明代伟大的针灸家杨继洲诞辰 483 周年，其《针灸大成》问世 404 年。

杨继洲出生于医学世家，秉承家学，勤学博古。他曾在太医院任职医官，行迹遍及福建、江苏、河北、河南、山东、山西等地，功绩卓著，声望甚高。杨家世代业医，杨继洲举业不遂而潜心攻医，他"寒暑不辍"地研读家中"蓄贮古医家抄籍"，"积有数年"而"倬然有悟"，因感"诸家书弗会于一"，因此将家传《集验医方》与诸家医籍中之针灸论述，"参合指归，汇同考异，手自编摩，凡针药调摄之法，分图析类，为天、地、人卷，题曰《玄机秘要》"。万历年间，山西监察御史赵文炳患痿痹，多方延医诊治，"日试丸剂，莫能奏效，乃于都门延名针杨继洲者，至则三针而愈"。之后，杨向赵出示《卫生针灸玄机秘要》书稿，赵文炳始悉杨氏精于针灸之渊源，并表示愿资助他将所著付梓刊行。但杨氏认为自己书稿内容尚不完备，还需从更多医籍中广泛吸取针灸之精要。因此，在靳贤的协助下，又从《医经小学》《针灸聚英》《标幽赋》《金针赋》《神应经》《医学入门》《古今医统》等 20 余种医籍中，节录部分针灸资料予以编辑及注解，考绘"铜人明堂图"，并附以自己的针灸治疗病案，编撰成《针灸大成》。

《针灸大成》是明以前最完备的一部针灸专著，不但在国内流行甚广，而且已被译成德、日、法等文字，流传海外。它自公元 1601 年问世以来，至今有 47 种版本。其翻刻次数之多，流传之广，影响之大，声誉之隆，都是罕见的，可谓是一部蜚声针坛的历史名著，对后世针灸学起着承前启后的作用。

《针灸大成》首次刊行为十卷，其后经历过多次刻印，其版本有十卷及十二卷者。较流行者为万历辛丑（1601 年）版，全书十卷。卷一在概述针道源流、简记《针灸大成》引用医籍名称与特点之后，节录了《内经》《难经》等重要古医籍部分针灸原文，附以杨继洲的注解。卷二与卷三摘引《医经小学》《针灸聚英》《标幽赋》《金针赋》《神应经》等 20 余种医籍中的部分针灸歌赋，也附有杨继洲所加注解。在古代针灸专书中，《针灸大成》辑录的针灸歌赋数量最多。卷四、卷五主要内容为刺法、针法，其中卷四选集有关针具及针刺补泻文献，卷五主要为"子午流注""灵龟八法""八穴八法"等时间针法内容。卷六与卷七记述脏腑、经络、十二经穴位及主治。卷八为临床各科病证的针灸治法。卷九包括治症总要、名医治法、取穴法、灸治及杨继洲针灸治疗医案等。卷十主要介绍小儿针灸按摩治法，特别是转载了《陈氏小儿按摩经》，是很宝贵的古代小儿按摩专著。

《针灸大成》的主要刺灸法特点与贡献为：

1. 主张针灸药摩并重 中医治疗手段方法很多，各自均有其特长而不可偏废。然而到明代，出现了崇尚药物而废弃针灸的倾向，所以赵文炳在序言里说："迩来针法绝传，殊为可惜！"杨氏主张针灸和药物配合运用，宜灵活采取适当治法以取得最好的疗效，在卷三"诸家得失策"里对此作了反复阐述。杨氏指出，"其致病也，既有不同，而其治之，亦不容一律，故药与针灸不可缺一者也"；进而指出，由于疾病的部位和性质不同，治疗的方法也应有所选择，"疾在肠胃，非药饵不能以济；在血脉，非针刺不能以及；在腠理，非熨焫不能以达，是针灸药者，医家之不可缺一者也"。在卷六的十二经中列有药物方剂之歌诀，卷九中列有众多艾灸的方法。

书中还批驳有的医家只着眼于药物治疗而忽视针灸的偏向，"诸家得失策"说："夫何诸家之术惟以药，而于针灸则并而弃之，斯何以保其元气，以收圣人寿民之仁心哉？"在杨氏31则病案中，针灸并施的有11例，针药结合2例，灸药结合1例，针灸药结合的1例，其中综合治疗共16例，单用针、灸、药的有13例（其中针8、药4、灸1）。正如"穴有奇正策"中说："故善业医者，苟能旁通其数法之原，冥会其奇正之奥，时可以针而针，时可以灸而灸，时可以补而补，时可以泻而泻，或针灸可并举，则并举之，或补泻可并行，则并行之。"

2. 丰富针刺手法 杨氏的针法和明末的其他针灸名家一样，是在历代名家针法的基础上结合自己的经验而形成的。和各家的针法相比，杨氏有关针法的论述系统性强、分类清楚、方法全面、资料完整。杨氏对针法不仅论述详尽，而且有独到之处。

（1）创立十二字口诀 由于当时针灸家的手法常冠以复杂名称，繁琐神秘，使学者难以掌握，杨氏根据自己的经验，结合《内》《难》等有关学说，在窦汉卿《针经指南》十四法的基础上，创立了"十二字分次第手法"，即爪切、持针、口温、进针、指循、爪摄、退针、搓针、捻针、留针、摇针及拔针"十二法"，是比较完整的一套行针术式。杨氏用歌诀体裁说明其操作要点与作用，并总括成简明易记的"十二歌"："针法玄机口诀多，手法虽多亦不过，切穴持针温口内，进针循摄退针搓，指捻泻气针留豆，摇令穴大拔如梭，医师穴法叮咛说，记此便为十二歌。"上述"十二法"，除"口温"法需改进外，其余诸法迄今仍有参考价值。清代的政府教科书《医宗金鉴·刺灸心法要诀》中的"行针次第手法歌"基本上完全参考杨继洲的"十二法"。

（2）总结"下手八法" 杨氏十分重视实践和不断总结经验，他把十二字分次第手法及窦汉卿的"手指补泻十四法"归纳为"揣、爪、搓、弹、摇、扪、循、捻"，立为"下手八法"，其中属于左手的四种。属于右手的四种，"下手八法"充分体现了《难经·七十八难》所说的"知为针者，信其左"。这些都是单式手法中最重要的手法，相沿至清，为近代所习用。

以上"十二法"和"八法"是针刺基本手法，经过杨继洲整理后，具有较强的可操作性，既无悖于《内》《难》经旨，又切合临床实际，对后世医家影响较大。

（3）提出补泻分"大补大泻"和"平补平泻" 孙思邈的《千金翼方》中有针刺"重则为补，轻则为泻"的记载，首次明确提出补泻两法在量上的差别，这种补重泻轻的思想与《内经》中轻补重泻的思想恰好相反，后世对此也颇多争议。对于施行针刺补泻的刺激强度，杨氏根据补泻的不同程度，分为"平补平泻"和"大补大泻"两种治法。在"经络迎随设为问答"中"刺有大小"一节里写道："有平补平泻，谓其阴阳不平而后平也……但得内外之气调则已。有大补大泻，惟其阴阳俱有盛衰……必使经气内外相通，上下相接，盛气乃衰。"杨氏所称的"平补平泻"，指手法较轻、刺激量较小的轻剂量补泻手法；杨氏所称的"大补大泻"，则是手法较重、刺激量较大的重剂量补泻手法，即分天、地二部（或天、人、地三部）施行补泻手法，以达到经气内外相通、上下相接的目的，如烧山火、透天凉之类。杨继洲的这种将补泻分大小的尝试，开启了补泻手法也分强弱的先河，促进了补泻手法的完善，推动了针刺手法的发展。

（4）发展透刺针法 元代王国瑞《扁鹊神应针灸玉龙经》在"一百二十穴玉龙歌"里说："头风偏正最难医，丝竹金针亦可施，更要沿皮透率谷，一针两穴世间稀。"杨氏结合临床经验，在注解《玉龙歌》时扩充至十四法：① 印堂透攒竹；② 风池透风府；③ 合谷透劳宫；④ 地仓透颊车；⑤ 颊车透地仓；⑥ 头维透额角；⑦ 鱼尾透鱼腰；⑧ 膝关透膝眼；⑨ 阳陵泉透阴陵泉；⑩ 昆仑透太溪；⑪ 间使透支沟；⑫ 液门透阳池；⑬ 列缺透太渊；⑭ 复溜透太溪。这十四法，都是十分切合实际，现代临床上也经常使用。此外，还有横斜刺法，如少泽沿皮向后刺三分治乳痛，至阳沿皮向下刺三分治黄疸，风门沿皮向外治伤风感冒，复溜沿皮向骨下透一寸治伤寒无汗等。由于透穴针法具有取穴少、避免组织损伤和疼痛，刺激穴位多、刺激量较大、针刺感应易于扩散、扩大腧穴主治范围等特点，经杨继洲等名医倡用后，得到迅速发展，成为目前临床常用的刺法之一。

（5）运用九六补泻有独到之处 九六补泻在李梴《医学入门》中有所论述，杨氏对此有独到认识。杨氏认为，补用九阳数，即捻针九次；泻用六阴数，即捻针六次。其中还辅以进退针法、呼吸法、担截法等复式手法。在杨氏医案中，就有九六补泻的具体运用。如吕小山患结核在臂，针曲池，行六阴数的泻法；虞绍东翁患膈气，针刺上部行六阴数，下部行九阳数，以泻上补下等。

（6）复式手法完备 介绍了烧山火、透天凉、阳中隐阴、阴中隐阳、留气法、运气法、提气法、中气法、苍龙摆尾、赤凤摇头、龙虎交战、龙虎升降、五脏交经、隔角交经、关节交经、子午补泻、子午捣臼、子午前后交经换气、子午补泻歌、子午倾针、捻针补泻、进火补、进水泻等24种补泻法，为后世复式手法的规范和发展奠定了基础。

3. 丰富选穴配穴方法

（1）重视选用经验效穴与奇穴 杨继洲重视经验效穴与奇穴，他在"穴有奇正策"中说："圣人之定穴也，有奇有正，而惟通于奇正之外者，斯足以神济世之术。"《针灸大成》卷七专立"经外奇穴"一节，论述了 35 个经外奇穴的名称和主治。杨氏医案也印证了他重视经验效穴与奇穴。如治李义河翁患两腿痛十余载，刺二市而"病不再发"；箕川公长爱的惊风，灸印堂等穴"方作声"；"张靖宸公夫人，崩不止，身热骨痛"，病减后"元气难复，后灸膏肓、三里而愈"。

（2）丰富井穴主治 《灵枢·九针十二原》和《灵枢·本输》及《灵枢·顺气一日分为四时》等篇，不仅详细记载了井穴的名称、位置，而且还论及了井穴生理作用和主治功能，后经《针灸甲乙经》补充，使井穴的内容更加完善。杨继洲对井穴运用别具见地，在卷五"十二经井穴图"中，绘有十二幅井穴图，记载了井穴主治的许多病证，扩大了《素问·缪刺论》中井穴的适用证。另外杨氏还丰富了井穴的配穴方法和刺灸特点。

4. 重视辨证 辨证论治是中医的精髓，杨继洲也强调临证时要"探络脉，索营卫，诊表里。虚则补之，实则泻之，寒则温之，或通其气血而维其真元"。如治滕柯山母，诸医俱作虚冷治之，而杨氏诊其脉沉滑，认为这是痰在经络，针肺俞、曲池、三里，当日即见效，后投除湿化痰之剂而愈。治吕小山患结核在臂，杨氏认为这是痰核结于皮里膜外，针和灸并用，以通其经气，不数日即愈。辨证准确是治疗取效的前提，杨氏或依据脏腑经络，或依据脉理，或舍症从脉，或舍脉从证，灵活多变。

5. 兼容并蓄，博采众长 凡明以前的重要针灸论著，《针灸大成》都直接或间接、一部分或大部分予以引用，是对我国明以前针灸学术发展的总结，在基本理论、歌赋、经络、腧穴、针法、灸法、临床治疗各方面，收集的资料都超过了以前的针灸著作。

总之，《针灸大成》的内容极其丰富，在继承和发展我国针灸学术、推广针灸的应用、开展针灸教育等方面都起到了极其重要的作用。虽然《针灸大成》中也存在一些冗杂之处，但瑕不掩瑜，无损于《针灸大成》的伟大。

刺灸寻宗

杨继洲对刺法的学术贡献浅析

湖南中医药大学　袁宜勤　海月明　岳增辉

杨继洲，字济时，衢州人。明代著名的针灸学家。杨继洲在家传《卫生针灸玄机秘要》的基础上，全面总结了明以前的针灸学理论与经验，于1601年编著成《针灸大成》，对针灸学做出了较大的贡献。杨继洲在针灸学术上造诣不凡，见解精辟，客观公正，尤其对刺法研究颇深，兹对其在刺法上的学术成就探讨如下。

一、基本手法

在《针灸大成·三衢杨氏补泻》中，杨继洲在窦汉卿《针经指南》十四法（动、退、搓、进、盘、摇、弹、捻、循、扪、摄、按、爪、切）的基础上，结合历代医家的针刺手法以及个人的经验体会，将针刺基本手法总结归纳为"十二字分次第手法"，简称为十二法（爪切、指持、口温、进针、指循、爪摄、退针、指搓、指捻、指留、针摇、指拔）。后来又在十二法的基础上精简为"下手八法"（揣、爪、搓、弹、摇、扪、循、捻）。

在十二法中，有八法与窦氏十四法中有关内容大致相同，但却补充了不少操作内容。这八法是：爪切（将窦氏爪、切二法合为一法）、进针、指循、爪摄、针退、指搓、指捻、针摇。如进针法补充了须审穴在何部分，在阳部必取筋骨之间，陷下为真；在阴部，郄腘之内，动脉相应，以爪重切经络，少待方可下手等内容。针退法增添了分三部，一部一部将针缓缓而退等内容。针摇法补充了分三部，每部摇二次，如摇人头之状等内容。窦氏十四法中的动、盘、弹、扪、按五法未纳入，增加了指持、口温、指留、指拔四法。

下手八法中的揣法为杨氏所增补,"揣而寻之","其肉厚薄,或伸或屈,或平或直,以法取之,按而正之,以大指爪切掐其穴,于中庶得进退,方有准也"。揣穴时还须注意"刺荣无伤卫","乃掐按其穴,令气散,以针而刺";"刺卫无伤荣","乃撮起其穴,以针卧而刺之"。爪法包括了窦氏十四法中爪法和切法的动作。循法增添了"以手指于穴上四傍循之"的操作内容。捻法补充了"治上大指向外捻,治下大指向内捻,外捻者令气向上而治病,内捻者令气向下而治病","如出针,内捻者令气行至病所,外捻者令邪气至针下而出"等操作内容。搓法、弹法、摇法和扪法与窦氏上述四法的操作基本相同。

经过杨氏整理的针刺基本手法,具有较强的可操作性,既无悖于《内》《难》经旨,又切合临床实际,对后世医家影响较大。

二、复式手法

杨继洲在《针灸大成·三衢杨氏补泻》中,阐述了二十四种复式手法,其中出自《针灸大全·金针赋》的有9种,出自《针灸聚英》《针灸问对》的有2种,阐述一般的补泻原则与方法的有4种,杨氏独创的有9种。

烧山火、透天凉、阳中隐阴、阴中隐阳、留气法、苍龙摆尾、赤凤摇头、龙虎交战、子午捣臼等9法源自《金针赋》的"治病八法"和"飞经走气"四法。由于《金针赋》文字简略,不便操作,杨氏便加强了在操作上的阐述,以便使后学者有所遵循。如"烧山火"法,杨氏阐述了"三进一退""先浅后深""慢提紧按""行九阳之数"的操作要点;"透天凉"法阐述了"三退一进""先深后浅""紧提慢按""行六阴之数"的操作要点。

提气法出自高武的《针灸聚英》,但具体操作不明。杨继洲指出:"凡用针之时,先从阴数,以觉气至,微捻轻提其针,使针下经络气聚,可治冷麻之症。"可见提气法是一种先紧提慢按六阴数以得气,再微捻轻提其针,使针下气聚的先泻后补的复式手法。龙虎升降法在《针灸聚英》《针灸问对》都有记载,然而《聚英》所载操作不明,而《问对》的阐述又过于繁杂,杨继洲则明确指出:"龙虎升降手法,凡用针之时,先以右手大指向前捻之,入穴后，以左手大指向前捻，经络得气行，转其针向左向右，引起阳气，按而提之，其气自行。如气未满，更依前法再施。"可见龙虎升降法是一种左右交互捻转提插的复式手法。

进火补法、进水泻法、运气法、中气法、五脏交经、通关交经、隔角交经、关节交经、子午倾针等9法为杨氏所创。其中进火补法分三部行手法，每部各做紧按慢提3次，针后针下热，实为烧山火法之简化；进水泻法亦分三部行手法，每部各做慢按紧提3次，针后针下凉，实为透天凉法之简化。运气法为呼吸泻法、提插泻法与针向（针尖朝向病所）法结合的治痛之法。中气法乃运气法、提插法、针向法结合的治疗积聚之法。五脏交经法先按子母关系配穴，后用青龙摆尾法行气，可促使气血宣散。通关交经法为青龙摆尾法与白虎摆头法交替使用的将经气运入关节之法。隔角交经法先按五行生克关系配穴，再根据疾病的寒热虚实进行补泻。关节交经法在针刺得气后，使气至关节，再施中气法。子午倾针法为迎随、提插、开阖、徐疾补泻相结合的复式手法。

三、补泻手法

杨继洲在《针灸大成·经络迎随设为问答》中重点论述了各种针刺手法，其补泻手法尤有见地，现主要从补泻要法、补泻原理和补泻剂量三方面阐述如下。

杨继洲在"补针之要法""泻针之要法"二专篇中集中阐述了杨氏补泻手法之要点。将其要领归纳为：①进退针法：无论补泻，均随咳进针；补法按天、人、地三部徐进，泻法按地、人、天三部徐退；②呼吸法：补法呼进吸出、泻法吸进呼出；③捻撅法：左捻为补、右捻为泻；撅为提插，补法紧按慢提，泻法紧提慢按。补法捻九撅九，泻法捻六撅六；④担截法：截乃推进一豆之按法为补；担乃退针一豆之提法为泻；⑤开阖法：补法出针后急扪其穴，泻法不闭其穴；⑥针向法：无论补泻，均在人部转针头向病所；⑦九六数和生成数：补用九阳数或生数，泻用六阴数或成数；⑧冷热感：补者针下热，泻者针下冷。

杨继洲根据《难经》"当补之时，从卫取气；当泻之时，从荣置气"；"得气，因推而内之，是谓补；动而伸之，是谓泻"的论述，指出："夫荣卫者，阴阳也。《经》言：阳受气于四末，阴受气于五脏。故泻者先深而后浅，从内引持而出之；补者先浅而后深，从外推内而入之。乃是因其阴阳内外进退针耳。"

杨继洲在《针灸大成·经络迎随设为问答》中首次提出"刺有大小"的概念，试图从剂量上将补泻手法分为大补大泻、小补小泻（平补平泻）。他说："有平补平泻，谓其阴阳不平而后平也。……但得内外之气调则已。有大补大泻，惟其阴阳俱有盛衰，内针于天地部内，俱补俱泻，必使经气内外相通，上下相接，盛气乃衰。"杨氏所称的"平补平泻"，实为与"大补大泻"相对的"小补小泻"，指手法较轻、刺激量较小的轻剂量补泻手法。杨氏所称的"大补大泻"，则是手法较重、刺激量较大的重剂量补泻手法，即分天部、地部（或天、人、地三部）施行补泻手法，以达到经气内外相通、上下相接的目的，如烧山火、透天凉之类。杨继洲的这种将补泻分剂量的尝试，使补泻手法有质（操作方法）有量，开启了补泻手法亦分强弱的先河，促进了补泻手法的完善，推动了针刺手法的发展。

四、得气针法

杨继洲对针刺得气非常重视，他在《针灸大成·标幽赋注》中说："宁失其穴，勿失其经；宁失其时，勿失其气。"在《针灸大成·经络迎随设为问答》中亦强调："只以得气为度，如此而终不至者，不可治也。"要得气首先必须候气。如何候气，杨氏在《针灸大成·问候气之法何如》中指出："须用左指，闭其穴门，心无内慕，如待贵人，伏如横弩，起若发机。若气不至，或虽至如慢，然后转针取之。转针之法，令患人吸气，先左转针，不至，左右一提也。"《针灸大成·标幽赋注》也阐述了候气的方法，"气之未至，或进或退，或按或提，导之引之，候气至穴。"临床上如遇到针刺入后不得气者，杨氏还主张用循法等方法促进得气，"凡下针，若气不至，用指于所属部分经络之路，上下左右循之，使气血往来，上下均匀，针下自然气至沉紧"（《针灸大成·三衢杨氏补泻》）。

杨继洲认为，仅仅针下得气还不够，还必须使"气至病所"。他在《针灸大成·补泻得宜》中指出："有病远道者，必先使气直到病所。"杨氏的"补针之要法""泻针之要法""指捻法""运气法""关节交经""赤凤摇头手法""针头补泻"等多种刺法，都有促使气至病所的操作。如补针要法、泻针要法至人部，"转针头向病所"；"指捻法"中"转针头向病所，令取真气以至病所"；"运气法"谓"若觉针下气满，便倒其针，命患人吸气五口，使针力至病所"；"关节交经"谓"凡下针之时，走气至关节去处"；"赤凤摇头手法"曰"凡下针得气，如要使之上，须关其下，要下须关其上"；"针头补泻"中"弹而努之者，是用指甲弹针，令脉气膜满，而得疾行至于病所也"。

五、透穴针法

透穴针法，首见于王国瑞的《玉龙歌》，歌中有"偏正头风痛难医，丝竹金针亦可施，沿皮向后透率谷，一针两穴世间稀"的记载。杨继洲在注释时对透穴针法大加发挥，将透穴针法扩充为十二法：① 印堂沿皮透左右攒竹，治小儿惊风；② 风池横刺 1.5 寸透风府，治痰饮偏正头风；③ 合谷透劳宫治无痰偏正头风；④ 地仓透颊车、颊车透地仓治口眼㖞斜；⑤ 头维沿皮透两额角治头痛眩晕；⑥ 瞳子髎透鱼腰治两眼红肿；⑦ 膝关透膝眼治两腿疼、膝头红肿；⑧ 昆仑透太溪治腿足红肿；⑨ 阳陵泉透阴陵泉治鹤膝风；⑩ 间使透支沟治寒热、胁痛；⑪ 腋门沿皮向后透阳池治手臂红肿；⑫ 列缺透太渊治寒痰咳嗽。此外，还有横斜刺法，如少泽沿皮向后刺三分治乳痈，至阳沿皮向下刺三分治黄疸，风门沿皮向外刺治伤风感冒，复溜沿皮向骨下透 1寸治伤寒无汗等。由于透穴针法具有取穴少、刺激穴位多、刺激量较大、针刺感应易于扩散等特点，经杨继洲等名医倡用之后，得到迅速发展，成为目前临床常用的刺法之一。

关于《针灸大成》"诸家刺齐异同"的理解

天津中医药大学　斋藤宗则（导师：郭宗仁）

　　《针灸大成》是明代著名针灸医家杨继洲的著作，其中有关针灸理论的"经络迎随设为问答"（以下简称"问答"）篇，是杨氏针灸学的理论精华，也是研究他的学术思想不可缺少的部分。杨氏在本篇谈到针刺深浅的问题中论述了诸家刺齐异同问题，兹将个人学习粗浅体会汇报如下。

一、关于"诸家刺齐异同"原文

　　1.《灵枢》所言始刺浅之，以逐邪气，而来血气（谓绝皮以出阳邪也）。后刺深之，以致阴气之邪（谓阴邪出者少，益深绝皮，致肌肉未入分肉间也）。最后刺极深之，以下谷气（谓已入分肉之间，则谷气出矣），此其旨也。

　　这是《灵枢·官针》篇原文，把深浅分为浅或绝皮（阳邪）、深或肌肉（阴邪）、极深或分肉之间（谷气）之三层。

　　2. 丁德用所注，乃言人之肌肉（肤），皆有厚薄之处，但皮肤之上，为心肺之部，阳气所行；肌肉之下，为肝肾之部，阴气所行也。

　　这是丁德用对七十难的注，提出了"心肺之部""肝肾之部"，但只提阴阳气两层，没提谷气之部。

　　3.《千金方》所言：针入一分，则知天地之气（是与卧刺浅之，而来血气意合）。针入二分，则知呼吸出人，上下水火之气（亦与后刺深之，以致阴气意合）。针入三分，则知四时五行，五脏六腑逆顺之气（亦与最后极深，以下谷气意合，乃根本也）。

　　这是《备急千金要方》卷第二十九用针略例第五的论述，与原文比多"则"字。此处又分为三层，杨氏认为与《灵枢》意符合，但是其具体指的内容不太明确。

　　4.《玄珠密语》言：入皮三分，心肺之部，阳气所行，入皮五分，肾肝之部，阴气所行（取象三天两地之数）。

提出具体深度、所属的脏和气，所以杨氏说"此说可谓详明矣"。此处分为阴阳两层，无谷气之层。但是现存道藏本《素问六气玄珠密语》里无这些记载。类似的只有"针入三分，乃阳之位也。以得天气……推而进至五分……是引天气而得地气也。……下针便至五分，阴分地之气……抽针至三分，阳分天之气，是谓引阴至阳"等。

5. 及夫后贤所著，则有自一分，而累至于十分之说，此法益详且密矣。大抵博约不同，其理无异，互相发明，皆不必废。

此乃杨氏所得出的结论，后业有其他相类似的记载，各记载之间虽然有不同的地方，但不管几分都说的是针刺有深浅的区别，而且可以互相参考。

二、讨论

1. **关于"取象三天两地之数"** 《玄珠密语》的论述后有小写的"取象三天两地之数"，这是令人难以理解的话。"象天地"是指捻转，杨氏在论"子午补泻"时说"左转从外则象天，右转从内则象地"，因此可能应用捻转法而其数则用三次或者两次之意。从其两个数字来看，三是奇数属阳属"天"，二是偶数属阴属"地"，所以可以想到应用左转三次、右转两次的刺法。

但其具体运用方法则不明，《针灸大成》里类似记载则只有引《针灸聚英》"八法手诀歌"，曰"春夏先深而后浅，秋冬先浅而后深……先深后浅行阴数，前三后二却是阴，先浅后深阳数法，前二后三阳数定……急按慢提阴气升，急提慢按阳气降"。第一部分还是《难经》七十难的论述，第二部分是说明分为两层的手法，第三部分是手法对阴阳气的作用。笔者认为，据杨氏理论理解的话，其操作方法是先刺到深层行六阴数，然后退到浅层行左转三次后右转两次，即"急按慢提阴气升"；先刺浅层行九阳数，然后刺到深层行右转两次后左转三次，即"急提慢按阳气降"。

这些方法有什么意义呢？笔者认为在此处从《难经》之原意的角度并考虑杨氏的观点以对待这个问题比较合适，滑寿认为"春夏气温，必致阴者，春夏养阴之义也。……秋冬气寒，必致一阳，秋冬养阳之义也"。此注是尊《素问·四气调神大论》所说的"春夏养阴，秋冬养阳"。因此，这些方法还是重在调和荣卫，此处的"阴气升"法是针对"春夏养阴"而用的，因此先在深层行六阴法以得其荣气，然后退到浅层以"阴气升"，先左捻三次以招来卫气，然后右转两次来促使荣气适应于卫气，以调和荣卫二气；"阳气降"法是针对"秋冬养阳"而用的，因此先在浅层行九阳法以得其卫气，然后进到深层以"阳气降"，先右捻两次以招来荣气，然后左转三次促使卫气适应于荣气，以调和荣卫二气。

总之，杨氏在"详明"的《玄珠密语》论述后补充了其手法操作的启示，体现了他对深浅的认识（重在荣卫）的一部分。

2. 关于"最后刺极深之，以下谷气" 杨氏引用的是《灵枢》解释"三刺则谷气出"的论述，"三刺"是从其对象来说，刺阳邪、阴邪、谷气三者的手法，如杨上善曰"三刺者，阳邪刺，阴邪刺，谷道气刺也"。从其方法来说，是在不同层次（绝皮、肌肉、分肉之间）进行的手法。张介宾则结合营卫二气，曰"先刺绝皮，取卫中之阳邪也；再刺稍深，取营中之阴邪也；三刺最深及于分肉之间，则谷气始下，下言见也"。

要注意的是，《灵枢》说的不仅是"三刺"，而更重要的是"三刺则谷气出"。就是说，通过"三刺"法达到"谷气出"的目的。那么"谷气出"的含义是什么？在《灵枢·终始》篇也有解释类似的"三刺则谷气至"，曰"所谓谷气至者，已补而实，已泻而虚，故以知谷气至也"。其意是已经用了补法而正气实，已经用了泻法而邪气虚，所以知道谷气至。在这里重要的是针下辨气，杨氏在"问答"里说："若针下气至，当察其邪正，分其虚实。经言：邪气来者紧而疾，谷气来者虚而和，但濡虚者即是虚，但牢实者即是实。"应该首先辨别"阳邪"或"阴邪"或"谷气"，而后进行补泻手法，然后更重要的是再辨别是否正气实或者邪气虚，才能知道谷气至。即张介宾所说的"故已补而实，则虚者坚。已泻而虚，则坚者软。是以知谷气之至也"。

还值得一提的是，为何到三刺才能说"谷气至"？一般中医理论认为不论深浅，各部分都无不涉及谷气。就是说，祛除"阳邪"或者"阴邪"以后应当可以等候谷气之来，这样是否也可以说"谷气至"？张介宾认为"必邪气去，而后谷气至"，就是说一刺祛阳邪，二刺祛阴邪而三刺才能谷气至。

"虚者坚"则正气已充实,"坚者软"则邪气已衰退,是以知谷气至,看起来邪气的衰退等于谷气来,显得扶助正气以祛除邪气。但是这样理解的话,"而来血气"这句话就难以理解。还未祛除阴邪而要来谷气,不符合"必邪气去,而后谷气至"。因此,笔者理解为"始刺浅之,以逐邪气,而来血气"是一刺则祛除阳邪为主,补卫气为次;"后刺深之,以致阴气之邪气",是二刺则祛除阴邪为主,补荣血为次;"最后刺极深之,以下谷气"是三刺则已经祛除阴阳邪气,所以补血气为主,而且从层次来讲正气未被邪伤,因此正气的针下感应最明显,故曰"以下谷气"。到此就起针,虽然荣卫两层之间则还未调好,却已经解决了主要病理状态,故曰"谷气至而止……邪气独去者,阴与阳未能调,而病知愈也"。

3. 关于杨氏的结论 杨氏从《灵枢》起举几个例子,大概分为阳邪、阴邪、谷气的三层或者心肺和肝肾的阳阴两层这两种,得出了各家深浅虽然有异同,其理则无异的结论,体现了尊古而不泥古的灵活性。

在《针灸大成》里分三层的手法有"补针之要法""泻针之要法"等,分为天、人、地三层施行手法。还有"龙虎交战手法,三部俱一补一泻",此法是以捻转为主的手法,虽然未明说天人地,但是笔者认为也可以理解为三层手法之一。

分两层的手法有阳中隐阴法、阴中隐阳法、留气法等,其中的代表是以荣卫二气为主的手法。笔者认为,杨氏得出的结论与他重视荣卫二气有密切关系,特别是荣卫的平衡。杨氏认为,"百病所起,皆始于荣卫",且在论"阴阳居易之理"时说,"或因荣气衰少,而卫气内伐;或因卫气衰少,而荣气外溢",其治疗则用阳中隐阴法等手法调和荣卫,即杨氏所说的"荣卫调和病自痊"。他有时以荣卫二气为治疗标准,杨氏重视"荣卫调和"这个观点有可能导源于《难经》七十难"春夏温,必致一阴者,初下针,沉之至肝肾之部,得气,引持之阴也。秋冬寒,必致一阳者,初内针,浅而浮之至心肺之部,得气,推内之阳也。"还受了丁德用注的影响,他的原注除杨氏所引用之外,还有"手内针至肾肝之部,得气引持阴气,以和阳气。……手至心肝之部,得气推内针入,引持阳气,以和其阴气也。"可以看出他重视阴阳之气的调和。

杨氏论"阴阳居易"的观点可能导源于《灵枢》"邪僻妄合，阴阳易居，逆顺相反，沉浮异处，四时不得，稽留淫泆"中之"阴阳易居"，对此杨上善注曰"腑脏一气相乘"，杨氏认为"此则阴阳相乘之意也。以其阳入阴分，阴出阳分，相易而居，成其病也"。此《灵枢》原文是上述三刺法的主症，而杨氏却把"阴阳易居"理解为一个病证，从而发挥了以荣卫为中心的理论。从以荣卫为主的观点来理解主症全体的话，其意是邪气与正气妄合，荣卫失于平衡状态，运行紊乱，深浅异常，不能顺应四时，稽留在某地方而淫泆皮肉筋骨等。其治疗则用"三刺则谷气出"法，其机理是否可以这样理解？"阳邪"系指引起卫气紊乱或者卫气衰少导致荣气外溢的邪气，"阴邪"系指引起荣气紊乱或者荣气衰少导致卫气内伐的邪气，"谷气"系指未损的正气，一二刺则解决祛除引起荣卫紊乱或者外溢、内伐的邪气，三刺则激发正气以促进荣卫调和。

杨氏还谈到荣卫和是动、所生病的关系，在论"皮肉筋骨脉病"里说，"百病所起，皆始于荣卫，然后淫于皮肉筋脉"，而认为"皮肉经脉亦是后所生之病也"。是动指的是荣卫，所生病指的是皮肉筋骨，而且分为"一曰皮肤，二曰肌肉，三曰筋骨"之三层，其治疗则"刺法中但举荣卫，盖取荣卫逆顺，则皮骨肉筋之治在其中矣"，其大意是通过调和荣卫可以治疗皮骨肉筋之病。最后杨氏所得出的结论是，"至于部分有深浅之不同，却要下针无过不及为妙也"。他强调下针要准，此与《素问·刺齐论》所说的"刺骨者无伤筋，刺筋者无伤肉，刺肉者无伤脉，刺脉者无伤皮；刺皮者无伤肉，刺肉者无伤筋，刺筋者无伤骨"之意一致。那么应该在哪种情况下用两层或者三层手法呢？这个问题难以回答。笔者却由这些记载推想，提出一个应用方法。是动由"始于荣卫"引起则用两层手法，所生病由"淫于皮肉筋脉"引起则用三层手法。可是杨氏治疗方法则未划分是动和所生病，虽然如此，但是从标本的角度来看，荣卫是本，皮肉筋脉是标，标证明显就治标则用三层手法，否则治本就用两层手法，笔者认为这样理解也可以说是根据情况应用方法之一，而且符合杨氏尊古而不泥古这样灵活的学术思想。

三、结语

综上所述，关于针刺深浅的问题，杨氏查阅有关历代文献，得出了不仅仅是灵活而且可给人启发的结论。不管多少层次主要是荣卫二气，下针应该准确，施行补泻时应该注意针下辨气，而有关历代文献则可互相参考。关于"取象三天两地之数"，由于其资料不足，留待进一步研究。

浅议杨继洲调气针法

浙江省嘉兴市第一医院　盛燮荪

传承《内经》刺法，蒐集明以前诸家针法是《针灸大成》的主要组成部分，杨继洲能无门户之限，集众多刺法的同时，以其丰富的实践经验和学识，在针刺手法和针法理论上独具创见，难能可贵。兹结合临床实际谈几点体会。

一、阐明调气针法的两大基本法则

从针灸医学的形成和发展进程看，《内经》是总结了汉以前以九针为主要针刺工具的针刺方法，大致上可以归纳为以辨病用针和以气血为纲要的辨证用针，九针各有所应，当时取血刺法与调气针法并重，但调气针法的具体手法较简。经历了宋金元时期以毫针为主调气针法的发展，至明代已经达到了很高的水平，由于手法操作有很强的实践性，且与技巧和经验相关，知易行难，导致产生手法的繁简之争。初学者更是胸中了了，指下难明。杨氏对调气针法的基本法则精辟地指出，"迎随之法，因其中外上下，病道遥远而设也，是故当知荣卫内外之出入；经脉上下之往来，乃可行之。……大率言荣卫者，是内外之气出入；言经脉者，是上下之气往来，各随所在顺逆而为刺也"（《针灸大成·卷四·经络迎随设为问答》）。将行针时以提插针为主调营卫之气的内外出入和以捻转针为主调经气之上下往来是一切调气针法的基本机理。推而言之，在临床上辨证选穴，拟用何种刺法施行调气，欲调营卫当从内外；欲调经气当从上下，二者行针手法不同。术前应先胸有成竹，是以胸腹背部穴与四肢穴刺法有异，皮薄肉少与肌腠丰腴之穴不同，穴法与针法相随，庶能桴鼓相应。

二、求量化刺有大小

毫针调气针法从针刺过程而言，有候气手法和补泻手法两大类，《内经》中有迎随开阖等补泻四法，但操作均尚简略。《针灸大成·三衢杨氏补泻》的针刺手法基本上可分为基本手法和补泻导气手法两大类。前者有下手八法和十二字分次第手法，下手八法是据窦汉卿《针经指南》的十四法加以提炼而成。十二字分次第手法，是杨氏按每一次针刺过程的先后行针程序列出，近似操作规范程式，初习者可视为启蒙之学。第二类补泻导气手法有24法，这些复式补泻手法与《针灸大全》和《奇效良方》所载述的名称有14种是完全相同的。说明在元明之际，这一类手法在当时的针灸医家中已较为普遍应用，杨氏自然也不例外。但是如何比较精确地掌握这些刺法，即如何把握补或泻的量，杨氏首先提出了"刺有大小"一说，认为针刺调气"有平补平泻，谓其不平而后平，阳下之曰补，阴上之曰泻，但得内外之气调则已"。"有大补大泻，惟其阴阳俱盛衰，内针于大地部内，俱补俱泻"（《针灸大成》）。显然，他所说的平补平泻是指提插法从浅到深，或从深至浅一次进或一次提的方法，其法即近世所称的单式补泻法，由于针体在腧穴空间的上下提插次数少，其刺激量相对要小。而大补大泻是天地部分层而刺，每一部都施行刺激，其量必大于平补平泻。两者相比，前者小而后者大。但其所称平补平泻是调内外之气趋于平衡之谓，犹非补泻手法中之最小者。其所用最小的补泻手法，杨氏在"补针之要法"和"泻针之要法"中有"插针一豆许""提针一豆许"上下动作极小的手法。在临床应用时，当行针得气或施行补泻手法后留针时，若患者针感过于沉重时，提伸一豆许即觉舒松。若针感轻浮时，推针一豆许，往往即有针下沉紧感。自外而内为补，自内而外为泻，动作虽小而可视为小补小泻之法。从而可知杨氏的刺有大小说从理论到具体操作手法，用大补大泻、平补平泻、小补小泻来分补泻法量的大小，至今仍有实用意义。

三、分层补泻注重针头补泻

毫针在腧穴空间的动作有上下、左右、轻重、快慢、深浅、多少以及方向的调节等七种基本形式。结合腧穴从外至内的层次和先后程序变化，是元明时期诸多针刺法名称的由来。被近代所称的复式补泻手法，在《针灸大成》中已蒐集无遗，其中如烧山火、透天凉等凉热补泻法、龙虎龟凤等飞经走气手法往往因掌握程度不一，是以仁智互见，褒贬不一。若仔细推考杨氏所论针法，有二则堪称刺法真谛，其一为分层刺法，其二曰针头补泻。

关于分层行针和针刺先后程序，《内经》早有"三刺"之说，"始则浅刺，以逐邪气而来血气，后刺深之，以致阴气之邪，最后刺极深，以下谷气，此之谓也"（《灵枢·始终》）。除了四梢和头部皮薄肉少之处，大凡能施行毫针深刺的腧穴，都可以分层而刺。元明时期进一步总结出分深浅二部如阳中隐阴、阴中隐阳，分天人地三部如烧山火、透天凉手法。并有"入皮三分，心肺之部，阳气所行，入皮五分，肾肝之部，阴气所行"，"凡寒热病宜于天部行气，经络病宜于人部候气，麻痹疼痛宜于地部行气"之说，十分注意在哪一层次行气才能获得最佳效应。至于如何体现刺达某一层次，当以针头为准。因此杨氏"问针头补泻何如"中谓"此乃补泻之常法也，非呼吸而在手指，当刺之时，必先以左手压按其所针荥俞之处，弹而努之，爪而下之，其气之来，如动脉之状，顺针而刺之，得气推而纳之，是谓补，动而伸之，是谓泻"。实是经验之谈。杨氏有三才分层法，结合呼吸、捻撅、提按、九六等基本手法组成，分补泻二法。其用"插进一豆许"，"提针一豆许"，"转针头向病所"等都是以针头为着力点，施术时用指力或用肘腕之力，务求力达针尖，是至为关键的操作。杨继洲称"补针之法……右手持针于穴上……刺入皮三分……催气针沉，行九阳之数，捻九撅九，号曰天才，少停，呼气二口，徐徐刺入肉三分，如前息数足，又觉针沉紧，以生数行之号曰人才，少停呼气三口，徐徐又插至筋骨之间三分，如前息数足，复觉针下沉涩，再以生数行之，号地才，再推进一豆，谓之按，为截，为随也。此为极处，静以久留却须退针至人部，又待气沉紧时，转针头向病所，自觉针下热，虚赢痒麻，病势各散，针下微沉后，转针头向上，插进针一豆许，动而停之吸之乃去"。"凡泻针之法……右手持针于穴上……插入三分，刺入天部，少停直入地部，提退一豆，得气沉紧，搓捻不动，如前息数尽，行六阴之数，捻六撅六，吸气三口，提出至天部，号曰地才，又待气至针沉，如前息数足，以成数行之，吸气二口回针，提至天部，号曰人才，又待气至针沉，如前息数足，以成数行之，吸气回针，提出至皮间，号曰天才，退针一豆许，谓之提，为担，为迎也。此为极处，静以久留，仍推进人部，待针沉紧气至，转针头向病所，自觉针下冷，寒热痛痹，痛势各退，针下微松，提针一豆许，摇而停之，呼之乃去"。

或问毫针调气针法是否概用针头之力？亦不尽然，以飞经走气龙虎龟凤四法为例，有着力于针头，有着力于体尾，故有气分血分之分。此皆可从《针灸大成》杨氏针法中探求之。

以上仅系学习杨氏针法的粗浅体会，谬误之处，请指正。

试论杨继洲的针刺补泻特点

无锡市第二人民医院 吴月琴

明代著名针灸学家杨继洲，在其代表作《针灸大成》中收集了祖传《卫生针灸玄机秘要》以及历代针灸著述精品，辑成 10 卷，对针灸学的继承和发展做出了巨大的贡献。其中卷三的"策"和卷四的"经络迎随设为问答"等篇幅中，充分体现了杨氏对针刺补泻的认识和见解，被后学视为圭臬而应用。本文就其补泻理论，谈谈粗浅认识。

一、论刺有营卫、经脉之分

《难经·八十难》中曾有："能知迎随之气，可令调之；调气之方，必在阴阳。"并解释说："所谓迎随者，知荣卫之流行，经脉之往来也，随其阴阳而调之。"后代医家虽有注释，但未能体现秦越人之原意，读后仍感不解。但杨氏在《针灸大成》卷四"经络迎随设为问答"中却解释得较为明了。他说："夫营卫者，阴阳也。经言：阳受气于四末，阴受气于五脏。故泻者先深后浅，从内引持而出之，补者先浅后深，从外推内而入之，乃是因其阴阳内外而进退针耳。至于经脉为流行之道，手三阳经，从手上头；手三阴经，从胸至手；足三阳经，从头下足；足三阴经，从足入腹。故手三阳泻者，针芒望外，逆而迎之；补者针芒望内，顺而追之，余皆仿此，用是因其气血往来而顺逆行针也。大率言荣卫者，是内外之气出入；言经脉者，是上下之气往来。"杨氏的这段叙述是根据阴阳营卫和浅深，以及经脉之气的上下往来的不同，而归纳了不同操作的针刺补泻，即"推而内之，引而出之"的徐疾法和"逆而迎之，顺而追之"的针芒迎随法。这为针刺补泻手法分类与定性奠定了理论基础，对后世补泻手法的改进有较大的影响。

杨氏以前的针刺补泻手法种类甚多，但对其分类和定性历来很少有文献论及。杨氏则在继承《内经》《难经》学术思想的基础上，对此做了精辟的阐述。按照他的意思，补泻手法基本上可分为两类。一类是以经络上下循行为依据的手法，如针芒补泻（即迎随补泻）、捻转补泻，目的是针对气血往来流行时出现的"太过""不及"的病理变化而设。另一类是以营卫表里为依据的手法，如徐疾补泻、提插补泻，目的是针对荣卫之气的虚实而设。这样的分类可说泾渭分明，便于后人学习和掌握，成为针刺补泻时的理论根据。

二、论刺有纠"阴阳易居"之用

"阴阳易居"始出于《素问·调经论》，而把它阐述较为清楚的则也是杨继洲的"经络迎随设为问答"。他认为"此即阴阳相乘之意也，以其阳入阴分，阴出阳分，相易而居，成其病也。推原所由，或因荣气衰少，而卫气内伐；或因卫气衰少，而荣气外溢。故令血气不守其位，一方气聚，则为一方实；一方气散，则为一方虚"。这一虚一实的病理机制，是杨氏的独特创见，这为徐疾提示了提插补泻手法，又提供了一条理论依据。既然疾病的发生是由于"阴阳易位""荣卫越位"所致，那么针刺治疗就必须要纠正这种病理现象，杨氏就提出了"补者从卫取气，泻者从荣置气"。故泻者须"先深后浅，从内引持而出之"，补者须"先浅后深，从外推内而入之"，徐疾补泻和提插补泻法中的泻法符合前者，补法符合后者。

当时，杨氏在《针灸大成》一书中还引录一些补泻手法的口诀，如"疾进徐退曰泻寒；徐进疾退曰补热。紧提慢按似冰寒，慢提紧按如火热。脉外阳行是卫气，脉内阴行是荣血。虚者徐而进之机，实者疾而退之说"。这些精辟的论述，道出了医经典籍中难言的奥秘，提示了提插补泻和徐疾补泻性质的含义，对指导针灸临床具有一定的现实意义。

三、论刺有大小之别

针刺补泻手法历来存在着质与量的认识问题，杨氏在总结历代文献理论的基础上，提出了"针刺补泻有大小"的观点："（刺）有平补平泻，谓其阴阳不平而后平也。……但得内外之气调则已。（刺）有大补大泻，惟其阴阳俱有盛衰，内针于天地部内，俱补俱泻。"这里以杨氏举提插补泻为例，在阐明了调和内外阴阳之气性质的基础上进一步分析了治疗时的刺激量，分为"平补平泻"和"大补大泻"两个等级。意思是说在腧穴规定的针刺深度内，做大幅度的上提下插为大补大泻。而"平补平泻"则应是提插幅度适中，刺激量较为平和的一种补泻手法。由此杨氏提出了任何补泻手法其操作都应根据其刺激量的轻重而区分大小。目前，一般针灸临床工作者都认为：针体的粗细，针刺的深浅，用力的轻重，留针的久暂，提插、捻转幅度的大小和速度的快慢，都会产生不同的刺激量。所以在施行各种补泻手法操作时必须密切和这些因素相结合，将其区分为大（重）补、中（平）补、小（轻）补；或大（重）泻、中（平）泻、小（轻）泻。这样，有法、有质，也有量，才能使手法有一个比较完整的概念，使之成为一种规范化的手法，这不能不说是杨氏的创见。

但是，有关针刺补泻和刺激量轻重关系的争议，自古至今尚无统一。在古代文献中也是所说不一。《灵枢·官针》认为：泻法要"切而转之"，刺激重；补法要"微旋而徐推之"，刺激轻。但《千金翼方》中却认为"重则为补，轻则为泻"。两种记载恰好相反。临床经验告诉我们，轻刺激不一定产生补的作用，重刺激不一定产生泻的作用。决定针刺的补泻作用，除了针刺手法本身及其质和量的特点外，还有受刺激部（腧穴）的功能和受刺激机体的应答反应等因素。针刺手法不过是一种推动机体产生补虚泻实的效应的外因而已。外因是条件，内因才是根据。前者必依后者为基础，这个道理反映在临床实际中，就会产生针刺方法、刺激剂量和补泻效果不一致的结果。反映在古代文献中，就会出现上述分歧。至于补泻手法和轻重刺激之间的关系问题，如果对照杨继洲"刺有大小"的观点，则前者是法，后者是量。不同的操作手法，具有不同的刺激质和不同的刺激量，从而体现不同的补或泻的效应。因此，法、质、量三者必须是统一的。我们温习了杨继洲"刺有大小"的观点后，对于轻重刺激和补泻手法关系之争论，似乎也没有必要了。

四、附：杨氏补泻手法的种类

（一）单项补泻法

1.**针芒补泻法** 泻者针芒望外，逆而迎之；补者针芒望内，顺而追之。

2.**徐疾补泻法** 徐而疾则实，即徐内而疾出；疾而徐则虚，即疾内而徐出。

3.**子午补泻法** 左转为子，右转为午。左转顺阳为补，右转逆阳为泻。

4.**呼吸补泻法** 呼则出其气，吸则入其气。欲补之时，气出针入，气入针出；欲泻之时，气入入针，气出出针。

5.**开合补泻法** 出针时疾扪其穴为补，开其穴为泻。

6.**提插补泻法** 推而内之是谓补，动而伸之是谓泻。

7.**九六补泻法** 九数为阳，谓之补；六数为阴，谓之泻。

（二）综合补泻法

杨氏所运用的综合补泻法，是将以上的针芒、徐疾、捻转、提插、呼吸、开合、九六等单项补泻法组合而成的。有烧山火、透天凉、阳中隐阴、阴中隐阳、留气法、运气法、提气法、中气法、苍龙摆尾、赤凤摇头、龙虎交战、龙虎升降、膈角交经、五脏交经、子午捣臼等十余种。

总之，杨继洲是一位既有高深理论，又有丰富临床经验的针灸学家，不愧是我国针灸医坛上的一颗明星，其有关针刺补泻的见解和贡献，远不止以上几个方面，限于个人水平，不当之处，祈望指正。

杨继洲刺有大小论探析

浙江省嘉兴市第一医院　盛燮荪

明代针灸家杨继洲之《针灸大成》，搜集《内》《难》以及明代各家刺法，常能以心得之见诠释要义，屡有发人深省之论。其在"经络迎随设为问答"中的"刺有大小"论即是其中一例。刺法分补泻而又有大小之不同，实为此前甚少有人提出的一种学术见解，为究其所指，试作探析，以求正于同道。

一、释大补大泻针刺手法

杨氏在问"刺有大小"答词中说："有平补平泻，谓其阴阳不平而后平。阳下之曰补，阴上之曰泻，但得内外之气调则已。有大补大泻，惟其阴阳俱有盛衰，内针于天地部内，俱补俱泻，必使经气内外相通，上下相接，盛气乃衰。此名调阴换阳，一名接气通经，一名从本引末。"按：针刺系通过刺激经穴来调整机体的气血阴阳平衡，从而达到祛病愈疾的目的，针刺手法则是十分重要的一个环节。对针刺手法的形式结构和表现于腧穴空间的作用，杨氏秉承《内》《难》经旨，认为针刺调气"当知营卫内外之出入，经脉上下之往来，乃可行之……大率言营卫者，是内外之气出入。言经脉者，是上下之气往来，各随所在顺逆而为刺也"（《针灸大成·卷四》）。其所谓从营卫的内外出入来运针，当是指提插法，泻者，先深而后浅，从内(阴)引外(阳)而出之：补者，先浅而后深，从外（阳）推内（阴）而入之。从经脉上下往来，经气的顺逆来行针，顺而追之为补，逆而迎之为泻。基于上述，一从营卫的内外出入，一从经脉气血的上下往来来体现针刺的调气作用，故杨氏认为若病症仅为"阴阳不平"，只需用提插法的"阳下之曰补""阴上之曰泻"，气调则已，是谓"平补平泻"针法。这和《灵枢·五乱》所说的"徐入徐出，谓之导气"的导气法其意相近，若按近世针刺法分类，杨氏所称的平补平泻法实即单式补泻手法中的提插补泻。至于如宋·朱肱《类证活人书》中的"平泻法"，杨继洲"针法歌"中的"平针法"，陈会《神应经》以先泻后补为平补平泻，以及近代以"进针不快不慢，捻针左右均匀，刺激介乎轻重之间"

谓之平补平泻，其含义不一，均当别论。这是在探析杨氏大补大泻针法之前须先加以辨别的。

机体的阴阳都有盛衰之时，必须在天人地三部都施行补或泻的手法，使经气内外相通，上下相接，杨氏称之为"大补大泻"。惜未列出具体操作方法而仅举"接气通经"等别称。考接气通经一词，首见于金·何若愚《流注指微赋》"接气通经，短长依法"，是根据《灵枢·脉度》所载经脉长度，按"呼吸定息，气行六寸"来掌握各经穴的行针时间，以促使经脉之气通畅，如在手三阳经行针时间为9次呼吸，在足三阳经行针时间为14次呼吸，各经均有定息数。其后，明·徐凤《针灸大全·金针赋》、汪机《针灸问对》对此都有进一步发挥，认为"呼者，使卫气上行"，"吸者，使荣气下行"，二者作用不同。在行针计息的同时，还必须与捻转、提插、动摇等手法结合应用，"在乎摇动出纳，呼吸同法"，才能"驱运气血，顷刻周流，上下通接"。进而徐凤还创立了"飞经走气"四法：青龙摆尾、白虎摇头、苍龟探穴、赤凤迎源。这四种手法都由提插、捻转、徐疾、摇、拨等针刺基本手法按天人地三部分层施术，并结合呼吸、九六生成数等组合而成。其中青龙摆尾、赤凤迎源以行气为主为补法。苍龟探穴、白虎摇头以行血为主为泻法。行针时的针刺感应均务求循经远传，气至病所。徐凤还一改何氏的"接气通经"，将"通经"列于前而名曰"通经接气"。其在《针灸大全·金针赋》中说："若关节阻涩，气不过者，以龙虎龟凤通经接气大段之法，驱而运之。"运用飞经走气手法来通经，经通则气自接续。徐氏将针刺手法的作用放在十分重要的位置，其意甚深。至此，已可知杨氏既谓"大补大泻"又名"接气通经"，且毫无疑问，徐氏飞经走气四法当是最具代表性的大补大泻手法。这些手法既有从营卫之气内外出入为依据的施行提按手法和天人地三部分层施术，故又名调阴换阳；又有以调节经气上下往来为目的的捻转、弹、摇、拨、飞等使气手法，令针感远传，故谓从本引末。与飞经走气四法相类的手法，杨继洲还创立了进火补、进水泻、截担法、龙虎交战、阳中隐阴、阴中隐阳等，均可归属于杨氏所称的大补大泻针法范畴。由于这些手法由多种基本手法组合或参伍施行，势必要求术者具有较好的指、腕、臂力和敏锐的指感来守气使气。操作时前人均要求"手如握虎，势若擒龙"，因此，以大刺之名冠之，是十分形象的。但若误以为只要用力地多加捻转、提插即是大补大泻，则又不免失之千里了。

二、小补小泻针法刍议

杨氏既谓刺有大小，而小者何所指？时贤陆寿康等认为杨氏的平补平泻法"实际上是小补小泻"（《针刺手法一百种》）。若与飞经走气等复式补泻手法相比，由单一的提插补泻法作为平补平泻，确也可以认为是一种小补小泻。但如从杨氏所创的其他针法中寻求，笔者认为有二者是运针动作小而又具有补泻作用的针法。其一曰"针头补泻"。杨氏谓："此乃补泻之常法也。非呼吸而在手指，当刺之时，必先以左手压按其所针荣俞之处，弹而努之，爪而下之，其气之来，如动脉之状，顺针而刺之，得气推而内之，是谓补。动而伸之，是谓泻。"简言之，在针刺入穴得气以后，着力于针头，推内为补，上提为泻。然而针头的推内提伸该有多少深浅呢？杨氏称"容针空豆许"，此为二。在"下手八法口诀"中杨氏有如下叙述："弹而努之，此则先弹针头，待气至，却进一豆许，先浅而后深，自外推内，补针之法也"。"摇而伸之，此乃先摇动针头，待气至，却退一豆许，乃先深而后浅，自内引外，泻针之法也。故曰针头补泻"。针头的进退一豆许可以说是针刺法中一种极小的手法。按：豆，是古代的重量单位，但笔者在针刺操作中体会，亦可理解为长度，一豆许为 0.3~0.5cm，当针头上提或下按时，针头在穴中进一豆或退一豆的长度，可令针下产生不同的感应。这一手法在临床上是十分切合实用的，当行针得气以后，尤在须留针时，若患者针感沉重时，提伸一豆即觉舒缓。若针感轻浮时，推进一豆许，往往即觉沉紧，从先后深浅而言，其补泻的作用同样是无可置疑的，因此可以认为杨氏的针头补泻即是小补小泻针法。如上所述，杨继洲的刺有大小论，从理论到具体针刺手法，用大补大泻、平补平泻、小补小泻来区别刺激量的轻重，达到了质和量一致的比较成熟的阶段，对针灸临床具有十分重要的指导意义。

试谈《大成》论 "知为针者信其左"

暨南大学附属医院 吕菊梅 徐 宗

"知为针者信其左"出自《难经·七十八难》："知为针者信其左；不知为针者信其右。"说的是知晓针术的人重视左手（也称押手）的作用，不知晓针术的人只信赖右手（也称刺手）的作用，强调了在针刺操作过程中，双手协作配合的重要性。正如《八十四难》说："左手见气来至，乃内针，针入见气尽，乃出针，是谓有气如入，有气如出也。"阐发了《灵枢·九针十二原》"右主推之，左持而御之"的精神，受到历代医家的重视，并广泛用于临床。

《针灸大成》是明代著名针灸大家杨继洲的名著，是以家传的《卫生针灸玄机秘要》为基础，汇集历代针灸著作之精华，并结合自己的实践经验撰写而成的，内容十分丰富。就针法而言，内容尤为详备，称为"三衢杨氏补泻"，多处论及针刺双手操作。在"经络迎随设为问答"中直接指出："所谓扪而循之者，是于所刺经络部分，上下循之，故令气血舒缓，易得往来也。切而散之者，是用大指爪甲，左右于穴切之，腠理开舒，然后针也。推而按之者，是用右指捻针按住，近气不失，则远气乃来也。弹而努之者，是用指甲弹针，令脉气膹满，而得疾行至于病所也。爪而下之者，是用左手指爪连甲，按定针穴，乃使气散而刺荣。使血散而刺卫，则置针各有准也。通而取之者，是持针进退，或转或停，以使血气往来，远近相通，而后病可取也。外引其门，以闭其神者，是先用左指收合针孔，乃放针，则经气不泄也。故曰：知为针者信其左。"对《内经》《难经》提出的针刺双手协作的概念，给以具体的操作方法。这些操作方法贯穿于针刺的全过程，颇为全面地继承、发扬了"知为针者信其左"观。现就《大成》的有关记载，谈谈体会。

一、在针刺进针时使用

进针是针灸临床操作的第一关，历来受到医家们的关注，强调进针的双手协作，并规定持针的右手为"刺手"，而协助进针的左手为"押手"。由于各家对押手的重视，故临床上形成了多种押手方法。《大成》说："凡下针，要病人神气定，息数匀，医者也如之，切不可太忙"，具体提出"揣""爪""循"三法。

1. 揣法 揣，就是用手揣摸寻找穴位的方法。经曰："揣而寻之。凡点穴，以手揣摸其处。"此话告诉施术者，在临床上不仅要用眼，看清穴位的部位情况；更重要的是要用手，仔细地寻摸穴位局部的大体组织结构，充分发挥手的作用，最终审定穴位。《大成》称此为"揣"，今人多称"摸穴"，是取穴的必要步骤。"揣"法不仅对取穴的准确性大有帮助，而且通过摸穴，可以知道该穴位处结构的大致情况，如皮肤的坚嫩、肌肉的厚薄、骨骼的大小、脉管的深浅等，便于施术者决定采用何种体位取穴、何种押手进针等。所以，《大成》在总结取穴的方法时说："在阳部，筋骨之侧，陷者为真；在阴部，郄腘之间，动脉相应。其肉厚薄，或伸或屈，或平或直，以法取之。"

2. 爪法 《大成》说："爪而下之。此则《针赋》曰：左手重而切按，欲令气血得以宣散，是不伤于荣卫也。"此法现已被明确地称为"爪切押手"，是临床上常用的押手方法之一。操作时，可用大指爪甲的游离缘或侧缘于穴位处着力按切，也可用食指或中指爪甲切之。对于初学者，还可以在穴位处爪切成一个"十"字形，以点明穴位，然后爪切，右手进针，两手协作，以达到破皮不痛或少痛的目的，故不少医家称此为"下针之秘法"。

对于爪切所用的力量，《大成》认为有轻与重之分，一般由针刺的深浅来决定。刺深，爪切用力较轻，使针位之卫气宣散，针可直达荣；浅刺，则爪切用力较重，使针位之血气离散，针即刺至卫。其用意在于免伤荣卫。正如《难经》所说："刺荣毋伤卫，刺卫毋伤荣。"

同时，爪切用力的大小也决定于针刺的补泻。凡泻者，爪切用力较重；补者，则爪切用力较轻。是谓"补针之法，左手重切十字缝纹"；"泻针之法，左手重切十字纵纹三次"。由于补泻的不同，两种爪切的用力大小之差异，是显而易见的。

此外，《大成》还特别指出，对于病情需要针刺出血的实热证、血瘀证，在进针时，可以不用爪切押手，直刺血脉，以达到泻血清热、活血祛瘀的目的，谓"若欲出血，勿以爪按"。这对重视左手作用，强调针刺的双手协作来说，是个例外。

3. 循法 《大成》："循而通之。经曰：凡泻针，必以手指于穴上四傍循之，使令气血宣散，方可下针……"这是针对由各种因素引起经络壅滞的实证、热证、阳证而使用的。由于经络气血的壅滞，所以在针刺时，必须用手指在针穴的四周循按，使壅滞的气血宣散，然后下针。这种循法，一般在针穴的所属经脉通路上逆经而循，用力较重。这与催气手法中的"摄"法相似，但与针刺不得气时所使用的"循"法不同。

二、在针刺"气至"时使用

经曰："刺之要，气至而有效。"这是针刺治疗获得疗效的必要条件。"气至"有两个含义：一是指"得气"，即在针刺过程中，针刺部位出现的诸如酸、胀、重、麻之类的感觉，称为"针感"，这是得气的主要临床表现。一是指"气至病所"，就是说上述酸胀、重麻的针感，或者是冷、热，甚至是触电样感，沿着一定的路径直至病变部位的表现，临床上称为"针感传导"或"感传"。一般来说，"得气"是针刺治病的基本要求；"气至病所"则往往临床效果更为显著。为此，历代医家十分重视"气至"的针刺操作。其手法无论是刺手还是押手，都是相当丰富的。现仅从押手方面做一归纳。

1. 候气手法 《大成》在"经络迎随设为问答"中说："用针之法，候气为先，须用左指，闭其穴门……若气不至……用男内女外之法。"所谓"男内女外之法"，是指候气男女有别。对男者，右手针刺较深，直至阴部，此谓"居内"；而左手押穴较轻，勿重力，此谓"谨守勿内"，意在从荣置气，勿伤其卫。反之，对女者，右手针刺较浅，位在阳部，此谓"居外"；左手押穴较重，切勿放松，此谓"坚拒勿出"，意在从卫取气，勿伤其荣。男属阳，从荣置气，女属阴，从卫取气，乃"从阴引阳，从阳引阴"之法，决定了针刺深浅的不一、押手轻重的不同。故《大成》再三告诫施术者"浅深不同，左手按穴，是要分明"。

2. 催气手法 《大成》中的催气之法主要是"循法"和"摄法"。

（1）循法 经曰："凡下针，若气不至，用指于所属部分经络之路，上下左右循之，使气血往来，上下均匀，针下自然气至沉紧。"此法现在主要多用于气血虚衰，得气迟缓的病人。操作时，以左手大指掌面(也可用食、中、环指)做顺经循按，用力较轻，作用在于旺盛经络气血，促使针刺得气。例如，手三里穴针不得气，因该穴属手阳明经，气从手走头，操作时沿手阳明经路，由腕至肘方向轻轻循按，即为顺经而循。

（2）撮法 经曰："凡下针，如针下邪气滞涩不行者，随经络上下，用大指爪甲切之，其气自通也。"此法操作是用左手大指爪甲的游离缘，在针穴所属经脉上下着力逆经按切，主要用于邪气滞涩而不得气者。还是以手三里穴为例，则沿手阳明经路，用大指爪甲由肘至腕方向着力切摄，即为逆经而摄。此与进针时的"循"法相似，仅用途不一。

上两法直至今天，仍是针刺临床常用的催气方法之一，并被载入多种针灸专书之中。

3. **行气手法** 经曰："凡欲行阳，浅卧下针，循而扪之，令舒缓；弹而努之，令气隆盛而后转针，其气自张布矣，以阳部主动故也。凡欲行阴，必先按爪，令阳气散，直深内针，得气则伸提之，其气自调畅矣，以阴部主静也。"这段话反映针刺深浅不同的部位，其行气与押手的手法关系甚为密切。若行气于阳时，须右手持针浅刺，左手做"循而扪之"和"弹而努之"的押手动作。"循而扪之"，是指在所刺经络部分，上下循之，使气血舒缓，便于针刺得气。"弹而努之"，是指用指甲弹针（主要是弹针柄），促使脉气隆盛，气血行至病所。加上刺手的转针，更加速行气至病所。这两种押手方法的联合使用，在于鼓动卫阳之气，随针达到病所，皆因阳部主动的缘故。若行气于阴时，必先按爪。这里的"按爪"是指"爪而下之"和"切而散之"。"切而散之"即用大指爪甲左右于穴切之；"爪而下之"则是用左手指爪连甲，按定针穴，使腠理开舒，宣散阳气，右手持针深刺，静待气至。待气至，则将针稍为提伸，其气自行病所。这两种押手，操作基本相似，用力较重，爪切勿松。两种押手联合使用，目的在于静候荣阴之气，随针行至病所，此皆因阴部主静的缘故。

三、在出针时的使用

出针是针刺的最后一个步骤。《内经》对出针的补泻，提出了一个基本原则：出针扪穴，勿令气出，为补；摇大针孔，出针勿闭其穴，邪气乃出，为泻。后形成开阖补泻法。《大成》宗此：补——慢慢出针，针出，速闭其穴；泻——快快出针，针出，不闭其穴（或慢闭其穴）。乃"徐出针而疾按之"，"疾出针而徐按之"，谓疾徐之理，这是开阖补泻法的基本方法。

在上法基础上，《大成》又有结合呼吸等其他动作而进行的变通手法。其一法的操作是，吸之乃去，徐入徐（疾）出，其穴急扪之，为补针之法，意在精气内守勿出。而呼之乃去，疾入徐出，其穴不闭，为泻针之法，则邪气随呼而去。另一法是在补泻手法完成后进行的。欲补，刺手随经纳按其针，押手闭针穴，徐慢出针而快疾扪针孔。欲泻，刺手迎经伸提其针，押手开针穴，快疾出针而徐慢扪针孔。随（顺）经按内其针，乃随而济之之法。出针按穴，勿令气出，寓补之意。在出针前，押手已闭针穴，实加强了勿令真气外泄的作用。其操作即先用押手手指收合针孔，然后出针。反之，迎经伸提其针，属迎而夺之之法。出针不扪（或迟扪）其穴，由气自出，寓泻之意。在出针前，已用押手手指撑开针穴，当加强了邪气外出的作用。这些方法在临床上至今仍有人运用。

《针灸大成》中刺血疗法的统计与分析

上海市针灸经络研究所 刘立公 顾 杰

对于《针灸大成》的临床记载中有关刺血疗法的内容，运用计算机进行检索和统计，结果显示，共涉及文献47条，穴位42个，总计72穴次。

常治病症的症次为：目部疾21、口腔疾10、肿疾10、咽喉疾8、热疾7、血疾6、风疾5、下肢疾4、头部疾3、心神疾3、脾胃肠疾3、痹证3、疮痈疾3、肺疾2、腰臀疾2、痉厥疾2。由此可知，刺血疗法的常用功效共16项，依次为：明目、健口强齿、消肿、利咽、清热、理血、祛风、疏理下肢、清头利脑、安神、健脾、除痹、消疮、宣肺、疏理腰臀、镇痉苏厥。

常取穴位及其次数为：患部7、委中6、少商3、关冲3、太阳3、迎香

2、涌泉 2、百会 2、前顶 2、囟会 2、上星 2、神庭 2、十宣 2、金津玉液 2、聚泉 2。

常取穴位所属经络及其穴次为：督 11、膀胱 7、大肠 4、胃 4、肾 4。

常取穴位所属部位及其穴次为：头面 28、腿阳 9、手背 8、手掌 7、足阴 5。

对文献及其统计结果进行分析，可知《针灸大成》中的刺血疗法有以下特点：

一、主治功效特点

上述统计出的 16 项常用功效，经归纳可分为辨证论治与辨病论治两大类，前者包括消肿、清热、理血、祛风、安神、除痹、消疮、镇痉苏厥 8 项；后者包括明目、健口固齿、利咽、疏理下肢、清头健脑、健脾、宣肺、疏理腰背 8 项。而后者主要是根据病症所在部位进行论治，这是符合针灸临床实际的。

（一）辨证论治

1. **消肿理血** 因为血脉被刺破，瘀血被排出，故肿证可得以好转，瘀证可得以改善。用于消肿者共 10 症次，占诸功效的第二位（并列），如《卷八·头面门》载："头肿：上星、前顶、大陵(出血)、公孙"；《卷三·玉龙歌》道："两睛红肿痛难熬，怕日羞明心自焦，只刺睛明鱼尾穴，太阳出血自然消"。

用于理血者共 6 症次，占诸功效的第五位，包括祛瘀、凉血、消脓等功效。其中治疗瘀证者较为突出，如《卷九·名医治法》曰："人有所坠，恶血留于腹中，腹满不得前后，先饮利药。若上伤厥阴之脉，下伤少阴之络，当刺足内踝下，然骨之前出血，刺足跗上动脉；不已，刺三毛，各一［宥］，见血立已，左刺右，右刺左"；《卷八·杂病》云："腰痛：血滞于下，刺委中(出血)，灸肾俞、昆仑"。

2. **清热** 刺血可将热邪逐出体外，故亦常用来清热，共 7 症次，占诸功效的四位，如《卷三·玉龙歌》道："三焦热气壅上焦，口苦舌干岂易调，针刺关冲出毒血，口生津液病俱消"；《卷七·经外奇穴》载："内迎香二穴，在鼻孔中，治目热暴痛，用芦管子搐出血，最效"。

3. 镇痉苏厥安神　因为痉厥神志之证往往会出现免疫及代谢产物的堆积，微循环中的毛细血管被堵塞，细胞、组织、器官严重缺氧，而刺血疗法则可驱逐这些致病因子，改善微循环，起到镇痉苏厥安神的作用。治疗痉证神昏者，如《卷五·八脉图并治症穴》载：后溪治疗"破伤风，因他事搐发，浑身发热颠强"，并配合取"大敦、合谷、行间、十宣、太阳紫脉（宜锋针出血）"。治疗厥证者，如《卷八·初中风急救针法》曰："凡初中风跌倒，卒暴昏沉，痰涎壅滞，不省人事，牙关紧闭，药水不下，急以三棱针刺手二指十二井穴，当去恶血，又治一切暴死恶候，不省人事，及绞肠痧，乃起死回生妙诀。"

4. 祛风护肤，消疮除痹　因为刺血疗法可驱逐血中热毒之邪及风寒湿邪，故还用于治疗皮肤病、疮疡和痹证，即有祛风、护肤、消疮、除痹等功效。治疗皮肤病及其风疾者，如《卷六·委中》载："委中者，血郄也。大风发眉堕落，刺之出血"；《卷八·杂病》言："癞：针委中出血二三合，黑紫圪塔上，亦去恶血"；《卷七·经外奇穴》曰："鼻准一穴，在鼻柱尖上，专治鼻上生酒醉风，宜用三棱针出血"。治疗疮疡者，如《卷八·杂病》语："缘唇疮：刺唇去恶血"；《卷九·治症总要》云："第一百八、疔疮：以针挑，有血可治；无血不可治"。治疗痹证者，如《卷五·八脉图并治症穴》治疗"白虎历节风疼痛"，取足临泣，配"肩井、三里、曲池、委中、合谷、行间、天应（遇痛处针，强针出血）"。

（二）辨病论治

1. 清头脑，利五官　因为刺血疗法治疗实证，实证属阳，而《难经·四十七难》云："人头者，诸刚之会也"，故阳实之邪常聚集于头，对此当用刺血疗法以逐邪外出，因而刺血疗法多用于头面五官疾病。治疗目病者共 21 穴次，占各类主治病证之首，如《卷九·名医治法》载："眼生倒睫拳毛者，两目紧急……用手法攀出，内睑向外，速以三棱针出血"；治疗口病者共 10 穴次，占各类主治病证之第二位（并列），如《卷三·杂病穴法歌》道："口舌生疮舌下窍，三棱刺血非粗卤（舌下两边紫筋）"；治疗咽喉病者共 8 穴次，占各类主治病证之第三位，如《卷九·名医治法》云："至于走马喉痹，生死人在反掌间，砭刺出血，则病已"；治疗鼻病者，如上述"皮肤风疾"段落中治疗"鼻上生酒醉风"；治疗头病者，如《卷三·行针总要歌》曰："前项寸五三阳前，甄权曾云一寸言，棱针出血头风愈，盐油楷根病自痊"。

2. 宣肺健脾，疏理腰背下肢 刺血疗法也被广泛应用于全身其他部位的实证，如《卷三·玉龙歌》道："传尸劳病最难医，涌泉出血免灾危"，这是治疗肺部之痨疾；《卷七·经外奇穴》载："四缝四穴，在手四指内中节，是穴三棱针出血，治小儿猢狲劳等症"，此为治疗脾胃之疳积；《卷五·八脉图并治症穴》治疗"腰背强，不可俯仰"，取申脉，配"腰俞、膏肓、委中（决紫脉出血）"，此乃治疗腰背病证；而《卷三·玉龙歌》道："脚背疼起丘墟穴，斜针出血即时轻"，则是治疗下肢之疾。也就是说，刺血疗法还有宣肺健脾、疏理腰背下肢等作用。

二、取穴特点

（一）分部取穴特点

1. 多取患部穴 患部穴共 7 穴次，占全身诸穴之首位，因为病变局部常常是"邪气"（即致病因子）集中之处，于此刺血可直接驱逐"邪气"，使疾病得以缓解。如《卷九·名医治法》云："目眶久赤烂，俗呼为赤瞎，当以三棱针刺目眶外，以泻湿热"；《卷六·下关》载："牙龈肿处，张口以三棱针出脓血，多含盐汤，即不畏风"。

2. 多取末部穴 末部是相对躯干、臂部、腿部等本部而言，其包括头部、手部（腕以远）、足部（踝以远）。统计结果显示，末部共 50 穴次，占刺血总穴次的 69.4%。因为人体的"正气"（即免疫功能）总是极力将"邪气"（致病因子）逐至远心端，以保护"君主之官"及其他内部脏腑，故致病因子往往积聚于末部，因而古人常在末部运用刺血疗法。其中取头面部穴者共 28 穴次，占各部穴次之首，如《卷三·玉龙歌》道："眼痛忽然血贯睛，羞明更涩最难睁，须得太阳针血出，不用金刀疾自平"；"心血炎上两眼红，迎香穴内刺为通，若将毒血搐出后，目内清凉始见功"。取手足部穴者，如《卷九·东垣针法》言："气在于臂足，取之先去血脉，后取其阳明、少阳之荣输"；《卷二·兰江赋》语："嗓口咽风针照海，三棱出血刻时安"。

在末部诸穴中，末端穴次最为集中，因为末端部离心最远，"邪气"最为集中；同时，此处血流动力最小，流速最慢，而血管管径又最细，故往往造成瘀血等致病因子的壅塞，在此处刺血则可起到祛瘀活血、改善微循环的作用。常用穴即十宣、十二井穴以及头顶部诸穴，共 26 穴次。如《卷三·玉龙歌》言："乳鹅之症少人医，必用金针疾始除，如若少商出血后，即时安稳免灾危"；《卷七·经外奇穴》载："十宣十穴，在手十指头上，去爪甲一分，每一指各一穴，两手指共十穴，故名十宣，治乳蛾，用三棱针出血，大效"；《卷九·名医治法》曰："目暴赤肿起……宜针神庭、上星、囟会、前顶、百会"，此言出自《儒门事亲·卷一》，该书注明"刺前五穴出血而已"。

人类是由鱼类进化而来，口部原为身体的上端，是督脉与任脉的上端所在，故口部亦当属末部，刺血疗法即常取口部穴，如《卷七·经外奇穴》载："海泉一穴，在舌下中央脉上，是穴治消渴，用三棱针出血"；"聚泉：治舌胎舌强，亦可治，用小针出血"。

3. **多取关节部穴**　统计结果显示，大关节（髋、膝、踝、肘、腕）部共 12 穴次，因为血管经脉在关节部位转折而行，故"邪气"多在此处积滞停留，而在此处刺血，则可祛瘀逐邪。其中最常取的是腘窝中的委中穴，共 6 穴次，占全身诸穴穴次的第二位，而髋部、肘部、腕部和踝部之穴也被选用，如《卷三·玉龙歌》道："环跳能治腿股风，居髎二穴认真攻，委中毒血更出尽，愈见医科神圣功"；《卷八·杂病》治疗"咳嗽"，指明"针曲泽（出血立已）"；上述"消肿"一段中《卷八·头面门》治疗"头肿"，取大陵，亦注明"出血"；《卷七·经外奇穴》载："外踝尖二穴：治寒热脚气，宜用三棱针出血"，均为例。其中委中在腘窝中，环跳、居髎在髋部，曲泽位于肘部，大陵在腕部，外踝尖则在踝部。

4. **选用远部反应点**　"邪气"常常沿着经脉循行到远处停留积聚，故而常在远部出现反应，其包括压痛点及皮肤的异常改变，在此行刺血疗法，亦能起到逐邪祛瘀治病的效果。如《卷九·名医治法》载："偷针眼，视其背上有细红点如疮，以针刺破即差，实解太阳之郁热也。"

（二）循经取穴特点

从统计结果可知，刺血最常用的经脉为督脉、膀胱经、大肠经、胃经等，而阴经穴次较低，其中"阴脉之海"任脉穴次则为0，阳经总穴次与阴经总穴次之比为4.64∶1，可见刺血疗法以取阳经穴为多。因为如上所述，"邪气"多被"正气"向外排斥，而"阳主外，阴主内"，故邪气多在阳经。

在诸阳经中，穴次最高者为督脉，因为督脉为"阳脉之海"；其次为膀胱经、大肠经、胃经。《灵枢·九针论》曰："阳明多血多气，太阳多血少气，少阳多气少血……刺阳明，出血气；刺太阳，出血恶气；刺少阳，出气恶血"，故在三阳经中刺血多取阳明（大肠、胃）经穴与太阳（膀胱）经穴，而少取少阳经穴。

阴经穴在刺血疗法较少被选用，而被选用的阴经穴则多位于末部，如少商、中冲、少冲、涌泉等。《灵枢·终始》："阳受气于四末"，因而末属阳，故这些阴经末部之穴亦当为阴中之阳穴。总之，刺血疗法以取阳穴为多。

三、刺血方法特点

1. **加压刺血法**　《针灸大成》中刺血的出血量有时很大，如《卷九·名医治法》言："治一妇人木舌胀，其舌满口，令以铍针锐而小者砭之，五七度，三日方平，计所出血，几盈斗。""几盈斗"说明其出血量之大。为了增加出血量，《针灸大成》或采用对血管的加压法，迫使血管充盈，如《卷七·经外奇穴》载："太阳二穴，在眉后陷中，太阳紫脉上，是穴治眼红肿及头，用三棱针出血，其出血之法，用帛一条，紧缠其项颈，紫脉即见，刺出血立愈；又法，以手紧扭其领，令紫脉见，却于紫脉上刺见血，极效。"其中"用帛一条，紧缠其项颈"及"以手紧扭其领"均可使血管内压力升高，从而增大出血量，这些方法值得当代临床借鉴。

2. **心理安慰法**　为了消除病人对刺血疗法的恐惧感，古人还注意运用心理安慰的方法，如《卷八·咽喉门》云："咽喉肿闭甚者：以细三棱针藏于笔尖中，戏言以没药调点肿痹处，乃刺之，否则病人恐惧，不能愈疾。"

3. **抑菌消毒法**　上述"多取患部穴"段落中治"牙龈肿"后还要"多含盐汤"；上述"头病"段落中《行针总要歌》治疗头风还用"盐油揩根"。

因为刺血的针孔较大，易被感染，刺血疗法主治的病症也包括一些感染性疾病，而盐可使细胞组织中的水分渗透外出，故有抑菌消肿的作用。此外，《针灸大成》还提出要对针具进行消毒，如《卷七·经外奇穴》载："左金津、右玉液二穴，在舌下两傍紫脉上是穴，卷舌取之，治重舌肿痛喉闭，用白汤煮三棱针出血。"其中"白汤煮"即为煮沸消毒。

在《针灸大成》的临床记载中，有关刺血疗法的内容共 47 条，其中摘录自其他医学著作的共 44 条，而真正属于杨继洲本人或其家传的仅 3 条，包括《卷九·治症总要》中的 2 条："第一百十一、伤寒胁痛：支沟、章门、阳陵泉、委中（出血）"，以及上述"消疮"段落中治疗"疗疮：以针挑，有血可治；无血不可治"。还有上述"镇痉苏厥"段落中，《卷五·八脉图并治症穴》言："破伤风，因他事搐发，浑身发热颠强：大敦、合谷、行间、十宣、太阳紫脉"，此言出自《针灸大全·八法主治病症》，但《针灸大成》在引用时加上了"宜锋针出血"5 个字，故也当看作杨氏的观点。综观全书中杨继洲及其家传经验的篇章，包括《卷三·策》《卷三·胜玉歌》《卷九·治症总要》《卷九·医案》等，可见杨氏重视运用针刺补泻，其次采用艾灸疗法，较少使用刺血疗法。《针灸大成》是集明以前历代针灸文献的大成，历代文献包括《素问》《灵枢》《铜人》《针灸聚英》《医学入门》《神应经》《奇效良方》《针灸大全》等，故本文所讨论的刺血疗法特点，在一定程度上体现出历代医家刺血疗法的特点。

综上所述，《针灸大成》中刺血疗法的常用功效，从辨证论治而言，是消肿、理血、清热，此外还有镇痉、苏厥、安神、祛风、护肤、消疮、除痹等；从辨病论治而言，是清头脑，利五官，此外还有宣肺、健脾、疏理腰背下肢等。从临床分部取穴而言，多取患部穴、末部穴（尤其是末端穴）、关节部穴和远部反应点；从循经取穴而言，多取阳经穴，其中包括督脉穴、阳明（大肠、胃）经穴与太阳（膀胱）经穴，而少取少阳经穴。在临床操作中，采用了加压刺血法，以增加出血量；运用心理安慰法，以消除病人的恐惧；使用抑菌消毒法，以预防与控制感染。

论杨继洲对灸法的贡献

河南中医药大学　高希言

明代著名针灸学家杨继洲（公元 1522~1620 年）一生致力于针灸学的研究，其代表作《针灸大成》总结了明以前的针灸学成就，在针灸发展史上起着重要的承前启后的作用。其中对灸法的应用，在继承的基础上加以发展创新，有独到而深刻的见解，对后世灸疗的发展有重要的现实意义。

一、进一步完善灸法的理论

以往历代医家论述灸法的临床技术多，阐述灸疗理论少。杨氏结合自身临床经验，参考历代文献，在继承《内经》灸法补泻理论的基础上，介绍补泻的原则与方法。《针灸大成·卷九·艾灸补泻》："气盛则泻之，虚则补之。针所不为，灸之所宜。阴阳皆虚，火自当之，经陷下者，火则当之。经络坚紧，火所治之。陷下则灸之。络满经虚，灸阴刺阳；经满络虚，刺阴灸阳。以火补之，毋吹其火，须待自灭，即按其穴。以火泻之，速吹其火，开其穴也。"

二、广录诸家灸法，博采众长

《针灸大成》卷八、卷九先后选录了各家灸法和治验。卷八用大量篇幅介绍《神应经》的针灸治疗部分，有约十九个门类注明用灸。《针灸大成·卷八·续增治法》介绍了《针灸聚英》治例中的伤寒、杂病部分，有约十四个证候注明用灸。《针灸大成·卷八·续增治法》还介绍了《乾坤生意》的"中风偏瘫针灸秘诀"，其中大部分用灸法治疗中风后遗症。《针灸大成·卷九》介绍了《医学入门》以灸法治疗诸种病证的施灸部位和方法，因其法简捷命曰"捷要灸法"。此外尚介绍有诸种灸法：崔氏取四花穴法、取膏肓穴法、骑竹马灸穴法、灸痨穴法、取灸心气法、取灸痔漏法、灸小肠疝气法、灸肠风下血法、灸结胸伤寒法、灸阴毒伤寒法、雷火针法、蒸脐治病法、《千金》保健灸法等。

三、针灸、药物并用

杨氏认为人之内有七情六欲，外有六淫邪气所侵，因此疾病有的发生在腠理，有的发生在血脉，有的发生在肠胃。病在肠胃，不用药物就不能治愈；病在血脉，不用针刺就不能治愈；病在腠理，不用熨焫就不可治愈。所以，针刺、艾灸、药物是医生疗病所不可缺一的。《针灸大成·诸家得失策》："夫何喜怒哀乐心思嗜欲之汨于中，寒暑风雨温凉燥湿之侵于外，于是有疾在腠理者焉，有疾在血脉者焉，有疾在胃肠者焉。然而疾在胃肠，非药饵不能以济；在血脉，非针刺不能以及；在腠理，非熨焫不能以达，是针灸药者，医家之不可缺一者也。夫何诸家之术惟以药，而于针灸则并而弃之，斯何以保其元气，以收圣人寿民之仁心哉？"

《针灸大成·卷四·经络迎随设为问答》中："以针行气，以灸散郁，则随病已"，指出针法的作用是行气，灸法的作用是散郁。在他的验案中说明针灸、药物结合应用的效果。

四、规范灸疗临床操作技术

杨氏结合自己的临床经验，参考历代文献，从施灸的揣穴与体位、施灸顺序先后、艾炷大小、壮数等技术参数方面对临床施行灸疗进行了系统的阐述，并反复强调了临证应酌情而施，不可拘泥。

1. 揣穴与体位　《针灸大成·卷九·灸法》引《千金方》《明堂》："凡灸法，坐点穴，则坐灸；卧点穴，则卧灸；立点穴，则立灸；须四体平直，毋令倾侧，若倾侧穴不正，徒破好肉耳"；"坐点勿令仰卧，立点毋令倾侧"。指出点穴（揣穴）、施灸与体位的密切关系，保持恒定的体位，不仅可以正确地点穴，保证灸疗的疗效，还可防止灼伤等医疗事故。

2. 施术先后　《针灸大成·卷九·炷火先后》引《千金方》："凡灸当先阳后阴，言从头向左而渐下，次从头向右而渐下，先上后下"；引《明堂》："先灸上，后灸下，先灸少，后灸多，皆宜审之。王节斋曰：灸火须自上而下，不可先灸下，后灸上"。指出临证施灸先后的一般原则是先灸上部、背腰部属阳部位，后灸下部、胸腹属阴部位；施灸的壮数应当先少后渐多，依次增加，以使患者易于耐受，减少痛苦，增强疗效。

3. **艾炷大小**　总体来说，杨氏主张使用大艾炷，认为艾炷底面积不可小于3分，否则难以获效。且艾炷大小尚应依据患者年龄、施灸部位、罹患病证而定。如《针灸大成·卷九·艾炷大小》："小儿七日以上，周年以还，炷如雀粪"；"头与四肢欲小耳"；"四肢但去风邪而已，不宜大炷"；"其病脉粗细，状如细线，但令当脉灸之，雀粪大炷，亦能愈疾；又有一途，如腹胀、癥瘕、疝癖、伏梁气等，须大艾炷"。

4. **壮数**　杨氏主张依据病情之轻重、体质之强弱等灵活选用施灸壮数，并强调不可施灸太过，提出"头不可多灸"。《针灸大成·卷九·壮数多少》分别介绍了《千金方》《明堂本经》《铜人》《小品方》等的壮数之见，指出"不可泥一说，而不通其变也"，扁鹊灸法之"此亦太过"。《针灸大成·卷三·头不可多灸策》曰："首为诸阳之会，百脉之宗，人之受病固多。而吾之施灸宜别，若不察其机而多灸之，其能免夫头目旋眩，还视不明之咎乎？不审其地而并灸之，其能免夫气血滞绝，肌肉单薄之忌乎？是百脉皆归于头，而头不可多灸，尤按经取穴者之所当究心也。"指出头为诸阳之会，与全身经脉均有联系，若不审明病机而妄行施灸或施灸过多，容易导致气阻血滞，形成头晕目眩、视物不明等不良后果。

5. **点艾火**　《针灸大成·卷九·点艾火》："古来灸病，忌松、柏、枳、橘、榆、枣、桑、竹八木火……有火珠耀日，以艾承之，得火为上。……灯上烧艾茎点灸，兼滋润灸疮，至愈不疼，用蜡烛更佳。"上述取火方式，现在已无实际意义，但仍然可知，古人在使用灸疗时，做了大量的临床对比观察，细节问题也未曾放过，并得出了一定的结论。

五、阐述发灸疮的方法与灸后调摄

1. 杨氏《针灸大成·卷九·<宝鉴>发灸法》："凡用针者气不至而不效，灸亦不发。盖十二经应十二时，其气各以时而至，故不知经络气血多少，应至之候，而灸之者，则疮不发，世医莫之知也。"明确指出"气至"是发灸疮的决定因素，是受经络气血影响的。

2.《针灸大成·卷三·头不可多灸策》："若夫灸之宜发，或发之有速而有迟，固虽系于人之强弱不同，而吾所以治之者，可不为之所耶？……吾能按经以求其原，而又多方以致其发，自无患乎气之不连，疾之不疗"，即有的施灸后是应当发灸疮的，但灸疮发的有快有慢，这固然与病人体质不同有关，但发灸疮这是我们所要求的，能不去深入探讨吗？……我们医生如果能按照经络理论探求到疾病的本源，而且又能用多种方法令发灸疮，自然就无须忧虑经气不通了、疾病不能痊愈了。并于该节及卷九介绍了李东垣、徐秋夫发灸疮的方法和《古今医统》的"灸疮要发"一节。

3.《针灸大成·卷九·灸后调摄法》："灸后不可就饮茶，恐解火气；及食，恐滞经气，须少停二时，即宜入室静卧，远人事，远色欲，平心定气，凡百事俱要宽解，尤忌大怒、大劳、大饥、大饱、受热、冒寒。至于生冷瓜果，亦宜忌之。惟食茹淡养胃之物，使血气流通，艾火逐出病气。若过厚毒味，酗醉，致生痰涎，阻滞病气矣。鲜鱼鸡羊，虽能发火，止可施于初灸，十数日之内，不可加于半月之后。"强调了施灸后须安休静养，调畅情志，宜忌饮食，审慎起居，否则"虽灸何益"？

《针灸大成》灸法辑要

上海市针灸经络研究所 施 茵 吴焕淦

《针灸大成》是明代著名针灸学家杨继洲在家传《卫生针灸玄机秘要》的基础上编撰而成的一部蜚声针坛的经典著作。自公元1601年问世以来，其流传之广、影响之大、声誉之隆、翻刻次数之多，均属罕见，至今尚遗留有47种版本。

《针灸大成》全书共分10卷，内容广博，总结了明代以前的针灸学成就，其见解客观，主张精辟，理论宏富。杨继洲不仅擅长针法，在家传"三衢杨氏补泻"和透穴针法理论方面有独到之处，且对灸法甚为重视。在很多篇幅中，其引经据典详细论述了灸疗的适应证、取穴方法、灸火的取材、灸后的调摄、禁忌证等，至今仍对针灸临床具有启示和借鉴作用。笔者通过对《针灸大成》一书的悉心研读，对杨继洲的灸法思想有了些粗浅的认识，现从灸法之理与灸疗验案两个方面辑要于下。

一、灸法之理

杨继洲在《针灸大成》一书中用了较大篇幅阐述灸法理论，涉及灸法内容甚广，在灸理和灸法方面均有精辟的论述。其转录和引证了从春秋战国到明末的许多针法文献，如卷三的"头不多灸策""穴有奇正策"，卷四的"禁灸穴歌"，卷七的"治病要穴""经外奇穴"，卷八的"续增治法"，卷九的"治症总要""名医治法""捷要灸法"等，并对灸法从灸用材料、艾炷大小、灸疗补泻、点火法、艾灸壮数、炷火先后、发灸疮、灸后调摄等进行载述，所论不仅十分全面，且参合己见，发前人所未发，对灸法之理有其独到而睿智的见识。

1. 针灸药并重　明以前不少医家，或偏重于针，或偏重于灸。至明代末年，医界则呈现出崇尚药物而废弃针灸的倾向。而杨继洲在《针灸大成》一书中，多处透露了其针灸或针灸药并重的思想。如以针灸并重为例，在"胜玉歌"谓："胜玉歌兮不虚言，此是杨家真秘传，或针或灸依法语，补泻迎随随手捻。"又如在论述八脉交会穴应用时提到："或用艾灸亦可……不可专拘于针也。"都表明杨继洲对针法灸法不持偏见。此外，杨继洲在临床实践过程中，也以针灸并举居多。如在他的 30 多则医案中，即有 15 例是针灸配合。杨继洲能根据针灸二法各自的特长，结合不同病情的需要，而做出正确抉择。正如"穴有奇正策"中所说："时可以针而针，时可以灸而灸……或针灸可并举，则并举之。"在论针灸药并重上，杨继洲在《针灸大成》卷三"诸家得失策"中，对针灸与药的关系进行详细论述。谓人身内有七情嗜欲藏于心中，外有六淫邪气侵袭，疾病的发生有在腠理，有在血脉，有在肠胃。若病在肠胃，非药物而不愈；若病在血脉，非针刺而莫攻；若病在腠理，则不用熨烙即不能治愈。针、灸、药治法各有所长，不能互相取代，因此，"是针灸药者，医家之不可缺一者也。夫何诸家之术惟以药，而于针灸则并而弃之，斯何以保其元气，以收圣人寿民之仁心哉？"杨继洲认为，灸法的作用是散邪，针法的作用是行气，故在"经络迎随设为问答"中指出："以针行气，以灸散邪，则病随已。"并通过古人重视针灸和针灸确有捷效的事例，说明针、灸两法均不可废弃。

2. 灸补泻与灸寒热　杨继洲在《针灸大成·卷九·艾灸补泻》中依据历代文献，结合自己经验，概述了灸法补泻之理，并介绍了灸之补泻方法："气盛则泻之，虚则补之。针所不为，灸之所宜。阴阳皆虚，火自当之，经陷下者，火则当之。经络坚紧，火所治之。陷下则灸之。络满经虚，灸阴刺阳；经满络虚，刺阴灸阳。以火补者，毋吹其火，须待自灭，即按其穴。以火泻者，速吹其火，开其穴也。"临床上根据"补虚泻实"原则，对于阴证、虚证、寒证或热证，采用不同的灸治补泻，从而达到温经散寒、消瘀散结、调和气血、益气固本、扶正祛邪等功效。杨继洲在《针灸大成·卷九·灸寒热》中论灸寒热之法：先灸大椎，以年为壮数，次灸橛骨，以年为壮数。视背俞陷者灸之，举臂肩上陷者灸之，两季胁之间灸之，外踝上绝骨之端灸之，足小趾次趾间灸之，踹下陷脉灸之，外踝后灸之，缺盆骨上切之坚动如筋者灸之，膺中陷骨间灸之，脐下关元三寸灸之，毛际动脉灸之，膝下三寸分间灸之，足阳明跗上动脉灸之，巅上一穴灸之。

3. 灸点穴与灸体位　杨继洲在《针灸大成·卷九·灸法》一节专论施灸时点穴与体位的关系，并引《千金》《明堂》等文献佐证。提出："凡灸法，坐点穴，则坐灸；卧点穴，则卧灸；立点穴，则立灸。须四体平直，毋令倾侧，若倾侧穴不正，徒破好肉耳"。"须得身体平直，毋令蜷缩。坐点毋令俯仰，立点毋令倾侧"。灸疗效果的好坏，和取穴的准确与否关系很大，因此，临床施灸时，要求病人取平正舒适的体位，一方面能准确点穴，便于安放艾炷；另一方面病人体位舒适，不致出现体位的变更造成艾炷滑落，烫伤皮肤而影响施灸的顺利完成。目前，医生多在此启发下，根据治疗的需要和某些穴位的特点不同，同时结合病人的体质和病情，采取不同的体位施灸。

4. 灸顺序与艾炷大小　关于施灸顺序，杨继洲援引历代医家经验，主张"先上后下""先阳后阴""先少后多"。如引《千金方》言："凡灸当先阳后阴，言从头向左而渐下，次从头向右而渐下，先上后下。"《资生》云："凡灸当先阳后阴，言从头向左而渐下，次从头向右而渐下，先上后下。"《明堂》

云："先灸上，后灸下，先灸少，后灸多，皆宜审之。王节斋曰：灸火须自上而下，不可先灸下，后灸上。"杨继洲指出施灸的顺序应是，先灸上部，后灸下部，先灸背腰等属阳的部位，后灸胸腹等属阴的部位。现在临床多遵循此法，但在有些特殊情况下，则应酌情而施，不可拘泥。杨继洲在《针灸大成·卷九·艾炷大小》中引经据典，提出施灸的艾炷大小须根据患者年龄、部位、病症之不同而选择，认为艾炷基底不能小于三分，主张施用大艾炷，否则就达不到治疗的目的。其引黄帝曰："艾不三分，是谓徒冤，炷务大也。小弱乃小作之。"又曰："小儿七日以上，周年以还，炷如雀粪。"《明堂下经》云："凡欲炷下广三分，若不三分，则火气不达，病未能愈，则是艾炷欲其大，惟头与四肢欲小耳。"《明堂上经》乃曰："艾炷依小箸头作，其病脉粗细，壮如细线，但令当脉灸之。雀粪大炷，亦能愈疾。又有一途，如腹胀、疝瘕、痃癖、伏梁气等，须大艾炷。"《小品》曰："腹背烂烧，四肢但去风邪而已，不宜大炷。"杨继洲的这些论艾炷大小之见，对今天的针灸临床仍有很好的指导意义。

5. 灸多寡与灸壮数　杨继洲在《针灸大成·卷九·壮数多少》一节中，针对施灸壮数的多少，提出医者应根据患者的病情、病位、体质强弱等，灵活掌握。书中先后转载《千金方》《曹氏灸法》《小品方》《明堂本经》《铜人》有关施灸壮数的论述。《千金》云："凡言壮数者，若丁壮病根深笃，可倍于方数，老少羸弱可减半。"《铜人》曰："治风，灸上星、前顶、百会，至二百壮，腹背灸五百壮。若鸠尾、巨阙，亦不宜多灸，灸多则四肢细而无力。"《千金方》于足三里穴，乃云多至三百壮。《小品》曰："腹背烂烧，四肢但去风邪而已，不宜大炷。如巨阙、鸠尾，灸之不过四五壮，艾炷若大，复灸多，其人永无心力。如头上灸多，令人失精神；背脚灸多，令人血脉枯竭，四肢细而无力，既失精神，又加细节，令人短寿"。"盖人之肌肤，有厚薄，有深浅，而火不可以喜施，则随时变化，而不泥于成数者，固圣人望人之心也。今以灸法言之，有手太阴之少商焉，灸不可过多，多则不免有肌肉单薄之忌，有足厥阴之章门焉，灸不可不及，不及则不免有气血壅滞之嫌。至于任之承浆也，督之脊中也，手之少冲，足之涌泉也，是皆犹之少商焉，而灸之过多，则致伤矣。脊背之膏肓也，腹中之中脘也，足之三里、手之曲池也，是皆犹之章门焉，而灸之愈多，则愈善矣"。虽诸家论述施灸壮数、多寡各异，但均颇得杨继洲赞许，同时杨氏对"扁鹊灸法"一说认为"此亦太过"，并警示后人"皆视其病之轻重而用之，不可泥一说，而不通其变也。"又杨继洲在《针灸大成·卷七·治病要穴》载：针灸穴治大同，但头面诸阳之会，胸膈二火之地，不宜多灸。背腹阴虚有火者，亦不宜灸，惟四肢穴最妙。凡上体及当骨处，针入浅而灸宜少；凡下体及肉厚处，针可入深灸多无害。此外，杨继洲尤其重视头部腧穴的施灸壮数，认为头为诸阳之会，是百脉之宗，"头不可多灸"，如不明病机，在头部盲目多灸，则易出现"头目旋眩，还视不明"及"气血滞绝"等症。如《卷三·头不多灸策》："首为诸阳之会，百脉之宗，人之受病固多，而吾之施灸宜别，若不察其机而多灸之，其能免夫头目旋眩，还视不明之咎乎？不审其地而并灸之，其能免夫气血滞绝，肌肉单薄之忌乎？是百脉之皆归于头，而头不可多灸，尤按经取穴者之所当究心也。"这是杨继洲针对古代灸法常以数百壮或百壮而提出的，值得临床参考。

6. 灸调摄与灸宜忌 杨继洲在《针灸大成·卷九·灸后调摄法》中，关于灸后调摄的问题有一段很精辟的论述，"灸后不可就饮茶，恐解火气；及食，恐滞经气，须少停二时，即宜入室静卧，远人事，远色欲，平心定气，凡百事俱要宽解，尤忌大怒、大劳、大饥、大饱、受热、冒寒。至于生冷瓜果，亦宜忌之。惟食茹淡养胃之物，使气血通流，艾火逐出病气。若过厚毒味，酗醉，致生痰涎，阻滞病气矣。鲜鱼鸡羊，虽能发火，止可施于初灸，十数日之内，不可加于半月之后"。强调施灸后需注意安静调养，饮食清淡，慎劳累，静心志，戒色欲，以助疗效，否则"虽灸何益"？若为化脓灸，可于灸后半月之内吃些鲜鱼、鸡、羊等发物，促使灸处化脓，以达化脓灸之效。

通常灸法治疗很少出现不适，但灸法的禁忌还是颇多，具体应以病人情况及施灸部位等而定，如病人不宜在过饥、过饱、酒醉、惊恐、大汗等情况下施灸，部位在大血管处、皮薄肌少部位、颜面部等也不宜施行艾灸。杨继洲在《针灸大成》中明确记载的禁灸穴位有45个，并据此编撰了"禁灸穴歌"。如在"头不多灸策"中，杨继洲特别指出了头部穴位不宜多灸。书中提及的禁灸穴位，有些是接近眼球部位的如睛明、丝竹空等，有些是在动脉附近的如人迎、经渠、委中等，禁灸是有其道理的，但有些穴位，古人定之为禁忌，后世经临床应用，却取得了较为可靠的疗效。如灸少商治疗鼻衄，灸隐白治疗血崩，灸鸠尾治疗癫痫等。所以，对于前人的经验在汲取的同时需要不断地验证与发挥。

除此之外，杨继洲还强调灸治必须洞悉周身经脉，取穴宜精要。"灸穴须按经取穴，其气易连而其病易除。然人身三百六十五络，皆归于头，头可多灸？灸良已，间有不发者，当用何法发之？尝谓穴之在人身也，有不一之名，而灸之在吾人也，有至一之会。盖不知其名，则昏谬无措，无以得其周身之理，不观其会，则散漫靡要，何以达其贯通之原。故名也者，所以尽乎周身之穴也，固不失之太繁；会也者，所以贯乎周身之穴也，亦不失之太简。人而知乎此焉，则执简可以御繁，观会可以得要，而按经治疾之余，尚何疾之有不愈，而不足以仁寿斯民也哉"。即灸法须按经取穴，尤其注重取经脉之间的交会穴，方可执简驭繁，观会而得"要"。又有"不得其要，虽取穴之多，亦无以济人；苟得其要，则虽会通之简，亦足以成功，惟在善灸者加之意焉耳"。

二、灸疗验案

1. 灸法全，病种广 《针灸大成》卷八、卷九，为针灸治疗部分。在灸疗方面，杨继洲广录诸家，先后选录了《神应经》《千金方》《卫生宝鉴》《针灸聚英》《乾坤生意》《医学入门》等文献中灸法治病的临证医案。如《神应经》中注明用灸的有19个门类；《针灸聚英》中注明用灸的有24个病症；《乾坤生意》中"中风瘫痪针灸秘诀"，介绍灸法治疗中风后遗症；《医学入门》中"捷要灸法"，即专门转载灸法治疗诸种病证的施灸部位和方法；《千金》中保健灸法倡导，"若要安，三里常不干"，《宝鉴》中的发灸法，即候十二经气血应至之时施灸治疮。

同时，杨继洲在《针灸大成》中介绍了发泡灸、隔物灸等各种灸法。其在卷九直接引用《古今医统》中"灸疮要发"一节，介绍灸后局部发泡的各种方法，认为只有灸后发泡才能引邪气外泻，治愈疾病。《资生经》云："凡着艾得疮发，所患即瘥，若不发，其病不愈。"《甲乙经》云："灸疮不发者，用故履底灸令热。熨之，三日即发，今人用赤葱三五茎去青，于塘灰中煨熟，拍破，热熨疮上十余遍，其疮三日遂发。又以生麻油渍之而发；亦有用皂角煎汤，候冷频点之而发；亦有恐气血衰不发，服四物汤，滋养气血，不可一概论也。有复灸一二壮遂发；有食热灸之物，如烧鱼、煎豆腐、羊肉之类而发，在人以意取助。不可顺其自然，终不发矣。"杨继洲在"头不可多灸策"中指出："吾能按经以求其原，而又多方以致其发。自无患乎气之不连。"意指医生若能按着经络的理论寻求疾病的本源，而又能用多种方法令发灸疮，自然无须忧虑经气不通，疾病难愈了。此外，该节中还介绍了李东垣、徐秋夫发灸疮的方法。

隔物灸最早见于《肘后备急方》，之后历代皆有发展，杨继洲扩展了隔物灸所用隔垫物的范围，如隔盐灸、隔药灸、隔蒜灸等。隔盐灸是用食盐做隔垫物而施灸的一种方法。一般只用于脐窝，故又称神阙灸。对于气淋、膏淋、血淋等五淋，皆可用盐炒热，填满病人脐中，再用箸头大艾，灸七壮，或灸三阴交即愈。隔药灸是用药物做隔垫物而施灸的一种方法，在灸结核伤寒时，选黄连七寸，捣末，巴豆七个，去壳不去油，一处研细成膏，如干，滴水两点，纳于脐中，用艾灸腹中通快痛为度。而灸阴毒结胸时，则选巴豆十粒研烂，入面一钱，捣作饼子，实搽脐中央，上用艾炷如豆许，灸七壮，觉腹中鸣吼，良久自通利。灸初觉发背，欲结未结，赤热肿痛时，取大蒜切成片，如三铜钱厚薄安于头上，用大艾炷灸三壮，即换一蒜片，痛者灸至不痛，不痛灸至痛者，方住。此外，杨继洲还提及崔氏取四花穴法、取膏肓穴法、骑竹马灸穴法、灸劳穴法、取灸心气法、取灸痔漏法、灸小肠疝气穴法、灸肠风下血法、灸结胸伤寒法、灸阴毒结胸、蒸脐治病法、雷火针法等众多灸法，这些不同灸法不仅丰富了灸法理论，而且进一步扩大了灸治的病种。

2. 选穴精，灸量足 在《针灸大成》卷九杨继洲"治症总要"和"医案"中，选录的 31 首病案中取 1~2 穴灸治的就有 14 例，选穴均少而精，并远近结合。

杨继洲认为："病无显情，而心有默识，诚非常人思虑所能测者。今之人徒曰：吾能按经，吾能取穴，而不于心焉求之，譬诸刻舟而求剑，胶柱而鼓瑟，其疗人之所不能疗者，吾见亦罕矣。然则善灸者奈何？静养以虚此心，观变以运此心，旁求博采以扩此心，使吾心与造化相通，而于病之隐显，昭然无遁情焉。"杨继洲强调医者要善于思考，根据临床病情的变化进行辨证论治；同时，需广泛采集各家经验，以丰富充实针灸医术，提高临床疗效。杨继洲这一学术思想在其医案中得到充分体现。

杨继洲临诊施灸时不仅根据病因病机，同时结合病程和病位，选穴精，少则一穴，多则不过二三穴；灸量足，少则三五壮，多则数十壮。如杨继洲治"鸿胪吕小山，患难夫妻结核在臂，大如柿，不红不痛"，谓乃痰核结于皮里膜外，非药可愈，只用曲池一穴针后加灸二七壮，使经气通、痰化核消而愈。如医治"员外熊可山公，患痢兼吐血不止，身热咳嗽，绕脐一块痛至死，脉气将危绝"一案，认为其所患绕脐痛，乃脐中有积聚，故急用气海穴针后加灸五十壮以温中散寒，使积消而痛止。又如治"刑部王念颐公，患咽嗌之疾，似有核上下于其间"，即今之梅核气，诊其疾在肺膈，非药所能愈。在此取气会膻中配气海以宽胸理气，同时配合足三里穴以健脾化痰，三穴均重用灸法（灸数十壮）使其治愈。

杨继洲医治"浙抚郭黄厓公祖，患大便下血，愈而复作……多是痔疾"，因其多为气虚肠薄，选用长强穴针二分，灸七壮，使内痔消而血不出。

又杨继洲通过重灸中冲、印堂、合谷等急救穴息风止惊、开窍启闭作用治疗惊风。"是岁公子箕川公长爱，忽患惊风，势甚危笃，灸中冲、印堂、合谷等穴，各数十壮，方作声。若依古法而止灸三五壮，岂能得愈？是当量其病势之轻重而已。"此外，杨继洲擅用特定穴灸治各种疾病。如灸章门一穴能消痰除痞、调理脾胃而使痞疾俱痊；治颈项肿痛，循经选取各经原穴针灸并用疏经通络、消肿止痛；治胃中痞块，用食仓、中脘穴灸理气消痞；治心痫，灸心俞以调气散郁、开窍启闭；治诸气疾，灸膻中、气海穴调气补虚，攻补兼施；治胸前痞块，取俞府、膻中灸之化痰、宽胸理气；治手臂难伸，多是湿痰流注经络之中，除针肩髃外，灸肺俞化痰通络而手臂能举；治崩漏、身热骨痛，灸膏肓俞、足三里而达益气摄血、清热镇痛作用；治久患面疾，针巨髎、合谷，灸足三里活血通络。

杨继洲在《针灸大成·卷九·治症总要》述中风须进行分期灸治。首先，中风有兆，预防为先。"但未中风时，一两月前，或三四个月前，不时足胫上发酸重麻，良久方解，此将中风之候也。便宜急灸三里、绝骨四处，各三壮。后用生葱、薄荷、桃柳叶，四味煎汤淋洗，灸令祛逐风气自疮口出。如春交夏时，夏交秋时，俱宜灸，常令二足有灸疮为妙。"杨继洲提出在出现中风先兆而尚未中风之时，就应及早采用灸法进行保健预防，以保康健。其次，卒忽中风，急救辨治。"卒忽中风，可于七处一齐俱灸各三壮，偏左灸右，偏右灸左，百会、耳前穴也"。"病在左灸右，在右灸左，使风气轻减为度"。同时还强调，证分阴阳，辨治有异。杨继洲认为中风有阴证、阳证之分。阳证中风病邪表浅，病情亦轻；阴证中风病邪在里，属寒邪所致，病较深重，临床灸治时须分清阴阳，辨证论治。指出中风后出现半身不遂及手足拘挛等症乃深部的经脉收引，气血两虚之象，甚或虚阳外脱。若见："阴证中风，半身不遂，拘急，手足拘挛"，治应"先补后泻"益气回阳、急救固脱，急用艾灸之，使正气渐复，后再行针刺，以祛痰浊、瘀血等邪气外出。

杨继洲对于中风证治，无论针或灸，多采用"缪刺"法。且"灸令祛逐风气自疮口出"，灸能扶持正气、补益气血、温通血脉，故常在急证、阴证、虚证用灸；而对于阳证、实证、后遗症期则多用针或针灸并用。以上灸治中风方法对临床颇有裨益。

三、结语

杨继洲《针灸大成》对灸法研究可谓博采众长，汇集了明以前针灸医籍的精华，是一部继《甲乙经》后全面总结针灸学术经验和成就的传世之作。灸法部分的内容融汇了《黄帝内经》《千金方》《针灸聚英》《医学入门》《卫生宝鉴》《资生经》等文献论述，其不仅收集全面，更为可贵的是，杨继洲对前人的观点，不是一味地摘抄，而是结合自己的经验批判地接受，对一些不能肯定的论点敢于提出质疑。

《针灸大成》从卷一至卷九对灸法进行了分门别类的记载，分章节介绍艾灸取穴、施灸体位和顺序、艾炷大小及壮数多少、灸后调摄、灸疗禁忌、灸治医案等，内容清晰，简明扼要，对每个方面都提纲挈领地列明标题，引用最可说明问题的文献，并附上自己的经验和诸多医家的不同观点，使读者一目了然。诚然，《针灸大成》和任何一本著作一样，因受当时历史条件影响，也免不了它的局限性。比如很多禁忌穴位，后世选用其进行治疗，取得了可靠的疗效；又如对于文中论及的有些取穴方法，过程繁杂，不适应后人推广，现已渐被更简便而有效的方法所取代。总之，由于其阐述针灸学理论系统而丰富，不失为学习和研究针灸的重要典籍，对针灸学的发展有着承上启下的作用。

从艾灸疗法医案分析《针灸大成》的灸疗学术特点

广州中医药大学　马力群　许能贵

《针灸大成》是由靳贤在杨继洲《卫生针灸玄机秘要》的基础上，补辑重编而成。该书除了集中反映太医杨继洲的针灸临床经验之外，还广泛采辑明万历以前的针灸文献，在编排上理论与实践结合，经文与注解相得，文字与图谱相辅，堪称中国古代一部针灸百科全书。《针灸大成·医案》共辑录针灸医案 33 则，其中涉及艾灸疗法医案 16 则，从《针灸大成》医案分析而知，杨继洲艾灸疗法具有以下特点。

一、治病求本

杨继洲认为病有标本，治病求本才能在治疗时起到较好的效果，在诸多的医案中，都体现了其"治病务求其本"的思想。如下面的这则医案：一人患有痞积，药日服而人日瘦，杨继洲认为"此子形羸，虽是痞症，而腹内有积块，附于脾胃之旁，若徒治其疳，而不治其块，是不求其本，而揣其末矣"。于是先用灸针章门之法消除积块儿，然后再调理脾胃，取得了较好的效果。其后，杨氏用一句话形象地对"先消痞块，再调脾胃"这种治疗方法进行了比喻，即"小人已除，则君子之道大行于天下矣"。这则医案中，杨氏抓住了痞块导致疳积这一疾病的本质。又如："壬申夏，户部尚书王疏翁，患痰火炽盛，手臂难伸，予见形体强壮，多是湿痰流注经络之中，针肩髎，疏通手太阴经与手阳明经之湿痰，复灸肺俞穴，以理其本，则痰气可清，而手臂能举矣。至吏部尚书，形体益壮。"这则医案中，杨继洲见患者形体强壮，抓住了痰湿这个"本"，除了针肩髎疏通经络痰湿外，最重要的是艾灸肺俞"以理其本"，痰气得清，则手臂自然抬举自如。

治病求本，辨证是关键，杨继洲擅长脉诊，他强调"凡医之用药，须凭脉理"，故辨证时，认真按脉，以脉查因。如在治疗张靖宸公夫人崩不止的医案中，夫人表现为身热骨痛，烦躁，疼痛较甚，病情严重，杨继洲为其诊脉发现她的脉是"六脉数而止"，判断她不是内伤而是外感，加上误服凉药所致，抓住了外感这一本质，先予羌活汤除外感，再为其艾灸膏肓和足三里以培补元气。后感言："若外感误作内伤，实实虚虚，损不足而益有余，其不夭灭人生也，几希。"

杨氏的辨证施灸，治病务求其本还表现在经络的辨证上。如："己巳岁，尚书王西翁乃爱，颈项患核肿痛，药不愈，召予问其故？曰：项颈之疾，自有各经原络并俞会合之处，取其原穴以刺之。后果刺，随针而愈，更灸数壮，永不见发。大抵颈项，乃横肉之地，经脉会聚之所，凡有核肿，非吉兆也。若不究其根，以灸刺之，则流串之势，理所必致矣。患者慎之。"在这则医案中，杨氏强调："颈项之疾，有各经原络并俞会合之处，取其原穴以刺之。"如果不按照经络的循行位置辨证施灸，不究其根，灸刺不当，则会引发流串之势。这个案例中，杨氏为其先针后灸，循经选穴得当，起到"永不见发"的好效果。

二、提倡针、灸、药结合

杨氏认为，人之发病，有七情六欲所伤，外有六淫邪气所侵，疾病的病位也有所不同。病在肠胃，要用药物治疗，病在血脉，要用针刺治疗，病在腠理，要用熨焫治疗。正如《针灸大成》中杨继洲自己所说："何夫喜怒哀乐心思嗜欲之汩于中，寒暑风雨温凉燥湿之侵于外，于是有疾在腠理者焉，有疾在血脉者焉，有疾在肠胃者焉。然而疾在肠胃，非药饵不能以济；在血脉，非针刺不能以已；在腠理，非熨焫不能以达，是针灸药者，医家之不可缺一者也。"

前面提到的那则痞积的医案就是针灸药并用的典范，杨氏为其针块中，灸章门，再给予蟾蜍丸，针灸药共同作用，起到了较好的效果。

又如治疗一结核在臂，杨氏判断是痰核结于皮里膜外，"非药可愈"，于是先为其针刺风池穴，再于痰核上艾灸二七壮，以通行经气，数日即平妥。在这里，杨氏根据具体情况，舍药而取针刺和艾灸，针刺、艾灸各用其所长。根据病位、症状等，判断采用何种治疗方法，使各种治疗方法发挥更好的效果，是杨氏治验的一大特点。

在治疗张靖宸公夫人崩不止的医案中，杨氏先用汤剂除其外感，再用艾灸膏肓和足三里来培补正气，先药后灸，各司其职，井然有序。当然杨氏并不是一定要针灸药并用，而是根据具体情况灵活选择。杨氏对针灸药所应用的范围相当了解，当针则针，当灸则灸，当药则药，并不执于一端，只不过在针灸治疗方面，体会得更深。

三、临症灵活，不拘于定论

杨继洲认为无论是针刺还是艾灸，都要与天时相呼应。对于灸法而言，需要"正午以后乃可灸，谓阴气未至，灸无不着，午前平旦骨气虚，令人癫眩，不可针灸"。"灸时若遇阴雾、大风雪、猛雨、炎暑、雷电虹霓，停候清明再灸"。但是又强调急难不拘此。

在一则患痢吐血案中，虽"是日不宜针灸"，但杨氏见病情危急，紧急为其针气海，并艾灸五十余壮，脐中痞块即散，后经调理而痊愈。其后，杨氏感慨，病有标本，治有缓急，若拘于日忌，痞块如何能消。

杨氏的临症灵活还体现在壮数上，如："是岁公子箕川公长爱，忽患惊风，势甚危笃，灸中冲、印堂、合谷等穴，各数十壮，方作声。若依古法而止灸三五壮，岂能得愈？是当量其病势之轻重而已。"杨氏强调，壮数要依病势轻重来决定，如果依据古法定论，只灸三五壮，对许多较为严重的疾病是不会取得良好疗效的。

综上所述，《针灸大成》中所记载的艾灸疗法医案具有较高的学术价值，体现了杨继洲在艾灸疗法的应用上治病求本，提倡临床上针、灸、药结合以及临证灵活，不拘于定论的思想，对艾灸疗法的理论和临床研究提供了有利的参考。

《针灸大成》艾灸禁忌浅析

广州中医药大学　刘耀崇

《针灸大成·卷二·标幽赋》曰："精其心而穷其法，无灸艾而坏其皮"，强调医者要专心钻研灸法，不要在施灸时犯灸法禁忌，否则就会徒伤患者皮肉，不仅达不到治疗目的，有时反而会导致不良后果。《黄帝内经》有关针灸禁忌的内容较多，但主要是针刺方面的，很少涉及艾灸方面。《针灸大成》有关艾灸禁忌的内容则比较丰富。其原因可能是当时重药轻针的中医发展模式，不利于针刺技术的传承，在缺乏师承的条件下，灸法则较易掌握，甚至可按照医籍操作而无师自通，并且灸法相对于针刺法来说，安全性更高，因而导致灸法的使用越来越广，灸法禁忌的内容也随之越来越丰富。《针灸大成》中有关艾灸禁忌的内容主要包括：

1. 禁灸穴　《针灸大成·卷四·禁灸穴歌》列举了艾灸的禁忌穴："哑门风府天柱擎，承光临泣头维平，丝竹攒竹睛明穴，素髎禾髎迎香程。颧髎下关人迎去，天牖天府到周荣，渊腋乳中鸠尾下，腹哀臂后寻肩贞。阳池中冲少商穴，鱼际经渠一顺行，地五阳关脊中主，隐白漏谷通阴陵。条口犊鼻上阴市，伏兔髀关申脉迎，委中殷门承扶上，白环心俞同一经。"以上禁灸穴是《针灸大成》引自《医统》，属于当时普遍认为应当禁灸的穴位。但杨继洲根据家传和自己的医疗实践，也提出了一些创见，如在《胜玉歌》中，杨氏突破传统，把鸠尾、阴市列入艾灸的治疗穴范围。对于禁灸穴，杨氏认为不可拘泥一说，有时必须变通，如《针灸大成·卷九·壮数多少》云："心俞禁灸。若中风则急灸至百壮。"由于《针灸大成》艾灸多采用瘢痕灸，而现代艾灸为避免患者痛苦多采用悬空灸等，因此对于古代某些禁灸穴，应灵活看待。但多数禁灸穴位位于较大的神经、血管或重要器官附近，仍然要慎灸或禁瘢痕灸。

2. 艾灸的部位禁忌 《针灸大成·卷三·头不多灸策》认为头不能多灸，因为"首为诸阳之会，百脉之宗""肌肉单薄"，如果施灸不当，会导致"头目旋眩，还视不明""气血滞绝"等不良后果。《针灸大成·卷十·补遗》指出眼部周围穴位也禁灸："睛明、迎香、承泣、丝竹空，皆禁灸何也？曰：四穴近目，目畏火，故禁灸也。"

3. 艾灸刺激量的禁忌 《针灸大成》认为：皮肉单薄或附近有重要器官的穴位，灸不可过多；皮肉丰厚之处，灸不可过少。少商、承浆、脊中、少冲、涌泉、鸠尾、巨阙等穴，"灸之过多，则致伤矣"。而章门、膏肓、中脘、足三里、曲池等穴，则"灸不可不及"，"而灸之愈多，则愈善矣"。

4. 艾灸的时间禁忌 《针灸大成》收录有关艾灸时间禁忌的内容较多，如《针灸大成·卷四》摘录《医统》有关艾灸时间禁忌的内容有：太乙禁忌，九宫尻神禁忌，九部人神禁忌，十干人神禁忌，十二支人神禁忌，十二部人神禁忌，四季人神禁忌，逐日人神禁忌，逐时人神禁忌，逐月血忌，四季避忌日，男避忌日，女避忌日等，对上述众多艾灸时间禁忌，杨氏按语认为："以上避忌俱不合《素问》，乃后世术家之说。惟四季避忌与《素问》相同。惟避此及尻神、逐日人神，可耳。若急病，人尻神亦不必避也。"后世医家艾灸时间禁忌名目繁多，杨继洲认为，某些禁忌不合经旨，可以不必遵循。

5. 艾灸的点火禁忌 《针灸大成·卷九·点艾火》引《明堂下经》："古来灸病，忌松、柏、枳、橘、榆、枣、桑、竹八木火，切宜避之，有火珠耀日，以艾承之，得火为上。次有火镜耀日，亦以艾引得火，此火皆良。诸番部用镔铁击石得火，以艾引之。凡仓卒难备，则不如无木火，清麻油点灯上烧艾茎，点灸，兼滋润灸疮，至愈不疼，用蜡烛更佳。"古法认为点燃艾条要用无木火，不宜用松、柏、枳、橘、榆、枣、桑、竹八木之火点燃艾条，其科学性有待进一步探讨。

6. 艾灸的体位禁忌　在艾灸取穴时，要有正确的体位，如果体位不正，则"徒破好肉"。《针灸大成·卷九·灸法》引《千金方》："凡灸法，坐点穴，则坐灸；卧点穴，则卧灸；立点穴，则立灸。须四体平直，毋令倾侧。若倾侧穴不正，徒破好肉耳。"又引《明堂》云："须得身体平直，毋令蜷缩，坐点毋令俯仰，立点毋令倾侧。"

7. 灸则不针，针则不灸　部分古代医家认为针与灸不可同时使用，灸则不针，针则不灸。《针灸大成·卷四·禁灸穴歌》亦曰："灸而勿针针勿灸，针经为此尝叮咛，庸医针灸一齐用，徒施患者炮烙刑。"《针灸大成·卷四·温针》引王节斋之说："近有为温针者，乃楚人之法。其法针穴上，以香白芷作圆饼，套针上，以艾灸之，多以取效。然古者针则不灸，灸则不针。夫针而加灸，灸而且针，此后人俗法。此法行于山野贫贱之人，经络受风寒致病者，或有效，只是温针通气而已。于血宜衍，于疾无与也。"杨继洲注曰："近见衰弱之人，针灸并用，亦无妨。"说明杨继洲在《针灸大成》中虽保存"针则不灸，灸则不针"之说，但他本人并不反对针灸并用。

8. 无病不灸　《针灸大成·卷十·戒逆针灸》曰："小儿新生，无病不可逆针灸之（无病而先针灸曰逆），如逆针灸，则忍痛动其五脏，因善成病。河洛关中，土地多寒，儿喜成痉，其生儿三日，多逆灸以防之。吴蜀地温，无此疾也。古方既传之，今人不分南北灸之，多害小儿也。"《针灸大成》虽然认为在某些情况下可施保健灸，但不能滥用灸法来预防疾病。

9. 灸后调摄禁忌　《针灸大成》很重视灸后的调摄，认为灸后的调摄对疗效有重要的影响。《针灸大成·卷九·灸后调摄法》："灸后不可就饮茶，恐解火气；及食，恐滞经气，须少停一二时，即宜入室静卧，远人事，远色欲，平心定气，凡百俱要宽解。尤忌大怒、大劳、大饥、大饱、受热、冒寒。至于生冷瓜果，亦宜忌之。惟食茹淡养胃之物，使气血通流，艾火逐出病气。若过浓毒味，酗醉，致生痰涎，阻滞病气矣。鲜鱼鸡羊，虽能发火，止可施于初灸，十数日之内，不可加于半月之后。今人多不知恬养，虽灸何益？故因灸而反致害者，此也。徒责灸艾不效，何耶！"

　　笔者认为，《针灸大成》中有关艾灸禁忌的内容是对明以前艾灸禁忌的一次重大总结，其精华部分对现代针灸临床仍然具有重要的参考价值。

临证发挥

《小儿按摩经》考略

上海中医药大学　赵毅

转载于明代杨继洲《针灸大成》的《小儿按摩经》是现存最早的推拿专著，在推拿学史中占有很重要的学术地位。但是，《小儿按摩经》的书名、作者和成书年代等问题至今仍有颇多分歧。笔者在此略抒己见，就教于方家。

一、关于书名

《小儿按摩经》一书的书名有很多争议，归纳起来主要有以下几种说法：

第一，称《保婴神术按摩经》或《保婴神术·按摩经》。此说由江静波提出。见于 1958 年校订出版的《小儿推拿方脉活婴秘旨全书》校定本中[1]。

第二，称《按摩经》，是《小儿按摩经》的简称，见《针灸大成》卷十。金义成 1981 年在《小儿推拿》[2] 中亦持此说。

第三，称《小儿按摩》，也是《小儿按摩经》的简称。见《针灸大成》赵文炳 1601 年序。

第四，称《针灸大成·按摩经》。见金义成、彭坚的《中国推拿》[3]。其名概由除《针灸大成》辑有该书外，无其他传本。

第五，称《小儿按摩经》。见《针灸大成》卷一"针道源流"。

在上述五种说法中，多数医家认同《保婴神术按摩经》之说。邵子盛[4]认为书名应定为《保婴神术·按摩经》。其理由是《针灸大成》明清的几个版本卷十之首均记载："保婴神术按摩经穴法不详注针卷考之其详。"故《保婴神术》是书名，包括针灸、按摩、内科三种治法，《针灸大成》的编著将其中的针灸内容省略，仅存"按摩经"篇，兼收内科治法。并认为《按摩经》的书名是 1963 年刊本加上去的，但未加在"保婴神术"上。丁季峰主编的《中国医学百科全书·推拿学》[5]在"《小儿按摩经》"条目下也有"又称为《保婴神术按摩经》"语。卢亚丽亦持此说[6]。据此，《保婴神术按摩经》一名几成定论。但笔者以为上述关于《保婴神术按摩经》的考证至少有两点疏漏。其一：《按摩经》之名并非后人所加，《小儿按摩经》为《针灸大成》卷一"针道源流"明确记载的 20 多部引用书之一，卷十所云《按摩经》只不过是《小儿按摩经》的简称而已。其二："保婴神术·按摩经"这一格式，并非是书名与篇名的主从关系。在上海图书馆藏《针灸大成》1601 年原刊本中可见多处类似的格式，如卷一的"针灸直指 素问"，卷七的"十二经筋 节要"，卷九的"治症总要 杨氏""名医治法 聚英"等等。其格式一般是内容或分类题目置于上，所引著作或作者置于下，而且书名有简称者多用简称，如"节要"即《针灸节要》，"聚英"即《针灸聚英》等。这种格式，有的作为卷名，有的用于章节名。据此，"保婴神术 按摩经"格式的实际意义当为"保婴神术—《按摩经》"。由于除了书末所附的"附辩—《医统》"有类似格式外，整个第十卷再未出现这种格式，故"保婴神术"当为第十卷的卷名，《按摩经》为所引用的著作名，即卷一"针道源流"所录之《小儿按摩经》的简称。由此可见，将《小儿按摩经》的名称改为《保婴神术·按摩经》似乎不妥。

那么，恢复第二种的《按摩经》或第三种的《小儿按摩》简称是否可行呢？答案是否定的。原因有二：首先，取《按摩经》一称有异书同名之嫌。《抱朴子》一书中曾提到过道家养生著作《按摩经》。清代亦有一本成人推拿著作叫《按摩经》。为避免混淆，《小儿按摩经》不宜简称为《按摩经》。其次，《小儿按摩》仅出现在赵文炳的序言中，并未得到后世公认，而且也易引起混淆。

至于第四种《针灸大成·按摩经》的命名，大概是考虑到《小儿按摩经》附予《针灸大成》出版，又无其他传本之故。但《小儿按摩经》具有较高学术地位，完全可以视为独立著作，且我国推拿界已公认《小儿按摩经》为最早的小儿推拿专著。而《针灸大成·按摩经》的提法，只是将其作为《针灸大成》的一个篇章来对待，未能反映出《小儿按摩经》独立成书的特点，故也不宜采纳。

综上所述，笔者认为，《小儿按摩经》一书当以继续沿用《针灸大成》卷一"针道源流"引用书目所称的"《小儿按摩经》"为佳。

二、关于作者

据《针灸大成》卷一"针道源流"记载，《小儿按摩经》为"四明陈氏著集"，而四明陈氏究竟为何人却不详。上海中医学院（现上海中医药大学）朱春霆先生在 20 世纪 50 年代后期曾对此做过考证，认为很可能是元代的陈瑞孙、陈宅之父子。其依据是《针灸大成》卷一转引《难经本义》第六十一难和第四十难，原文后有"四明陈氏"的注文，而《难经本义》一书"引用诸家姓名"有"陈氏瑞孙，字廷芝，本朝庆元人，温州路医学正，与其子宅之同著《难经辨疑》"语。文中"本朝"即元朝，"庆元"是现在的浙江省衢州，属四明山地区。故朱氏认为《小儿按摩经》的作者"四明陈氏"，很可能是元代的陈瑞孙父子[7]。《中国医学百科全书·推拿学》[5]也持此观点。

笔者以为上述推测尚有可推敲之处：其一，注释《难经》的"四明陈氏"并不一定就是编著《小儿按摩经》的"四明陈氏"。其二，在《针灸大成》中，所引诸书凡已知其名的作者，均已在卷一"针道源流"中写明，惟《小儿按摩经》只云"四明陈氏著集"，可见《针灸大成》的著者亦不知"四明陈氏"为何人。其三，从《小儿按摩经》的内容来分析，其成书不可能早于《补要袖珍小儿方论》一书。是书成于明代，其第十卷有"秘传看惊掐筋口授手法论"文，首论小儿推拿特定穴的定位、操作和主治。《小儿按摩经》的学术思想源于"秘传看惊掐筋口授手法论"，在此基础上有所发挥。"秘传看惊掐筋口授手法论"为明代小儿推拿的雏形，《小儿按摩经》标志着小儿推拿体系的基本确立。故《小儿按摩经》的成书当晚于《补要袖珍小儿方论》。换言之，《小儿按摩经》不可能成于元代。

所以，从著书体例、年代等方面看，若欲推断《小儿按摩经》的作者

"四明陈氏"是元代的陈瑞孙父子，证据尚显不足。笔者认为，根据目前掌握的史料，在不能确定"四明陈氏"为何人之前，该书的作者还是以讲"四明陈氏"为宜。

三、关于成书年代

朱春霆和杨希贤认为《小儿按摩经》成书于元代[8]，此说前面已有分析，证据略显不足。邵氏和卢氏认为其上限不过徐用宣《袖珍小儿方（论）》的著作时间 1405 年，下限为《针灸大成》的梓行时间 1601 年[4,6]。这一划分大致不错，但其间有将近 200 年的时间段，跨度太大，过于粗略。

考徐用宣《袖珍小儿方（论）》自序所云全书十卷的内容，并未提及按摩，而按摩的内容"秘传看惊掐筋口授手法论"见于 1574 年庄应琪重校增补的《补要袖珍小儿方论》中。又因《小儿按摩经》中部分内容出自"秘传看惊掐筋口授手法论"，且对大部分内容有所发挥，可推论《小儿按摩经》的成书年代晚于徐用宣《袖珍小儿方（论）》，即 1574 年，大约成书于1574~1601 年之间。

这一年代划分与明代小儿推拿的兴起与发展的实际情况也是基本相符的。自 1571 年按摩科被明朝政府取消后，按摩除了以正骨手法的名义在正骨科（骨伤科）继续存在外，按摩只能暂时离开医学殿堂走向民间以寻求生存空间，小儿推拿就是在这一时期开始在民间兴起的。

总之，笔者以为，在《小儿按摩经》一书的考证中存在一些模糊认识，《保婴神术·按摩经》的命名是不准确的，当继续沿用《针灸大成》卷十《小儿按摩经》的命名。在尚未掌握足够资料之前，作者还是以讲"四明陈氏"为宜，"元代陈瑞孙父子"一说证据不足。而从内容等多方面分析，成书年代当在 1574~1601 年之间。

参考文献：

[1] 龚廷贤. 小儿推拿方脉活婴秘旨全书（江静波校订）[M]. 南京：江苏人民出版社，1958. 12.

［2］金义成. 小儿推拿［M］. 上海：上海科学技术文献出版社，1981．3.

［3］金义成，彭坚. 中国推拿［M］. 长沙：湖南科学技术出版社，1992.

［4］邵子盛.《保婴神术·按摩经》考略［J］. 按摩与导引，1987，（2）：15.

［5］丁季峰. 中国医学百科全书·推拿学［M］. 上海：上海科学技术出版社，1987．10.

［6］卢亚丽. 现存中医按摩与推拿文献初考（提要）［J］. 中华医史杂志，1990，（4）：119.

［7］朱鼎成，顾宏平. 推拿名家朱春霆学术经验集［M］. 上海：上海中医药大学出版社，1996．11.

［8］杨希贤. 中医按摩史略［J］. 中华医学杂志，1961，（3）：189.

《针灸大成》的临床特色

浙江中医药大学　王樟连　陈利芳

　　杨继洲名济时，是明代著名的针灸临床家和理论家，生活于明代嘉靖、万历年间（约公元1522~1620年），浙江省三衢（今衢州）人。祖先在唐代迁居今衢州市衢江区南乡六都杨村。杨氏"幼业举子，博学绩文，一再厄于有司，遂弃其业业医，医固其世家也。祖父官太医，授有真秘，纂修集验医方进呈，上命镌行天下"（《卫生针灸玄机秘要》之王国光序）。可知杨氏家学渊源，学养有素。嘉靖三十年（公元1551年）为世宗侍医，历隆庆、万历（公元1567~1627年）三朝，前后任王府侍医及太医院御医等职达五十余年。其间曾游历大江南北多次，名满朝野。如嘉靖三十四年到过建宁（今福建瓯县），万历七年去磁州（今河北磁县），万历八年至扬州。此外，并到过河南汤阴山东汶上及山西平阳（今山西临汾）、四川等地从事医疗活动（以上见《针灸大成·医案》）。继洲有两子，名承祯、承学，是否继承家学已无从考察。杨氏家中蓄藏古医家抄集，继洲取而读之，积有岁月，寒暑不辍，卓然有悟，"乃参合指归，汇同考异，手自编摩，凡针药调摄之法，分图析类，为天地人卷，题为《卫生针灸玄机秘要》"（见王国光序）。此乃杨氏家传而经继洲手编之作，惜已佚而不传。后来杨继洲编著《针灸大成》时，即是以《卫生针灸玄机秘要》为底本，经参合明以前三十余种医著而成。这在《针灸大成》赵文炳序中叙述甚详："余承之三晋，值时多事，由于愤郁于中，遂成痿痹之疾，医人接踵，日试九剂，莫能奏功，乃于都门延名针杨继洲者，至则三针而愈，随出家传秘要以观，乃知术有所本也，将付梓人，犹以诸家未备，复广求群书。并委幕僚靳贤为之选集校正。"增补前贤针灸论说，乃成集诸家大成之巨著。

《针灸大成》初刻于明万历辛丑（1601 年），全书凡十卷，卷一辑"针道源流"及《内经》《难经》有关针灸、经络之经文。卷二、卷三为辑录各家之治症取穴歌赋及杨氏四篇策论。卷四为《内经》《难经》及诸家论针刺补泻手法。卷五辑录子午流注及灵龟八法。卷六、卷七系十四经穴主治、奇经八脉、十五络脉以及经外奇穴。卷八分二十余门，详述内、外、儿、妇各科疾病之辨证取穴。卷九载治症总要、名医治法、各种灸法及杨氏医案。卷十为《保婴神术》《小儿按摩经》。全书三十六万余字，内容之丰富，为明清以下诸针灸专著之冠。

《针灸大成》自 1601 年赵文炳刻于山西平阳府，迄今已 400 余年，其间翻刻已达 47 次，仅在明清两代就刻了 28 次，民国初年到 1949 年刊行 14 次，1949 年后又出版 5 种不同本子。1963 年人民卫生出版社据赵氏首刻本做了校勘，并改用横排本印刷，近人张缙等于 1984 年又详为校释，再度由人民卫生出版社出版。从《针灸大成》一书刊世后的大量翻刻，足见其流传之广泛与对后世影响之深远。在这一针灸巨著中，可以探讨杨氏的学术思想和针灸的诊疗特色。

一、寻求古训，重视经络理论

杨氏崇尚经典，寻求古训，此在《针灸大成·策论》篇已有明言："溯而言之，则惟《素》《难》为最要"，其"最要"之理，乃因："盖《素》《难》者，医学之鼻祖，济生之法……"故杨氏著述，每多引经据典，无不出自《内》《难》著作。如人与疾病的关系，提出"阴阳和、五气顺、荣卫固、脉络绥，而腠理血脉，四肢百骸，一气流行，而无壅滞痿痹之患矣。"认为只有阴阳平衡，气血调和，经脉通畅，机体方能安然无恙，可见其对经文理解之深刻。

经络学说，是中医学的核心理论之一，杨氏十分重视，曰："病以人殊，治以疾异，所以得之心而应之手者，罔不昭然，有经络在焉，而深之则为良医，失之则为初工。"把能否熟练地掌握经络理论，作为衡量"良医"和"初工"的重要标志。

二、注重实践，强调辨证论治

杨氏不仅是杰出的针灸理论家，同时是一位具有丰富经验、技术高超的临床家，重视理论联系实际，所论颇多卓识，实为后世典范。如对《玉龙歌》鸠尾穴针刺的注释中，提示："非高毋轻下针"；针肩井穴时，当"防晕针，体弱者补足三里"；特别对于腹上盘针法，杨氏慎重告诫说："初学者，不可轻用"。据上所论，并非言过其实，而实属经验之谈，全出自临床心得，诚为可贵。对于流注时刻，杨氏敢于畅发自己见解，如在《通玄指要赋》的注释中说："夫用针之法，要在识其变通，捷而能明，自然于迎随之间，而得施之为妙也"，对于流注时刻，他认为完全可以变通，不必拘泥于常法。杨氏临证，强调辨证论治。《针灸大成·策论》说："夫何喜怒哀乐，心思嗜欲之滔于中；寒暑风雨，温凉燥湿之浸于外，于是有疾病在腠理者焉；有疾在血脉焉；有疾在肠胃者焉。疾在肠胃，非药饵不能济；在血脉，非针刺不能以及；在腠理，非熨焫不能以达。是针药者，三者不可缺一者也。"杨氏身为一代针灸大家，并非排除其他疗法于门外，主张应视病情需要，单纯采用针法、灸法；或针灸同施；或针药兼用；或数法结合。在杨氏医案中，有壬申岁治虞绍东翁案："患膈气之疾，形体羸瘦，药饵能愈。……视之，六脉沉涩，需取膻中，以调和其膈，再取气海，以保养其源，而见气充实，脉息自盛矣。"由于辨证精当,诊疗适时而愈。又:"王缙安庵工乃弟,患心痛疾数载余。余视之,须行八法开阖方可,刺照海、列缺,灸心俞等穴,其针待气至,乃行生成之数而愈。"以上仅举例而已,由于杨氏注重辨证,治疗灵活,审证精切,随机达变,故常获效神速。

三、立方严谨,主张"少""精"原则

临证治病,杨氏多遵循《内经》"谨守病机,各司其属"的原则,治法有度,处方严谨,选穴精练,层次清晰,反对取穴庞杂,主张取穴少而精,宁缺毋滥。他在《胜玉歌》中说:"……人生之气有阴阳,而阴阳之运有经络,循其经而按之,则气有连属,而穴无不正,疾无不除"。"故不得其要虽取穴之多,亦无济以人;则虽会通之简,亦足以成功"。据上见解,仅举《胜玉歌》为例,他采用配穴成穴,列举 60 余穴,治疗多达 50 余种病症,使学者一目了然,验之于临床,均颇切实。《针灸大成》所收载 31 例医案中,其用穴之精练,历历可见,大多在 2~6 穴上下,几乎未见有超过 10 穴以上者,而效多卓著。如:"王会泉公亚夫人,患危异之疾,半月不饮食,目闭不开久矣;六脉似有若无。……即针内关,目即开,而即能食米饮,遂以乳汁调理而愈。"赵文炳为《针灸大成》所写序中曾谈及治疗经历:"庚辰夏,许鸿宇公患两腿风,日夜痛不能止,卧床月余。治病必求其本,得其本穴会归之处,痛可立而止,痛止即步履,针环跳、绝骨,随针而愈。"

杨氏在少精取穴思想指导下,大力提倡"透穴针刺法"。如:印堂透左右攒竹,治小儿慢惊;地仓透颊车,颊车透地仓治疗口眼㖞斜;阳陵泉透阴陵泉,治疗鹤膝风;列缺透太渊治咳嗽等。这是在金元时代,窦默在《玉龙歌》中,提倡透穴仅二则的基础上,从内容上和数量上均有重大发展,为后世留下的极为珍贵的一份遗产。

四、摒弃怪诞,讲究实际效果

杨氏所居时代背景,时处封建社会,唯心主义思想渗浸于医学领域,事所必然。在针灸治疗上,前书均有"尻神禁忌""人神禁忌"之类言诞怪论,但杨继洲按照自己的经验及临床治疗所得,在《针灸大成·卷四》对人神禁

忌加以按语："按以上避忌，具不合《素问》，乃后世术家之说……若急病，虽人尻神，亦不可避也。"对"望不补而晦不泻，弦不夺而朔不济"的注解说："……如暴疾之疾，则不拘矣"。"咒法《素问》之意，但针工念咒则一心在针"。认为"人神"之类，并非《素问》之原意，强调"拘于鬼神者，不可与言至德"（《标幽赋》注解）。主张凡迷信者，是无法对他讲医理的，明确指出：治病应赖医药，针灸尤被推崇，所谓："劫病之功，莫捷于针灸……"

杨氏虽身居封建时代，能不囿于前人藩篱，相信科学，反对迷信，逆神奇怪诞之说，已体现出朴素的唯物主义思想，实属难能可贵。此对明代以后的医学均产生深远影响，使后人为之崇敬。

五、注重针法，阐述补泻理论

针刺手法，可概分为基本手法和补泻手法两大类，明代如徐凤《针灸大全》宗《素问》之法，以 8 种基本手法为主，杨氏加以悉心研究，结合实践经验，总结出"爪切、持针、口温、进针、指循、爪摄、针退、搓针、捻针、留针、摇针、拔针"12 种操作手法，其中除"口温"一法不合科学卫生，其余诸法仍为后世针灸临床所沿用。因此，杨氏的"十二字分次第手法"实际上已起到了规范性作用。

在针刺补泻理论方面，杨氏在继承《内经》《难经》学术思想的基础上，做了如下解释："夫营卫者，阴阳也。经言：阳受气于四末，阴受气于五脏。故泻者先深后浅，从外推内而入之，乃是因其阴阳内外而进退针耳。至于经脉为流行之道，手三阳经从手上头，手三阴经从胸至手；足三阳经从头下足，足三阴经从足入腹。故手三阳泻者，针芒望外，逆而迎之；补者针芒望内，顺而追之，余皆仿此，乃是固其气血往来而顺逆行针也。大率言荣卫者，是内外之气出入；言经脉者，是上下之气往来。"这一论述，为后世补泻手法的分类与定性，奠定了理论基础，即以经络顺逆循行为依据的手法，如上述针芒迎随补泻、捻转补泻的目的是针对气血往来时出现的"太过"与"不及"的病理变化而设，这是一类。另一类如徐疾补泻、提插补泻，目的是针对荣卫之气的虚实而设。这样的分类，从手法本身的作用原理和性质入手，泾渭分明。

六、刺有大小，当求导气先行

有关针刺补泻手法，历代文献往往仅做具体方法的论述，而缺乏对手法的性质，特别是刺激量的具体分析。杨氏则首先提出了"导气先行"乃是针刺时"质"的要求。他说："有补针导气之法，所谓扪而循之者，是于所刺经络部分上下循之，使气血往来，远近相通而后病可取也。"故导气先行之法，以调荣卫者，去取其脉中之逆泻，而顺其宗气之通行，而后在张景岳《类经》中"补者导其正气，泻者导其邪气，总在保其精气耳"之说也正是此意。其次杨氏对手法具体操作时的核心归纳为"针头补泻"，即凡针刺时的推内、动伸、指捻、转针诸法，力在针头。针芒之顺逆与针头向病所等等，也无不以针头为准，故"针头补泻"之说，一语道出行针手法的要领。

关于针刺补泻手法质和量的关系，杨氏提出："有平补平泻，谓其阴阳不平而后平也，但得内外之气调则已；有大补大泻，唯其阴阳俱有盛衰，唯针于天地部内，俱补俱泻。"意即在腧穴规定的针刺深度内，做大幅度的上提下插，为大补大泻，是一种刺激较强的补泻手法。而平补平泻则是提插幅度适中，刺激量较平和的补泻手法。杨氏根据刺激量的轻重而区别其大小，使刺激理论的发展达到质和量一致的较为成熟的阶段。

七、刺灸并重，治症范围广泛

根据《针灸大成·医案》载述，杨氏行医自明嘉靖三十四年至万历二十九年（公元 1555~1601 年），前后历时 46 年，除了在家乡与京都，行迹还遍及福建、江苏、河南、山东、山西等省，治疗经验之丰富，可以想象。他不但十分重视针刺手法，在《针灸大成》中除了汇述各家针刺手法，还总结自己的经验，如创立了杨氏补泻（十二字分次第手法）以及下手八法，至今仍为针灸医家所习用。在《针灸大成·卷九》中则详列灸法之操作和多种病种的特效灸法，说明他是针灸并重的，其 31 则医案中，采用灸法或针灸兼施的就有 15 例，也表明了这一学术观点。正由于杨氏能以针灸并重，故治症范围甚为广泛。就上述提及的范围，做一粗略的统计，杨氏治证 89 种，其中：

1. 内科疾患　42 种，占 47.2%。其中以中风、中暑、哮喘、咳嗽、肺痈、泄泻、痢疾、鼓胀，水肿、淋证、癃闭、遗精、胃脘痛、呃逆、痫证、疝气、伤寒、霍乱、疟疾、黄疸、痞块、健忘、脚气、痹证以及头、胸、腰、腹诸处痛证为多。

2. 外科疾患　11 种，占 12.4%。有丹毒、痄腮、疔疮、痈疽、瘰疬、痰核、破伤风、痔疾等症。

3. 妇科疾患　11 种，占 12.4%。有月经不调、带下、崩漏、闭经、不孕、难产、胎衣不下、产后血晕、恶露不尽等症。

4. 儿科病　4 种，占 4.5%（注：卷十《保婴神术》部分未做统计）。有急惊风、赤游风、疳积、小儿脱肛等。

5. 五官科疾患　21 种，占 23.5%。有热泪、目赤、胬肉侵睛、目生内障、云翳、耳鸣、耳聋、脓耳、鼻渊、鼻衄、牙痛、口臭、口疮、咽喉肿痛、乳蛾、舌肿等症。

此外，杨氏对金针拨内障，有其独特之经验，他在刺"睛中"穴时强调："凡学针人眼者，先试针内障羊眼复明，方针人眼，不可造次。"创动物实验之先河。其次，在记述针灸医案方面，也十分翔实。治疗时，或针或灸，或针、灸、药同施，皆辨证而施，堪为后人效法。

八、验案选编

1. 痰核　戊午春，鸿胪吕小山患结核在臂，不红不痛，医云是肿毒。予曰：此是痰核结于皮里膜外，非药可愈。先针手曲池行六阴数，更灸二七壮，以通气经气。不数日，即平安矣。若作肿毒，用以托里之剂，岂不伤脾胃清纯之气耶（《针灸大成·医案》）？

2. 两腿风　庚辰夏，工部郎许鸿宇公，患两腿风，日夜痛不能止，卧床月余。宝源局王公，乃其属官，力荐予治之。时名医诸公，坚执不从。许公疑而言曰：两腿及足，无处不痛，岂一二针所能愈。予曰：治病必求其本，得其本穴会归之处痛可立而止，痛止即步履，旬日之内，果进部，人皆骇异。假使当不信时王公之言，而听旁人之话，则药力岂能及哉。是唯在乎信之笃而已，信之笃，是以获其效也（《针灸大成·医案》）。

试析杨继洲临证十要素

新疆医科大学中医学院 尹改珍 宋晓平

明代杨继州撰著的《针灸大成》是一部蜚声针坛的历史名著。学习《针灸大成》文选及《针灸大成》病案三十余首，深刻体会到杨氏临证用针选穴别具匠心，安排合理，疗效显著，不愧为明代的针灸大师。分析针灸学术思想，具体体现杨继洲临证十要素。

1. 重视经典，论述阴阳协调对于宇宙万物和人体的重要性。

杨氏勤求古训，治学力求渊博精深。他认为研医"不溯其源，则无以得古人立法之意，不穷其流，则何以知后世变法之弊"。为了溯源穷流，杨氏博览群书，精心研究，遵循"由《素》《难》以溯其源，又由诸家以穷其流"的整理医籍的方法。他认为《素问》《灵枢》和《难经》是医学的圭臬，针灸发展的渊源，因而摘其中的有关内容，列于《针灸大成》的首卷，名为"针灸直指"。之后他又进一步广泛收集《素问》《难经》以后逐步形成的各家流派的著作，博采众长，熔历代针灸精华于一炉。把诸家流派的成就兼收并蓄于《针灸大成》中，集中而系统地概括了明代以前的针灸学的主要成就。

《针灸大成》强调："天地之道，阴阳而已矣。夫人之身，亦阴阳而已矣。阴阳者，造化之枢纽，人类之根抵也。惟阴阳得其理则气和，气和则形亦以之和矣。如其拂而戾焉，则赞助调摄之功，自不容已矣。"

在此提示针灸经典中相关阴阳理论对提高医疗水平的意义。

2. 针灸技术同药物疗法各有所长，缺一不可，如何取舍？应根据治疗方法的最佳适应证而定；九针各有其功能用途，当据其功能用途而选用。

《针灸大成》强调："然而疾在肠胃，非药饵不能以济；在血脉，非针刺不能以及；在腠理，非熨焫不能以达。是针、灸、药者，医家之不可缺一者也。"本段论述了七情六淫侵袭腠理、血脉、肠胃等部位不同,病变表现亦不同。针、灸、药物各有其优势,应根据其病情需要而择优选用。强调医者必须全面掌握各种不同的疗法,才能保全病人的元气,体现"寿民之仁心"。故强调针、灸、药是医家不可缺一的技术,倡导针、灸、药物综合并用的思想。从三十余例病案中不难发现,杨氏治病有的选用针法,有的选用灸法,有的针灸并用,有的针药并用,提倡治疗手段各具特色,不可偏废的思想,同时也证明了综合疗法的综合疗效,各取长补短的思想。如痰证,有痰阻经络的肩凝证,有痰气互结的痰核结聚证(如梅核气、胸前肿物、颈项结核、噎膈、癫痫等),均采用针灸结合及针药结合等综合疗法。而咳嗽、瘫痪、癫狂、腿痛、痞块、痢疾等较为单纯的病种,使用单纯且疗效独特的针法或灸法。像肛肠疾患及脾胃虚弱疾患,大多仅用直中病所的药物治疗。这种全面考虑、择优选择的方法,值得我们借鉴。

在九针中,九针有放血泻热用的镵针、锋针、铍针;按摩点穴用的圆针、锃针;一般针刺治疗调和阴阳,疏通经络用的毫针、长针、大针、圆利针等。由此可知,古九针不限于九种,它是古代针具的代名词,临证可各发挥其用,当择优而取。

3. 灸治必须洞悉周身经脉、腧穴和交会穴,强调腧穴以十二经脉为纲纪。

《针灸大成》强调:"灸穴须按经取穴,其气易连而其病易除。然人身三百六十五络,皆归于头,头可多灸欤?灸良已,间有不发者,当用何法发之?尝谓穴之在人身也,有不一之名,而灸之在吾人也,有至一之会。盖不知其名,则昏谬无措,无以得其周身之理,不观其会,则散漫靡要,何以达其贯通之原。故名也者,所以尽乎周身之穴也,固不失之太繁;会也者,所以贯乎周身之穴也,亦不失之太简。人而知乎此焉,则执简可以御繁,观会可以得要,而按经治疾之余,尚何疾之有不愈,而不足以仁寿斯民也哉。"此段论述灸法须按经取穴,但更为重要的是掌握经脉与经脉之间的交会穴,方可执简驭繁,观会而得"要"。又有"故三百六十五络,所以言其烦也,而非要也;十二经穴,所以言其法也,而非会也。总而会之,则人身之气有阴阳,而阴阳之运,有经络。循其经而按之,则气有连属,而穴无不正,疾无不除。譬之庖丁解牛,会则其凑,通则其虚,无假斤斫之劳,而顷刻无全牛焉。何也?彼固得其要也。故不得其要,虽取穴之多,亦无以济人;苟得其要,则虽会通之简,亦足以成功,惟在善灸者加之意焉耳。”本段用自然界的事物取类比象说明人体腧穴,认为星辰虽多,但以七宿为经,二十四曜为纬;山川江河,以五岳为宗,以四渎为委;强调要掌握事物要领。在人体则要以十二经为纲纪,掌握“要穴”交会穴,即可执简驭繁,增强疗效。

4.强调辨证取穴、循经取穴、掌握要穴。

(1)辨证选穴 在辨证选穴方面广泛收集各家用穴经验,结合杨氏家传用穴,共包括各科300多种病证的1000余个处方。在杨氏31则医案中亦可以看出,他强调的辨证选穴,包括辨证审因,辨局部与整体,辨正邪盛衰,辨阴阳虚实,同病异治,异病同治的一整套辨证选穴理论。他列举了151个辨证选穴的例子,包括内、外、妇、儿、五官等各科常见疾病,至今针灸临床处方多师其法。如治偏正头风,用风池、合谷、丝竹空;眼赤暴痛,用合谷、太阳、光明;口眼㖞斜,用颊车、合谷、地仓、人中等。如《针灸大成》强调:“自今观之,如灸风而取诸风池、百会;灸劳而取诸膏肓、百劳;灸气而取诸气海;灸水而取诸水分;欲去腹中之病,则灸三里;欲治头目之疾,则灸合谷;欲愈腰腿,则取环跳、风市;欲拯手臂,则取肩髃、曲池;其他病以人殊,治以疾异。所以得之心而应之手者,罔不昭然有经络在焉,而得之则为良医,失之则为粗工,凡以辨诸此也。”尤其可贵的是,在论述这些疾病的过程中,客观分析疗效以及造成失败的原因。同时,他又在很多处方之后,再列举一二方,以备前方不效时使用,这也是前人针灸文献所少见的。如中风不省人事,用人中、中冲、合谷,不效再取哑门、大敦。凡此等等,都给后世学者提供了许多宝贵的经验和方法。

(2)循经选穴 杨氏非常重视经络理论,一再强调:“求穴在乎按经。”他还以医者掌握经络理论与否来评价其医术的水平,认为“得之则为良医,失之则为粗工”,对待患者“先审病者是何病?属何经?用何穴?审于我意;次察病者,瘦肥长短,大小分肉、骨节发际之间,量度取之”,这实际是辨证施治全过程的总概括，其中也贯穿着重视经络的思想。在临证中他强调："变证虽多，但依经用法，件件皆除也。"同时他又重视经脉间的相互联系，指出："能识本经之病，又要认交经正经之理，则针之功必速矣。"正由于他重视经络，所以杨氏在针灸史上首次提出了"宁失其穴，勿失其经；宁失其时，勿失其气"的观点，对后世产生了一定的影响。

（3）选取"要穴" 杨氏在策论中强调："不得其要，虽取穴之多，亦无以济之，苟得其要，则虽会通之简，亦足以成功。"从《针灸大成》中可以看出，所谓得其"要穴"即关键穴、重点穴，它既包括特定穴、交会穴，又包括经外奇穴的运用。他取穴精练，一般均在 10 个以内，其中有 2/3 取穴在 4 个以内，有些甚至仅取 1 穴。

强调辨证、循经、掌握要穴，为杨氏穴法之特点，且取穴少而精。从他家传的"胜玉歌"中可知，仅仅用了 60 多个穴位，便能治疗 50 多种病证，说明杨氏做到了由博返约，抓住了针灸学术的要领。

5.论述灸治必须善于辨证，掌握经穴和补泻方法；强调远近结合，选穴少而精。

在三十余首病案中，选 1~2 穴治疗的就有 14 例病案，如手臂结核，用曲池穴针后加灸行气、通络、化痰；绕脐痛，用针灸气海穴温阳散寒止疼；胸前肿物，用肺俞、膻中穴通络、化痰、宽胸理气；气厥，用内关穴调气散郁、启闭开窍；泄泻，用中脘、章门穴补气止泻；胃中痞块，用中脘穴灸、理气消痞；腰痛，用肾俞壮腰健肾；痔疮，用长强穴针后加灸，止血消痔；腿痛，用环跳、绝骨穴祛风、散寒以止痛；下肢瘫痪，用环跳穴益气、通络等等，选穴均少而精，并远近结合。如强调："病无显情，而心有默识，诚非常人思虑所能测者。今之人徒曰：吾能按经，吾能取穴，而不于心焉求之，譬诸刻舟而求知，胶柱而鼓瑟，其疗人之所不能疗者，吾见亦罕矣。"

《针灸大成》强调"然则善灸者奈何？静养以虚此心，观变以运此心，旁求博采以扩此心，使吾心与造化相通，而于病之隐显，昭然无遁情焉。则由是而求孔穴之开阖，由是而察气候之疾徐，由是而明呼吸补泻之宜，由是而达迎随出入之机，由是而酌从卫取气、从荣置气之要，不将从手应心，得鱼兔而忘筌蹄也哉！此又岐黄之秘术，所谓百尺竿头进一步者。不识执事以为何如？"本段对医生提出要求：首先要善于思考，根据临床病情的变化进行辨证论治；其次要掌握经穴的开阖时机与各种补泻手法，广泛采集各家经验，丰富充实针灸理论，提高临床疗效。

6. 提出针法、灸法、定穴、奇穴的问题，强调针灸理论深奥的核心思想，蕴涵在"数""法""奇""正"之中。

《针灸大成》强调："……尝谓针灸之疗疾也，有数有法，而惟精于数法之原者，斯足以窥先圣之心。圣人之定穴也，有奇有正。而惟通于奇正之外者，斯足以神济世之术，何也？法者，针灸所立之规；而数也者，所以纪其法，以运用于不穷者也。穴者，针灸所定之方；而奇也者，所以翊夫正以旁通于不测者也。数法肇于圣人，固精蕴之所寓，而定穴兼夫奇正，尤智巧之所存。善业医者，果能因法以详其数，缘正以通其奇，而于圣神心学之要，所以默蕴于数法奇正之中者，又皆神而明之焉，尚何术之有不精，而不足以康济斯民也哉？"本段论述了针灸有数法，定穴有奇正，要因法以详其数，缘正以通其奇，强调针灸医生，既要掌握古代医家的思想方法，又要精通医疗技术，方法与技巧相结合，方可康济斯民。并回顾了针灸的起源及发展，说明了"法"是针灸治疗应遵循的法则；"数"是贯彻"法"的各种具体的方法；"穴"是针灸确定的位置，有正经之穴，又有经外奇穴。经外奇穴，补充正经之穴未及之用。

7. 临床病情错综复杂，千变万化，正穴不及，可取之以奇穴，做到有法有方，有主有次。

《针灸大成》强调："至于定穴，则自正穴之外，又益之以奇穴焉。非故为此纷纷也，民之受疾不同，故所施之术或异，而要之非得已也，势也，势之所趋，虽圣人亦不能不为之所也已。"

又有"而奇穴者，则又旁通于正穴之外，以随时疗症者也。而其数维何，吾尝考之《图经》，而知其七十有九焉，以鼻孔则有迎香，以鼻柱则有鼻准，以耳上则有耳尖，以舌下则有金津、玉液，以眉间则有鱼腰，以眉后则有太阳，以手大指则有骨空，以手中指则有中魁；至于八邪、八风之穴，十宣、五虎之处，二白、肘尖、独阴、囊底、鬼眼、髓骨、四缝、中泉、四关，凡此皆奇穴之所在。而九针之所刺者，刺以此也。灸法之所施者，施以此也。苟能即此以审慎之，而临症定穴之余，有不各得其当者乎？"

8. 灸治壮数多少的原则，当据其人体部位对热刺激的最佳适应能力而定。

《针灸大成》强调"盖人之肌肤，有厚薄，有深浅，而火不可以概施，则随时变化，而不泥于成数者，固圣人望人之心也。今以灸法言之，有手太阴之少商焉，灸不可过多，多则不免有肌肉单薄之忌，有足厥阴之章门焉，灸不可不及，不及则不免有气血壅滞之嫌。至于任之承浆也，督之脊中也，手之少冲，足之涌泉也，是皆犹之少商焉，而灸之过多，则致伤矣。脊背之膏肓也，腹中之中脘也，足之三里、手之曲池也，是皆犹之章门焉，而灸之愈多，则愈善矣。"文中指出手指末端井穴、面部经穴和背部经穴肌肉浅薄不宜多灸；腹、背、四肢部经穴肌肉较为丰厚，则宜多灸。因此，灸法的壮数多少，应根据穴位所在部位的肌肤厚薄深浅、患者体质、年龄、病情等因素决定壮数多少、艾炷大小、时间长短等。灸法以循经取穴为主，这是针灸取穴最重要的原则。头为诸阳之会，肌肉单薄，气血易流滞，故头部不宜多灸，这是针对古代灸法常以数百壮或百壮而提出的，值得临床参考。提示我们应以患者体质、年龄、疾病、部位等决定壮数的多少，灵活合理掌握灸量。

另，强调头部不宜多灸之理。"至于首为诸阳之会，百脉之宗，人之受病固多，而吾之施灸宜别，若不察其机而多灸之，其能免夫头目旋眩、还视不明之咎乎？不审其地而并灸之，其能免夫气血滞绝、肌肉单薄之忌乎？是百脉之皆归于头，而头之不可多灸，尤按经取穴者之所当究心也。"

9. 重点指出针刺须"候气为先"对临床提高疗效、判断预后均有重要参考价值。

《针灸大成》强调："用针之法，候气为先，须用左指，闭其穴门，心无内慕，如待贵人，伏如横弩，起若发机，若气不至，或虽至如慢，然后转针取之。转针之法，令患人吸气，先左转针，不至，左右一提也，更不至者，用男内女外之法，男即轻手按穴，谨守勿内，女即重手按穴，坚拒勿出，所以然者，持针居内是阴部，持针居外是阳部，浅深不同，左手按穴，是要分明，只以得气为度，如此而终不至者，不可治也。若针下气至，当察其邪正，分其虚实。经言：邪气来者紧而疾，谷气来者徐而和，但濡虚者即是虚，但牢实者即是实，此其诀也。"行针时"以得气为度"，"气至"是取得疗效的先决条件。如"气不至"或"至如慢"，当使用催气之法。若"终不至者"，说明不适宜用针刺。并提出了辨识邪气与谷气、气虚与气实的方法。对临床提高疗效、判断预后均有重要参考价值。

10. 补泻应根据脉证决定，补泻是体现疗效的重要环节。

就怎样补泻的问题，杨氏提出了三个判定要素：一是查脉的变化来决定补泻；二是以寒热症状来决定补泻；三是根据患者身形、病情、正邪盛衰和针下得气情况来决定补泻。

论述了针刺补泻手法的要领：补法，强调留针的息数，要求留针的时间必须足够，并提倡用天、人、地三才法在三部行针。行九阳数时要"捻九撅九"，针下热感；泻法，也要注意得气和息数，要用三部行针捻六撅六，配合呼吸，侧重提针，要求气至病所和针下出现冷感。

由此可见，杨氏补泻手法中包括了进退针法、呼吸法、捻撅法、阴阳数和生成数、担截法。此复式补泻为明代补泻手法的特色。

《针灸大成》论"井"浅析

辽宁中医药大学　陈以国

《针灸大成》为明代著名针灸学家杨继洲（1522~1620年）所撰，该书共10卷，刊行于1601年，书中汇辑了明代以前的各种针灸文献资料，同时也加著了杨氏家传的学术见解，比较全面地总结了明代以前针灸学的经验和成就。尤其是杨氏对穴位的考证和论述，至今具有很重要的临床价值。兹仅就《针灸大成·卷五》中论十二井穴一节，浅析如下。

1. 先论井穴 井穴位于四肢末端，是身体上最重要的穴位之一。最早记载井穴是《灵枢经》，见于《灵枢·九针十二原》和《灵枢·本输》及《灵枢·顺气一日分为四时》等篇，该书不仅详细记载了井穴的名称、位置，而且还论及了井穴生理作用和主治功能，后经《针灸甲乙经》补充，使井穴的内容更加完善。《针灸大成》继承了明代以前先贤的思想，把井穴的内容放在经穴讨论的最前面，专章节论述，这一做法在其他针灸典籍中很难见到，而且论述方式是按气血流注运行次序先论肺经少商穴，最后论述肝经的大敦穴，其意义在于突出和强调井穴在全身穴位中的重要地位。

2. 井穴治络病 《灵枢·顺气一日分为四时》提出井穴主治五脏病，如"病在脏者取之井"。而《难经·六十八难》则提出"井主心下满"。在《针灸大成》中明确提出井穴主治络病，在论"十二经井穴"一节中有 10 条经脉的井穴条文涉及此，如手太阴肺经、手阳明大肠经、足阳明胃经、手太阳小肠经、足太阳膀胱经、足少阴肾经、手厥阴心包经、手少阳三焦经、足少阳胆经、足厥阴肝经等。笔者把《针灸大成》井穴主治络病的条文逐一分析来看，一部分内容是摘自《灵枢·经脉》关于经脉循行的原文；另一部分内容是摘自《灵枢·经脉》经脉"是动则病"和"所生病"的内容；还有一部分内容则属于杨氏自己添加。如以足阳明井治络病为例："人病腹心闷，恶人火，闻响心惕，鼻衄唇呐，疟，狂，足痛，气蛊，疮疥，齿寒。乃脉起于鼻交頞中，下循鼻外，入上齿中，还出挟口唇，下交承浆。却循颐后下廉，出大迎，循挟车，上耳前，故邪客于足阳明之络，而有是病。"条文中的"乃脉起于鼻交頞中，下循鼻外，入上齿中，还出挟口唇，下交承浆。却循颐后下廉，出大迎，循挟车，上耳前"，是出自《灵枢·经脉》的足阳明胃经循行原文的一部分；而"恶人火，闻响心惕，鼻衄，唇呐，疟，狂，足痛，齿寒"，则属摘自《灵枢·经脉》经脉"是动则病"和"所生病"的内容；余下的"人病腹心闷，气蛊，疮疥"三症，则属于杨氏自己添加。实质上杨氏所谓井穴治络病，与《灵枢·经脉》中所记载的络脉病症差距甚大，而是指经脉先病，进而引起脏腑功能失调所导致的各种症状，是对《灵枢·顺气一日分为四时》提出"病在脏者取之井"思想的一种发扬光大。现代临床井穴多数用于急救，这是对井穴治疗功能发挥的一种限制。《针灸大成》井穴治络病的提出，是对《内经》内脏体表相关思想的一种肯定，同时也强调了井穴对脏腑功能的重要调节作用。

3. 井穴的配伍运用 杨氏在论井穴文中，把十二井穴的配伍使用分3种情况。第1种是单用，取单侧井穴，采取左病取右、右病取左的配穴方式，如手阳明井条文中"可刺手阳明大肠井穴商阳也……左取右，右取左……"此一配穴形式占条文的多数。第2种是双用，取两侧井穴，如足太阴井穴条文中"可初刺足太阴脾经隐白……左右皆六阴数"。第3种是与其他穴位配伍组方使用：多经井穴同用，如足太阴井之"可初刺足太阴脾隐白，二刺足少阴涌泉，三刺足阳明厉兑，四刺手太阴肺少商，五刺手少阴心少冲，五井穴各二分……不愈，刺神门……甚者灸维会三壮"；与本经五输穴同用，如手少阴井"可刺手心经井少冲……不已，复刺神门穴"，手少阳井"可刺手少阳三焦井穴关冲也……如灸三壮不已，复刺少阳俞中渚穴……"与本经经穴配伍使用，如足太阳井"可刺足太阳膀胱经至阴……刺金门五分，灸三壮；不已，刺申脉一寸三分，如人行十里愈"。

4. 井穴的刺灸特点 在《内经》和《难经》两经中对井穴刺灸并没有特殊的规定，仅仅是指出了井穴刺灸的最佳时间，如《难经·七十四难》："春刺井，夏刺荥，季夏刺俞，秋刺经，冬刺合。"《针灸甲乙经》则强调了井穴的针刺深度，该书记载井穴针刺深度，一般是同身寸的1分左右。而在《针灸大成·卷五》中，对井穴的刺灸方法则有了比较详细的描述，针刺深度上，有刺1分深的，如手太阴井、手阳明井、足阳明井、手少阴井、手太阳井、手厥阴井、手少阳井、足少阳井等；有刺2分深的，如足太阴井；有刺3分深的，如足少阴井；亦有对针刺深度不作具体规定的，如足太阳井、足厥阴井等。但在临床具体应用中，《针灸大成》对井穴针刺深度的要求是灵活的，并不是一成不变的，如在足太阴井的条文中"可初刺足太阴脾隐白，二刺足少阴涌泉，三刺足阳明厉兑，四刺手太阴肺少商，五刺手少阴心少冲，五井穴各二分，左右皆六阴数"的一段就说明了这一问题，井穴的针刺深度，根据具体病情可进行适当的调整。

对井穴灸法的要求，书中有明确规定灸 3 壮的，如手太阴井、手阳明井、手少阴井、手太阳井、足少阴井、手厥阴井、手少阳井、足少阳井等；有规定灸 5 壮的，如足厥阴井；有不做具体规定的，如足太阴井；也有不做灸法的，如足太阳井、足阳明井等等。

《素问·针解篇》"刺实须其虚者，留针阴气隆至，乃去针也，刺虚须其实者，阳气隆至，针下热，乃去针"，补用阳，泻用阴，其意已明。《针灸大成》刺"井穴"，除手少阳"井穴"外皆行六阴之数，可见杨氏刺井穴主要以泻法为主，个别情况还可刺井穴出血。

取井穴的特点，则是采取左病取右、右病取左的缪刺之法。文中留针时间长短，多数以"如食顷已"的时间为准。除足太阳井外，所有的井穴都是针灸并用，个别的还主张针药并举。

总之，《针灸大成》是在前人的基础上，将井穴的作用更加具体化，强调了井穴在全身穴位中的重要地位，应属现存论述井穴内容最全面的针灸典籍之一。

《针灸大成》调神穴位规律探析

伦志坚[1]　邓丽娟[2]　叶继英[1]

（1. 广东省第二人民医院；2. 广州中医药大学附属南海妇产儿童医院）

《针灸大成》为明代针灸学家杨继洲所著，该书汇集了明代之前重要的针灸各家论述，并结合其个人所创，是针灸学历史上承上启下的经典之作，为后世针灸医学打造了坚实的理论基础。本文作者在近几年的临床实践中遇到不少抑郁症患者，以情绪不稳、兴趣低落、精神疲惫和思维迟钝及行动迟缓为特点，常伴有睡眠障碍、消化功能减弱、植物神经功能紊乱等不适表现，甚者有自残自杀倾向，对其家属也造成沉重的精神负担。现根据《针灸大成》中有关对心烦易怒、恍惚健忘、悲愁不乐治疗的记载，对调神穴位的应用做初步的总结，以期共同探讨。

1. 心烦易怒 《针灸大成》中记载的有关治疗心烦易怒的穴位有 35 个，分别是手太阴肺经的少商、鱼际、尺泽，手阳明大肠经的合谷、阳溪，手少阴心经的神门，手太阳小肠经的少泽、腕骨，手厥阴心包经的劳宫、大陵，足阳明胃经的太乙、足三里、解溪、陷谷，足太阴脾经的公孙、太白、商丘，足厥阴肝经的行间，足少阳胆经的足窍阴、悬厘、完骨，足少阴肾经的涌泉、太溪、复溜、筑宾、幽门，足太阳膀胱经的曲差、心俞、肝俞、至阴，任脉的玉堂、巨阙，督脉的百会、身柱、龈交穴。

以上穴位中神门穴出现的频率最高，分别记载于《考正穴法》《心脾胃门》《疟疾门》《刺疟论》中，十四经中又以肾经的穴位数占比例最高，共 5 个穴位，占 1/7，充分说明《大成》重视心烦与心、肾两脏的关系。临床中常见中老年女性出现心烦躁扰，少寐多梦，伴有手足心热，头晕耳鸣，腰膝酸软，便秘溲赤，舌红少苔，脉弦细，多因心肾阴虚，阴虚生内热，虚火上炎所致。故除了取心经的原穴神门穴，镇静安神，宁心通络，疏解情绪之外，还要配合肾经的涌泉、太溪。涌泉穴位于人体最底端，可引虚火下行，故《治症总要》记载涌泉治疗"心烦热，头目昏沉"；太溪为肾经原穴，亦可滋补肾阴，交通心肾，引火归原。《考正穴法》中记载复溜、筑宾两穴善治疗"善怒多言""癫疾狂易，妄言怒骂"，多属狂病中心肾失调之证，需滋阴潜阳，交通心肾，复溜为经穴，五行属金，为肾经的母穴，为补肾要穴，有滋阴润燥之功；筑宾为阴维脉之郄穴，是阴维脉脉气深聚之处，而阴维脉维系一身之阴脉，故可以补一身之阴；两穴配合神门可安神定志，交通心肾，治疗癫狂。

在《十二经脉歌》篇中手少阴的病候中并没有出现"烦心"的症候，而是出现在手厥阴"是主脉所生病者"中，这是因为"心为君主之官"，心包在外代其受邪，大陵为心包经的原穴，故《考正穴法》中记载大陵可主治"善笑不休，烦心""喜悲泣惊恐""狂言不乐"等神志疾患；劳宫为荥穴，"荥主身热"，故可清心泻火而奏效，可见心火亢盛是心烦易怒的重要病机之一，心火常下移于小肠，泻小肠经之井穴少泽、原穴腕骨可泻心经之热。临床中不乏心肝火旺之人，多因情志不遂，郁而化热，上扰心神所致，取肝经之荥穴行间，胆经之井穴足窍阴，清泻肝胆郁热，可解郁安神。

可以治疗心烦易怒的胃经穴位有 4 个，脾经、肺经、督脉穴位分别有 3 个，说明脾胃与"心烦易怒"的关系仅次于心肾。这是由于足阳明经别"上通于心"，而足太阴脾经"上膈，注心中"，所以"烦心"为"是主脾所生病"之一。《素问·刺热》曰："脾热病者，先头重、颊痛，烦心……刺足太阴、阳明"，提示可以用脾胃经的穴位治疗因脾胃积热、痰火扰心所致的情绪不宁。督脉"总督诸阳"，为"阳脉之海"，上头会于脑，脑为"元神之府"，故督脉穴位长于治疗神志疾患，身柱位于三椎之下，主治"癫病狂走，怒欲杀人，身热，妄言见鬼"，百会位于头部巅顶，为手足三阳、督脉之会，主治"心烦闷，惊悸健忘，忘前失后，心神恍惚"，龈交为任、督、足阳明之会，主治"面赤心烦"，皆以泻阳热之有余而收效。

《考正穴法》中记载手太阴肺经的尺泽、鱼际、少商分别主治"心烦闷""心烦少气""烦心善哕"，手阳明大肠经的阳溪、合谷主治"热病烦心"，手太阴、阳明经脉循行与心并无联系，但"烦心"为"是主肺所生病"，概缘于肺、大肠属金，金水相生，肺为肾之母穴，根据"补母泻子"的原则，取肺经原穴可滋肾阴；另因心肝火旺，常伴见木火刑金之症，少商为井穴，不仅可以激发肺经经气，亦可顺势利导，引邪外出而诸症自消。

可见，心烦易怒与心关系最为密切，其次与肾、胃、脾、肝胆有关，而主治穴位以心包、肾经、胃经、脾经、督脉穴位最多，病机有虚有实，虚以心肾不交为多，实以心肝火旺、脾胃积热、痰火扰心、阳热盛极多见。

2. 恍惚健忘 恍惚健忘是指记忆力减退，遇事善忘的一种病症。历代医家认为多与心脾肾虚损，气血不足有关，亦有因气血逆乱，痰浊上扰所致。《针灸大成》中记载治疗恍惚健忘的穴位有 16 个，按所占穴位数多少顺序依次为心经 4 个（神门、少冲、通里、少海），膀胱经 4 个（络却、心俞、膏肓俞、通谷），督脉 3 个（神道、陶道、百会），肾经 1 个（幽门），胆经 1 个（听会），三焦经 1 个（天井），肺经 1 个（列缺），任脉 1 个（巨阙）。

首先，心血不足是恍惚健忘的首要原因。思虑过度，暗耗心血，心血不足，心无所养，则意舍不清，心神不宁，使人健忘。背俞穴为五脏六腑之气输注于背腰部的腧穴，最能反映五脏六腑的虚实盛衰，《素问·阴阳应象大论》说："阴病治阳"，腰背部位于人身阳位，因此背俞穴尤擅于治疗五脏疾患，用心俞、膏肓俞可补益心血，取心经的合穴"少海"是因"荥俞治外经，合治内府"，配合心经原穴神门，可以益心安神。阴血不足，则阳热偏亢，热邪扰心，也致神志恍惚，配合心经经穴少冲，可以清心安神，配合心经络穴通里，可以宁心通络安神。

其次，肾虚脑髓空虚是恍惚健忘的重要原因。临床常见中老年人或者长期用脑、精力透支、精神疲惫之人，记忆力下降，神志恍惚，伴失眠、五心烦热，由于肾主精髓，思虑过度，精亏髓减，脑失所养，或年高神衰，皆能令人健忘。督脉"并于脊里，上至风府，入属于脑"，而"脑为髓海"，取督脉的神道、陶道、百会可补益脑髓，并用肾经幽门，健脑强心。

最后，《针灸大成》中记载治疗恍惚健忘的穴位处方有三处，分别是《心脾胃门》（心恍惚：天井、巨阙、心俞），《八脉图并治症穴》（健忘易失，言语不记：心俞、通里、少冲）及《治症总要》（健忘失记：列缺、心俞、神门、少海），以心经穴位为多。可见恍惚健忘与心关系最为密切，病机多为心血不足、脑髓空虚，治疗重在补益心血，安神定志。

3. 悲愁不乐　悲愁不乐多是由于肝失条达，气机郁滞，或者心失所养所致的情志不舒，临床中常伴有胸部满闷，胁肋胀痛，或易哭易怒等表现，可见于妇女脏躁、郁病等症。《针灸大成》中记载治疗悲愁不乐的穴位有29处之多，对调节情绪的重视可见一斑。29个穴中属手少阴心经及手太阳小肠经的经穴有8个（极泉、灵道、通里、神门、少府、少冲、支正、后溪），足厥阴肝经和足少阳胆经穴5个（大敦、蠡沟、辄筋、日月、听会），足阳明胃经、足太阴脾经穴5个（解溪、商丘、漏谷、大横、公孙），手厥阴心包经及手少阳三焦经穴3个（大陵、劳宫、天井），足少阴肾经穴、足太阳膀胱经穴4个（涌泉、大钟、照海、心俞），督脉穴2个（神道、陶道），手太阴肺经穴2个（尺泽、鱼际）。

首先，心血不足、心气不足是悲愁不乐的首要原因。《灵枢·本神》言："心藏脉，脉舍神，心气虚则悲，实则笑不休。"故治疗以心经穴为主，配合小肠经、心包经穴调神定志，疏忧解郁。而临床常见心失所养，多是由于思虑伤脾，脾失健运，气血生化无源所致，因此要健运脾胃，使气血化生，心得所养，而达养心安神、疏解悲忧之效。

其次，肝胆气机不利也是悲愁不乐的重要原因。肝主疏泄，胆主决断，肝胆为人身气机的枢纽，《内经》云"凡十一脏，皆取决胆也"，因此肝失条达，失于疏泄，气机不畅，肝气郁结而闷闷不乐。取肝经井穴大敦，激发肝经气血，络穴蠡沟，通络宁心，胆经募穴日月，"募治内府"，共同疏利气机。

最后，心肾不交，神气不足等也是悲愁不乐的原因，因此用心经穴位配合肾经井穴、络穴交通心肾，督脉神道、陶道舒畅神气通行的道路，补益神气而悦神明。肺在志为悲，以肺经荥穴鱼际、合穴尺泽解除悲忧之志。

综上所述，《针灸大成》中记载的调神穴位分布于多条经脉，其中与督脉、心经、肾经及膀胱经关系较为密切。手少阴属于心，心藏神、主神志，是调神定志之首选。督脉循行于背部正中，能"总督诸阳"，有"阳脉之海"之称。"督脉者，起于下极之俞，并于脊里，上至风府，入属于脑"，"其支别者，上额，循巅，下项中，循脊，入骶，是督脉也"。说明其与脑和脊髓有密切的联系，而脑为元神之府，清阳所居，故督脉擅长调神定志。督脉旁通足太阳膀胱经，膀胱经在人体循行最长，五脏六腑之背俞穴都分布在膀胱经上，又"其直者，从巅入络脑"，直接与脑相联系，因此可直接调理脏腑阴阳而安神定志。足太阳与足少阴相互络属，肾主骨生髓，脑为髓海，肾精充足则髓海有余，又足少阴"其支者，从肺出，络心"，心肾密切相关，肾阴不足，肾水不能上济心火，则心火独亢于上，神明被扰，因此肾经亦长于调神。

从《针灸大成》记载调神穴位来看，首选原穴、络穴，其次为井穴。其中心经原穴神门，络穴通里，井穴少冲，肾经原穴太溪、络穴大钟，井穴涌泉，小肠经原穴腕骨，井穴少泽，心包经原穴大陵，大肠经原穴合谷，脾经原穴太白，络穴公孙，肝经井穴大敦，胆经井穴足窍阴，都有很好的安神定志之功。原穴是脏腑原气经过和留止的腧穴，原穴又与原气有关，原气源于肾，是人体生命活动的原动力，也是维持十二经脉正常生理功能的根本，《难经》言"五脏六腑之有病者，皆取其原"；络穴为联系表里两经的穴位，同时主治本经及表里经脉循行所过部位及其归属脏腑的疾患，治疗范围更广，《十二经治症主客原络》篇提出原穴配穴法，取主经的原穴为主穴、客经的络穴为配穴来治疗相应的十二经病症，可见原穴、络穴不仅长于治疗神志疾患，也善治脏腑经络病症。井穴是经气所出的部位，即"所出为井"，则可激发所属经脉之经气，《难经·六十九难》云"井主心下满"，且在神志不清、昏迷晕厥的临床急救中屡屡收效，因此井穴亦是调神的重要穴位。

以上皆作者对《针灸大成》有关调神穴位规律的探讨总结，以期对同仁临床有指导之用，若有偏颇之论，敬请批评指正。

《针灸大成》论治妇科疾病特点举要

上海中医药大学　安晓英　廖建钦

《针灸大成》为我国明代杰出的针灸学家杨继洲所著。杨氏出身世医之家，自幼酷爱医术，博览群书，尤致力于针灸学术研究，行医 46 载，曾任太医院医官。万历二十九年（公元 1601 年），杨氏以家传的《卫生针灸玄机秘要》为基础，参合明以前的针灸文献和成就，编写成《针灸大成》。该书总结了我国明以前针灸学术的精华，内容丰富，说理完备，流传甚广，是研究针灸学的重要文献。该书于卷八著"妇人门"，卷九"治症总要"及其后的"（杨氏）医案"，记载了历代妇科针灸治疗学的学术理论与经验，为后世临床运用提供了宝贵的临证经验。本文欲从中探讨其用穴规律如下。

一、概述

《针灸大成》中卷八"妇人门"，卷九"治症总要"第九十一至第一百四十共叙述了 40 余种疾病的针灸方法，包括了经、带、胎、产各类妇产科临床疾病。这些疾病相当于现代妇产科中的各种原因所致月经不调（如妇人血崩不止、经事不调、不时漏下、因结成块、经脉过多、下经若冷、来无定时）；闭经（月事不来）；各种外阴、阴道疾病（赤白带下、阴门忽然红肿痛）；不孕症（妇人无子）；计划生育（妇人子多、欲断产）；产科（妇人难产、产后血块痛、胎衣不下、妇人无乳、因产恶露不止、横生死胎、横生手先出、子上逼心、气闷欲绝、产后血晕）；各种妇女易发的乳腺病（乳痈）、子宫肌瘤（癥聚、小腹坚）及绝经后（月水断绝）等多种多样的病症。"妇人门"涉及腧穴 28 个，"治症总要"涉及 34 个穴位。这两篇中以中极、气海、关元、三阴交、足三里等穴应用最为广泛。

二、论治特点

1. 辨证审因　早在《黄帝内经》中就对妇女的生理、解剖、病理诊断和治疗做了详细的论述。在《素问·五脏别论》中说："脑、髓、骨、脉、胆、女子胞，此六者地气所生也，皆藏于阴而象于地，故藏而不泻，名曰奇恒之府"。指出女子胞为女性特有的脏器，具有不同于五脏六腑的作用。在《素问·上古天真论》中说："女子七岁肾气盛，齿更发长……五七……七七任脉虚，太冲脉衰少，天癸竭，地道不通，故形坏而无子。"阐明了女子月经产生的机理以及一生的生长、发育和衰老过程。在此生理认识基础上，《针灸大成·治症总要》以设问、回答的形式对妇科病的病因做了进一步的归纳。如第九十一说："妇人赤白带下：气海、中极、白环俞、肾俞。问曰：此症从何而得？答曰：皆因不惜身体，恣意房事，伤亡精血。或经行与男子交感，内不纳精，遗下白水，变成赤白带下。宜刺后穴：气海、三阴交、阳交，补多泻少。"指出女人白带异常与房事活动有关。西医学认为不洁的性生活会导致各种性传播疾病发生，而妇女经期性生活会增加宫内感染机会（如经期不提倡妇科检查），说明该时期对带下病发病的认识已较明确。《针灸大成》辨证审因特点还体现在论治妇女病证除了根据症状外，亦应结合妇女不同时期生理特点进行论治。如第九十九指出："五心烦热，头目昏沉：合谷、百劳、中泉、心俞、劳宫、涌泉。问曰：此病因何而得？答曰：皆因产后劳役，邪风串入经络，或因辛勤太过而得。亦有室女得此症，何也？答曰：或阴阳不和，气血壅满而得之者，或忧愁思虑而得之者。复刺后穴：少商、曲池、肩井、心俞"。同是"五心烦热，头目昏沉"，产后得之多由体虚过劳、体虚感风寒所致；而未婚女子得之多由阴阳气血失和及思虑过度而得。两者病因不同，取穴亦不同，体现了同病异治的学术思想。此外第一百一条也强调诊病必须详审病因，以免犯虚虚实实之忌。"妇人血崩不止：丹田、中极、肾俞、子宫。问曰：此病因何而得？答曰：乃经行与男子交感而得，人渐羸瘦，外感寒邪，内伤于精，寒热往来，精血相搏，内不纳精，外不受血，毒气冲动子宫，风邪串入肺中，咳嗽痰涎，故得此症。如不明脉之虚实，作虚劳治之，非也。或有两情交感，百脉错乱，血不归原，以至如斯者，再刺后穴：百劳、风池、膏肓、曲池、绝骨、三阴交"。说明妇人下血不止，是由于外感寒邪、内伤于精所致，不可不明辨虚实，作虚劳治之。以上可见《针灸大成》对妇科病的论述。在重视妇女生理特点的同时，辨证审因是治疗妇科疾病的基本原则，即"妇人之症，难以再具，止用此穴，法无不效。更宜辨脉虚实，调之可也"。

2. 穴简意精 《针灸大成》在上述两节中对多数病证选穴以 2～4 个穴位为多，体现了作者在总结前人基础上，亦同时结合了自己的临床经验。《素问·奇病论》中说："胞络者，系于肾"；《素问·评热病论》说："胞脉者，属心而络于胞中"。说明胞脉、胞络与心、肾二脏密切相关。而在《灵枢·五音五味第六十五》中说："冲脉、任脉皆起于胞中，上循脊里，为经络之海"；《素问·骨空论》说："督脉者，起于少腹以下骨中央，女子入系廷孔"。讲述了冲、任、督脉与女子胞的关系。《灵枢·经脉》篇中说："肝足厥阴之脉……是动则病腰痛不可以俯仰……妇人少腹肿"，则说明某些妇科病的发病与肝经相关。《针灸大成》中取穴充分体现了《内经》中的这些理论认识。如对于月经病取中极、子宫、气海、肾俞、三阴交、足三里、支沟、行间，其中肾俞可补先天之本，三阴交、足三里补后天之本以调气血，中极、子宫、气海调理冲任，支沟、行间属肝经而调气。上述脏腑经脉得调，月事即可恢复正常。现代研究认为子宫、三阴交、肾俞等穴位可以调整机体内分泌。这就进一步说明这些穴位的选取是有临床依据的。

3. 补泻得法 早在《灵枢·经脉》篇就有叙述针灸治疗疾病的原则和方法。"为此诸病，盛则泻之，虚则补之，热则疾之，寒则留之，陷下则灸之，不盛不虚以经取之"。《针灸大成》在对妇科疾病的治疗中也充分体现了这一原则。如在杨氏医案中，治张夫人崩不止，身热骨痛，烦躁病笃，六脉数而止。杨氏认为病机为外感复用凉药，与羌活汤退热，余疾渐可。但元气难复，后灸膏肓、三里而愈。杨氏认为"医之用药，需凭脉理。若外感误作内伤，实实虚虚，损不足而益有余，其不夭灭人生也几希？"这说明临床诊病需明辨病因，以定补泻。此外针刺手法中亦应补泻分明，针灸得法。如该书记载妇人难产补合谷，泻三阴交。妇人赤白带下阳交补多泻少。而女人无乳则需灸膻中，补少泽。以上可见该书于妇科之治强调明辨虚实，补泻得法。

三、小结

针灸治疗妇科疾病由来已久，明代杨继洲所著《针灸大成》继承了历代各家理论和经验，在阅读大量文献的基础上加以整理，为后世留下了宝贵的医疗财富。该书所介绍的经验方法有些仍为临床中所常用，并对其作用机理认识更加客观深入。如三阴交调理月经作用与其对内分泌激素的影响有关；关元、子宫有促排卵作用因而可以治疗不孕。随着新的治疗手段的不断涌现，有些已不再常用，如灸隐白治崩漏。但是随着医学分科的发展，针灸作为一种自然疗法因其具有简、便、廉、验的特点，已日益为医学界所瞩目。因而笔者认为进一步总结妇科病症针灸治疗的用穴规律，并在此基础上进一步明确针灸的作用机理，提高疗效，扩大适应证，是当今针灸师所面临的问题之一。《针灸大成》一书中治疗妇产科的理论和经验反映了针灸妇科学辉煌的昨天，随着科技的发展，在有志者的共同努力下，这支奇葩也必将在明天更加耀眼。

《针灸大成》论治精神疾病探析

浙江省立同德医院 李新伟

《针灸大成》，明代针灸学家杨继洲著，汇集明代之前经典著作及历代医家学说，并结合作者的临床经验，是针灸学历史上承上启下的经典之作。《针灸大成》卷八中"心邪癫狂门""心脾胃门"、卷九"治症总要"及其后的"医案"中有零散的内容,记载了历代医家使用针灸等治疗精神疾病的学术理论和经验。试总结如下。

中医学原无精神疾病的名称,只是以癫、狂、痫立论,但中医学认为,人的精神活动乃由神、魂、魄、意、志所谓五神所构成。因此杨氏在《针灸大成》中著有"心邪癫狂门"以专论针灸治疗精神疾病。《难经·二十难》:"重阳者狂,重阴者癫。"沉默静呆,表情淡漠,语无伦次者为癫症,属阴证;狂躁不安,甚则打人毁物者为狂症,属阳证。这些临床表现类似于西医学精神分裂症的阳性和阴性症状。书中所述有"心邪癫狂""癫狂""鬼击""癫疾""狂言""狂言不乐""多言""癫狂、言语不择尊卑""狂言数回顾""发狂、登高而歌、弃衣而走""瘈惊""暴惊""癫疾"等。

其他如"鬼邪""见鬼""狐魅神邪迷(附癫狂)",属于中医学脏躁病(《金匮要略·妇人杂病篇》"妇人脏躁悲伤欲哭,象如神灵所作,数欠伸"),应当属于癔病的表现。"心脾胃门"中的"心烦""心烦怔忡""思虑过多,无心力,忘前失后""心恍惚",以及"治症总要"第一百四十二"健忘失记"应当属于抑郁症、焦虑症和神经衰弱的临床表现。"嗜卧""梦魇"属于睡眠障碍。还有"呆痴""失志痴呆"可归属于血管性痴呆和老年性痴呆范畴。

一、论治要点

1. 七情致病 中医学认为,情志是人们在生活中情感情绪活动的正常反应,但又在持续或过激的情况下成为致病因素之一。情志变动影响气机运行,《素问·举痛论》云:"百病生于气也。怒则气上,喜则气缓,悲则气消,恐则气下,思则气结,惊则气乱。"《针灸大成》进一步发挥阐释,"百病皆生于气。遂有九气不同之论也"。"气本一也。因所触而为九,怒喜悲恐寒热惊思劳也"。从而提出七情致病引起的神志失常表现,如:"怒气所致……为煎厥,为薄厥,为阳厥";"喜气所致,为笑不休……甚则为狂也";"悲气所致……为目昏,为少气不能息,为泣";"恐气所致……为阴痿,为惧";"惊气所致……为疑痫,为不省人事,僵仆";"劳气所致……为瞑目,为耳闭";"思气所致,为不眠,为嗜卧,为昏瞀"。

"治症总要"中"健忘失记……此症缘何而得？答曰：忧愁思虑，内动于心，外感于情，或有痰涎灌心窍，七情所感，故有此症"。指出"七情""痰涎"在某些情志病发病过程中有重要作用。

2. **取穴精简**　"心邪癫狂门"介绍了癫狂病中 26 种病症的治疗穴位，部分载有宜灸壮数，共使用 54 穴，频率较高的有间使（6 次）、阳溪（6 次）、后溪（6 次）、神门（5 次）、百会（4 次）、阳谷（4 次）。

此外，"心脾胃门"中治疗"心烦"使用 9 穴，嗜卧用 8 穴，心恍惚用 3 穴，治疗"思虑过多，无心力，忘前失后，灸百会"。"治症总要"中治疗"失志痴呆"和"健忘失忆"各用 4 穴。还有，在两则医案中分别选用双侧内关和十三鬼穴。

综上所述，《针灸大成》用于治疗精神疾病的穴位分布于多条经脉，其中以督脉、心经、膀胱经及肾经经穴较多。《灵枢·邪客》篇说："心者，精神之所舍也。"心藏神、主神志，因此心经是调神定志之首选。督脉循行于背部正中，"起于下极之俞……入属于脑"，脑为元神之府，清阳所居，故督脉擅长调神定志。膀胱经分布最广，循行于人体背部，五脏六腑之背俞穴，都分布在膀胱经上，又"其直者，从巅入络脑"，既可以直接调理脏腑阴阳而又可以通过与脑的联系起到安神定志的作用。肾主骨生髓，脑为髓海，肾精充足则髓海有余；足少阴"其支者，从肺出，络心"，心肾密切相关。肾精不足可导致髓海不足，《灵枢·海论》指出："髓海不足，则脑转耳鸣，胫酸眩冒，目无所见，懈怠安卧"；肾阴不足，肾水不能上济心火，则心火独亢于上，表现有失眠、健忘、心烦、头晕等症状，因此肾经可用于调节神志。

3. **疗效速捷**　医案中记载两则治疗精神疾病的典型案例，皆取穴精简，疗效显著迅速，可谓如汤泼雪，立竿见影。一是"王会泉公亚夫人，患危异之疾，半月不饮食，目闭不开久矣。六脉似有如无，此疾非针不苏"。杨氏"针内关二穴，目即开，而即能食米饮"。二是"李户侯夫人，患怪病"，自述是"某日之某处，鸡精之为害也"。杨氏采用"孙真人治邪十三针之法"，

"病者对曰：'吾疾愈矣'。怪邪已去，言语遂正，精神复旧"。

从中医学角度看，前者属于"气厥"，后者属于"脏躁"，都是癔症的表现。癔症也称为歇斯底里，是一种较常见的精神病，属于功能性疾病，可以完全治愈。内关穴属于手厥阴心包经的络穴，又属于八脉交会穴，通于阴维脉，具有益心安神、和胃降逆、宽胸理气、镇定止痛之功。"王会泉公亚夫人"的"危异之疾"，恰好属于情志失常引起的胃口不开，杨氏选用内关穴，既可调畅情志，又能调和脾胃，一举两得，标本兼治。孙真人治邪十三针又称"十三鬼穴"，出自《千金要方》，是治疗癫狂等精神疾患经验效穴，其中督脉三穴，手厥阴经两穴，任脉两穴，手、足阳明经各一穴，手、足太阴经各一井穴，以及八脉交会穴申脉和奇穴舌下中缝。如此诸穴合用，共奏开窍化痰、醒脑清神、宁心益志之效。

4. 以情制情　情志致病后，医者依据患者之致病情由，而促成患者产生另一情志加以治疗，消除由情志偏激引起的心身疾病。根据情志的五行归属、五行相克理论，《针灸大成》提出"悲可以治怒也，以怆恻苦楚之言感之；喜可以治悲也，以谑浪亵狎之言娱之；恐可以治喜也，以遽迫死亡之言怖之；怒可以治思也，以污辱欺罔之言触之；思可以治恐也，以虑彼忘此之言夺之"。并举例说明。如朱丹溪治疗女子"许婚后，夫经商三年不归，因不食，困卧如痴也。无所病，但向里床坐，此思气结也"。治疗方法是"令其怒，俾激之大怒而哭之三时，令人解之，与药一贴，即求食矣"。张从正治疗一女子"久思而不眠"，治疗方法"令触其怒，是夕果困睡"。这两个病例都为"怒可以治思"。"同寅谢公，治妇人丧妹甚悲，而不饮食，令以亲家之女陪欢，仍用解郁之药，即能饮食"。此为"喜可以治悲"法。"庄公治喜劳之极而病，切脉乃失音症也，令恐惧即愈"。此为"恐可以治喜"法。

杨氏指出，在此过程中医者一定要有丰富的临床经验，充分掌握患者的心理状态，采取相应的情志干预。"凡此五者，必诡诈谲怪，无所不至，然后可以动人耳目，易人视听，若胸中无才器之人，亦不能用此法也。"

杨氏提出保持良好心理状态对身体健康的重要作用。"然喜者之人少病，盖其百脉舒和故耳"。

二、小结

针灸是中医学的精粹，对精神疾病有良好的治疗作用，在其漫长的发展过程中，积累了宝贵的实践经验，形成了丰富的理论学说。《针灸大成》是杨继洲在充分继承和不断发扬的基础上完成的，内容丰富，论述精辟，见解客观，所记载的经验方法仍在临床上广泛使用，皆取得不错的疗效。

现代社会生活节奏快、压力大，精神疾病的发病率逐年增高。针灸疗法具有方法简单、价格低廉、见效快、疗效好、无副作用的优点，患者和家属更易接受，较单纯药物治疗具有明显的优势。因此笔者认为通过总结《针灸大成》中对精神疾病论治特点的研究，进一步优化穴位组合，提高临床疗效，服务社会大众，具有很好的学术价值和社会效益。

《针灸大成》中针灸医案特点分析

北京中医药大学 卓春萍 邓伟 李瑞

杨继洲，又名济时，三衢（今浙江衢州）人，明代著名针灸学家。其祖父任太医院太医，杨氏曾任嘉靖帝侍医，又于隆庆二年（1568年）任职于圣济殿太医院，至万历年间（1573~1619年）仍为太医院医官。杨氏擅长针灸技法，临证则针药并重。在家传《卫生针灸玄机秘要》一书的基础上，博采众长，结合自己的经验，编写成《针灸大成》一书。《针灸大成》共存针灸医案29则，细研这29则针灸医案，发现其具有针灸药并用、注重针刺手法的特点。

一、针灸药并用，取穴精少

中医治疗手段很多，各有所长，不可偏废。然而到了明代末年，出现了崇尚药物而废弃针灸的倾向[1]。故赵文炳于《针灸大成》序曰："迩来针法绝传，殊为可惜！"杨继洲为了挽回这一颓势，反复强调：由于致病原因不同，邪客人体部位殊异，治疗时应采用不同的方法，"疾在肠胃，非药饵不能以济；在血脉，非针刺不能以及；在腠理，非熨炳不能以达，是针灸药者，医家之不可缺一者也"。针刺长于行气，灸长于散邪，汤药长于治内，"诸家之术惟以药，而以针灸则并而弃之"，是难于"寿民"的原因。

杨氏治病时针灸药并用的主张是非常突出的，宜灵活采取适当治法以取得更佳的疗效，在《针灸大成》卷三"诸家得失策"里对此做了反复阐述[2]。在杨氏所著的《针灸大成》共存医案 32 则，除单纯以药物治疗的 3 则外，针灸医案实为 29 则，包括针治 9 则，针灸配合 11 则，针药结合 3 则，针灸药结合 2 则，灸治 2 则，灸药结合 1 则，以指代针 1 则。这些医案选用的穴位大多为特定穴，且以取穴精少为特点（详见表 1）。

表 1 《针灸大成》针灸医案病症、疗法表

病症	取穴	腧穴分类	方法	备注
两腿痛	风市、阴市	普通腧穴	单纯针法	
痢疾腹痛	七海	肓之原穴	先针后灸	人神禁忌
厥证	内关	络穴、八脉、交会穴	单纯针法	人神禁忌
痢疾	中脘、章门	募穴、八会穴	单纯灸法	
痫证	鸠尾、中脘、曲池、肩髃	络穴，募穴、八会穴，合穴、交会穴	配化痰健脾药，针药结合	
心痫	照海、列缺，心俞	八脉交会穴，背俞穴	针灸并用	生成之数
风痫	内关	络穴、八脉交会穴	单纯针法	
痞证	食仓，中脘	奇穴，募穴、八会穴	针灸并用	盘针之法
痞证	章门	募穴、八会穴	单纯针法	
伤寒	内关	络穴、八脉交会穴	汤散，针药结合	
腰痛	肾俞	背俞穴	以指代针	补泻之法
膈气	膻中、气海	八会穴、肓之原穴	先针后灸，针灸并用	六阴之数，九阳之数
痹证	环跳、绝骨	交会穴、八会穴	单纯针法	
痹证	肺俞、曲池、手三里	背俞穴、合穴、普通腧穴	配逐湿化痰药，针药结合	
怪病	十三鬼穴	奇穴	单纯针法	
中风瘫痪	环跳	交会穴	单纯针法	
痰火	肺俞	背俞穴	单纯针法	
痰火	肩髃、肺俞	交会穴、背俞穴	针灸并用	

续表

病症	取穴	腧穴分类	方法	备注
面疾	巨髎、合谷、足三里	交会穴、原穴、合穴及下合穴	针灸并用	
脾胃之疾	中脘,食仓	募穴、八会穴,奇穴	先灸后针	九阳之数
颈项核肿	原穴	原穴、交会穴	先针后灸	
痰核	曲池	合穴	先针后灸	六阴之数
痔	长强	络穴	先针后灸	
胸前突起	俞府、膻中	交会穴、八会穴	先针后灸,配贴膏药	六阴之数
崩漏	膏肓、足三里	四大补穴、合穴及下合穴	配羌活汤,灸药结合	
产后血厥	足三阴经	原穴、交会穴	单纯针法	
痞积	章门	募穴、八会穴	先针后灸,配蟾蜍丸药	
惊风	中冲、印堂、合谷	井穴、奇穴、原穴	单纯灸法	
咽嗌之疾	膻中、气海、足三里	八会穴、肓之原穴、合穴及下合穴	先针后灸,针灸并用	

针治与灸治结合并配合药物治疗,这一思想源于《内经》,至唐代孙思邈在《千金备急要方》中明确提出"针灸须药"的观点后,更为后世医家所重视,杨继洲则主张针灸药三者结合[2]。从《针灸大成》的29则针灸医案中不难发现,杨氏治病有的选用针法,有的选用灸法,有的针灸并用,有的针药结合,提倡治疗手段各具特色、不可偏废,同时也证明了疗法的综合疗效,各取长补短的观点[3]。

从表1中可以看出,急重之症多用针治,慢性疾病则针灸结合或配以药物。治急症如《针灸大成》载:"蔡都尉……后其女患风痫甚危……邀予治之,乃针内关而苏。"本案风痫乃痰邪逆上致阴阳气乱,属急症,内关者犹如内脏之关隘也,针之能开关通闭,顺气降痰,故风痫甚危,急针内关而苏。又如《针灸大成》"丁丑夏,锦衣张少泉公夫人,患痫症二十余载……诊其脉,知病入经络,故手足牵引,眼目黑瞀,入心则搐叫,须依理取穴,方保得痊……悉听予言,取鸠尾、中脘,快其脾胃,取肩髃、曲池等穴,理其经络,疏其痰气,使气血流通,而痫自定矣。"此案与前案同为痫证,前者急针内关而苏,但后者患痫时长,病情缠绵,究其病因,仅一"痰"作怪,故取鸠尾、中脘健脾胃以绝生痰之源，肩髃、曲池疏通经络，理气化痰。杨氏对点穴法也十分重视，其医案中还有因患者惧针而以指代针，用手指点按穴位治病的记载，表明了杨氏在临床上能最大限度地发挥各种疗法的特长。

杨氏针刺取穴主张精练，在《针灸大成》策论中云："不得其要，虽取穴之多，亦无以济人；苟得其要，则虽会通之简，亦足以成功。"杨继洲针灸医案涉及的病症，包括内、外、儿、妇、五官各科，共 29 则，治疗时采用的腧穴仅 31 穴，以特定穴为主，其中使用 4 次的有中脘，3 次的有膻中、气海、足三里、肺俞和内关，说明组方严谨，取穴精少，颇具匠心。如治夏中贵瘫痪不能动履，仅一针环跳而能履；蔡都尉长子必川公患痰火，药饵不愈，针肺俞而愈。这两案只取一穴，而收立竿之效。又如"己卯岁……昨年长子得一痞疾……予即针章门等穴，饮食渐进，形体清爽，而腹块即消矣"。此案乃肝之疏泄失职而致痞疾，章门属足厥阴肝经，为脾之募，为脏之会，善治痞、疝、癥、瘕及脏气郁结诸症。章，障也，取之，犹开四章之门，故能通痞塞之气也。此案虽用穴精少，竟奏捷效。杨氏对病情复杂的患者，一般亦只取 2 ~ 4 个穴。要做到取穴精练，必须辨证准确，手法熟练，才能收到良效。

杨氏还善于取经验穴治疗疾病，如选孙真人十三鬼穴治一妇人神志病。"乙亥岁，通州李户侯夫人，患怪病，予用孙真人治邪十三针之法，精神复旧，以见十三针之有验也。"十三鬼穴之十三针之法为第一针水沟，名鬼宫；第二针名鬼信，即少商；第三针名鬼垒，即隐白；第四针名鬼心，即大陵；第五针名鬼路，即申脉；第六针名鬼枕，即风府；第七针名鬼床，即颊车；第八针承浆，名鬼市；第九针名鬼窟，即劳宫；第十针名鬼堂，即上星；第十一针名鬼藏（女即玉门头，男即会阴）；第十二针名鬼腿，即曲池；第十三针舌下中缝，名鬼封。十三鬼穴中之少商、隐白，乃手足太阴之井穴，能醒神开窍，泻热定惊，且水沟、承浆、舌下中缝、会阴等除醒神开窍之功外，又有通利舌咽、宣通口齿之效。凡神志病，如精神分裂病、癫痫、癔病、神经官能症、脑病后遗症、痴呆、智力低下、老年性精神病、各种失语、暴喑等用十三鬼穴治疗，多有疗效。

二、重手法补泻

杨氏在注重取穴的同时也注重针刺手法，用针之时务求得气。杨继洲在《针灸大成》中论述针法详而多，除其家传手法外，还广收前贤手法加以论述。杨氏在"三衢杨氏补泻"中论述了下手八法、十二字分次第手法，以及二十四种复式手法，这些针法是杨氏在历代各家针法的基础上结合自己的经验而形成的。《针灸大成》中有6则医案明确记载了针法，其中九阳六阴补泻占4则，生成补泻1则，盘针之法1则。

杨继洲的针灸医案中，杨氏善根据病人寒热先后之殊，巧妙运用针刺深浅，施以"阳中隐阴"或"阴中隐阳"之法。"先寒后热者，须施以阳中隐阴之法焉。于用针之时，先入一寸，使行六阴之数，如觉微凉，即退针，渐出五分，却行九阳之数，亦以得气为应。夫如是，则先热后寒之疾瘳矣"。如"壬申岁，行人虞绍东翁，患膈气之疾，形体羸瘦，药饵难愈。召予视之，六脉沉涩，须取膻中，以调和其膈，再取气海，以保养其源，而元气充实，脉息自盛矣。后择时针上穴，行六阴之数，下穴行九阳之数，各灸七壮，遂全愈"。此案膈气乃肝郁气滞所致，为上实下虚、本虚标实之证。取气会膻中行六阴之数，可疏肝理气、宽胸而泻邪；针气海行九阳之数实为补阴助阳以救本源而扶正，元气充实，上下宣通，邪去正固则疾愈。又如治观政田春野公乃翁患脾胃之疾灸中脘、食仓穴，每穴各灸九壮，行九阳之数而愈。此案为脾胃虚弱之症，中脘为胃之募、腑之会，食仓为经外奇穴有奇效，灸之可温补脾胃，针之行九阳之数可健脾益气。本案针行九阳，灸见瘢痕，针灸并用，顽疾根除。又如"戊午春，鸿胪吕小山，患结核在臂，大如柿，不红不痛。医云是肿毒。予曰：此痰核结于皮里膜外，非药可愈。后针手曲池，行六阴数，更灸二七壮，以通其经气，不数日即平妥矣。若作肿毒，用以托里之剂，其不伤脾胃清纯之气耶？"吕小山一案为痰湿气郁凝结而成，久而化热。针曲池行六阴之数，可清热活血，疏经散结，灸可引郁热外出。又如"壬申岁，四川陈相公长孙，患胸前突起……予曰：此乃痰结肺经，而不能疏散，久而愈高，必早针俞府、膻中。后择日针，行六阴数，更灸五壮，令贴膏，痰出而平。"此案乃痰结肺经，不能疏散而致，杨氏择日针膻中、俞府二穴行六阴之数，可疏通肺、肾经气，宽胸理气化痰。以上四案可以看出杨氏非常注重九六补泻，其对九六补泻的运用有其独到之处，"有补针之法……行九阳之数，捻九撅九；有泻针之法……行六阴之数，捻六撅六"。捻为捻转，撅为提插，九阳之数为补法，临床常用于虚证、寒证；六阴之数为泻法，临床常用于实证、热证。

杨氏针灸医案中还有一则运用"生成补泻"手法的。生成补泻为金代针灸名家何若愚在《流注指微论》中提出的"补生泻成，不过 1 寸"的一种浅深补泻法：补时用生数，泻时用成数。如"戊辰岁，户部王缙庵公乃弟，患心痫疾数载矣。徐唐翁招予视之，须行八法开阖方可，公如其言。而刺照海、列缺，灸心俞等穴，其针待气至，乃行生成之数而愈"。此案列缺、照海为八脉交会穴上下配穴，择时行生成补泻之法，调节全身阴阳而愈。

此外还有"盘针之法"的应用。盘针之法是针体大幅度地盘旋转动的一种和气补气法，《金针赋》有"肚腹盘旋"之谓。要求将针刺入腧穴深部，行针得气后，将针提至浅部，将针扳倒，使针身倾斜于 15°~45°，方可旋转针体，盘旋的角度可在 180°~360° 之间。如"戊辰岁，吏部观政李鐅麓公，胃旁一痞块如复盃，形体羸瘦，药勿愈。予视之曰：既有形于内，岂药力所能除，必针灸可消，详取块中。用以盘针之法，更灸食仓、中脘穴而愈"。本案为痞块之疾，针块中直捣其巢，施以盘针之法，使针下气至而调和，从而加强针感，促使痞块消散。

三、结语

针灸医案是中医学典籍的重要组成部分。古今多少蜚声海内外的名医，毕生忙于诊务，无暇著书，他们的宝贵经验大多留存医案之中，这是中医治学的真凭实据。医案是中医临证实录，无论成功还是误治，都真实地记录了医生的诊疗过程，直接地反映了医生的临床辨证思维。章太炎先生所言："中医之成绩，医案最著。欲求前人之经验心得，医案最有线索可寻，循此钻研，事半功倍。"清代医家周学海也曾断言："宋以后医书，唯医案最好看，不似注释古书之多穿凿也。每部医案中，必有一生最得力处，潜心研究，最能汲取众家之所长。"凡称名家，皆能在临床中认真总结经验教训，三折肱而后高屋建瓴，逐渐形成自己独特的治疗风格，并在理论上有所建树，自成一家之言。杨继洲临证经验丰富，精研深思，主张针灸药并用，取穴精少，且注重手法补泻，他的医案确实能给现代医者以教益。

《针灸大成》中的五脏导引法述要

山西省阳城县中医院　梁保义

《针灸大成》篇卷浩瀚，内容丰富，医理深邃，治法独特，很有临床实用价值。

《针灸大成》的作者杨继洲医道高明，养生有素，享有九十八岁之高龄。在业术上，他秉承家学，探微索隐，刻意精研，"积有岁年，寒暑不辍，倬然有悟，复虑诸家书弗会于一，乃参合指归，汇同考异，手自编摩，凡针药调摄之法，分图析类"（见王国光，《卫生针灸玄机秘要》叙），并反复验之于临床，以针灸为主，药物、气功、导引、按摩等法兼施，积累了丰富的经验，故《针灸大成》一书，除记述针灸以外，尚记载了不少调摄导引之法，本文谨就其中的五脏导引理论与方法简述其要如下。

一、心脏导引法——摒妄想、抱心神

养心之道，贯乎清净，导引之法，术在调养。杨继洲说："心乃一身之主宰，生死之路头也，是故心生则种种欲生，而神不入气；心静则种种欲静，而神气相抱。"故养心之道，贵在静心，包括铲除妄想，摒弃幻心，节制欲念，避免苦思等等。关于心脏导引之法，《针灸大成》中记载说："人常宜燕居静坐，调心息气，食热戒冷，常要两目垂帘，返光内照"，运用此种气功养生法导引行气，则可"降心火于丹田，使神气相抱"，达到养心之目的。

二、肝脏导引法——适睡眠、益智慧

肝开窍于目，其病变多为惊骇。《针灸大成》肝脏导引，强调"少睡"的重要性，并要求"勿嗔怒，勿昼寝，睡其形而不睡其神，人能少睡，则可翁惺惺，智识明净，不惟神清气爽，梦寐亦安"，若贪眠则心中血潮，元神离舍，不惟之掩性天，神亦随境昏迷。此种少睡，实指"适当睡眠"而言，亦为《针灸大成》所述："不可纵之使眠，亦不可不眠。"不眠则"精神困倦，志虑不安"。欲养肝，还需在春三月内，注意夜卧早起，广步于庭，披发缓形，以使志生，这样可促进肝脏生发之能。

三、脾脏导引法——节饮食、恬脏腑

脾脏居于五脏之中，主运化，主肌肉四肢，又主统血，为后天之本。人体降生，即精神气血，四肢百骸无不依赖其营养。脾土旺能生万物，衰生百病，故其功能十分重要。在日常生活中，饮食不节，劳倦过甚或食哕浊之物，服不宜之食，均可使脾脏受伤，故脾脏导引，妙在保养，脾脏之疾贵在预防，健脾之道，首重"食必以时，饮必以节，不饥不饱"，以达"安恬脏腑，调顺血脉"之目的。如脾脏已经受伤，出现饮食不化，口不知味，四肢困倦，心腹痞满，或为吐泻，为肠澼，则非是节饮食而能解决的了，此时，则要籍之于针灸、按摩、药物等法医治了。

四、肺脏导引法——重调息、清肺金

杨氏肺经导引法，是以肺的生理功能和病理基础为依据的。他说："肺为五脏之华盖，声音之所从出，皮肤赖之而润泽者也"。"人惟内伤七情，外感六淫，而呼吸出入不定，肺金于是乎不清矣"。即是说不论内伤和外感，均可使呼吸不定，导致肺金不清。然欲清肺金，必先调息，息调则动患不生而心火自静。肺主气，心藏神，心肺二脏在气功锻炼中有非常密切的关系，《针灸大成》认为："息从心起，心静息调，息息归根，金丹之母"，"行住坐卧常嗑口，呼吸调息定音声，甘津玉液频频咽，降火润肺金自清"。肺脏导引之要点有三：一为"下着安心"，即安神定志。二为"宽中体"，即宽胃，食无过饱，并意想中焦宽松，心胸开阔。三是"想气遍毛孔出入，通用无碍，而细其心，令息微微，此为真息也"。另外，养肺之道还要"薄衽席"，即居住条件不要过于奢华。因为生活崇俭才可心情不扰，才可"育肺脏""培寿基"，这与"食无求饱，居无求安"的保健养生思想是一致的。

五、肾脏导引法——限情欲、保肾精

肾为藏精之所，精来源于先天，又不断受后天之气的充实濡养。肾精至贵，需不断养护，勿令漏泄，以祛病强身，益寿延年。肾脏导引法，《针灸大成》中以保养肾精为主要目的，具体措施大体可归纳如下。

1. 限情诱，戒纵欲。杨氏认为：人若常"志以情诱，念以物牵，以有限之天真，纵无穷之逸欲，消耗日甚，中无所主。"则"群邪乘之，而百病作"。必须以理制欲，以义驭情，宜"固已有之元真"，保人身之大宝。

2. 练气功，益肾精。《针灸大成》肾经导引法载："然自古圣人率多令考，岂其浑蒙沕穆，得于天者独厚，嘘吸偃仰，成于人者有异术耶，亦以志宁道一，神爽不漓，俾吾固有之真，常为一身之主，则荣卫周流，邪无自入。"告诫人们宜常正心守神，"嘘吸偃仰"，在气功锻炼的作用下，使"神爽不漓"，"荣卫周流"，以保持健康。

3. 顾四季，保太和。保肾之季，重在冬天。冬天天地闭，血气藏，伏阳在内，故切忌发汗，宜"早卧晚起，必待日光"，常服固本益肾药酒，以迎阳气，使志若伏匿，无扰乎阳，养存正气，保育肾精。

浅析杨继洲的中风证治

福建省级机关医院　倪克茜

杨继洲乃我国明代伟大的针灸学家。他所著的《针灸大成》既是明以前针灸学术的总结，又有其丰富的临床经验。他的"下手八法""杨氏十二字分次第手法"可谓针灸手法之精华。在治疗中风、伤寒和杂症等方面，有其独特的治疗经验。这里仅就其中风证治及其学术特点，做一浅析。

一、各期中风的辨治

1. **中风有兆，预防为先**　杨氏在《治症总要》云："但未中风时……不时足胫上发疼、重麻，良久方解，以将中风之候也"，明确提出：如

果出现小腿疼、麻、重着感，要考虑到是中风先兆，应及时防治。采用"急灸三里、绝骨四处，各三壮，后用生姜、薄荷、桃柳叶四味煎汤淋洗"。

2. 卒忽中风，急救辨治　在《针灸大成》卷八"续增治法·中风论"中，杨氏提出："凡初中风跌倒，卒暴昏沉，痰涎壅滞，不省人事、牙关紧闭，药水不下，急以三棱针、刺手十指十二井穴，当去恶血。"十二井穴适用于一切昏厥和急性病，为治疗中风的急救要穴。或采用灸法，《治症总要》："卒忽中风，可于七处一齐俱灸各三壮，偏左灸右，偏右灸左，百会、耳前穴也。"这些急性中风的治法与现代针灸临床急救法相似。

3. 证分阴阳，辨治有异　杨氏认为，阳证中风，病邪表浅，病情亦轻。《治症总要》载："阳证中风不语，手足瘫痪者：合谷、肩髃、手三里、百会、肩井、风市、环跳、足三里、委中、阳陵泉。"阴，指病在里，属寒邪所致，病较深重，"阴证中风，半身不遂，拘急，手足拘挛"。此乃深部的经脉收引、气血两虚之象，甚或虚阳外脱。治应"先补后泻"，益气回阳、急救固脱，用艾灸之，使正气渐复，再行针刺，驱痰浊、瘀血等邪气外出。这种辨证分明、针灸并用、补泻共施的治疗原则，体现了杨氏临床手法之高妙。

4. 后期瘫痪，随症辨治　中风病人后遗症期，主要表现为口眼㖞斜、半身不遂。对此治法，《治症总要》第5~8条均有详细记载，如"半身不遂中风：绝骨、昆仑、合谷、肩髃、曲池、手三里、足三里"。若效不显再加"肩井、上廉、委中"。"口眼㖞斜，中风：地仓、颊车、人中、合谷"，对中风后遗症可能伴随的各种症状"续增治法·中风论"介绍了具体的治法，可随症先用上星、外关、风府、手三里、列缺等等，且用穴精良，一般只选一穴，如"中风头项急，不能回顾：风府""中风手不能举：阳池""中风腰背拘急：委中"等等。

二、中风证治的学术特点

1. 重视辨证论治　杨氏认为，"治之先审其症，而后刺之，其中五脏六腑形症各有名，先须察其源，而名其症，依标本刺之，无不效也"。并根据患者发病原因，临床表现的不同，提出了脏腑的七种中风类型，即"怒中""思虑中""喜中""气中""气劳中""食后中""惊中"。不仅如此，杨氏还主张治疗上应考虑气候、体质的不同，如《治症总要》："……如春交夏时，夏交秋时，俱宜灸……"《续增治法·中风论》中说："凡遇春、秋二时，当灸此七穴，以泄风气，若素有风人，尤当留意。"强调了辨证求因，审因论治的重要性。

2. 强调手法 杨氏强调，若要取效，必须重视补泻等手法，否则"针不知分寸，补泻不明，不分虚实，其症再发"，或"针力不到，补泻不明，气血错乱或去针速，故不效也"。

3. 多用"缪刺"法 《针灸大成》中有关中风证治的记载，无论针或灸，多处采用"缪刺"法。如《治症总要》第8条，对中风"左瘫右痪"的治疗，应"先针无病手足，后针有病手足"，卒忽中风："偏左灸右、偏右灸左，百会、耳前穴也"，《续增治法·中风论》言"病在左灸右，在右灸左，使风气轻减为度"。

4. 针灸并施，略有偏颇 杨氏认为，"灸令祛逐风气自疮口出"，能扶持正气、补益气血、温通血脉，故常在急症、阴证、虚证用灸，阳证、实证、后遗症期多用针或针灸并用。

《针灸大成·医案》析

上海市针灸经络研究所　李永方　尚景盛　张晨光（指导：郑蕙田）

杨继洲是明代著名针灸家，生活于明代万历年间，为浙江衢州市六都人，其祖父为太医，杨氏继承家学，又注意吸收诸家经验、学说，通过临床观察，故具有丰富的临床经验。《针灸大成》记载了他的31个医案，包括对颈结核、臂结核、腰及四肢痹证、痢疾、便血、妇人血崩、血厥、神志等疾病的治疗，这些医案的记载颇为细腻，理法方穴多有法度，辨证施治十分准确，取穴用药精少简练而疗效甚速，其中不乏对当代临床有启示和借鉴者。

[原文] 乙卯岁, 至建宁滕柯山, 母患手臂不举, 背恶寒而体倦困, 虽盛暑喜穿棉袄, 诸医俱作虚冷治之。予诊其脉沉滑, 此痰在经络也。予针肺俞、曲池、三里穴, 是日即觉身轻手举, 寒亦不畏, 棉袄不复着矣。后投除湿化痰之剂, 至今康健, 诸疾不发。若作虚寒, 愈补而痰愈结, 可不慎欤!

戊午春, 鸿胪吕小山, 患结核在臂, 大如柿, 不红不痛。医云是肿毒。予曰: 此是痰核结于皮里膜外, 非药可愈。后针手曲池, 行六阴数, 更灸二七壮, 以通其经气, 不数日即平妥矣, 若作肿毒, 用以托里之剂, 岂不伤脾胃清纯之气耶?

[按] 此两案系痰证, 前者为无形之痰阻于经络, 后者为有形之痰结于皮里膜外, 因两者病机相同, 治法则一, 治以祛痰通络之法而获愈。

前者手臂不举, 恶寒体倦, 乍看似虚寒之证, 但脉沉滑与之不符。杨氏舍证从脉, 诊为痰在经络。痰阻于臂部经络, 则手臂不举; 痰在经络, 阻隔阳气, 阳气不得宣达于体表, 故见恶寒而体倦卧; 此种恶寒, 必为虽加衣被仍不得缓解, 与得衣被而缓解的虚寒之畏寒不同, 故见虽盛暑喜穿棉袄的反常症状; 其脉沉滑亦为痰证的辨证要点, 若为虚寒, 脉必沉细无力。抓住痰在经络这一病机, 针刺肺俞以理肺化痰, 曲池疏通经络, 足三里健脾化痰, 痰去络通, 故即刻见效, 而见身轻手举, 寒亦不畏, 棉袄不复着矣。再结合除湿化痰之剂, 调理而愈。后者虽结核大如柿, 但不红不肿为其辨证要点, 若为肿毒, 必见红肿热痛, 今不红不肿则非肿毒明矣。杨氏据此断为痰核结于皮里膜外, 祛痰散结通络为其治法。针刺曲池行泻法, 祛痰散结以除其有形之痰, 更辅以灸法温通其络, 则数日即平安矣。

综观以上两则医案, 杨氏治病, 理、法、方、穴颇有法度。辨证极为准确, 遣方用穴极为精当, 故临证治疗, 效如桴鼓。否则, 辨证有误, 差之毫厘, 谬之千里, 而犯虚虚实实之戒, 误以痰在经络为虚寒, 则愈补而痰愈结; 误以痰核结于皮里膜外为肿毒, 则托里而伤脾胃。这些都提醒读者注意, 不仅于此两证如此, 在临床上对任何疾病, 都应详加诊视, 辨证于疑似之间, 临床针治才不致有误, 此所谓大医精诚。

[原文] 己巳岁夏, 文选李渐庵公祖夫人, 患产后血厥, 两足忽肿大如

股，甚危急。徐、何二堂尊召予视之，诊其脉茫而歇止，此必得之产后恶露未尽，兼风邪所乘，阳阴邪正激搏，是以厥逆，不知人事，下体肿痛，病势虽危，针足三阴经，可以无虞。果如其言，针行饭顷而苏，肿痛立消矣。

[按]产后血厥是产科临床常见的危急病症。究其病因有二，其中最常见的是失血过多，气随血脱，即西医所说的产后出血性休克，此属虚证；另一种原因是产后气血亏损，兼恶露未尽，复感风寒之邪，致瘀浊内阻，气机逆乱，阴阳搏击，邪正相争，乃属虚中之实证。此案显系后者。浊瘀气逆，并走于上，扰乱神明则昏厥不知人事；阳气闭阻于内不得通达故四肢逆冷；气化不利，水湿内停则下肢肿大；至于脉茫而歇止，则是血虚兼瘀浊阻遏气机，正气欲斥瘀浊于外而未果，积滞内凝之象，这与大失血后出现的茫而不结之脉有所不同。治之以足三阴经者，实与冲任两脉有关。冲为血海，任主胞胎，胞宫胎产为冲任两脉所司，而冲任隶属于肝肾，冲脉又与脾经相通，故取足三阴经以通调冲任，祛除瘀滞，乃治病求本之法。本案病势虽危，杨氏处惊不乱，辨证精当，治法切中病机，故收针到病除，立竿见影之效。

[原文]癸酉秋，大理李义河翁，患两腿痛十余载，诸药不能奏效。相公推予治之，诊其脉浮滑，风湿入于筋骨，岂药力能愈，须针可痊。即取风市、阴市等穴针之。官至工部尚书，病不再发。

[按]此案属痹证，虽患病十余载，病程较长，但据其脉象浮滑，风湿之邪仍在肌表，未传内脏。选用风市、阴市等穴蕴意有二：一为局部取穴，疏通病痛部位之经络气血以止痛，为对症治疗；二是风市善祛除风邪，阴市属阳明燥土之经，能补中胜湿，为对因治疗。用一法而兼顾两端，充分显示了杨氏处理常见病的精练过人之处。

[原文]甲戌夏，员外熊可山公，患痢兼吐血不止，身热咳嗽，绕脐一块痛至死，脉气将危绝。众医云：不可治矣。工部正郎隗月潭公素善，迎予视其脉虽危绝，而胸尚暖，脐中一块高起如拳大，是日不宜针刺，不得已，急针气海，更灸至五十壮而苏，其块即散，痛即止。后治痢，痢愈，治嗽血，以次调理得痊。次年升职方，公问其故。予曰：病有标本，治有缓急，若拘于日忌，而不针气海，则块何由而散？块既消散，则气得以疏通，而痛

止脉复矣。正所谓急则治标之意也。公体虽安，饮食后不可多怒气，以保和其本；否则正气乖而肝气盛，致脾土受克，可计日而复矣。

[按] 此案医理杨氏已多有阐述，其所强调者有以下三方面。一是标本治则的运用。取气海穴针灸并用，既开导又温行，疏通其气机，温散其积滞，气行血行，则块消痛止，此为急则治标之示范。二是对针灸禁忌的态度。《针灸大成》卷四有"人神禁忌"一节，杨氏注云急病"不必避也"。此案即体现了杨氏不拘古说，崇尚实际的学术思想。三是强调病后调护。七情六欲，人之常性，然妄动过用，不加节制则易损耗正气，引动伏邪，而使向愈之病复发。故病愈后一定要注意调摄保养。作为医生也应像杨氏那样，不仅要为患者解除病痛，也有责任告诉患者一些相关的预防、养生、保健知识，如此医家方可称功业完善，病家亦因之受益无穷。

[原文] 辛未夏，刑部王念颐公，患咽嗌之疾，似有核上下于其间，此疾在肺膈，岂药饵所能愈。东皋徐公推予针之，取膻中、气海，下取三里二穴，更灸数十壮，徐徐调之而痊。东皋名医也，且才高识博，非不能疗，即东垣治妇人伤寒，热入血室，非针莫愈，必俟夫善刺者，刺期门而愈。东皋之心，即东垣心也，而其德可并称焉。视今之嫉贤妒能者，为何如哉？然妒匪斯今，畴昔然矣。予曾往磁州，道经汤阴伏道路旁，有先师扁鹊墓焉，下马拜之。问其故。曰：鹊乃河间人也。针术擅天下，被秦医令李醯刺死于道路之旁，故名曰伏道，实可叹也。有传可考。

[按] 此案咽嗌之疾，类似于"梅核气"，自觉咽部有物，咯之不出，咽之不下，病机多为痰气交阻，结于肺膈。因膈膜在胸腔内较深，故药力难以到达病所，针灸治疗当以调畅气机为主，兼以化痰散结。膻中穴为气之大会，乃调气要穴，又为病变局部取穴；气海穴能培补元气，鼓舞气机升腾，可通过其所在任脉之联系使治疗作用直达咽部；而加用足三里则令人玩味，足三里乃胃经合穴，治病在肺膈症见咽嗌是何道理？殊不知胃经自头面下行，"从大迎前，下人迎，循喉咙"，其络脉"上络头项""下络喉嗌"，取足三里正是远道循经之法，针灸并用，补气温经，兼以化痰散结，三穴同用，共奏调气化痰之功，使病渐愈。

案中还提到一个令人深思的业医者的道德问题。东皋徐公亦为当时名医，遇有难症即举贤荐能。杨氏途经扁鹊墓旁特意下马相拜，提倡业医者应摒除"同业相轻"之陋习，以仁德宽厚为处世之本，这在今天仍具有深刻的现实意义。

［原文］戊辰岁，给事杨后山公祖乃郎，患疳疾，药日服而人日瘦。同科郑湘溪公，迎予治之。予曰：此子形羸，虽是疳症，而腹内有积块，附于脾胃之旁，若徒治其疳，而不治其块，是不求其本，而揣其末矣。治之之法，宜先取章门灸针，消散积块，后次第理治脾胃，是小人已除，而君子得行其道于天下矣。果如其言，而针块中，灸章门，再以蟾蜍丸药兼用之，形体渐盛，疳疾俱痊。

［按］本案系疳证，疳有两种含义：一为"疳者，甘也"，谓其病由于多食所致；二是"疳者，干也"，泛指全身消瘦，肌肤干瘪，气血津液不足的临床征象。

本证初起，病情尚轻，仅表现为脾胃不和，运化不健的证候，名曰"疳气"，如进一步脾失健运，积滞内停，壅滞气机，转为"疳积"，病久则脾脏虚损，津液消亡，导致"干疳"。在治则上处处以顾护胃气为主，初期应和脾健运，中期宜消积理脾，晚期则应补益气血。

疳证是一种虚实夹杂的慢性疾病，因此正确判断疾病所处的发展阶段以及虚实强弱、邪正盛衰是治疗本证的关键。杨氏所治医案，因"腹内有积块"，当为中期"疳积"之证。同为疳积还应具体区分邪正的盛衰，确定攻补的先后。邪盛伤正，则宜先攻后补；邪衰正虚，则宜扶正以达余邪。古有"壮者先去其积而后扶胃气，衰者先扶胃气而后消之"之训。标本缓急一目了然，亦是同病异治之典范。

杨氏认为该患儿尚可耐攻，故针块中以消其积；灸章门穴既可消积又可健脾，可谓一举两得，故效如桴鼓。若妄以为疳疾皆为虚证，一味用补，徒治其疳，不消其痞，是为舍本求末，故药日服而人日瘦也。

综上观之，杨氏非常重视辨证论治，且辨证非常准确，故手到病除。这与临床很多只知扎针，不懂辨证的"扎针匠"形成鲜明的对比。这提示我们在针灸临床工作中，要重视辨证论治，区分疾病的邪正盛衰、标本缓急，确定相应的治疗原则，遣方配穴，或针或灸，方能取效。

［原文］壬申岁，四川陈相公长孙，患胸前突起，此异疾也。人皆曰：此非药力所能愈。钱诚翁堂尊，推予治之，予曰：此乃痰结肺经，而不能疏散，久而愈高，必早针俞府、膻中，后择日针，行六阴之数，更灸五壮，令贴膏，痰出而平。乃翁编修公甚悦之。

［按］本案为胸前痰核，其治疗颇具特色。首先是在取穴方面。既然病机为痰结肺经，并未取肺经之穴，而取了肾经的俞府、任脉的膻中，道理何在？此乃局部近取法，况肺主一身之气，膻中穴又称上气海，为一身宗气之会，故取之可鼓动宗气，宣畅肺脉之气，以消散积聚之痰。其次是在治疗操作方面，针行六阴之数自然是泻法，意在祛除痰邪，更灸五壮可以温气行血以散结，外用药膏贴敷者，乃豁痰拔毒之法，三法合用，其功益著。第三是择日针刺方面。本案痰核之治有赖于气血之运，故针灸时机的把握也应遵循气血流注规律。《针灸大成·人神禁忌》云："初六十六廿六同，手掌胸前又在胸。"结合此案病在胸前，所言"择日针"者，当指一月之中尾数为6之日禁针。

［原文］辛未，武选王会泉公亚夫人，患危异之疾，半月不饮食，目闭不开久矣。六脉似有如无，此疾非针不苏。同寅诸公，推予即针之，但人神所忌，如之何？若待吉日良时，则沦于鬼录矣。不得已，即针内关二穴，目即开，而即能食米饮，徐以乳汁调理而愈。同寅诸君，问此何疾也？予曰：天地之气，常则安，变则病，况人禀天地之气，五运迭侵于外，七情交战于中，是以圣人啬气，如持至宝，庸人妄为，而伤太和，此轩岐所以论诸痛皆生于气，百病皆生于气，遂有九窍不同之论也……

［按］本案系厥证，从发病情况分析应属气厥（癔病），故杨氏引用《素问·举痛论》"百病皆生于气"，强调此案与气机逆乱有关。气厥大多因恼怒或惊骇以致气机逆乱，阴阳之气不相顺接，上壅心胸，蒙闭窍隧，猝然昏厥；亦有因元气虚弱，每于过度疲劳或悲恐之时，气虚下陷，清阳不升而发。前者为实证，后者为虚证。杨氏认为本案系气虚而厥，因患者半月不饮

食，六脉似有如无，故先针内关两穴。内关系手厥阴心包经之络穴，别走少阳，通阴维，下接足厥阴肝经，故有清心开窍，宽胸舒膈，疏肝理气，调顺阴阳之作用，患者阴阳两气相顺相接，则目即开，而能食米饮矣，又因半月未食，再以乳汁调理其胃气而愈。此杨氏临诊，缓急分明，用针立法之大要也，可师可法。

杨氏在《针灸大成·人神禁忌》按语中曰："以上避忌俱不合《素问》，乃后世术家之说。惟四季避忌与《素问》相同。惟避此及尻神、逐日人神，可耳。若急病，人尻神亦不必避也。"本案为辛未日，系针灸忌日、女避忌日，因系急病，故不拘于此，也取得良好疗效。说明杨氏敢于冲破习惯势力，尊重科学，这一点在当时社会历史条件下是很可贵的。至于"人神禁忌"有无实际意义，有待今后研究。

[原文] 己巳岁，尚书王西翁乃爱，颈项患核肿痛，药不愈，召予问其故？曰：项颈之疾，自有各经原络并俞会合之处，取其原穴以刺之。后果刺，随针而愈，更灸数壮，永不见发。大抵颈项，乃横肉之地，经脉会聚之所，凡有核肿，非吉兆也。若不究其根，以灸刺之，则流串之势，理所必致矣。患者慎之。

[按] 原穴是脏腑经脉原气经过和流止的部位，是经脉中最有代表性的穴位，在治疗本经及其所属脏腑病变中具有重要作用。本案选取原穴治愈颈部核肿即体现了原穴的这种作用。另外，本案单刺原穴为远道循经取穴法，说明治疗局部病变未必非取局部穴位不可，关键在于掌握经络辨证，认清病机，循经选穴，随症施治，方可应手而愈。

案中又提醒人们对项部核肿之病当慎重对待。中医认为，颈项为手足三阳经抵达头面必经之处，手足三阴经也多有支脉通过颈项上抵头部，奇经八脉中除带脉外均与头面联系，当然也须经过颈项。可见杨氏言颈项为"经脉会聚之所"不谬。现在从解剖上来看，颈部有脊髓、神经、血管、食管、气管等诸多重要的组织器官。所以，如果颈项部发生异常自当详加分辨，不可草率从事。

[原文] 戊寅冬，张相公长孙，患泻痢半载，诸药不效，相公命予治之，

曰：昔翰林时，患肚腹之疾，不能饮食，诸药不效，灸中脘、章门即饮食，其针灸之神如此。今长孙患泻痢，不能进食，可针灸乎？予对曰：泻痢日久，体貌已变，须元气稍复，择日针灸可也。华岑公子云：事已危笃矣，望即治之，不俟再择日期，即针灸中脘、章门，果能饮食。

[按] 泻痢一病多因外感时邪，内伤饮食而致湿热、疫毒、寒湿之邪壅塞肠中所致。本病初起以邪实为主，久痢则可伤及正气，损伤脾胃。本文之张相公长孙患泻痢半载，体貌已变，可知正气已伤。胃虚气逆则不能纳食，而成噤口痢。适值正虚邪恋之时，若徒以攻邪之法，必犯虚虚之弊。故杨氏以脾、胃之募穴，脏、腑之会穴——章门、中脘培补后天之本，通调脏腑之气血，针灸并用，共收扶正驱邪之功。此即李东垣所称：治于腹之募者，皆元气不足之病，杨氏据此而妙用者也。

[原文] 丁丑夏，锦衣张少泉公夫人，患痫症20余载，曾经医数十，俱未验。来告予，诊其脉，知病入经络，故手足牵引，眼目黑瞀，入心则搐叫，须依理取穴，方保得痊。张公善书而知医，非常人也。悉听予言，取鸠尾、中脘，快其脾胃，取肩髃、曲池等穴，理其经络，疏其痰气，使气血流通，而痫自定矣。次日即平妥，然后以法制化痰健脾之药，每日与服。

[按] 痫证多为痰邪作祟，蒙闭心窍，流窜经络所致，故治当从"痰"入手。杨氏以胃之募穴中脘，健脾和胃，治痰于根本；复以多气多血之手阳明经的肩髃、曲池通调气血，理痰于经络。而鸠尾为膏之原穴，有安心宁神、宽胸豁痰之功，为治痫之要穴。四穴同用共达涤痰、安神、定痫之功。然张夫人患痫症20余载，正气已衰，痰浊已深，非针所能根除也。若痰浊不除，则痫证难愈。故杨氏复以法制化痰健脾之药以治其根本。杨氏治痫，以针救其急，以药善其后，可见针之与药两者不可偏废也。

[原文] 戊辰岁，吏部观政李邃麓公，胃旁一痞块如复杯，形体羸瘦，药勿愈。予视之曰：既有形于内，岂药力所能除，必针灸可消，详取块中。用以盘针之法，更灸食仓、中脘穴而愈。邃麓公问曰：人之生痞，与疝癖、积聚、癥瘕是如何？曰：痞者否也，如《易》所谓天地不交之否，内柔外刚，万物不通之义也。物不可以终否，故痞久则成胀满，而莫能疗焉。疝癖

者，悬绝隐僻，又玄妙莫测之名也。积者迹也，挟痰血以成形迹，亦郁积至久之谓尔。聚者绪也，依元气为端绪，亦聚散不常之意云。癥者徵也，又精也，以其有所徵验，及久而成精萃也。瘕者假也，又遐也，以其假借气血成形，及历年遐远之谓也。大抵痞与疝癖，乃胸膈之候；积与聚，为腹内之疾，其为上、中二焦之病，故多见于男子。其癥与瘕，独见于脐下，是为下焦之候，故常见于妇人。大凡腹中有块，不问男妇积聚、癥瘕，俱为恶症，切勿视为寻常。初起而不求早治，若待痞疾胀满，已成胸腹鼓急，虽扁鹊复生，亦莫能救其万一，有斯疾者，可不惧乎！李公深以为然。

　　[按]本案所述痞块一病当属今之积聚范畴，其病机不外乎"痰""食""瘀"三字，痰涎、食积、瘀血壅塞痹阻血络，郁结为患，积而成块。文中对李公之病症所述简要，但以其"形体羸瘦"便可见李公病时历久，正气已伤。故杨氏直取块中，以盘针之法攻其邪，和其气，复以中脘、食仓之灸培补正气，扶正以祛邪，攻补兼施乃能收功。盘法首载于《针经指南·手指补泻》，专用于腹部，明·汪机称其为"和气"之法，而杨氏此处寓有行气散结之意。其中中脘、食仓之选穴亦含标本同治、病症兼顾之意，中脘为胃之募穴、腑之会穴，可健脾和胃，化湿除痰；食仓为经外奇穴，出《医经小学》在中脘旁开3寸，专治腹中血块，可活血化瘀，散结止痛。两穴合用并收化湿除痰、消食散结、活血祛瘀之功，此为辨证取穴、治本之法；此外两穴均近"胃旁"，又有辨病取穴、治标之意，仅以两穴便"病""证"兼顾，标本同治，足见杨氏遣方用穴之精当。

　　[原文]戊辰岁，户部王缙庵公乃弟，患心痫疾数载矣。徐堂翁召予视之，须行八法开阖方可，公如其言。而刺照海、列缺，灸心俞等穴，其针待气至，乃行生成之数而愈。凡治此症，须分五痫，此卷前载之详矣，兹不悉录。

　　[按]此案与张少泉公夫人之案同为痫证，而治则不同。盖张夫人病20余载，已成痫疾，脏腑虚衰，治当扶正以祛邪；而本案病仅数载，正气未虚，可疗以驱邪之法。故杨氏以灵龟八法，按诊疗之时、日开穴，刺主穴照海、客穴列缺，再配灸心俞以宁心安神，开启心窍，共收定痫之功。灵龟八法因

其开穴之繁复，今人已很少应用。然此法含"天人相应"之说，阴阳八卦之理，寓先圣《河图》《洛书》气数之玄妙，司人体气血流注开合之时机，即《灵枢》所称"顺天之时，而病可与期"，"毋逆天时是谓至治"原则具体应用之一法，临症用之常获奇效。亟须加以继承，若此法失传于我们这一代针灸医生的手中将为憾事。

至于"五痫"之辨，后世医家有不同观点，如《古今医鉴·五痫》载"夫痫者有五等而类五畜，以应五脏。……治之不须分五，俱宜豁痰顺气，清火平肝。"且五痫各自的病机在文献中亦少有记载，故是否如杨氏所言"须分五痫"亦有待考证。

[原文]壬申岁，大尹夏梅源公，行次至蛾眉庵寓，患伤寒，同寅诸公，迎视六脉微细，阳证得阴脉。经云，阳脉见于阴经，其生也可知；阴脉见于阳经，其死也可许。予居玉河坊，正值考绩，不暇往返之劳，若辞而不治，此公在远方客邸，且莅政清苦，予甚恻之。先与柴胡加减之剂，少效，其脉尚未合症，予竭精殚思，又易别药，更针内关、六脉转阳矣。遂次第进以汤散而愈。后转升户部，今为正郎。

[按]脉症不合有顺逆之分，"阳脉见于阴经"即阳脉见于伤寒阴经之病，"其生也可知"，为顺；反之阴脉见于阳经之病，为逆。本案"阳证得阴脉"当属后者，虽未述及病者症状，但据杨氏先与柴胡加减之剂，以方测证，可知其为少阳证。少阳证当见弦脉，而今六脉微细，为邪盛正衰、邪气内陷厥阴之象。故仅以柴胡加减之剂难驱入里之邪外达，故脉尚未合症。内关为手厥阴之络穴，一穴通两经，针之使内陷厥阴之邪气还出少阳，故六脉转阳。杨氏此穴之用实为精妙！

[原文]壬戌岁，吏部许敬庵公，寓灵济宫，患腰痛之甚。同乡董龙山公推予视之。诊其脉，尺部沉数有力。然男子尺脉固宜沉实，但带数有力，是湿热所致，有余之疾也。医作不足治之，则非矣。性畏针，遂以手指于肾俞穴行补泻之法，痛稍减，空心再与除湿行气之剂，一服而安。公曰：手法代针，已觉痛减，何乃再服渗利之药乎？予曰：针能劫病，公性畏针，故不得已。而用手指之法，岂能驱除其病根，不过暂减其痛而已。若欲全可，须

针肾俞穴，今既不针，是用渗利之剂也。岂不闻前贤云：腰乃肾之府，一身之大关节。脉沉数者，多是湿热壅滞，须宜渗利之，不可用补剂。今人不分虚实，一概误用，多致绵缠，痛疼不休。大抵喜补恶攻，人之恒情也。邪湿去而新血生，此非攻中有补存焉者乎？

[按]本案为腰痛，腰痛本为常见病，但杨氏特意强调本案的治疗具有特殊性，提示治疗方案要因人制宜，治疗手段要全面。案中病例畏针，故用手指点按肾俞穴，施泻法，再内服汤药，一服而安。由此可见，杨氏是采用指针法结合内服中药而取效的。这就要求临床医生对于医疗技术要精益求精，不能固步自封。

另外，本案对于腰痛的辨证有一定的指导意义。腰痛的病机有多种，肾虚腰痛只是腰痛的一种证型，湿热腰痛临床也不少见，区别尺脉是否沉数、舌苔是否黄腻是诊断湿热腰痛的依据之一；治疗上应清热利湿，寓补于攻。

[原文]壬申岁，行人虞绍东翁，患膈气之疾，形体羸瘦，药饵难愈。召予视之，六脉沉涩，须取膻中，以调和其膈，再取气海，以保养其源，而元气充实，脉息自盛矣。后择时针上穴行六阴之数，下穴行九阳之数，各灸七壮，遂全愈。今任扬州府太守。庚辰过扬，复见形体丰厚。

[按]膈气一病首见于《诸病源候论·五膈气候》："气膈之为病，胸肋逆满，咽塞，胸膈不通，噎闻食臭。"多因寒温失节，忧患不时，饮食乖宜而致，乃阴阳拒隔，胸膈痞塞而为病。今虞绍东翁形体羸瘦，六脉沉中见涩，可知此病为本虚标实之证。元气虚衰，宗气涩滞而成。故治当攻补兼施，标本同治。杨氏取"气会"膻中，乃宗气积聚之海，行"六阴之数"——泻法，以行气开滞而治其标；取气海，为元气生发之海，行"九阳之数"——补法，培补元气以治其本；并各灸七壮以温行经气。元气之虚得补，宗气之滞得行，阴阳之气相顺接，故膈气得除。从杨氏之遣方用穴可见，同为调气之穴，"膻中"之功偏行宗气，"气海"之用偏补元气，两穴同用补而不滞，泻而无虚，又具标本同治之功，为治气病之重要配伍。此外，杨氏诸多医案均体现其"治病必求于本"的精神，此案亦然，遣方用穴切中病机，痼疾得除，正气得复，羸瘦之体转为丰厚当属自然。

[原文] 壬申夏，户部尚书王疏翁，患痰火炽盛，手臂难伸，予见形体强壮，多是湿痰流注经络之中，针肩髃疏通手太阴经与手阳明经之湿痰，复灸肺俞穴，以理其本，则痰气可清，而手臂能举矣。至吏部尚书，形体益壮。

[按] 本案所述亦属痰证。此处之手臂难伸为无形之痰阻于经络，脉气不通所致，因王公形体强壮，故诊为痰火炽盛，此易与精血亏虚、筋脉失养之手臂拘挛相鉴别。肩髃为局部取穴，乃《灵枢》"随变而调气"之用穴原则，目的在疏通手臂之经络。而"灸肺俞，以理其本，则痰气可清"值得推敲。首先，"脾为生痰之源"，治痰当从脾着眼方为治本，何以用"肺俞"以理其本？盖本案病位在手太阴、阳明循行之处，此处湿痰当为肺失通调，水液停聚所生，随经气而行于手臂，故其本在肺。正如《景岳全书·痰饮》所言："无处不到而化为痰者，凡五脏之伤皆能致之。故治此当知所辨，而不可不察其本也。"其次"灸"何以能"清"其痰气？愚以为此案所灸之处为肺俞，而非痰湿阻滞之手臂，其用意为温通肺气，以助肺输布津液，使停聚成痰之水液得以温化，液之不停，痰气安生？

[原文] 辛未岁，浙抚郭黄崖公祖，患大便下血，愈而复作，问其致疾之由？予对曰：心生血，而肝藏之，则脾为之统。《内经》云：饮食自倍，肠胃乃伤，肠癖而下血。是皆前圣之言而可考者。殊不知肠胃本无血，多是痔疾，隐于肛门之内，或因饮食过伤，或因劳欲怒气，触动痔窍，血随大便而出。先贤虽有远血、近血之殊，而实无心、肺、大肠之分。又有所谓气虚肠薄，自荣卫渗入者，所感不同，须求其根。于长强穴针二分，灸七壮，内痔一消而血不出。但时值公冗，不暇于针灸，逾数载，升工部尚书，前疾大作，始知有痔隐于肛门之内，以法调之愈。至己卯复会于汶上云，不发矣。是岁公子箕川公长爱，忽患惊风，势甚危笃，灸中冲、印堂、合谷等穴，各数十壮，方作声。若依古法而止灸三五壮，岂能得愈？是当量其病势之轻重而已。

[按] 本案乃痔疾出血反复发作。杨氏深知此病与多种因素有关。但其病变的关键却在于隐于肛门之内的痔核的存在。所以治法必须取局部要穴，

达功专力宏之效。长强位于肛门之上，尾骨尖下并为督脉之络别出之处，古今均用为痔疾要穴，故取本穴针灸并用，以活血祛瘀，经络和通，则痔消便血自停矣。

文后所载另一灸治惊风案，提示临床上必须重视针灸刺激的量学问题。惊风之病，灸中冲、印堂、合谷等穴属息风定惊开窍苏厥之法，此案病势危重，如灸量太少则难以收效，故各灸数十壮方愈。临床上针对某种疾病确立了腧穴处方、针灸补泻方法之后，取效的关键就在于刺激量的多少，而刺激量的大小则主要由患者病情的轻重来决定。疾重针轻，徒伤良肉，疾轻针重，过反为害，为医者不可不察。

［原文］己卯岁，因磁州一同乡，欠俸资往取，道经临洛关，会旧知宋宪副公，云昨年长子得一痞疾，近因下第抑郁，疾转加增，诸药不效，如之奈何？予答曰：即刻可愈。予即针章门等穴，饮食渐进，形体清爽，而腹块即消矣。欢洽数日，偕亲友送至吕洞宾度卢生祠，不忍分袂而别。

［按］痞块之病，《难经·五十六难》称为"痞气"，认为是"肝病传脾"，"气结而成"，其由甚多，如情志不舒，饮食不节等，然气机阻滞不畅为其病机关键，其病在气分，尚未入血，与病在血分之癥积迥异。癥积多胀痛并见，按之有形而坚硬，固定不移，而痞块则虽觉胀满痞闷，但按之柔软而不硬痛。此案宋公子患痞疾日久，属气滞无疑，复因考试落第情志抑郁，郁则气滞更甚而痞疾加重。肝主升发疏泄，脾主运化升清，同司气机之升达，肝郁气滞，横逆犯脾，肝脾不和，故本病常见腹部痞块、食少纳呆等症。章门穴为脾经之腹募穴，善治腹部诸疾，用之可健运脾胃，以使气机升降有序；章门又为诸脏之会，可理诸脏之失调，其位居季胁，与肝相近，故可畅达情志，疏肝理气。如此则肝脾两调，气机通畅，故收效甚速。杨氏治病，一贯取穴精练，切中病机，此例为其又一典范。

［原文］庚辰夏，工部郎许鸿宇公，患两腿风，日夜痛不能止，卧床月余。宝源局王公，乃其属官，力荐予治之。时名医诸公，坚执不从。许公疑而言曰：两腿及足，无处不痛，岂一二针所能愈？予曰：治病必求其本，得其本穴会归之处，痛可立而止，痛止即步履，旬日之内，必能进部。此公明

爽，独听予言，针环跳、绝骨，随针而愈。不过旬日，果进部，人皆骇异。假使当时不信王公之言，而听旁人之语，则药力岂能及哉？是惟在乎信之笃而已，信之笃，是以获其效也。

[按]本案两腿风痹，持续疼痛，不能步履，病态颇著，当时医界名流均不信针刺能解其病。殊不知痹痛之疾，根本原因在于邪阻经络，气血不畅，而疏通经络之气血正是针刺疗法之擅长，这对于以针术名闻天下的杨氏来说，岂不区区小事？环跳、悬钟均为下肢足少阳经要穴，针之可开通少阳枢机，枢机得利，自然通则不痛。杨氏"治病必求其本"，于谈笑之间应手取效，如此大家风范，怎不叫人心服？本患者初始亦有疑惑，经杨氏言明医理，欣然接受治疗。可见一个高明的针灸医生还要善于把握患者的心理状态，诱导其产生良好的积极心理，如此则可为针灸疗效锦上添花。

[原文]己巳岁，张相公得肛门忽肿之疾，戎政王西翁，推予诊视，命之曰：元老之疾，非常人比，宜精思殚力调治，以副吾望！予谒，诊右寸浮数，是肺金受风热，移于大肠之中。然肛门又居下之地，而饮食糟粕，流至于此，若无七情四气所干，则润泽而下。或湿热内蕴，邪气所加，则壅滞而作肿痛。予制以加减搜风顺气之剂一罐，倍加酒蒸大黄，借酒力上升，荡涤邪热，加麻仁润燥，枳壳宽肠，防风、独活驱除风热，当归清血凉血养血，枯芩以清肺与大肠，共制成丸，服渐清安。

[按]本案肛门肿痛，杨氏诊脉为右寸浮数，断为风热侵于肺金，又由于肺与大肠相表里，加之患者肠中素有湿热内蕴，故肺经风热传移于下，内外合邪，大肠气血壅滞而为肿痛之疾。所用治法名为"搜风顺气"，搜风即搜散肺经风热，顺气即通导大肠积滞，乃祛邪与通滞并重之意。处方所用之药，最数大黄、当归值得玩味，倍加大黄用为主药，可清解肠中之热，酒蒸之后，泻下力减弱，而活血消肿之功益著；当归药性偏温，入血分补而不滞，可以使本方法祛邪而不伤正，另外又可润肠通便。其余诸药，亦各司其职，相得益彰。结果病愈功成，确不负戎政王西翁之厚望也！

[原文]隆庆二年，四月初四日，奉旨传与圣济殿，着医去看徐阁老病，钦此。臣等谨钦遵，前至徐阁老秋家，诊得六脉数大，积热积痰，脾胃虚

弱，饮食减少。宜用清热健脾化痰汤医治，黄芩、白术、贝母、橘红、茯苓、香附、芍药、桔梗、川芎、前胡、槟榔、甘草，水二盅，姜一片，煎至一盅，不拘时服，药对症，即愈。

［按］此案诊治叙述较简单，辨证属痰热内积，脾胃虚弱，故治疗用清热化痰健脾之法当属正治。方中黄芩、芍药清解邪热，贝母清热化痰，橘红、桔梗、前胡宣肺化痰，白术、茯苓、甘草健运脾胃，香附、川芎调理气机，使水津布散有序，槟榔通导肠胃以助痰热之化，并使中州升降自如。药症如此相合，疾病自当痊愈。

［原文］乙亥岁，通州李户侯夫人，患怪病，予用孙真人治邪十三针之法，精神复旧，以见十三针之有验也。

［按］本案只言"怪病"，治愈后"精神复归"，可知所患为精神情志疾病。孙真人治邪十三针又称"十三鬼穴"，包括鬼宫人中、鬼位少商、鬼垒隐白、鬼心大陵、鬼路申脉、鬼枕风府、鬼床颊车、鬼市承浆、鬼窟间使、鬼堂上星、鬼藏会阴（女为玉门）、鬼臣曲池、鬼封海泉，其中属督脉者有三穴，属任脉者有二穴，属心包经者有二穴，另有两个井穴和一个针感很强的经外奇穴，由此可知十三鬼穴可以通调阴阳之气，醒神开窍启闭，故治疗神志疾患颇有效验。所谓"鬼穴"者，实质上说的是穴位的效果具有奇异、灵验、快捷的特点，不可与迷信邪说同等看待。

［原文］己巳岁，尚书毛介川翁，患肝脾虚弱，时常泻痢，肢略浮肿。问于予曰：时常泄泻，多系湿热，夫人之一身，心生血，肝藏之，而脾为之统；脾得其统，则运化有常，水谷通调，固无所谓湿，亦无所谓热也。夫唯精元之气，既不能保之于平时，而五味之养，又不节之于将来，斯精血俱耗，而脾无所统矣。脾失所统，则运化通调，将何以为职？欲求其无泻，不可得也。然则何以谓之湿热？盖运化通调，即失其职，则水谷不分，湿郁于内，而为热矣。由是便血稠黏，里急后重，泻不独泻，而又兼之以痢焉，皆坐此也。其治之法，宜荡涤其湿，然后分利，斯脾胃得统，而其症安矣。否则土不能治水，泛滥盈溢，浸于四肢，变而为气者有之。信其言，调理而愈。

[按] 本案泻痢肢肿，病由患者肝脾虚弱，湿热内生。湿热内蕴于肠则泻痢稠黏，热扰血分则便血，肠中气机紊乱则里急后重，肢肿乃脾虚不运、水溢四肢之象。病机既明，按法调治，焉有不愈之理？此案对病因病机的分析不厌其烦，鞭辟入里，而治疗方面则未加笔墨，由此可见在辨证论治的过程中，辨证是很重要的，辨证是论治的前提。根据疾病的种种表现，概括出反映其病理实质的证候，也就为治疗疾病奠定了很好的基础。杨氏在本案中对病理的深刻分析和准确把握，充分显示了他深厚的理论底蕴和丰富的实践经验。

[原文] 己卯岁，行人张靖宸公夫人，崩不止，身热骨痛，烦躁病笃，召予诊，得六脉数而止，必是外感，误用凉药。与羌活汤热退，余疾渐可。但元气难复，后灸膏肓、三里而愈。凡医之用药，须凭脉理，若外感误作内伤，实实虚虚，损不足而益有余，其不夭灭人生也，几希？

[按] 此案为外感误治案。原为感受风寒，发热身痛，而误用寒凉之品，致损伤元气，气不摄血则崩下难止，烦躁乃气血不足、心神失养之症，脉数而止，乃失血之象，本是小恙，转为重症。杨氏审证求因，知病虽误治，表邪仍在，故以羌活汤解除表邪，病因一除，余症断无蔓延之理。但受伤之元气一时难以复原，因而又取补虚要穴膏肓、三里施灸，以助元气之恢复。病家误治于庸医乃不幸之事，而遇杨氏之贤明又属幸运。为医之道，当精益求精，明审细辨，若不思进取，庸庸碌碌，以己之浅薄滥施于人，与草菅人命有何异哉？

[原文] 辛酉，夏中贵患瘫痪，不能动履，有医何鹤松，久治未愈。召予视，曰：此疾一针可愈。鹤松惭去。予遂针环跳穴，果即能履。夏厚赠，予受之，逾数载又瘫矣，复来召予，因侍禁廷，不暇即往，遂受鹤反间以致怼，视昔日刺鹊于伏道者，为何如？

[按] 本案系瘫痪，因医案中未详述症状，仅言针刺环跳而取效，又未说明具体的针刺手法，故对临床指导意义不大。但这则医案记载了杨继洲一针见效，反遭人嫉妒，被人误解的事实，反映了当时的医疗情况，也值得深思。

在我们的临床工作中，医疗是为广大人民群众服务的。我们应该以治病救人、救死扶伤为天职，而不应以病人的职位高低而区别对待，对患者应热情周到，不卑不亢；对待嫉妒和误解应泰然处之，保持一份为人民服务的高尚医德。唯有如此，方能做到大医精诚。

［原文］己巳岁，蔡都尉长子碧川公，患痰火，药饵不愈。辱钱诚斋堂翁，荐予治之。予针肺俞等穴愈。后其女患风痫甚危，其乃郎秀山，乃婿张少泉，邀予治之，乃针内关而苏，以礼厚赠，予固辞不受。遂以女许聘豚儿杨承祯焉。

［按］本案为杨氏为蔡都尉子女治疗痰火、风痫案。两则病案论述均较为简略，前者其子患痰火，杨氏以病机指代病名，根据这一病机推断，其子所患应为痰热咳嗽，应有咳嗽、痰黏色黄等症状。肺俞为背俞穴之一，为肺脏经气所注，主治肺系疾患，临床上以肺俞穴为主治疗痰热咳嗽等呼吸系统疾病有较好的疗效。后者其女患风痫，据"针内关而苏"一句推断，患者当时正处于癫痫发作期。内关为手厥阴心包经络穴，有安神定志之功，故针刺风痫一针见效。临床治疗这两种疾病可参考此案。

［原文］庚辰岁过扬，大尹黄缜庵公，昔在京朝夕相与，情谊甚笃，进谒留疑，不忍分袂，言及三郎患面部疾，数载不愈，甚忧之。昨焚香卜灵棋课曰：兀兀尘埃久待时，幽窗寂寞有谁知，运逢宝剑人相顾，利遂名成总有期。与识者解曰：宝者珍贵之物，剑者锋利之物，必逢珍贵之人，可愈。今承相顾，知公善针，疾愈有期矣。予针巨髎、合谷等穴，更灸足三里，徐徐调之而愈。时工匠刊书，多辱蟹米之助。

［按］此案为面部疾验案。案中仅言"三郎患面部疾"，而未详言具体症状，可能为面部皮肤病，也可能为五官科疾病。由此可见针灸对内、外、妇、儿、皮肤、五官科疾病都有较好的疗效。从本案还可学到针灸的取穴原则，巨髎为足阳明胃经的面部穴位，属局部取穴；手阳明大肠经止于鼻旁迎香穴，合谷为大肠经原穴，有"面口合谷收"之说，取之为远端取穴；足阳明胃经为多气多血之经，艾灸胃经合穴足三里使气血生化有源，上荣于面，面部疾自当痊愈，属辨证取穴。可见杨氏这张针灸处方配伍颇为严谨，局部

取穴与远端取穴相结合，治标与治本相结合，运用这些原则，对临证选穴有一定指导意义。

本案中记载缜庵公卜灵棋课的说解，说明明代封建迷信思想严重，卜占之风盛行。作为现代的针灸医生，应以辩证唯物主义的观点，取其精华，去其糟粕，正确对待这些具有迷信色彩的东西。

[原文] 甲戌岁，观政田春野公乃翁，患脾胃之疾，养病天坛，至敝宅数里，春野公每请必亲至，竭力尽孝。予感其诚，不惮其远，出朝必趋视。告曰：脾胃乃一身之根蒂，五行之成基，万物之父母，安可不由其至健至顺哉？苟不至健至顺，则沉疴之咎必致矣。然公之疾，非一朝所致，但脾喜甘燥，而恶苦湿，药热则消于肌肉，药寒则减于饮食，医治久不获当，莫若早灸中脘、食仓穴。忻然从之，每穴各灸九壮，更针行九阳之数，疮发渐愈。春野公今任兵科给事中，乃翁、乃弟，俱登科而盛壮。

[按] 此案为以艾灸为主治疗脾胃虚寒证。此节杨氏对脾脏的生理、病理论述得颇为精辟。脾属土，主健运，能化生气血；脾不健运，则各种脾胃证候随之而生；且脾喜甘而恶燥，用药过于燥热则伤阴，用药过于寒凉则有碍脾胃运化功能，颇感掣肘。杨氏深谙此理，于用药之外，另辟蹊径，采用艾灸为主结合针刺补法治疗脾胃疾患，如此则助阳而不伤阴，补阴而不碍胃，解决了这一矛盾。

由此可见，中药、针灸各有适应证，不可偏废一端。临床或单用中药，或独用针灸，或针药结合，灵活运用，疗效更佳。就是在针灸临床上也不要重针而轻灸，而要根据需要，或针或灸，或针灸结合。俗话说"七年之病，求之三年之艾"，艾灸对于某些慢性疾病有很好的疗效。

[原文] 庚辰岁，道经扬州，御史桑南皋公夫人，七旬余，发热、头眩、目涩、手挛、食少，公子迎予。诊得人迎浮而关带弦，见症虽多，今宜清热为先，以天麻、僵蚕为君，升麻、知母为臣，蔓荆、甘草等为使佐，服至三帖，热退身凉，饮食渐进，余症亦减，次日复诊，六脉平匀。昆玉喜曰：发热数月，医不见效，昨方制服一帖，热退食进，何耶？予曰：医者意也，得其意，斯握医之要枢矣。昔司马尝称扁鹊随俗为变，及述其论齐桓侯疾，语

多近道，皆以其意通之耳。昨脉浮弦，疑是过用养血补脾之剂，闭塞火邪，久则流溢于太阳膀胱经，起至阴，终睛明，故目涩头眩；支走三焦经，故手挛也。少南、少玄公与缜庵公姻联之好，予辱故人之托，精思脉理，意究病源，故制立前方，用以引经之剂，其热速退，热退，脾阴渐长，而荣血自生，余症亦因之除矣。二公曰：然。

［按］本案系膀胱经郁热症，症见发热、头眩、目涩、手挛、食少，人迎浮而关带弦。杨氏根据经络辨证，认为"过用养血补脾之剂，闭塞火邪，久则流溢于太阳膀胱经"为其病机。抓住这一病机，杨氏"以引经之剂"，"清其热为先"。以僵蚕、天麻为君，升麻、知母为臣，蔓荆、甘草为佐使。君臣佐使，配伍得当，调兵遣将，用药如用兵，故服至 3 帖，"热退身凉，饮食渐进，余症亦减"。此所谓得其要者，一言而终。杨氏以意究其病源，得其意，制其方，故效如桴鼓。

本案理法方药一目了然，可以看出经络辨证的重要性。临床医生要熟练掌握经络理论，更好地为患者服务，否则"不明经络，开口动手便错"。同时，经络辨证不仅能指导针灸治疗，而且还能指导临床遣方用药，把经络理论与中药的归经理论相结合，用之指导临床实践，会起到意想不到的效果。

本书主要参考文献

［1］影印明版《针灸大成》

［2］仿康熙版《针灸大成》

［3］乾隆丁巳版《针灸大成》

［4］光绪丙申版《针灸大成》

［5］光绪庚申版《针灸大成》

［6］善成堂刻本《针灸大成》

［7］光绪辛丑版《针灸大成》

［8］老二酉堂（民国二十一年刻）《针灸大成》

［9］春明书局石印版《针灸大成》

［10］中原书局石印版《针灸大成》

［11］清·周中孚《郑堂读书记》

［12］清·阮葵生《茶余客话》

［13］清《四库全书总目提要》

［14］清《四库全书提要》

［15］明·高武《针灸聚英》（人民卫生出版社影印版）

［16］明·高武《针灸素难要旨》（人民卫生出版社影印版）

［17］《中国医学书目》

［18］陈邦贤《中国医学史》

［19］《秘传常山杨敬斋针灸全书》（人民卫生出版社影印版）

［20］明·徐凤《针灸大全》

［21］丁福保等《四部总录医药编》

［22］《山东通志》

［23］《畿辅通志》

［24］《江西通志》

［25］张舜徽《中国历史要籍介绍》

［26］明史·七卿表

［27］易斯狄. 从《针灸大成》的内容谈谈杨继洲在祖国医学发展史上的成就和作用. 新中医药，1965年6月

［28］王永生. 明代的伟大针灸学家杨继洲及其著作. 中医杂志，1958年2月

［29］陆大鸣. 试述杨继洲的针灸学术. 浙江中医杂志，1958年9月

［30］黑龙江省祖国医药研究所. 针灸大成校释，人民卫生出版社，1984年4月

［31］中国中医研究院、北京图书馆. 中医图书联合目录，1961年

［32］张之洞《书目问答》（君中书社版，民国二十五年）

［33］毛春翔. 古书版本常谈. 中华书局，1962年

［34］《辞海》编辑所. 辞海（试行本）. 中华书局，1961年

［35］光绪丙申版《针灸大成》（上海文瑞楼，1896年）

［36］针灸大成. 人民卫生出版社，1963年

［37］周中福. 郑堂读书记. 商务印书馆，1959年（上海版）

［38］李慈铭《孟学斋日记内集》

［39］王重民《论章学成的目录学》

［40］张舜徽. 中国古代史集校读法. 中华书局，1962年

［41］陈垣《元典章校补释例》

［42］丹波元胤. 中国医籍考. 人民卫生出版社，1956年

［43］高武. 针灸聚英. 上海科学技术出版社，1961年

［44］《针灸大成》（人民卫生出版社影印明版，1958年）

［45］张舜徽. 中国古代史籍校读法. 中华书局，1962年

跋

我们的慈父恩师张缙教授，一生致力于《针灸大成》研究；其《针灸大成校释》经二版修订，虽已印刷二十多次，仍供不应求。

《针灸大成》为明代针灸学家杨继洲所著，是中国古典针灸医籍中内容丰富、资料全面、流传广泛、影响最大的一部针灸专著。从明代万历二十九年（1601年）出版至今已有420年，一直深受广大针灸工作者的喜爱，亦被称为针灸界的"圣经"，成为业内必备之书。

《针灸大成校释》是1963年国家医学科学研究十年规划（1963—1972）第三十六项（三）题，整理语译七本中医古典著作中的项目。该项目为国家级科研项目，由黑龙江省祖国医药研究所（现黑龙江省中医药科学院）承担，父亲任主编。

《针灸大成校释》原书为36.4万字，经校释后增为91.7万字，校勘610处，注释2999条，语译345段，提要132条，按语337条。在注释中引用书目为293种，在二版修订时，又增加了约3万字。

1984年人民卫生出版社出版了《针灸大成校释》（第一版），该书1989年获国家中医药管理局科技进步二等奖，1992年获国家出版署古典整理研究三等奖。2009年人民卫生出版社出版发行《针灸大成校释》（第二版）。

从1962年开始着手《针灸大成校释》的编写研究，至2009年人民卫生出版社《针灸大成校释》（第二版）出版发行，47年间遇到了许多研究问题，父亲把研究《针灸大成》的有关资料蒐集起来，编为《针灸大成研究》一书。

2009年12月《针灸大成校释》（第二版）出版发行后，父亲就开始着手编写《针灸大成研究》；2010年5月草成初稿，2016年3月改写成二稿，而终稿是在杨继洲故里衢江完成的。两版《针灸大成校释》和《针灸大成研究》一书，坐实了父亲在杨继洲《针灸大成》研究方面，为学术第一人的专家学者地位。

针圣杨继洲故里衢江政府领导们曾三下东北哈尔滨，力邀父亲赴衢江指导工作；年近耄耋的父亲，怀揣着一颗传承与弘扬针刺手法和《针灸大成》理论的热诚之心，举家搬迁至针圣杨继洲故里衢江，为衢江中医针灸事业坐镇，追根溯源，完成了《针灸大成研究》一书的终稿，引进中医针灸人才队伍，助力打造极具古典与现代特色结合的衢江区中医院（杨继洲针灸医院），提升杨继洲针灸文化影响力，助力针圣故里在世界针坛上大放光彩。

我们的慈父恩师张缙教授，在 2 个月前（4 月 9 日）与我们长辞了。他为探究学问而投入的那种毫无功利色彩、纯然发自肺腑的热情，无比宏观的战略思想，以及充满了自身宝贵的生命体验与思想热度而沉淀下来的针灸学术财富将永存！

吾辈重任在肩，定当传承、发扬、砥砺前行！

长子：张庆滨

长女：张忆翎

长女婿：吴滨江

次女：张忆虹

2021 年 6 月 9 日